U0281616

万晓丽　胡　婷　许洪梅　主编

妇产科常见疾病临床诊疗实践

重庆大学出版社

图书在版编目（CIP）数据

妇产科常见疾病临床诊疗实践 / 万晓丽，胡婷，许
洪梅主编. --重庆：重庆大学出版社，2024.10.
（临床医学专著系列）. --ISBN 978-7-5689-4812-8

Ⅰ. R71

中国国家版本馆CIP数据核字第2024ME8536号

妇产科常见疾病临床诊疗实践
FUCHANKE CHANGJIAN JIBING LINCHUANG ZHENLIAO SHIJIAN

万晓丽　胡　婷　许洪梅　主编
策划编辑：张羽欣

责任编辑：张羽欣　　版式设计：谭小利
责任校对：刘志刚　　责任印制：张　策

*

重庆大学出版社出版发行
出版人：陈晓阳
社址：重庆市沙坪坝区大学城西路21号
邮编：401331
电话：（023）88617190　88617185（中小学）
传真：（023）88617186　88617166
网址：http://www.cqup.com.cn
邮箱：fxk@cqup.com.cn（营销中心）
全国新华书店经销
重庆亘鑫印务有限公司印刷

*

开本：787mm×1092mm　1/16　印张：34.25　字数：644千
2024年10月第1版　2024年10月第1次印刷
ISBN 978-7-5689-4812-8　　定价：228.00元

编委会

主　编　万晓丽　胡　婷　许洪梅

副主编　任王静　梁琼华　章乐霞　许　婷

编　委

乐山市人民医院

万晓丽　马文超　王　旭　龙　超　田燕霞　冯　欣

冯志萍　伍佳梅　任王静　刘婷婷　刘颖燕　许　婷

许洪梅　李　沙　李　群　李隆华　杨　锐　杨志娟

吴　羽　闵爱萍　张　媛　张　鹏　张惠林　罗　成

罗　芳　周小铃　周雪梅　周露秋　郑　霁　郑兰英

夏秀英　徐　静　唐　洁　黄　平　章乐霞　梁琼华

彭迎春　韩　力　韩振文　辜　莉　程晓妹　鲁　杨

曾亚敏　蒲　玲　窦　曦　廖　芸　黎佳佳

四川省肿瘤医院

胡　婷

顾　问

乐山市人民医院

罗　晓

前　言

随着医学技术的不断改进和医疗理念的持续更新，妇产科疾病的诊疗工作面临着前所未有的挑战与机遇。在这个背景下，为了更好地满足广大妇产科及相关科室的专业医务工作者的需求，提升基层临床诊疗实践水平，我们精心编写了这本《妇产科常见疾病临床诊疗实践》。

本书旨在为广大妇产科及相关科室的专业医务工作者提供相对全面、实用的临床诊疗实践指导。全书分为妇科篇和产科篇，共 29 章，内容广泛且深入。本书的编者均为有着丰富临床实践经验的医务工作者，他们结合国内外最新指南共识及临床案例等，对妇产科常见疾病的诊疗规范进行了细致整理和深度解读。本书的创新之处在于其贴近临床且具有很强的实践性。它不仅归纳总结了妇产科常见疾病的诊疗规范，还及时跟进了最新的诊疗进展，提出了相应的诊疗思路。此外，本书还覆盖了妇产护理相关知识内容，更侧重于指导基层临床工作的开展。

医学是一门不断发展的学科，妇产科作为医学领域中充满挑战与机遇的分支，承载着女性健康与生命延续的双重使命。随着科技的不断进步，妇产科疾病的诊疗思路与技术也在不断更新和完善，朝着精准化、个体化的方向发展。因此，我们期待广大医疗同仁在使用本书的过程中，能够结合临床实践，不断积累经验，探索更新、更先进的诊疗方法，为妇产科医学事业的发展贡献自己的力量。

在此，我们要衷心感谢所有为本书编写付出辛勤努力的同仁们，以及给予悉心指导的重庆大学出版社。同时，我们也诚挚地希望广大医疗同仁能够喜欢这本书，从中受益，并对书中的不足之处给予指正。让我们共同努力，携手推动妇产科医学事业的进步和发展，为守护女性健康贡献我们的智慧和力量。

顾问：罗晓　主任医师

2024 年 8 月

目 录

第一部分　妇科篇

第二部分　产科篇

第一部分

妇 科 篇

第一章 异位妊娠

第一节 概述

一、定义

受精卵在子宫体腔以外着床，称为异位妊娠（ectopic pregnancy，EP），惯称"宫外孕（extrauterine pregnancy）"。根据受精卵着床位置不同，异位妊娠可分为输卵管妊娠、子宫瘢痕妊娠、宫颈妊娠、卵巢妊娠、腹腔妊娠以及其他罕见类型等；当超声无法定位妊娠位置但血 β-HCG 结果为阳性时，此类患者被归为不明部位妊娠（pregnancy of unknown location，PUL）。

二、流行病学

EP 作为一种严重的早期妊娠并发症，其全球发病率为 2%~3%，得益于多年来在诊断和治疗方面的改进，该并发症的死亡率已大幅度下降。EP 可与宫内妊娠同时发生，这种情况称为宫内外复合妊娠。据统计，自然妊娠女性的宫内外复合妊娠风险为 1/30000~1/4000，而辅助生殖女性的宫内外复合妊娠风险明显上升，高达 1/100。

输卵管是 EP 最常发生的部位，此外，腹部、子宫颈、卵巢和剖宫产瘢痕处等均可发生 EP，这些情况往往会导致误诊和治疗失败。EP 发生部位及占比如表 1 所示。

表 1　EP 发生部位及占比

发生部位	占比
输卵管	95/100
子宫瘢痕	1/2000
腹部	1/25000~1/10000
卵巢	1/50000~1/7000
子宫颈	1/12400~1/8600
残角子宫	罕见

（李沙、唐洁、廖芸、万晓丽）

第二节　输卵管妊娠

一、定义

受精卵在输卵管着床，称为输卵管妊娠（tubal pregnancy），以壶腹部妊娠最为多见（约占 78%），其后依次为峡部妊娠、伞部妊娠，间质部妊娠较为少见。此外，在极少数情况下，可能会出现输卵管同侧或双侧的多胎妊娠现象，或宫内妊娠与异位妊娠同时发生的情况，这些多见于采用辅助生殖技术及接受促排卵治疗而受孕的人群。

二、病因

输卵管妊娠的常见病因如下。

（1）输卵管炎症。这是输卵管妊娠的主要病因，分为输卵管黏膜炎和输卵管周围炎。

（2）输卵管妊娠史或手术史。有过 1 次输卵管妊娠经历者，其再发风险约为 10%；有过 2 次或 2 次以上输卵管妊娠经历者，其再发风险增加至 25% 以上。

（3）利用辅助生殖技术受孕，过程中存在一些特定的因素（如输卵管因素不孕、多次胚胎移植）与异位妊娠的风险增加有关。

（4）避孕失败。口服紧急避孕药或宫内节育器避孕失败，可致异位妊娠的风险增加。

（5）输卵管发育异常或功能异常。

（6）子宫肿物压迫输卵管，影响输卵管管腔的通畅性。

三、临床表现

1. 症状

输卵管妊娠的常见症状为停经、腹痛、阴道流血，即异位妊娠三联征，多在末次月经后 6~8 周开始出现。疼痛可能局限于腹部，也可能扩散到全身。出血较少者常无明显症状或症状轻微，出血较多者会有头晕、乏力、剧烈腹痛甚至休克症状。腹腔出血较少时，患者的血压波动不大；腹腔出血较多时，患者会出现休克症状，如面色苍白、心率加快、血压下降等。

2. 体征

输卵管妊娠的常见体征包括腹部或下腹压痛、附件区压痛、宫颈举痛。据报道，在急诊就诊的女性中，早期妊娠阴道流血、腹痛或两者兼有的患病率高达 18%。

腹部查体时，可扪及腹肌紧张及腹部压痛，腹腔出血较多者叩诊时可有移动性浊音。

专科检查时常会发现阴道内有少量来自宫腔的血液，且阴道后穹隆部位饱满。当医生将宫颈轻轻上抬或向左右轻微摆动时，会引发剧烈疼痛，这一现象被称为宫颈举痛或摇摆痛，它是输卵管妊娠的主要体征之一。这种疼痛的产生是由于输卵管妊娠病灶加重了对腹膜的刺激。

四、诊断

结合病史、查体，以及 HCG 检测、妇科超声等检查，大部分输卵管妊娠能够得到早期诊断。

（1）妇科超声检查：妇科超声检查可以有效地明确异位妊娠的部位及大小，对早期异位妊娠的诊断有重要价值。经阴道超声检查相较于经腹部超声检查，具有更高的准确性，因此被视为可疑异位妊娠患者的首选诊断方法。

（2）血或尿 HCG 检测：当检查结果为阳性时，需要进一步行妇科超声检查，以明确异位妊娠的部位及大小。若早期妇科超声检查无法明确异位妊娠的部位，则可通过检测血或尿 HCG，来进一步确认异位妊娠的诊断。若 HCG ≥ 3500 IU/L，则应怀疑异位妊娠存在；若 HCG < 3500 IU/L，则需要继续观察血或尿 HCG 的变化并完善阴道超声检查。

（3）血清孕酮检测：对诊断异位妊娠意义不大。

（4）腹腔镜检查：现在更多作为手术操作手段，不再作为异位妊娠诊断的金标准。

（5）后穹隆穿刺：B超提示盆腔积液，疑有腹腔内出血的患者可考虑施行。不过，若穿刺结果为阴性，也不能完全排除腹腔内出血和异位妊娠的可能。

（6）诊断性刮宫：对诊断异位妊娠有一定帮助，但临床应用较少。

五、鉴别诊断

输卵管妊娠与流产、急性输卵管炎、急性阑尾炎、黄体破裂及卵巢囊肿蒂扭转的鉴别诊断如表2所示。

表2　输卵管妊娠的鉴别诊断

症状	输卵管妊娠	流产	急性输卵管炎	急性阑尾炎	黄体破裂	卵巢囊肿蒂扭转
停经	大部分有	有	无	无	大部分无	无
腹痛	突发撕裂样剧痛，自下腹一侧开始向全腹蔓延	下腹中央阵发性坠痛	两侧下腹出现持续性疼痛	转移性右下腹痛	下腹一侧突发性疼痛	下腹一侧突发性疼痛
阴道流血	量少，暗红色，可有蜕膜管型排出	开始量少，后增多，鲜红色，有小血块或绒毛排出	无	无	无或量相当于月经量	无
休克	程度与外出血不成正比	程度与外出血成正比	无	无	无或有	无
体温	正常，有时低热	正常	升高	升高	正常	正常或稍高
盆腔检查	宫颈举痛，直肠子宫陷凹饱满，或有肿块	无宫颈举痛，宫口稍开，子宫增大、变软	宫颈举痛	无肿块触及，直肠指检右侧高位压痛	无肿块触及，一侧附件区压痛	宫颈举痛，卵巢肿块边缘清晰，蒂部触痛明显
白细胞计数	正常或稍高	正常	升高	升高	正常或稍高	稍高
血红蛋白	下降	正常或稍低	正常	正常	下降	正常

续表

症状	输卵管妊娠	流产	急性输卵管炎	急性阑尾炎	黄体破裂	卵巢囊肿蒂扭转
阴道后穹窿穿刺	可抽出不凝血	阴性	可抽出渗出液或脓液	阴性，或可抽出渗出液或脓液	可抽出不凝血	阴性
hCC 检测	多为阳性	多为阳性	阴性	阴性	阴性	阴性
超声	一侧附件区出现低回声区，其内可有妊娠囊	宫内可见妊娠囊	一侧或两侧附件区出现低回声区	附件区无异常回声	一侧附件区出现低回声区	一侧附件区出现低回声区，边缘清晰，有条索状

六、治疗

输卵管妊娠的治疗包括手术治疗、药物治疗和期待治疗。

（一）手术治疗

需要结合患者的意愿制订手术方案。适应证包括：①生命体征不稳定或明确有腹腔内出血。②异位妊娠有进展（如血 HCG > 3000 IU/L 或持续升高、有胎心搏动、附件区大包块等）。③没有条件进行随访。④药物治疗效果欠佳或不能进行药物治疗。⑤有持续性异位妊娠风险。

1. 保守手术

保守手术主要针对于有生育需求的年轻患者，可分为伞部挤压、壶腹部切开、峡部切除后断端缝合。

若行输卵管保守手术，术后需要严密监测血 HCG 的变化，直到血 HCG 转为阴性。若术后血 HCG 未下降甚至升高，或术后 1 天血 HCG 未下降至术前的 50% 以下，或术后 12 天未下降至术前的 10% 以下，可诊断为持续性异位妊娠，考虑给予甲氨蝶呤（methotrexate，MTX）药物治疗，必要时考虑再次手术治疗。

2. 根治手术

根治手术适用于无明确生育需求并且出现大出血的急症患者。目前的循证依据显示，在患者的对侧输卵管正常的情况下，对患侧输卵管进行切除术是较为合适的选择。重症患者应在积极纠正休克同时，手术切除输卵管，并酌情处理对侧输卵管。

（二）药物治疗

药物治疗需要排除下列禁忌证，如表 3 所示。

表 3　输卵管妊娠药物治疗的禁忌证

绝对禁忌证	相对禁忌证
宫内妊娠	经阴道超声探及胚芽心管搏动
免疫功能缺陷	初始血 β-HCG 水平高（1500 IU/L~5000 IU/L）
中重度贫血、白细胞减少症、血小板减少症	经阴道超声显示 EP 包块超过 4 cm
MTX 过敏	拒绝输血治疗
活动期肺部疾病	
活动期消化性溃疡	
临床显著的肝/肾功能异常	
哺乳期	
EP 包块破裂	
生命体征不稳定	
无随访条件	

输卵管妊娠的药物治疗主要采用全身用药，也可采用局部用药。具体治疗方案如表4 所示。

表 4　输卵管妊娠的治疗方案

治疗方案	治疗细则
单剂量方案	第 1 天：肌内注射 50 mg/m²MTX
	在肌内注射 MTX 后的第 4 天和第 7 天监测血 β-HCG： （1）如果血 β-HCG 下降超过 15%，每周随访血 β-HCG 直至非妊娠水平； （2）如果血 β-HCG 下降未超过 15%，再次肌内注射 50 mg/m²MTX，继续监测血β-HCG； （3）如果 2 次 MTX 肌内注射后血 β-HCG 未下降，考虑手术治疗； （4）如果随访期间血 β-HCG 稳定或上升，考虑发生持续性 EP，应给予 MTX 治疗
双剂量方案	第 1 天：肌内注射 50 mg/m²MTX（第 1 次剂量）
	第 4 天：肌内注射 50 mg/m²MTX（第 2 次剂量）
	在肌内注射 MTX 后的第 4 天和第 7 天监测血 β-HCG： （1）如果血 β-HCG 下降超过 15%，每周随访血 β-HCG 直至恢复非妊娠水平； （2）如果血 β-HCG 下降未超过 15%，第 7 天再次肌内注射 50 mg/m²MTX，第 11天监测血 β-HCG；

治疗方案	治疗细则
双剂量方案	（3）如果第 11 天血 β-HCG 较第 7 天下降超过 15%，每周随访血 β-HCG 直至恢复非妊娠水平； （4）如果第 11 天血 β-HCG 较第 7 天下降未超过 15%，当天再次肌内注射 50 mg/m²MTX，第 14 天监测血 β-HCG； （5）如果 4 次 MTX 肌内注射后血 β-HCG 未下降，考虑手术治疗； （6）如果随访期间血 β-HCG 稳定或上升，考虑发生持续性 EP，应给予 MTX 治疗
多剂量方案	第 1 天、第 3 天、第 5 天、第 7 天分别肌内注射 1 mg/kg MTX；第 2 天、第 4 天、第 6 天、第 8 天分别肌内注射 0.1 mg/kg 四氢叶酸
	肌内注射 MTX 的当天监测血 β-HCG，持续监测直至血 β-HCG 下降 15%： （1）如果血 β-HCG 下降超过 15%，中止 MTX 治疗，每周随访血 β-HCG 直至恢复非妊娠水平（最终可能需要肌内注射 1~4 次 MTX）； （2）如果 4 次 MTX 肌内注射后血 β-HCG 未下降，考虑手术治疗； （3）如果随访期间血 β-HCG 稳定或上升，考虑发生持续性 EP，应给予 MTX 治疗

（三）期待治疗

期待治疗适用于病情稳定、输卵管妊娠包块平均直径 < 3.0 cm 且无心管搏动、血 HCG < 2000 IU/L 且呈下降趋势的患者。进行期待治疗前，必须向患者说明病情和治疗方案并征得其同意。

（李沙、唐洁、廖芸、万晓丽）

第三节　剖宫产子宫瘢痕妊娠

一、定义

剖宫产子宫瘢痕妊娠（caesarean scar pregnancy，CSP），简称"子宫瘢痕妊娠"，是指受精卵着床在剖宫产子宫切口瘢痕处的一种特殊类型的异位妊娠，这是一个限时定义，仅限于早期妊娠，属于剖宫产术的一种远期并发症。近期研究发现 CSP 的发病率呈明显上升趋势。

二、病因

CSP 的病因至今尚未明确，可能是剖宫产术后子宫切口愈合不良，导致瘢痕区域扩大；也可能是炎症导致瘢痕部位形成微小裂孔，受精卵因运行速度过快或自身发育迟缓而抵达瘢痕处时，通过这些微小裂孔进入子宫肌层并着床。

三、分型

根据超声检查时瘢痕处妊娠囊的生长方向及其与膀胱间子宫肌层的厚度，CSP 可分为 3 种类型，如表 5 所示。

表 5　CSP 的临床分型

临床分型	前壁肌层厚度	妊娠囊生长方向	妊娠囊形状	CDFI
Ⅰ型	妊娠囊与膀胱间子宫肌层变薄，厚度＞3 mm	妊娠囊部分着床于子宫瘢痕处，其余大部分着床于子宫腔内，极少部分着床于宫底部宫腔	明显变形、拉长，下端成锐角	瘢痕处见滋养层血流信号（低阻血流）
Ⅱ型	妊娠囊与膀胱间子宫肌层变薄，厚度≤3 mm	妊娠囊部分着床于子宫瘢痕处，部分或大部分着床于子宫腔内，少数情况下甚至可达宫底部宫腔	明显变形、拉长，下端成锐角	瘢痕处见滋养层血流信号（低阻血流）
Ⅲ型（包括特殊的包块型）	妊娠囊与膀胱间子宫肌层明显变薄甚或缺失，厚度≤3 mm	妊娠囊完全着床于子宫瘢痕处肌层并向膀胱方向外凸；包块型位于子宫下段瘢痕处的混合回声，包块向膀胱方向隆起	宫腔及子宫颈管内空虚；包块型多见于 CSP 流产后（如药物流产后或负压吸引术后）子宫瘢痕处妊娠物残留并出血的情况，呈囊实性，有时呈类实性	瘢痕处见滋养层血流信号（低阻血流）；包块型周边见较丰富的血流信号，可为低阻血流，少数也可仅见少许血流信号或无血流信号

注：CDFI 是 color Doppler flow imaging 的简称，即彩色多普勒血流成像。

四、临床表现

CSP 的主要临床表现为既往有子宫下段剖宫产史，此次停经后有不规则阴道流血，偶有下腹胀痛，但通常没有特异性，大部分为经阴道超声检查时被发现。少部分患者初次诊断为宫内早孕、难免流产或不全流产，在行人工流产手术、药物流产或清宫术过程中出现大量的阴道流血时才发现，进一步被诊断。约25%的患者因无明显临床症状在早期妊娠未被确诊。

五、诊断

经阴道超声检查是诊断CSP的主要手段，三维超声及磁共振检查可增加诊断的准确性。

六、治疗

CSP的治疗原则是尽早发现，尽早治疗，减少并发症，避免期待治疗和盲目刮宫。治疗方案包括：药物治疗、手术治疗、联合治疗等。子宫动脉栓塞术（uterine artery embolization，UAE）是辅助治疗CSP的重要手段，与药物治疗或手术治疗联合能更有效地处理CSP。另外，高强度聚焦超声（high-intensity focused ultrasound，HIFU），作为我国自主研发的一种新型无创疗法，在CSP治疗中的应用已引起广泛关注。

药物治疗首选MTX。MTX治疗CSP的适应证如下：①经临床评估，无法进行手术治疗（孕周越小，药物治疗成功率越高）。②手术治疗后出现妊娠组织残留，血HCG下降缓慢，不适合短时间内再次手术，生命体征平稳，没有MTX治疗禁忌证。

手术治疗分为清宫术、妊娠组织清除术、子宫瘢痕组织修补术、子宫切除术。清宫术包括超声监测下清宫术、宫腔镜下妊娠组织清除术等。妊娠组织清除术和子宫瘢痕组织修补术可通过经阴道、经腹部或经腹腔镜路径施行。子宫切除术一般是在紧急情况下为了挽救患者生命或患者合并其他子宫疾病、无生育要求时的选择。

对于术中出血风险高的患者，术前可采取MTX、UAE等预处理。不过，MTX存在治疗时间长、失败率高以及药物不良反应等缺点。UAE通过阻塞双侧子宫动脉，降低大出血风险，提高手术成功率，加速妊娠囊的消退，可作为CSP终止妊娠时大出血的紧急补救措施，也可作为Ⅱ型（或Ⅲ型）CSP清宫术或妊娠组织切除术前的预处理措施。然而，UAE可能造成血管、神经及盆腔组织的损伤，也可能影响卵巢功能，从而导致患者生育力下降；此外，由于UAE对介入治疗技术及设备条件要求高，其成本相对偏高，限制了临床的推广使用。

近期研究报道，HIFU能够将超声波聚焦于体内的目标区域，利用热效应、空化效应及机械效应迅速将孕囊及周边组织升温至60~100 ℃，以此实现胚胎灭活及孕囊周边组织凝固性坏死。同时，HIFU 还能灭活孕囊周围植入组织的蛋白质活性，促进其与子宫肌层的自然剥离，进而降低清宫术的难度及术中大出血的风险，使 CSP 手术更加安全、简单、有效，达到理想的治疗效果。不过，鉴于 HIFU 治疗 CSP 的相关高质量报道有限，其疗效有待临床进一步研究证实。

此外，山东省医学会计划生育分会于 2023 年发布了《剖宫产子宫瘢痕妊娠实用临床分型诊治专家共识》，专家组结合近年积累的临床经验和最新的临床研究结果，在实用临床分型诊治策略基础上，制定了关于 CSP 分型诊治的专家共识，以期规范指导临床，如表 6 所示。

表 6　CSP 实用临床分型的分型标准及推荐的首选手术方式

实用临床分型		前壁肌层厚度	妊娠囊或包块平均直径	推荐的首选手术方式
Ⅰ 型		＞3 mm	无论大小	超声监视下负压吸宫术 ± 宫腔镜手术
Ⅱ 型	Ⅱa 型	＞1 mm 且≤3 mm	孕囊大小≤30 mm	超声监视下负压吸宫术 + 宫腔镜手术
	Ⅱb 型		孕囊大小＞30 mm	腹腔镜监视下负压吸宫术 + 宫腔镜手术，必要时腹腔镜下瘢痕缺陷修补术或经阴道前穹隆切开病灶切除术
Ⅲ 型	Ⅲa 型	≤1 mm	孕囊大小≤50 mm	腹腔镜下瘢痕妊娠病灶切除术 + 缺陷修补术 + 负压吸宫术，或经阴道前穹隆切开病灶切除术
Ⅲ 型	Ⅲb 型	≤1 mm	孕囊大小＞50 mm 或伴有动静脉畸形	子宫动脉栓塞 / 子宫动脉暂时性阻断后腹腔镜下瘢痕妊娠病灶切除 + 缺陷修补 + 负压吸宫术，或开腹瘢痕妊娠病灶切除术 + 缺陷修补术

注：宫腔镜主要用于判断妊娠组织物是否清除干净，若有残留可行宫腔镜残留组织电切术等。此外，每个病例的临床分型并非一成不变的，若未得到及时治疗或治疗不当，其临床分型可由 Ⅰ 型转为 Ⅱ 型，甚至 Ⅲ 型。因此，早期诊断及初次恰当治疗十分重要。对于重复性瘢痕妊娠的处理，推荐参照此临床分型诊治策略。

（李沙、唐洁、廖芸、万晓丽）

第四节　宫颈妊娠

一、定义

宫颈妊娠是指受精卵在宫颈管内着床发育，极罕见，发病率为 1/12400~1/8600，多见于经产妇，有停经及早孕反应，由于受精卵着床于以纤维组织为主的子宫颈部，故妊娠一般很少维持至 20 周。

二、临床表现

宫颈妊娠常伴有停经及早孕反应，其主要临床表现为起初少量阴道流血，随后逐渐增多，甚至可能发展为大出血。

三、诊断

（1）一般行妇科检查时可发现宫颈显著膨大，呈桶状，变软、变蓝，宫颈外口扩张，边缘菲薄，内口紧闭，宫体大小正常或稍大。

（2）妊娠组织完全在宫颈管组织内。

（3）分段刮宫，宫腔内未发现任何妊娠产物。超声检查显示宫腔空虚，妊娠组织位于膨大的宫颈管内。

四、治疗

手术治疗分述如下。

（1）宫颈管搔刮术或吸刮术前，可采取联合措施以降低出血风险，具体包括宫颈局部注射升压素或经阴道结扎子宫动脉的宫颈阴道分支。术前应做好输血准备，必要时实施子宫动脉栓塞术，以预防或减少术中出血。若术中出血不止，可用纱布条填塞宫颈管创面或用水囊压迫止血。在极少数情况下，可行经腹双侧髂内动脉结扎术甚至子宫切除术，以挽救患者的生命。

（2）对于血流动力学稳定的宫颈妊娠患者，可在术前给予 MTX 治疗。治疗方案包括：每天肌内注射 MTX 20 mg，连续 5 天；或单次肌内注射 MTX，剂量按体表面积计算，50 mg/m^2；亦可将 50 mg MTX 直接注入孕囊内。若孕囊内已出现胎心搏动，可先向孕囊内注入 2 mL 10% 氯化钾溶液。经过 MTX 治疗后，胚胎死亡，其周围的绒毛组织坏死，刮宫时的出血量可明显减少。

（李沙、唐洁、廖芸、万晓丽）

第五节 宫角妊娠

一、定义

宫角妊娠是指胚胎种植在子宫与输卵管开口交界处的宫角部，是子宫特殊部位妊娠。

根据孕囊生长部位，宫角妊娠可分为两种类型：①Ⅰ型：孕囊绝大部分位于宫腔内，宫角部外凸不明显，妊娠或可至中晚期。②Ⅱ型：孕囊主要朝子宫角外面生长，宫角部有明显外凸，子宫角部肌层破裂和大出血风险高。

二、临床表现

宫角妊娠多表现为停经、腹痛、阴道流血。腹痛主要表现为一侧下腹部隐痛或呈现酸胀感，如果子宫角部肌层破裂，则会出现撕裂样疼痛。

三、诊断

宫角妊娠的诊断首选经阴道超声检查，必要时可行磁共振成像（magnetic resonance imaging，MRI）检查。

四、治疗

Ⅰ型宫角妊娠的妊娠物绝大部分在宫内，一般直接行清宫术即可清除干净，还可通过可视系统监视定点清除，对子宫的伤害更小。如果清宫术后发现残留组织，且残留组织最大径线 ≤ 10 mm，同时血 HCG 较低并呈进行性下降趋势，可等待残留组织自然吸收或排出。如果宫腔外的部分妊娠组织物无法清除，可能需要二次手术。

Ⅱ型宫角妊娠，孕囊较小时可通过可视系统监视定点清除。如果术后发现残留组织，且残留组织平均直径 ≤ 30 mm，同时血 HCG < 1000 IU/L，在患者知情并同意的情况下，可进行保守治疗。

腹腔镜手术治疗宫角妊娠多见于以下情况：①妊娠组织向宫角生长形成明显凸起，不能经阴道及宫腔处理时，可采用腹腔镜下宫角切开取胚术，但妊娠 12 周以上的宫角妊娠患者因出血风险大，可考虑直接行开腹手术。②腹腔镜监护下负压吸宫术或宫腔镜手术，便于术中出现宫角处穿孔时能快速进行手术修补。

（李沙、唐洁、廖芸、万晓丽）

参考文献

［1］ American College of Obstetricians and Gynecologists' Committee on Practice Bulletins—Gynecology. ACOG practice bulletin No. 193：tubal ectopic pregnancy［J］. Obstet Gynecol，2018，131（3）：e91-e103.

［2］ Hendriks E，Rosenberg R，Prine L. Ectopic pregnancy：diagnosis and management［J］. Am Fam Physician，2020，101（10）：599-606.

［3］ Perkins KM，Boulet SL，Kissin DM，et al. Risk of ectopic pregnancy associated with assisted reproductive technology in the United States，2001-2011［J］. Obstet Gynecol，2015，125（1）：70-78.

［4］ Crochet JR，Bastian LA，Chireau MV. Does this woman have an ectopic pregnancy? The rational clinical examination systematic review［J］. JAMA，2013，309（16）：1722-1729.

［5］ 中国优生科学协会肿瘤生殖学分会. 输卵管妊娠诊治的中国专家共识［J］. 中国实用妇科与产科杂志，2019，35（7）：780-787.

［6］ 中华医学会妇产科学分会计划生育学组. 剖宫产术后子宫瘢痕妊娠诊治专家共识（2016）［J］. 中华妇产科杂志，2016，51（8）：568-572.

［7］ Noël L，Thilaganathan B. Caesarean scar pregnancy：diagnosis，natural history and treatment［J］. Curr Opin Obstet Gynecol，2022，34（5）：279-286.

［8］ 中华医学会计划生育学分会. 剖宫产瘢痕妊娠诊断与治疗共识［J］. 中华医学杂志，2012，92（25）：1731-1733.

［9］ 欧阳振波，钟碧婷，张艺. 剖宫产瘢痕妊娠的治疗进展［J］. 现代妇产科进展，2018，27（8）：622-624.

［10］ 楚光华，刘晨，胡春艳，等. 高强度聚焦超声与子宫动脉栓塞术辅助治疗剖宫产瘢痕妊娠的临床效果比较［J］. 中华妇幼临床医学杂志（电子版），2018，14（5）：547-552.

［11］ Zhu X，Deng X，Wan Y，et al. High-intensity focused ultrasound combined with suction curettage for the treatment of cesarean scar pregnancy［J］. Medicine（Baltimore），2015，94（18）：e854.

［12］ 山东省医学会计划生育分会，班艳丽，赵颖，等. 剖宫产子宫瘢痕妊娠实用临床分型诊治专家共识［J］. 山东大学学报（医学版），2023，61（11）：1-10.

［13］ 孔北华，马丁，段涛. 妇产科学［M］.10版. 北京：人民卫生出版社，2024.

第二章　女性生殖系统炎症

第一节　阴道微生态

阴道微生态是一个复杂而敏感的系统，主要由乳杆菌等优势菌组成，它们共同维持着阴道内的平衡状态。正常女性阴道内的 pH 通常为 3.8~4.8，清洁度为 I—II 度。这些指标共同反映了阴道的健康状况。然而，阴道微生态很容易受到各种因素的影响而发生改变，从而导致疾病的发生。例如，抗生素的滥用会破坏阴道内的菌群平衡，损害有益菌群，进而引发菌群失调和阴道炎等问题。此外，性行为、阴道冲洗以及卫生用品使用不当等因素也可能对阴道微生态产生不良影响。

（唐洁、彭迎春、冯志萍、万晓丽）

第二节　滴虫性阴道炎

一、定义

阴道毛滴虫病（trichomoniasis vaginalis，TV），又称"滴虫性阴道炎""滴虫病"，是由阴道毛滴虫所致的一种性传播感染性疾病，也是最常见的非病毒性性传播疾病。

二、病因

滴虫性阴道炎是一种由原生动物阴道毛滴虫感染引起的性传播疾病,除了阴道感染,还常合并泌尿道及生殖道其他部位的感染。

三、临床表现

滴虫性阴道炎通常无症状,或在初次感染后数周、数月或数年内出现症状。有症状的滴虫性阴道炎可引起宫颈、阴道和尿道的轻度至中度炎症。阴道分泌物可能增多,有臭味,呈泡沫样。瘙痒、小便或性交疼痛也可成为首发症状。生殖器上皮的点状出血性病变可导致斑性阴道炎或草莓状宫颈,这是滴虫性阴道炎的一个特殊症状。如果不进行适当的治疗,滴虫性阴道炎可能会持续数月甚至数年。除了上述这些表现,妊娠期滴虫性阴道炎还可能导致羊膜囊和绒毛膜过早破裂、早产和低出生体重儿。

四、诊断

滴虫性阴道炎最常见的诊断方法是在生殖器分泌物(湿悬)的显微镜检查中识别活动寄生虫,通常选取女性的宫颈阴道分泌物。然而,湿悬的灵敏度通常较差(51%~65%),采集后 1 h 内下降 20%。培养被认为是诊断的金标准,但耗时长且成本高,因此不常在临床环境中进行。2011 年,美国食品药品监督管理局批准了针对女性阴道毛滴虫感染的核酸扩增试验(nucleic acid amplification test,NAAT)。该试验具有高灵敏度和特异性,可用于检测生殖器分泌物或尿液样本。此外,还开发了检测寄生虫抗原或多拷贝遗传生物标志物的快速护理点测试,该测试可在 30 min 内提供准确结果,因此可以在初次就诊时开具处方或提供治疗,避免因失去随访而错过治疗时机。

五、鉴别诊断

滴虫性阴道炎与细菌性阴道病、外阴阴道假丝酵母菌病的鉴别诊断如表 7 所示。

表 7　滴虫性阴道炎的鉴别诊断

疾病	症状	分泌物特点	阴道黏膜	阴道 pH	胺试验	显微镜检查
滴虫性阴道炎	分泌物增多,轻度瘙痒	稀薄脓性,泡沫样	散在出血点	> 4.5	可为阳性	阴道毛滴虫,多量白带
细菌性阴道病	分泌物增多,无或轻度瘙痒	白色,匀质,腥臭味	正常	> 4.5	阳性	线索细胞,极少白细胞

疾病	症状	分泌物特点	阴道黏膜	阴道 pH	胺试验	显微镜检查
外阴阴道假丝酵母菌病	分泌物增多，重度瘙痒，烧灼感	白色，豆腐渣样	水肿，红斑	< 4.5	阴性	芽生孢子及假菌丝，少量白细胞

六、治疗

硝基咪唑类药物（如甲硝唑、替硝唑）是唯一一类获准用于治疗滴虫性阴道炎的抗菌药物。其中，甲硝唑因价格低廉、疗效佳且总体耐受性良好而成为首选用药。建议性伴侣也同时进行治疗，以减少再次感染的风险。

滴虫性阴道炎患者可同时存在尿道、尿道旁腺、前庭大腺等多部位滴虫感染，治疗时需要全身用药，并避免阴道冲洗。

1. 全身用药

全身用药初次治疗方案包括：选择替硝唑 2 g，单次顿服；或甲硝唑 400 mg，每天 2 次，连服 7 天。这两种口服药物的治愈率均可达 90%~95%。服用甲硝唑后 24 h 内及服用替硝唑后 3 天内应避免饮酒，用药期间不宜进行哺乳。

2. 性伴侣的治疗

滴虫性阴道炎主要通过性行为传播，性伴侣应同时进行治疗。此外，患者及其性伴侣在治愈前应避免无保护性行为。

3. 随访及治疗失败的处理

滴虫性阴道炎患者的再感染率较高，因此在最初感染的 3 个月内，需要密切追踪并进行复查。若初次治疗失败，可选择甲硝唑或替硝唑，剂量为 2 g，每天 1 次，连服 7 天。若再次治疗失败，可调整治疗方案为：甲硝唑 2 g，每天 1 次，联合使用替硝唑阴道栓剂 0.5 g，每天 2 次，持续用药 14 天。

4. 妊娠期滴虫性阴道炎的治疗

妊娠期滴虫性阴道炎可导致胎膜早破、早产以及低出生体重儿等不良妊娠结局。妊娠期治疗的目的主要是减轻患者症状。目前对甲硝唑治疗能否改善滴虫性阴道炎的不良妊娠结局尚无定论。常规治疗方案为甲硝唑 400 mg，每天 2 次，连服 7 天。甲硝唑虽能透过胎盘，但未发现妊娠期应用甲硝唑会增加胎儿畸形或机体细胞突变的风险。替硝唑在妊娠期应用的安全性尚未确定，应避免应用。

七、预防

（1）避免不洁性生活和拥有多个性伴侣，如果目前没有妊娠需求，推荐同房时使用避孕套，预防性传播疾病。

（2）尽量避免去公共浴池洗澡，也不要使用公用浴盆、浴巾等。要使用专人专用的浴盆、浴巾等，避免间接接触传播。

（3）注意个人卫生，保持外阴清洁。内裤要勤洗勤换，经常暴晒消毒。选择棉质卫生巾，保持局部透气。

（4）不要经常使用洗液冲洗外阴，以免改变阴道 pH，破坏阴道微生态平衡，诱发炎症。

（5）夫妻一方患病，另一方也要积极治疗，预防交叉感染。

（6）避免食用辛辣等刺激性食物，多吃新鲜水果、蔬菜，勤锻炼身体，增强抵抗力。

（唐洁、彭迎春、冯志萍、万晓丽）

第三节　细菌性阴道病

一、定义

细菌性阴道病（bacterial vaginosis，BV）是育龄女性阴道分泌物异常最常见的原因之一，其病例占比接近总数的一半。据统计，约有 29% 的 14~49 岁女性患有 BV，可能无症状或有明显症状。BV 的发生与阴道环境的改变有关，但目前尚不明确这种环境改变是 BV 的诱因还是其结果。与阴道炎不同，BV 患者通常不会出现临床上的炎症反应。

二、病因

BV 的特征是阴道优势菌群从乳酸杆菌菌种转变为更多样化的细菌种群，其中包括革兰氏阴性杆菌和兼性厌氧菌。BV 发病率增加的风险因素包括性行为伴侣的数量、吸烟习惯、种族、年龄以及性传播感染疾病的存在等。感染单纯疱疹病毒和（或）人类免疫缺陷病毒的女性更有可能患 BV。随着女性年龄的增长和雌激素水平的下降，BV 发病率也逐渐增加。近期研究表明，BV 的高复发率可能是由于抗生素（如甲硝唑）对健康阴道菌群的负面影响。

三、临床表现

50%~75% 的 BV 患者无症状。当症状出现时，最常见的包括灰白色、薄且均匀的阴道分泌物，和（或）性交后、月经前后尤为明显的"鱼腥味"。BV 不会引起排尿困难、性交困难、瘙痒、灼烧感或阴道炎症；若这些症状存在，则提示可能同时存在其他病原体的感染。通常情况下，BV 不直接累及宫颈，但在极少数情况下可能与宫颈内出现黏液脓性分泌物或宫颈脆性增加的现象相关联。

四、诊断

BV 的诊断要点包括阴道分泌物异常、气味异常、pH 升高，以及显微镜下找到线索细胞。与防止厌氧菌过度生长的乳酸杆菌不同，与 BV 相关的主要细菌种类会产生恶臭的挥发性胺，并促使鳞状上皮细胞脱落。在阴道上皮细胞脱落的过程中，如果被革兰氏阴性杆菌及其他与 BV 相关的细菌所覆盖，这些细胞便形成了经典的线索细胞，它们成为了诊断 BV 的重要依据。BV 患者的阴道 pH 为 4.0~4.5，随着细菌性阴道病的发展，pH 可增加到 4.5~7.0。

五、治疗

BV 的治疗药物主要为硝基咪唑类药物，如甲硝唑、替硝唑和塞克硝唑，此外克林霉素也可作为治疗选择。全身用药首选甲硝唑 400 mg，口服，每天 2 次，连服 7 天；或替硝唑 2 g，口服，每天 1 次，连服 3 天；或替硝唑 1 g，口服，每天 1 次，连服 5 天；或克林霉素 300 mg，口服，每天 2 次，连服 7 天；不推荐选择甲硝唑 2 g 顿服。局部用药首选甲硝唑制剂 200 mg，每晚 1 次，连用 7 天；或 2% 克林霉素软膏 5 g，阴道涂抹，每晚 1 次，连用 7 天。哺乳期女性建议选择局部用药。选择甲硝唑或克林霉素作为治疗药物时，应综合考虑方便性、患者偏好、副作用及成本等因素。虽然口服给药相较于阴道内给药更为便捷，但口服甲硝唑和克林霉素可能因全身吸收而引发一系列不良反应，如头痛、恶心、腹痛及艰难梭菌相关性腹泻等。

六、预防

（1）阴部清洁：若想要预防细菌性阴道炎，注意阴部卫生是非常重要的。可以每天用温水清洗外阴，并保持阴部干燥。

（2）避免不洁性生活：拥有多个性伴侣或性行为前后不注意个人卫生，可导致病原体入侵阴部，诱发细菌性阴道病。

（3）饮食调理：保持均衡的饮食对预防细菌性阴道病很有帮助。多摄入新鲜的蔬菜、水果和全谷物，增强身体免疫力。

（4）适当运动：适当运动有助于促进身体新陈代谢，增强身体免疫力。可以每周进行 2~3 次运动，如快走、慢跑、游泳等。

（唐洁、彭迎春、冯志萍、万晓丽）

第四节　外阴阴道假丝酵母菌病

一、定义

外阴阴道假丝酵母菌病（vulvovaginal candidiasis，VVC），又称"念珠菌性阴道炎"，是一种由假丝酵母菌引起的外阴和阴道感染性疾病。它影响着大约 75% 的育龄女性，是妇科阴道炎第二常见的病因。

二、病因

假丝酵母菌，又称"念珠菌"，是一种酵母，通常作为正常菌群的一部分存在于阴道中，不会引起症状。但在一些特定条件下，念珠菌可由共生状态转变为致病状态，从而引发外阴阴道假丝酵母菌病。导致女性易患 VVC 的因素多种多样，涉及宿主自身条件、阴道微生态状况以及微生物制剂的使用等。抗菌治疗、妊娠期激素水平波动、免疫抑制治疗、糖尿病以及压力等导致的代谢紊乱均与 VVC 的发展密切相关。此外，过敏、高糖饮食和某些药物等因素会直接影响阴道微环境，可能导致阴道微生物群失衡，进而减少正常细菌的数量并刺激病原微生物的过度增殖。

三、临床表现

VVC 的临床表现包括强烈的外阴瘙痒、灼烧感、性交困难、排尿困难、外阴阴道水肿及红斑、外阴阴道皲裂。此外，患者会出现无异味、黏稠、白色且呈块状的阴道分泌物，这些分泌物类似于凝乳状或奶酪状，并黏附在阴道壁上。

四、诊断

对于有阴道炎体征或症状的女性，若在阴道分泌物中找到假丝酵母菌的芽生孢子或假菌丝，则可确诊。检测时，可采用湿片法或革兰氏染色检查分泌物中的芽生孢子和假菌丝。湿片法常使用 10% 氢氧化钾溶液，它能溶解其他细胞成分，从而提高假丝酵母菌的检出率。对于出现症状但多次湿片法检查为阴性或治不好的难治性 VVC 病例，可采用培养法，同时进行药敏试验。VVC 合并细菌性阴道病、滴虫性阴道炎是常见的阴道混合感染类型，实验室检查可检测到这些致病微生物的存在。pH 测定在鉴别诊断中具有重要意义，若 VVC 患者阴道分泌物 pH > 4.5，则需要特别警惕合并混合感染的可能性，尤其是合并细菌性阴道病。

五、鉴别诊断

参阅上一节的表 7。

六、治疗

无并发症的外阴阴道念珠菌感染的治疗通常包括局部使用或口服抗真菌药物。VVC 的一线治疗是唑类药物，如氟康唑，这类药物可以口服或局部使用。局部治疗常选择多烯类抗真菌药物，特别是制霉菌素。然而，当感染菌株具有耐药性时，如克鲁塞假丝酵母和某些光滑假丝酵母菌株，则必须考虑采用替代治疗方案。针对这些难治性 VVC 病例，已提出多种治疗替代品，包括非甾体抗炎药、植物提取物以及作用于真菌生物膜或针对其他毒力因子的药物，还有能直接杀菌或抗真菌活性的药物。这些治疗替代品的目的在于减少病原体数量，恢复引导微生物群平衡，调节 pH，促进乳酸杆菌的重新繁殖，缓解或消除感染症状。此外，如果性伴侣出现相关体征和症状，如龟头炎，也应及时进行治疗。

1. 消除诱因

及时停用广谱抗生素、雌激素等药物，积极治疗糖尿病。勤换内裤，用过的毛巾等生活用品要用开水烫洗。

2. 单纯性 VVC

单纯性 VVC 常采用唑类抗真菌药物。

（1）局部用药：可选用下列药物放置于阴道深部。①克霉唑制剂，1 粒（500 mg），单次用药；或 1 粒（150 mg），连用 7 天。②咪康唑制剂，1 粒（200 mg），连用 7 天；或 1 粒（400 mg），连用 3 天；或 1 粒（1200 mg），单次用药。③制霉菌素制剂，1 粒（10 万 U），连用 10~14 天。

（2）口服用药：未婚女性及不宜局部用药者，可选择口服药物。常用药物：氟康唑 150 mg 顿服。

3. 复杂性 VVC

（1）重度 VVC：在单纯性 VVC 治疗的基础上延长 1 个疗程的治疗时间。若治疗方案为局部或口服用药单次疗法，则在用药 72 h 后加用 1 次；若治疗方案为局部用药 3~7 天疗法，则治疗时间延长至 7~14 天。

（2）复发性外阴阴道假丝酵母菌病：在 1 年内，如果出现 4 次或以上有症状且经真菌学检查证实的 VVC 发作，这种情况被称为复发性外阴阴道假丝酵母菌病（recurrent vulvovaginal candidiasis，RVVC）。RVVC 的治疗重点在于积极寻找并去除诱因，以预防复发。治疗方案分为强化治疗与巩固治疗，药物选择应依据培养和药敏试验结果来确定。在强化治疗达到真菌学治愈后，需要进行为期半年的巩固治疗。强化治疗方案即在单纯性 VVC 治疗的基础上延长 1~2 个疗程的治疗时间。目前，巩固治疗在国内外尚无统一的成熟方案，但可采用口服氟康唑 150 mg，每周 1 次，连续 6 个月的方法；也可根据复发规律，每月给予 1 个疗程的局部用药，连续 6 个月。

（3）治疗前建议做阴道分泌物真菌培养，同时进行药敏试验。治疗期间定期复查监测疗效，并注意药物副作用，一旦出现肝功能异常等副作用，立即停药，待副作用消失后更换其他药物。

4. 妊娠期 VVC

妊娠期 VVC 以局部用药为主，以低剂量、长疗程为佳，禁止口服唑类抗真菌药物。

5. 注意事项

通常情况下，无须对性伴侣进行常规治疗。有龟头炎症者，需要进行假丝酵母菌检查及治疗，以预防女性重复感染。包皮过长者，需要每天清洗，建议择期手术。症状反复发作者，需要考虑阴道混合感染及非白假丝酵母菌病的可能。

6. 随访

在治疗结束后 7~14 天，建议追踪复查。若症状持续存在或治疗后复发，可做真菌培养，同时行药敏试验。对于 RVVC 患者，在巩固治疗的第 3 个月和第 6 个月时，建议做真菌培养。

七、预防

（1）调整饮食：需要注意保持身体健康，均衡饮食，不过量进食含糖量高的食物，保持良好的作息规律和饮食习惯，以提高身体免疫力。

（2）保持良好的卫生习惯：每天用清水清洗外阴，水宜温不宜烫，以免损害外阴皮肤。盆具、毛巾专人专用，内裤不与袜子同盆清洗，换洗内裤清洗后放在阳光通风处晾干。

（3）穿衣适宜：不穿化纤内裤，选择透气性好、吸湿性强的棉质内裤。非经期不使用卫生护垫，避免借穿他人的内衣、内裤及泳装，以降低感染概率。

（4）避免滥用药物：长期、大量服用抗生素是导致外阴阴道假丝酵母菌病反复发作的原因之一。因此，需要避免长期、大量使用抗生素，尤其是广谱抗生素。

（唐洁、彭迎春、冯志萍、万晓丽）

第五节　子宫颈炎症

一、慢性宫颈炎

1. 定义

慢性宫颈炎（chronic cervicitis）是指子宫颈间质内有大量淋巴细胞、浆细胞等慢性炎细胞浸润，可伴有子宫颈腺上皮及间质的增生和鳞状上皮化生。慢性宫颈炎的症状持续时间较长，其常见原因包括机械性或化学性刺激（如过度冲洗）以及急性宫颈炎未经及时治疗。

2. 病因

沙眼衣原体和淋病奈瑟球菌是宫颈炎最常见的病原体，此外，还有其他多种感染和细菌与宫颈炎有关。细菌性阴道病被定义为阴道菌群紊乱，经常与宫颈炎并存。研究表明，细菌性阴道病能引发炎症反应，并在某些情况下，可能是慢性宫颈炎的一个潜在来源。

3. 临床表现

大部分慢性宫颈炎患者可无明显症状，有症状者通常表现为以下几个方面。

（1）白带异常：慢性宫颈炎患者常出现白带增多的症状，白带可能呈现为乳白色或微黄色，有时呈黏稠状脓性，有时可能带有血丝或夹杂少量血液。这种异常白带可能会刺激阴道，导致外阴瘙痒。

（2）疼痛：慢性宫颈炎患者可能会感到下腹或腰部疼痛，这种疼痛有时可能出现在上腹部、大腿部及关节，尤其在月经期、排便或性行为时可能会加重。

（3）其他症状：慢性宫颈炎还可能引起同房出血、经间期出血、痛经等症状，严重者可能导致女性不孕。

4. 诊断

慢性宫颈炎的诊断可基于患者的临床表现进行，这需要综合考虑患者的症状、体征，并结合实验室检查结果进行确认，同时排除其他潜在的妇科疾病。

5. 鉴别诊断

（1）阴道炎：阴道炎可能导致阴道分泌物增多、外阴瘙痒等症状，与慢性宫颈炎相似。然而，阴道炎通常不涉及宫颈的病变，通过妇科检查和实验室检查可以鉴别。

（2）宫颈癌：宫颈癌可能出现白带增多、接触性出血等症状，与慢性宫颈炎有相似之处。然而，宫颈癌通常伴有宫颈组织的异常变化，如宫颈上皮内瘤变等，需要通过宫颈涂片、阴道镜检查及活体组织检查等方法进行鉴别。

（3）盆腔炎：盆腔炎可能引起下腹疼痛、腰骶部酸痛等症状，与慢性宫颈炎的症状相似。然而，盆腔炎通常涉及盆腔内其他组织，如子宫、附件等，通过妇科检查和影像学检查可以鉴别。

（4）宫颈柱状上皮异位：宫颈柱状上皮异位，曾称"宫颈糜烂"，是一种生理现象，并非病理改变，通常不需要治疗。在诊断慢性宫颈炎时，应注意排除宫颈柱状上皮异位的可能性。

6. 治疗

慢性宫颈炎的治疗主要包括药物治疗、物理治疗和手术治疗等，具体选择哪种方法需要根据患者的病情、年龄、生育需求等因素综合考虑。

（1）药物治疗是慢性宫颈炎的常用治疗方法之一，主要适用于病情较轻的患者。常用的药物包括抗菌消炎类药物，如抗生素、抗真菌药等。此外，患者还可使用高锰酸钾等溶液冲洗阴道，帮助清洁阴道环境。

（2）物理治疗是另一种常用的治疗方法，适用于病情较轻或药物治疗效果不佳的患者。常用的物理治疗方法包括电熨治疗、冷冻治疗、激光治疗及微波治疗等。这些治疗方法通过物理手段破坏宫颈炎症部位的病变组织，促进宫颈组织的再生和修复。

（3）手术治疗通常是在其他治疗方法无效或病情较重情况下的选择。手术治疗主要包括宫颈息肉摘除术等，通过切除病变组织来达到治疗效果。

7. 预防

轻度慢性宫颈炎可能无症状或仅有轻微症状，常在查体时发现。因此，建议女性定期进行妇科检查，以便及时发现并治疗慢性宫颈炎。同时，保持良好的生活习惯和卫生习惯，避免过度清洁阴道，有助于预防慢性宫颈炎的发生。

二、急性宫颈炎

1. 定义

急性宫颈炎（acute cervicitis）是指病原体感染、物理化学因素刺激或机械性损伤引起的宫颈急性炎症。表现为局部充血、水肿，上皮变性、坏死，镜下可见黏膜及黏膜下组织有大量中性粒细胞浸润，腺腔内有脓性分泌物。

2. 病因

急性宫颈炎通常由感染引起，最常见的是性传播感染。大约一半的急性宫颈炎病例是由沙眼衣原体或淋病奈瑟球菌引起的，而其余的大多数病例则病因不明。

3. 临床表现

急性宫颈炎的特点是弥漫性糜烂和出血性病变，通常发生在宫颈外上皮，并常伴有明显的溃疡。

4. 诊断

出现两个特征性体征之一、显微镜检查子宫颈管或阴道分泌物中白细胞增多，即可作出急性宫颈炎的初步诊断，不过还需要进一步做沙眼衣原体和淋病奈瑟球菌的检测。

（1）两个特征性体征：①于子宫颈管或子宫颈管棉拭子标本上，肉眼见到脓性或黏液脓性分泌物。②用棉拭子擦拭子宫颈管时，容易发生子宫颈管内出血。

（2）白细胞检测：子宫颈管或阴道分泌物中白细胞增多，后者需要排除引起白细胞增多的阴道炎症。

（3）药敏试验：对宫颈分泌物样品中分离出的细菌进行药敏试验，以确定哪种抗生素对病原体最有效。

5. 治疗

（1）药物治疗：尚未明确病原体时，应采用经验性抗生素治疗，方案为阿奇霉素1 g，单次顿服；或多西环素100 mg，每天2次，连用7天。根据病原体的不同，选择合适的抗生素进行治疗。例如，头孢曲松、头孢克肟适用于急性淋病奈瑟球菌性宫颈炎患者，而多西环素、红霉素、氧氟沙星则适用于沙眼衣原体性宫颈炎患者。

（2）物理治疗：如电熨治疗、冷冻治疗、激光治疗、红外线治疗等，适用于糜烂面较大、炎症浸润较深的患者。物理治疗可直接作用于病变部位，帮助缓解症状，促进宫颈组织的修复。

（3）中医治疗：中医治疗急性宫颈炎的手段包括中药熏洗阴部、按摩腹部等，旨在杀菌消炎、清热止带。同时，配合饮食调节和心理疏导，有助于综合调治。

6. 预防

（1）注意个人卫生：每天应用干净的温水清洗外阴，按时更换、清洗内裤，穿宽松、舒适的内裤，保持性器官卫生、干净。不与他人共用浴盆、毛巾等贴身用品，避免使用他人的毛巾、肥皂等洗浴用具。

（2）避免不良性行为：不建议滥交、与多人发生性关系，避免性生活混乱，合理使用避孕套。若性伴侣已确诊为梅毒、淋病等具有传染性的疾病，暂不同房，以防自身罹患此类疾病。

（3）合理运动与饮食：按时休息，清淡饮食，进食易消化、富含蛋白质及维生素的食物，保持良好的身体状况。

（4）避免过度清洗阴道：避免盲目用清洗液对阴道进行冲洗，以防破坏阴道菌群平衡，致使病原体向上侵袭，引起病变。

（唐洁、彭迎春、冯志萍、万晓丽）

第六节　盆腔炎性疾病

一、定义

盆腔炎性疾病（pelvic inflammatory disease，PID），简称"盆腔炎"，是指女性上生殖道的炎症，包括子宫、输卵管和附件炎症性疾病，如输卵管炎、子宫内膜炎、输卵管 - 卵巢复合体、输卵管卵巢脓肿、输卵管积脓和急性输卵管积水等。

二、病因

盆腔炎性疾病的病因包括初交年龄小、多个性伴侣、有性传播疾病史等。宫内节育器在放置后的最初几周内可能会增加女性患盆腔感染的风险，但这种风险通常被认为会随着时间推移而降低。最常见的致病菌是淋病奈瑟球菌和沙眼衣原体，链球菌、大肠杆菌、流感嗜血杆菌、结核分枝杆菌（通常通过血液传播）和放线菌也会引起盆腔炎性疾病。此外，盆腔炎性疾病还可能发生在盆腔术后或产后。

三、临床表现

由于 PID 的表现和鉴别诊断的广泛差异，其诊断可能相当困难。在急性期，患者可能出现阴道检查时腹痛伴有两个或多个痛点、阴道分泌物异常、发热、泌尿系统症状、月经不规律、附件肿胀以及炎症标志物升高等。而在慢性期，患者可能表现为盆腔疼痛、阴道异常出血、附件肿块和不孕。此外，患者还可能表现为下腹部或骨盆疼痛、阴道分泌物异常、发热或寒战、痉挛、性交困难、排尿困难以及性交后出血等。部分患者还可能出现腰痛、恶心和呕吐。无症状或非典型症状患者较少见，如肝炎引起的右上腹部疼痛。对于出现盆腔或下腹部疼痛且无其他明确病因的高危患者，若伴有宫颈抬举痛、子宫或附件压痛，应高度怀疑 PID 的可能性。

四、诊断

影像学检查在盆腔炎性疾病的诊断中作用不大，但其他妇科疾病、尿路感染和胃肠道疾病可能出现与盆腔炎性疾病类似的症状，因此影像学检查可帮助区分盆腔疼痛和炎症的其他原因。

正常情况下，超声检查难以观察到正常的输卵管。当输卵管扩张时，超声检查可在附件探及管状、卵形或蛇形结构，这种结构内部可能含有回声不均匀的液体，表现为回声差或回声强。从横截面观察，这些结构的壁可能增厚（超过 5 mm）或保持壁薄，并可能伴有不完全分隔、"内折叠"区域或壁结节。正常人的卵巢在超声检查下是清晰可见的，但随着输卵管卵巢脓肿的发展，卵巢的边界会变得模糊，附件可见软质团块。

在产后并发症中，妊娠产物残留和子宫内膜炎是最常需要通过影像学检查来诊断的。子宫内膜炎是产褥热的主要诱因之一，它可引起患者子宫或盆腔疼痛和压痛，严重时疼痛可能扩散至子宫肌层。

对于盆腔炎性疾病的诊断（表 8），最特异的检查方法包括：子宫内膜活检以获取组织病理学证据（敏感性 74%，特异性 84%）；经阴道超声检查（敏感性 30%，特异性 76%），尤其是结合多普勒血流评估；磁共振成像，可显示增厚、充满液体的导管；腹腔镜检查（伴有输卵管炎或腹膜炎时，敏感性 81%，特异性 100%）。

表 8 盆腔炎性疾病的诊断标准

最低标准	附加标准	特异标准
子宫颈举痛，或子宫压痛，或附件压痛	体温超过 38.3 ℃（口表）	子宫内膜活检组织学证实子宫内膜炎
	子宫颈出现异常黏液脓性分泌物或脆性增加	阴道超声或磁共振成像显示输卵管增粗，输卵管积液，伴或不伴有盆腔积液、输卵管卵巢肿块，腹腔镜检查发现盆腔炎性疾病征象
	阴道分泌物的湿片可见大量白细胞	
	红细胞沉降率升高	
	血 C- 反应蛋白升高	
	实验室证实子宫颈淋病奈瑟球菌或衣原体阳性	

注：该表参考 2015 年版美国疾病控制与预防中心（Centers for Disease Control and Prevention）有关盆腔炎性疾病的诊治指南。

五、鉴别诊断

盆腔炎性疾病应与胃肠道疾病（如急性阑尾炎、炎症性肠病等）、泌尿生殖系统疾病（如尿路感染、肾盂肾炎、肾结石等）、妇科其他疾病（如卵巢囊肿扭转、异位妊娠、功能性盆腔疼痛等）进行鉴别。

六、治疗

盆腔炎性疾病应及时根据临床经验进行治疗，即使患者尚未出现明显症状。抗生素的选择应基于药敏试验结果，而且通常需要在实验室结果出来后确定。然而，治疗延误可能带来严重的后遗症，包括慢性盆腔疼痛、异位妊娠和不孕症等。因此，在药敏结果出来前，大多数女性可在门诊接受广谱抗生素或联合用药治疗。如果患者处于妊娠期、感染人类免疫缺陷病毒、口服药物治疗无效或病情严重，建议住院治疗，根据患者的病情、医院的抗生素资源、药物的性价比，制订个体化治疗方案。若药物治疗效果不佳，可考虑手术治疗。

七、预防

（1）注意性生活卫生，避免感染性传播疾病。对于沙眼衣原体感染高危女性（如年龄＜25岁、有新的性伴侣、有多个性伴侣、性伴侣患有性传播疾病等），定期筛查并及时诊治可减少盆腔炎性疾病的发生率。

（2）及时治疗下生殖道感染。虽然细菌性阴道病与盆腔炎性疾病相关，但检测和治疗细菌性阴道病能否降低盆腔炎性疾病的发生率，至今尚未明确。

（3）加强公共卫生教育，提高公众对生殖道感染的认识，强调预防感染的重要性。

（4）严格掌握妇科手术指征，做好术前准备，术中注意无菌操作，预防感染。

（5）及时治疗盆腔炎性疾病，防止发生后遗症。

八、后遗症

若盆腔炎性疾病未得到及时且正确的诊断和治疗，可能会引发盆腔炎性疾病后遗症。其主要病理改变包括组织破坏、广泛粘连、增生及瘢痕形成，进而导致以下后果：①输卵管增生、增粗甚至阻塞。②输卵管与卵巢粘连，形成输卵管卵巢肿块。③输卵管伞端闭锁时，浆液性渗出物聚集，形成输卵管积水、输卵管积脓或输卵管卵巢脓肿。④盆腔结缔组织特别是主韧带和骶韧带增生、变厚，若病变广泛，可使子宫位置固定。

1. 临床表现

（1）不孕：输卵管粘连阻塞可致不孕。盆腔炎性疾病患者不孕的发生率为

20%~30%。

（2）异位妊娠：盆腔炎性疾病患者发生异位妊娠的概率是正常女性的8~10倍。

（3）慢性盆腔痛：炎症形成的粘连、瘢痕及盆腔充血，常引起下腹部坠胀、疼痛及腰骶部酸痛，这种情况常在劳累时、性交后及月经前后加剧。据统计，约20%的盆腔炎性疾病急性发作后会遗留慢性盆腔痛。慢性盆腔痛常发生在盆腔炎性疾病急性发作后的4~8周。

（4）盆腔炎性疾病反复发作：盆腔炎性疾病会导致输卵管组织结构被破坏，局部防御功能减退，若患者仍暴露于相同的高危因素中，可引发再次感染，从而导致盆腔炎性疾病反复发作。据统计，约25%的盆腔炎性疾病患者治愈后会再次发作。

（5）妇科检查若为输卵管病变，则在子宫一侧或两侧可触到呈索条状增粗的输卵管，并有轻度压痛；若为输卵管积水或输卵管卵巢囊肿，则在盆腔一侧或两侧可触到囊性肿物，活动多受限；若为盆腔结缔组织病变，子宫常呈后倾后屈，活动受限或粘连固定，子宫一侧或两侧有片状增厚、压痛，宫骶韧带常增粗、变硬，有触痛。

2. *治疗*

针对盆腔炎性疾病后遗症，治疗方案需要根据患者的具体情况个性化制订。对于不孕患者，常需要辅助生殖技术来实现受孕。对于慢性盆腔痛患者，目前尚无有效的治疗方法，但可采取对症处理、中药调理、物理治疗等综合治疗来缓解症状，治疗前需要排除子宫内膜异位症等其他可能导致盆腔痛的疾病。对于盆腔炎性疾病反复发作患者，在抗生素治疗的基础上，可根据具体病情，考虑手术治疗。对于输卵管积水患者，手术治疗通常是必要的。

（唐洁、彭迎春、冯志萍、万晓丽）

第七节　生殖器结核

一、定义

女性生殖器结核（female genital tuberculosis，FGTB）是一种由结核分枝杆菌引发的感染性疾病，通常继发于肺结核，通过血液循环、淋巴循环或直接由腹腔内的结核病灶蔓延至生殖器部位。

二、病因

结核病是一种全球性疾病，尤其在卫生条件差和社会经济条件不利的地区，人口密集处发病率较高。生殖器结核是肺外结核的一种形式，并不罕见。在发展中国家，妇科门诊患者中生殖器结核的发病率约为1%。致病菌以人型结核分枝杆菌为主。生殖器结核主要继发于肺结核，其传播途径通常为血液传播，传播方式类似于其他肺外结核（如泌尿道、骨骼和关节结核等）。生殖器结核发病后，输卵管几乎100%受到影响，其次是子宫内膜（约50%）、卵巢（约20%）、子宫颈（约5%），以及外阴和阴道（约1%）。

生殖器结核主要有两种感染途径：一是通过原发感染部位（如肺或肾脏）的血液传播至生殖系统；二是通过性交传播，尤其是当性伴侣患有生殖器和（或）尿路结核时，可通过直接接触女性下生殖道而导致外阴、阴道和子宫颈感染，这种感染可能表现为局部病变，应及时诊断和治疗。

三、临床表现

生殖器结核主要（80%）局限于育龄期（20~40岁）。青春期肺结核患者中有10%~20%会发生生殖器结核。生殖器结核的症状包括不孕、月经异常、闭经或经量减少、慢性盆腔疼痛、输卵管卵巢肿块、阴道出血或阴道分泌物带血，此外还包括体重减轻、厌食、发热和贫血等。

四、诊断

对于患有不明原因的不孕或慢性盆腔炎且对常规抗生素治疗无效的女性，应高度怀疑生殖器结核的可能性。目前，尚未有单一的诊断测试可直接用于确诊生殖器结核。综合分析、详尽的病史采集、全面的体格检查、结核分枝杆菌试验以及多种影像学方法是诊断生殖器结核的必要条件。

生殖器结核的诊断通常是通过显微镜下检测分枝杆菌、子宫内膜活检的细菌培养或活检中上皮样肉芽肿的组织病理检查来确定的。在条件允许的情况下，应尽可能进行标本和组织的培养，以确认诊断及完成药敏试验。若怀疑阴道、子宫颈和外阴存在结核性病变，可直接进行活检以明确诊断。子宫内膜组织可通过诊刮活检或宫腔镜检查获取。子宫内膜活检最好在月经前期进行，在月经的第一天收集阴道流出的月经血进行培养和显微镜观察。组织学检查的特征性表现为典型的干酪样肉芽肿病变，伴有巨大的上皮细胞。此外，快速核酸扩增技术，如聚合酶链反应，可直接在临床标本中检测并鉴定结核分枝杆菌。

五、鉴别诊断

生殖器结核应与盆腔炎性疾病后遗症、子宫内膜异位症、卵巢恶性肿瘤（尤其是卵巢上皮性癌）进行鉴别，必要时可行腹腔镜检查或剖腹探查以明确诊断。

六、治疗

多药联合抗结核治疗方案是生殖器结核的主要管理方法，包括利福平、异烟肼、吡嗪酰胺和乙胺丁醇。然而，对于那些药物治疗无法有效控制病情的病例，可以考虑手术治疗。手术治疗的主要目的是清除病灶，包括切除病变的输卵管、卵巢等。在抗结核药物治疗的基础上，可以考虑联合使用其他药物，如中药等，以提高治疗效果。在治疗过程中，患者需要加强营养摄入，注意休息，提高机体抵抗力，促进康复。对于患有生殖器结核的不孕女性，即使进行多药抗结核治疗，其受孕率仍然相对较低，并面临异位妊娠或流产等并发症的高风险。

七、预防

避免接触结核分枝杆菌是预防结核病的主要策略。肺结核患者应在家中和公共场所保持呼吸道卫生，并接受正规治疗。采取安全和健康的性行为可有效降低感染生殖器结核的风险。此外，免疫接种在预防严重结核病进展方面发挥着积极作用。

（唐洁、彭迎春、冯志萍、万晓丽）

参考文献

［1］ Kissinger PJ，Gaydos CA，Seña AC，et al. Diagnosis and management of trichomonas vaginalis：summary of evidence reviewed for the 2021 Centers for Disease Control and Prevention sexually transmitted infections treatment guidelines［J］. Clin Infect Dis，2022，74（Suppl_2）：S152-S161.

［2］ Abou Chacra L，Fenollar F，Diop K. Bacterial vaginosis：what do we currently know?［J］. Front Cell Infect Microbiol，2022，11：672429.

［3］ Jafarzadeh L，Ranjbar M，Nazari T，et al. Vulvovaginal candidiasis：an overview of mycological，clinical，and immunological aspects［J］. J Obstet Gynaecol Res，2022，48（7）：1546-1560.

［4］ Mattson SK，Polk JP，Nyirjesy P. Chronic cervicitis：presenting features and response to therapy［J］. J Low Genit Tract Dis，2016，20（3）：e30-e33.

［5］ Taylor SN. Cervicitis of unknown etiology［J］. Curr Infect Dis Rep，2014，16（7）：409.

［6］ Gradison M. Pelvic inflammatory disease［J］. Am Fam Physician，2012，85（8）：791-796.

［7］ Sharma JB，Sharma E，Sharma S，et al. Female genital tuberculosis：revisited［J］. Indian J Med Res，2018，148（Suppl）：S71-S83.

第三章 外阴色素减退性疾病和外阴肿瘤

第一节 外阴色素减退性疾病

外阴色素减退性疾病是一种外阴皮肤黏膜出现褪色现象，伴有外阴瘙痒或无症状的慢性炎症性疾病。

本节主要讨论妇科临床常见的白色病变，包括外阴慢性单纯性苔藓（vulvar lichen simplex chronicus，VLSC）、外阴硬化性苔藓（vulvar lichen sclerosus，VLS）等。两者的基本特征如表9所示。

表9 外阴慢性单纯性苔藓和外阴硬化性苔藓的基本特征

疾病	发病年龄	生殖道及肛周外累及	主要症状	病损分布部位	临床特征	病变及瘢痕形成
外阴慢性单纯性苔藓	多见于育龄期，亦可见于其他年龄	有	以瘙痒为主	阴蒂、阴唇沟及大阴唇，没有累及阴道	早期外阴皮肤呈粉红色或暗红色，随后逐渐褪为白色，皮肤纹理明显，皮肤黏膜出现增厚、色素沉着及苔藓样改变，可能有搔抓痕迹，伴有溃疡、皲裂	无
外阴硬化性苔藓	多见于青春期前和绝经后，亦可见于其他年龄	少见	瘙痒，疼痛，少部分无症状	外阴、会阴及肛周，没有累及阴道	白色斑块，上皮萎缩、角化、瘀斑、皲裂，可能出现小阴唇消失、阴蒂包埋等外阴结构失常	有

一、外阴慢性单纯性苔藓

外阴慢性单纯性苔藓，曾称"外阴增生性营养不良""外阴鳞状上皮增生"，是一种表现为慢性和复发性炎症的疾病。

（一）病因

目前，外阴慢性单纯性苔藓的病因尚不明确，可能与多种因素有关，包括局部的外界环境因素（如紧身衣物、汗液、闷热等）、神经精神因素、其他皮肤病（如念珠菌感染、接触性皮炎等）、胃肠功能紊乱、内分泌失调、过敏反应等。这些因素可能共同作用，引起大脑皮质功能异常，导致皮肤神经功能失调。研究表明，75% 的外阴慢性单纯性苔藓患者具有过敏性疾病史，如季节性哮喘、过敏反应、儿童期湿疹等。

外阴慢性单纯性苔藓的主要特征包括长时间摩擦或抓挠等慢性刺激导致的外阴皮肤黏膜增厚、色素减退或色素沉着、苔藓样改变。该病可分为原发性和继发性两种类型。原发性外阴慢性单纯性苔藓通常由外阴皮肤黏膜的刺激诱发，可能与过敏体质有关，被认为是一种特应性皮炎的变体，也称为特发性。继发性外阴慢性单纯性苔藓多由其他外阴疾病如外阴硬化性苔藓、外阴扁平苔藓等引起。瘙痒可能由多种因素诱发，虽然搔抓和摩擦可暂时缓解不适，但这会破坏皮肤屏障，导致外阴表皮持续损伤和增厚，形成痒抓恶性循环。研究发现，外阴慢性单纯性苔藓的病变可能与局部维 A 酸受体 α 含量的减少有关。

（二）临床表现

1. 症状

外阴慢性单纯性苔藓的主要症状为外阴瘙痒，这种瘙痒往往难以忍受，导致患者搔抓，搔抓行为会进一步加剧皮肤损伤，形成痒抓恶性循环。

2. 体征

外阴慢性单纯性苔藓的病损多位于阴蒂、阴唇沟及大阴唇等。早期外阴皮肤呈粉红色或暗红色，随后逐渐褪为白色，皮肤纹理明显，皮肤黏膜出现增厚、色素沉着及苔藓样改变，可能有搔抓痕迹，伴有溃疡、皲裂。

（三）诊断

外阴慢性单纯性苔藓的临床诊断主要依据患者的病史、家族史和临床表现。通常情况下，不会对青春期前的患者进行常规外阴活检，但为了确诊，可能需要采取活检。

在进行活检前，应给予局部麻醉。外阴活检应在患者开始治疗前或停止治疗至少 4 周后进行。活检应在外阴色素减退区、皲裂、溃疡、硬结、隆起或粗糙处进行，选择不同部位进行多点活检。活检深度通常应达 3~4 mm，对于有毛发的区域，深度至少应为 5 mm。在活检前，应将 1% 甲苯胺蓝涂抹于局部外阴，待涂抹区域皮肤干燥后，用 1% 醋酸液再次涂抹，然后擦洗脱色。在不脱色区域进行外阴活检。除了活检，还可以进行一些辅助检查，包括常规的分泌物检查（单纯疱疹病毒、念珠菌感染等除外），必要时进行糖尿病、甲状腺疾病、自身免疫性疾病等相关疾病的检查。根据需要，还可以进行皮肤镜检查。

（四）鉴别诊断

外阴慢性单纯性苔藓应与特异性外阴炎、慢性阴道炎、外阴上皮内病变、白癜风、白化病、外阴恶性肿瘤等进行鉴别。白癜风的外阴病变通常表面光滑润泽，质地正常，边界分明，且患者无症状者。如果在身体其他部位也发现类似的白色病变，应考虑白化病的可能性。若外阴皮肤出现黏膜增厚、发白、发红，伴有瘙痒和白带增多，应首先排除阴道炎、外阴炎。如果外阴皮肤出现黏膜增厚、对称性发红，伴有严重瘙痒但无分泌物增多，且患者有糖尿病史，可能是糖尿病引起的外阴炎。对于长期不愈的溃疡，应尽早进行活检，以排除外阴恶性肿瘤。

（五）治疗

1. 一般治疗

保持局部皮肤清洁干燥，尽量避免局部刺激因素（不用刺激性药物或肥皂清洗外阴），改变生活习惯（忌穿不透气的化纤内裤），调整饮食（不食辛辣、过敏食物），使用无刺激性的洗液（中药制剂）进行坐浴，必要时进行消炎、抗过敏、镇静等治疗。

2. 药物治疗

（1）糖皮质激素类药物。

局部应用糖皮质激素类药物控制瘙痒，可选用 0.01% 曲安奈德软膏、0.025% 氟轻松软膏等涂搽病变部位，3~4 次 / 天。类固醇药物如果长期使用可使外阴局部皮肤萎缩，故当瘙痒症状得到缓解后，应停用高效类固醇药物，转而使用 1%~2% 氢化可的松软膏（药效轻微），1~2 次 / 天，持续治疗 6 周。在局部用药前，可先进行温水坐浴，2~3 次 / 天，每次 10~15 min，以软化皮肤、促进药物吸收并缓解瘙痒。即使症状有所好转，仍需较长时间的治疗才能使增厚的皮肤得到明显改善或恢复正常。鉴于个别药物具有刺激性，治疗前可先涂抹皮肤润肤剂（如鱼肝油软膏、维生素E乳膏等），再使用皮质激素类药物。对于绝经后或外阴明显萎缩的患者，可加用雌激素软膏（无禁忌证者适用）、糖皮质激素类药物等，并根据病情减量减效，以更好地改善外阴上皮萎缩和皮肤干燥的状况。常用的外用糖皮质激素类药物如表10所示。

表10　常用的外用糖皮质激素类药物强度分级

外用糖皮质激素类药物强度分级	药物
高效	0.05% 丙酸氯倍他索 0.5% 曲安奈德 0.3% 戊酸双氟可龙 0.05% 丙二酸倍他米松
中效	0.1% 糠酸莫米松 0.1% 丁酸氢化可的松 0.1% 或 0.025% 曲安奈德 0.5% 丁酸氯倍他松
弱效	1% 或 2.5% 氢化可的松 1% 氢化可的松

1）一般人群的治疗：①外阴瘙痒或外阴轻度角化者，每天1次，持续4周；4周后改为隔1天1次，持续4周；再4周后改为每周2次，持续4周。②外阴瘙痒严重或外阴重度角化者，每天2次，连续4周；4周后改为每天1次，连续4周；再4周后改为隔1天1次，连续4周。

2）青春期前患者、妊娠期患者及特殊部位的治疗：①青春期前外阴有症状或局部外阴角化者，首选药物（低、中效药物）剂量小且疗程短的方案，1次/天，疗程可缩短为6~8周。②青春期前外阴无症状或外阴角化者，不需要采用TC方案治疗，但需要定期随访，减少外阴的远期病变。③处于妊娠期者，选用低效药物较为安全，也可选用中效药物。④病变处为肛周者，选用低、中效药物。⑤绝经后外阴严重萎缩者，必要时可使用雌激素软膏。

3）治疗方案一般分为初始治疗和维持治疗两个阶段。初始治疗时，选择中、高效TC方案，每4周复查1次，根据药效、患者的病情及评估结果，调整药物的用量，体现个体化（外阴皮肤的角化或瘙痒越严重，所用药物的效能就越高，用药的频次也就越高），如症状仍未得到缓解，建议行外阴活检。初始治疗3个月后，进入维持治疗阶段，治疗方案改为低剂量治疗：每周1~2次，或降低药物等级（低、中效药物），或不同等级的药物交替使用（低、高效药物交替使用）。对于耐受性良好的患者，如果其药物不良反应并未增加，在维持治疗期间，可每 3~6 个月进行一次随访和评估，必要时根据病情调整药物的用量，直至患者的病情稳定或病变部位恢复正常为止。

（2）免疫抑制剂治疗。

钙调磷酸酶抑制剂主要被选作二线治疗药物，用于一线药物治疗失败、皮肤萎缩风险增加以及有一线药物禁忌证的患者，包括 T 细胞选择性抑制剂，如 1% 吡美莫司、0.1% 和 0.03% 他克莫司乳膏。对于青春期前的患者，可选用 0.03% 他克莫司乳膏（同样适用于两岁以上儿童）。活动性病变者，每天 1~2 次，持续 4 周；4 周后改为隔 1 天 1 次，持续 4 周；再 4 周后减量，改为每周 1~2 次，持续 4 周。在治疗过程中，患者可能会出现继发感染、外阴烧灼感或刺激不适等。需要告知患者，长期使用此类药物的安全性尚未明确，存在诱发淋巴网状内皮细胞肿瘤或者外阴恶性肿瘤等潜在风险，建议将治疗时间控制在 16~24 周，最长不超过 2 年。

3. 物理治疗

通过去除已病变的上皮组织并破坏掉真皮层的神经末梢，达到阻断痒抓恶性循环的目的，这种方法被称为局部物理治疗，适用于症状严重或药物治疗效果不佳的患者。常用的局部物理治疗方法有以下几种。

（1）聚焦超声治疗：适用于病理诊断和临床诊断明确的患者，无禁忌证。愈后无瘢痕是其优点。过度角化者，先使用糖皮质激素软膏使皮肤软化、变薄，再行超声波聚焦，可减少溃疡的发生。复发者，可根据需要多次进行治疗，但间隔时间至少为 3 个月。

（2）点阵式 CO_2 激光、氦氖激光治疗：根据病变程度的不同，通常一个疗程包括 3~5 次治疗，每次治疗之间需要间隔 4 周。复发者，可根据需要多次进行治疗。

（3）其他：光动力治疗、液氮冷冻治疗等。

4. 手术治疗

外阴慢性单纯性苔藓的癌变率很低，一般不选用手术治疗，手术治疗会影响外观及局部功能，且有复发可能。手术治疗仅适用于反复药物、物理治疗效果不佳且病理检查提示不典型增生或有癌变可能的患者。

（六）预后

通常情况下，外阴慢性单纯性苔藓经有效治疗后可治愈，但易复发。患者需要调整生活习惯，避免刺激外阴和接触过敏物质。此外，需要长期随访，必要时进行活检，尤其是对于病情顽固的患者，更应如此。

二、外阴硬化性苔藓

外阴硬化性苔藓是一种慢性、进展性、瘢痕性的皮肤黏膜炎症性疾病，表现为外阴、会阴及肛周的皮肤变薄，并伴有色素减退，形成白色病变。

（一）病因

外阴硬化性苔藓的病因目前尚未明确，可能相关的因素有以下几点。

（1）自身免疫：目前约28%的患者合并自身免疫性疾病（如甲状腺疾病、白癜风、斑形脱发等），其中1/3的患者出现 IgG 水平升高等。

（2）遗传：有报道家族史，但目前未发现相关基因。

（3）炎症。

（4）内分泌：如性激素缺乏，部分患者血清二氢睾酮及雄烯二酮低于正常值，临床采用睾酮药物治疗显示有效。

（5）新陈代谢。

（6）局部神经血管异常。

（7）感染。

（8）环境因素。

（二）临床表现

外阴硬化性苔藓主要见于青春期前和绝经后的女性，其中绝经后女性更为常见。虽然约1/3的病例发生在50岁以下的女性中，但该病也可发生在任何年龄段的女性身上。

1. 症状

外阴硬化性苔藓的主要症状为外阴病损区域瘙痒，尤以夜间为甚，严重影响生活和睡眠质量。部分患者可能出现外阴疼痛、外阴烧灼感、排尿困难、尿痛、性功能障碍、性交痛等症状。外阴硬化性苔藓相较于外阴慢性单纯性苔藓，其症状可能较轻，但晚期可导致性交困难。若患者为幼女，则外阴多无明显瘙痒症状，但可能在排便或排尿后感到外阴或肛周不适。少数患者无症状。

2. 体征

外阴硬化性苔藓常见于阴蒂包皮、大小阴唇、阴唇后联合及肛周，其皮肤损害多呈对称性分布，亦可伴有不规则的过度角化现象，一般不累及阴道黏膜。疾病早期，皮肤可能呈粉红、红肿，或形成象牙白色或有光泽的多角形小丘疹，这些丘疹融合成片后可呈紫癜状，或导致外阴糜烂、皲裂。若患者不接受治疗，随着病情发展，可能出现外阴萎缩现象，表现为大阴唇变薄，小阴唇缩小甚至消失，阴蒂包皮或前后联合粘连，皮肤黏膜弹性减弱、皱缩、变白、发亮，常伴有溃疡、皲裂及表皮脱落。病变通常呈对称性，并可能扩展至肛周及会阴周围，形成类似蝴蝶形状的病变区域。疾病晚期，皮肤黏膜可能异常菲薄，类似羊皮纸或卷烟纸状，阴道口及肛门口狭窄。在幼女患者中，外阴硬化性苔藓的过度角化现象可能不如成人患者明显。幼女患者的外阴局部皮肤病变可能呈黄色或与色素沉着点相间，形成花斑样外观。幼女肛周及外阴的病变可能呈白色的病损环或锁孔状。多数幼女患者可在青春期自愈。

外阴硬化性苔藓的临床诊断主要依据患者的病史、家族史和临床表现。通常情况下，不会对青春期前的患者进行常规外阴活检，但为了确诊，可能需要采取活检（同外阴慢性单纯性苔藓的活检）。除了活检，还可以进行一些辅助检查，包括常规的分泌物检查（单纯疱疹病毒、念珠菌感染等除外），必要时进行糖尿病、甲状腺疾病、自身免疫性疾病等相关疾病的检查。根据需要，还可以进行皮肤镜检查。

（三）鉴别诊断

外阴硬化性苔藓应与外阴湿疹、白癜风、白化病、接触性皮炎、老年生理性萎缩、外阴恶性肿瘤等进行鉴别（基本同外阴慢性单纯性苔藓，参阅本节的表9）。

（四）治疗

1. 一般治疗

同外阴慢性单纯性苔藓。

2. 药物治疗

过去采取外用孕酮、雌激素、丙酸睾丸酮，或光敏剂治疗，或口服维甲酸等，现已不推荐使用。外阴硬化性苔藓的治疗目前主要选择外用糖皮质激素类药物，治疗方案分为初始治疗和维持治疗两个阶段。

（1）初始治疗：首选中、高效TC方案，外用糖皮质激素软膏，持续治疗3~4个月，50%以上的患者临床症状消失，外阴溃疡、过度角化、出血、皲裂等皮损得到明显改善。

（2）维持治疗：外用低、中效的糖皮质激素软膏，部分患者需要终身维持，目的是控制病情，防止复发，降低外阴粘连和恶性变的风险。

（3）全身用药：对于严重的外阴硬化性苔藓，可采用阿维A作为治疗药物。阿维

A 是一种类似维 A 酸的芳香族化合物，能够有效维持皮肤和黏膜的正常功能与结构。其用法为每天口服 20~30 mg，并可根据需要加用多种维生素。

3. 物理治疗

同外阴慢性单纯性苔藓。

4. 手术治疗

病情特别严重或药物治疗失败者，可切除表浅外阴，但术后复发率较高，甚至皮肤移植术后也可能复发。

（五）预后

外阴硬化性苔藓存在癌变的风险，癌变率为 2/10 万，而且这一风险随着年龄增长而逐渐升高。在老年患者中，特别是 75 岁以上的群体，癌变率显著提升至约 25/10 万。该病可能导致外阴鳞状上皮内瘤变，进而可能发展为外阴角化型鳞状细胞癌。因此，未经治疗的患者罹患外阴恶性肿瘤的风险约为正常人群的 300 倍。遵医嘱治疗后，癌变的风险明显降低。随访时间：在治疗后的第 3 个月、第 6 个月、第 12 个月进行复查，之后每半年至一年随访 1 次。

我们需要与患者进行详尽的医患沟通，耐心地向患者解释病情的发生与发展，同时告知患者要改变生活习惯，避免刺激外阴（如不穿紧身衣、不使用硬质车座、保持外阴干燥）和接触过敏物质。此外，需要长期随访，必要时进行活检，尤其是对于病情顽固的患者，更应如此。

三、其他外阴色素减退性疾病

1. 扁平苔藓

扁平苔藓的主要症状包括外阴瘙痒、外阴烧灼感等，部分患者无症状。病损常位于外阴和阴道，可见纤细网格状丘疹或侵蚀性脱屑。病变后期可能表现为小阴唇和阴蒂包皮粘连、色素沉着、阴道口狭窄等。

2. 贝赫切特综合征

贝赫切特综合征的主要症状包括反复的外阴溃疡、口腔黏膜溃疡、眼炎等，可伴有心血管、关节、中枢神经系统损害。在眼部，病变最初期可能表现为结膜炎、视网膜炎，晚期可能出现前房积脓，最终可能引发视神经萎缩，甚至导致失明。

3. 外阴白癜风

外阴白癜风的病变区域皮肤光滑润泽、弹性正常，这种病变可能出现在患者身体的多个其他部位。患者一般无不适症状。

4. 继发性外阴色素减退性疾病

继发性外阴色素减退性疾病常伴随各种慢性外阴病变发生，如外阴或阴道的假丝酵母菌感染、糖尿病性外阴炎、外阴湿疣以及外阴擦伤等。通常情况下，在原发疾病得到有效治疗后，白色的色素减退区域往往能自行恢复。此外，将油脂涂抹于表皮脱屑区域，有助于减轻色素减退的现象。在日常生活中，应注意个人卫生，保持外阴的干燥清洁，不宜频繁使用药物、清洁剂、肥皂等清洗外阴。

（刘颖燕、罗芳、万晓丽）

第二节　外阴良性肿瘤

外阴良性肿瘤在临床上较为少见，发病率较低，主要来源于上皮及中胚叶。患者常因外阴出现包块而就诊。结合国内外相关报道，在外阴良性肿瘤中，外阴乳头瘤、汗腺腺瘤、纤维瘤、脂肪瘤、平滑肌瘤较为常见，临床表现及治疗方法如表 11 所示。

表 11　常见的外阴良性肿瘤

类型	来源	好发年龄	好发部位	临床表现	治疗方法
外阴乳头瘤	上皮	围绝经期和绝经后	大阴唇	自行扪及外阴肿物，可伴有瘙痒，肿物呈单个或多个乳头状突出于皮肤表面，可伴有破溃、出血、感染	手术切除，恶性变率为2%~3%，术中建议行冰冻病理检查，若经查确认为恶性，则按恶性处理
汗腺腺瘤	中胚叶（纤维细胞增生形成）	育龄期	大阴唇	早期为皮下结节，逐渐长大，形成光滑、质硬的带蒂肿块，大小不一，表面可有溃疡和坏死	手术切除

类型	来源	好发年龄	好发部位	临床表现	治疗方法
纤维瘤	上皮（汗腺上皮增生形成）	青春期（与激素有关）	大阴唇、阴阜脂肪组织	呈多发性淡黄色丘疹样隆起，边界清楚，生长缓慢，直径1~2 cm	需要行活检确诊，病灶较小可行激光治疗，病灶较大可行手术切除
脂肪瘤	中胚叶	任何年龄	大阴唇、阴阜脂肪组织	位于皮下，质地软，大小不一，呈分叶状，有时可形成带蒂肿块	病灶较小无须处理，病灶较大且伴有不适、影响活动或性生活可行手术切除
平滑肌瘤	中胚叶	育龄期	大阴唇、阴蒂、小阴唇	突出于皮肤表面，光滑，质地较硬，活动	手术切除

在外阴良性肿瘤的诊疗过程中，应常规询问患者外阴包块的增长速度、有无触痛。妇科检查时，应仔细查看肿瘤表面有无溃疡、出血，同时触诊腹股沟，检查有无淋巴结肿大。外阴肿瘤的良恶性鉴别需要有病理学依据，手术过程中务必确保完整切除肿瘤，若确诊为恶性，则需要扩大手术范围。此外，外阴血供丰富，术中应严密止血，避免术后血肿形成。术后可适当加压包扎，以降低血肿形成的风险。

（刘颖燕、罗芳、万晓丽）

第三节　外阴鳞状上皮内病变

外阴鳞状上皮内病变是指与人乳头瘤病毒（human papilloma virus，HPV）感染相关的临床和病理变化，这些变化局限于外阴鳞状上皮内，存在进一步发展为浸润癌的潜在风险。2020 年世界卫生组织（World Health Organization，WHO）将其分为低级别鳞状上皮内病变（low-grade squamous intraepithelial lesion，LSIL），高级别鳞状上皮内病变（high-grade squamous intraepithelial lesion，HSIL），分化型外阴上皮内瘤变（differentiated-type vulvar intraepithelial neoplasia，dVIN）；HSIL 包括 HSIL/VIN2、HSIL/VIN3，dVIN 包括分化外生型（differentiated exophytic vulvar intraepithelial lesion，DE-VIL）和外阴棘皮病伴分化改变（vulvar acanthosis with altered differentiation，

VAAD），如表 12 所示。

表 12　外阴鳞状上皮内病变分类

分类	原称	发病原因	好发年龄	特点	预后
LSIL	普通型 VIN Ⅰ、轻度不典型增生、扁平湿疣、不典型挖空细胞等	与低危型、高危型 HPV 感染相关	多见于年轻女性	超过30%的患者合并生殖道其他部位上皮内病变	常自行退化，发展为浸润癌的风险极低
HSIL	VIN Ⅱ、VIN Ⅲ、原位癌、鲍文病、鲍文样不典型增生等	绝大部分为 HPV16 型感染引起	多见于绝经前女性	若不治疗，进展为浸润癌的风险高	局部完全切除后的复发率约 15%；若切缘阳性，复发率约 50%
dVIN	分化型 VIN、单纯性原位癌	与 HPV 感染无关	多见于老年女性	常合并硬化性苔藓、扁平苔藓，可能合并角化型鳞状细胞癌	进展较为迅速，可在短时间内发展为浸润癌

一、临床表现

外阴鳞状上皮内病变无特异性，大多表现为外阴瘙痒、皮肤破损和溃疡。少数患者无症状，仅阴道镜活检时发现。

LSIL 病变通常发生在性生活时易受伤的部位，表现为单发或多发病灶，这些病灶略突出于皮肤黏膜，呈斑片状或丘疹样改变。

HSIL 病变可能发生在外阴的任何部位，表现为病灶形状不规则，边界不够清晰，呈斑片状或疣状，多数伴有色素沉着。

dVIN 表现为外阴瘙痒，大多数患者合并硬化性苔藓或扁平苔藓，病灶表面凹凸不平，边界不清，呈片状或弥漫性色素减退，伴有皮肤黏膜增厚或结节样改变。

二、诊断

1.HPV 筛查

可选择对外阴病变部位脱落细胞进行筛查。

2. 阴道镜下活检

（1）合并以下情况时建议行阴道镜检查：①妇科检查时见外阴病灶形态不规则，

边界不清，呈斑片状、疣状、丘疹样，伴有溃疡、色素减退或色素沉着等。②用药后症状无明显缓解，特别是绝经后伴外阴疣状病变。③外阴同一部位持续性瘙痒或疼痛。④HPV筛查或细胞学检查异常。⑤病灶短时间内出现大小、形态等变化。

（2）阴道镜检查的注意事项：①检查范围应全面，除了外阴，还需要检查肛周皮肤、阴道壁及宫颈的情况。②将3%~5%的醋酸溶液涂抹于外阴及肛周皮肤，随后观察2~5 min。③外阴皮肤神经分布较为丰富，建议活检前给予局部麻醉。④对疑似病变部位进行多点活检（建议至少取2个点），以提高确诊率，活检时应确保深度适当（建议深度3~5 mm），避免过浅导致遗漏病变组织。⑤若病变范围较小，活检时尽量完全切除。

（3）阴道镜检查的判读：①LSIL：醋酸涂抹后，可见醋白上皮样改变，形态不规则，略薄，不透明或半透明，部分区域可见点状血管。②HSIL：醋酸涂抹后，可迅速出现厚醋白上皮样改变，持续时间较长，形态不规则，边界较清晰，不透明，部分区域可见不典型血管或点状血管。③dVIN：醋酸涂抹后，无醋白上皮样改变。

3. 病理检查

诊断以病理检查为准。

三、鉴别诊断

（1）外阴硬化性苔藓：主要症状为瘙痒，妇科检查时常见外阴皮肤色素减退，以大阴唇、肛周区域最为明显。该病以病理学诊断为金标准。

（2）外阴湿疹：反复发作，主要表现为剧烈瘙痒，呈对称性。糖皮质激素治疗有效。

（3）外阴黑色素瘤：病变部位黑色素沉着，可伴有溃疡、出血、疼痛，形态各异，罕见，病理活检可确诊。

（4）外阴乳头瘤病：好发于老年女性，可表现为外阴瘙痒或外阴灼烧感，妇科检查时可见病变处呈湿疹样，边界较清晰，色红，病变中心常伴有溃疡样改变，病理活检可确诊。

四、治疗

治疗目的是清除病灶，缓解症状，阻断浸润癌的发生。在制订个性化治疗方案时，应综合考虑：①疾病相关因素：患者的年龄、症状、病变位置、病灶大小、病理类型、病变级别等。②治疗可能对患者外阴形态和功能的潜在影响。

1. LSIL 的治疗

对于较为年轻且无明显症状的患者，可暂时观察，但需要定期复查，建议每 6~12 个月进行一次复查。若患者出现瘙痒、皮损等症状，予以局部用药，如咪喹莫特软膏、5- 氟尿嘧啶软膏、1% 西多福韦等。若药物治疗效果不佳或病变范围较为广泛，可选择物理治疗，如激光治疗、光动力学治疗等。

2. HSIL 的治疗

HSIL 恶性变风险较高，需要在排除恶性变后谨慎选择保守治疗，且在治疗过程中密切随访。

（1）仅有极少数 HSIL 患者能够自愈。研究表明，这种自愈现象与妊娠有关，故妊娠期或计划妊娠的女性可密切观察 6~12 个月，并加强随访，必要时行阴道镜活检。

（2）药物治疗：药物选择同 LSIL。适用于医从性较好、较为年轻的女性，可保留外阴的完整性，但仍需要警惕恶性变风险，定期随访，必要时再次行阴道镜活检。

（3）物理治疗：包括激光治疗、光动力学治疗等。适用于病灶较为单一或局部病变的患者，可保留外阴的完整性。物理治疗是通过破坏病灶组织来达到治疗的目的，故在治疗前应排除恶性变。

（4）手术治疗：①外阴局部切除术：适用于病灶较为局限且表浅的患者，切除时切缘至少超过病灶 0.5 cm。②外阴皮肤切除术：适用于病灶较为广泛或病灶散在多发的患者，或疑有恶性变的患者，手术范围包括部分外阴皮肤、黏膜上皮层和真皮层，手术时尽量恢复外阴形态并保留阴蒂。③单纯外阴切除术：适用于病变广泛、疑有恶性变的老年患者，手术范围包括外阴皮肤、皮下组织。

3. dVIN 的治疗

dVIN 的病情发展较为迅速，故建议行单纯外阴切除术。

五、随访

LSIL、HSIL、dVIN 在治疗后均有复发风险，且部分类型有恶性变风险，故需要长期随访。在随访过程中，应常规行妇科检查，既往 HPV 阳性的患者需要定期复查 HPV，必要时行阴道镜检查或阴道镜活检。

（刘颖燕、罗芳、万晓丽）

第四节 外阴恶性肿瘤

外阴恶性肿瘤发病率较低，占妇科恶性肿瘤的 2%~5%，常见于老年女性。

一、病因

外阴恶性肿瘤的发生可能与外阴硬化性苔藓、外阴鳞状上皮内病变、HPV 感染有关。

二、临床表现

外阴恶性肿瘤常表现为外阴瘙痒、溃疡，以大阴唇较为多见，部分患者可扪及外阴包块。晚期患者可出现外阴疼痛，伴有溃疡、渗血、渗液甚至感染。查体时应注意有无浅表肿大、质硬的淋巴结，特别是腹股沟区域。妇科检查时应仔细观察外阴病变的位置，判断是否累及肛周、尿道口、阴道、直肠等，仔细观察病变的形状、边界、质地、大小等。

三、诊断

1. 病理检查

病理检查是诊断外阴恶性肿瘤的金标准。对于长期外阴溃疡或糜烂样病变的患者，建议行阴道镜活检。对于外阴包块的患者，若包块＞2 cm，建议直接活检，活检时注意止血，避免出血过多；若包块≤2 cm，建议在局部麻醉或全身麻醉下行包块完整切除术，术后行病理检查以明确诊断。

外阴恶性肿瘤中，80%~90% 为鳞状细胞癌，2%~4% 为黑色素瘤，还有极少数为腺癌、基底细胞癌、外阴佩吉特病等。

2. 其他辅助检查

（1）除了常规的血常规、凝血、肝肾功等检查，建议完善相关肿瘤标志物检查，包括 SCCA、CEA、CA199 等。

（2）影像学检查：建议完善胸部计算机断层成像（computed tomography，CT），外阴、腹股沟区、上/下腹、盆腔增强 CT 或增强 MRI，必要时可选择完善全身正电子发射计算机断层显像（positron emission tomography-computed tomography，PET-CT）。

（3）对于晚期患者，建议完善肠镜，了解病变是否累及直肠；完善膀胱镜，了解病变是否累及膀胱、尿道等。

3. 肿瘤分期

根据肿瘤的病理学类型及辅助检查结果，可进一步确定肿瘤分期，从而制订个性化治疗方案。目前，临床上多采用国际妇产科学联盟（Federation International of Gynecology and Obstetrics，FIGO）于 2021 年发布的分期标准，并结合国际抗癌联盟（Union for International Cancer Control，UICC）于 2017 年发布的 TNM 分期系统，如表 13 所示。

表 13　外阴恶性肿瘤的 FIGO 分期和 TNM 分期

FIGO 分期	TNM 分期	肿瘤范围
Ⅰ	T1N0M0	肿瘤局限于外阴
ⅠA	T1aN0M0	肿瘤 ≤ 2 cm 且间质浸润 ≤ 1 mm
ⅠB	T1bN0M0	肿瘤 > 2 cm 或间质浸润 > 1 mm
Ⅱ	T2N0M0	任意大小的肿瘤，侵及尿道、阴道、肛门下 1/3 且无淋巴结转移
Ⅲ	T1-2N1-2cM0	任意大小的肿瘤，侵及会阴邻近组织结构上部，或伴任意数量非溃疡性淋巴结累及
ⅢA	T1-2N1M0	任意大小的肿瘤，侵及尿道、阴道、膀胱黏膜、直肠黏膜的上 2/3，或区域淋巴结转移 ≤ 5 mm
ⅢB	T1-2N2a，2bM0	腹股沟和股淋巴结转移 > 5 mm
ⅢC	T1-2N2cM0	腹股沟和股淋巴结转移伴淋巴结被膜外扩散
Ⅳ	T1-3N3/ 任何 NM0-1	任意大小的肿瘤，伴骨转移、溃疡性淋巴结转移或远处转移
ⅣA	T1-3N3/ 任何 NM0	盆腔骨转移，或腹股沟和股骨淋巴结溃疡性淋巴结转移
ⅣB	T 任何 TN 任何 NM1	远处转移

四、治疗

1. 外阴鳞状细胞癌、腺癌的治疗

根据肿瘤的发展阶段，可分为以下三期：①早期肿瘤：此阶段肿瘤直径 ≤ 4 cm，治疗以手术切除为主。②局部晚期肿瘤：此阶段肿瘤直径 > 4 cm，伴有或不伴有尿道、阴道或肛门累及，可能需要通过切除近端尿道、膀胱或肛门才能彻底切除外阴病灶，治疗以手术联合放疗为主。③晚期肿瘤：此阶段肿瘤转移超出盆腔，治疗以系统治疗、姑息性治疗为主。

（1）手术治疗。

ⅠA 期：单纯部分外阴切除术，切缘与病灶边缘的距离≥ 1 cm，切除深度应超过皮下 1 cm。若术后病理检查为切缘阳性，需要补充手术或放疗。

ⅠB—Ⅲ期：根治性外阴切除术 + 腹股沟淋巴结切除术。

根治性外阴切除术要求外阴皮肤切缘宽 2~3 cm，病变外阴皮肤及皮下组织应全部切除，切除深度应达泌尿生殖膈或耻骨筋膜。鉴于根治性外阴切除术后会留下较大的创面，缝合时可能面临较大的张力，这可能导致创面愈合不良。因此，必要时应考虑皮瓣移植，以促进创面愈合。基于上述考量，根治性外阴切除术进一步细分为根治性全外阴切除术和根治性部分外阴切除术。当外阴肿瘤局限于单侧、距离中线≥ 2 cm、病灶较小时，手术可选择保留对侧外阴，这样不仅能提高创面愈合的成功率，还能有效减轻患者术后的不适感。

外阴恶性肿瘤淋巴结的处理方式：前哨淋巴结活检术、肿大淋巴结活检术、淋巴结穿刺活检术、腹股沟淋巴结根治性切除术。若病灶局限于单侧，可仅切除同侧的腹股沟淋巴结；若同侧淋巴结为阳性或病灶位于中间部位，建议切除双侧腹股沟淋巴结。

腹股沟前哨淋巴结活检术：适用于外阴病灶为单侧、病灶＜ 4 cm、经查体和辅助检查判定无淋巴结转移的患者。示踪剂的选择：建议同时使用放射性胶体及蓝色染料，可提高前哨淋巴结检测的灵敏度。示踪剂一般于术前 2~4 h 注射于外阴病变部位的 2 点钟、5 点钟、7 点钟、10 点钟方向，且在切除外阴肿瘤前注射；若前哨淋巴结肿有≥ 2 mm 的转移瘤，建议行双侧腹股沟淋巴结切除术；若术中冰冻病理检查提示前哨淋巴结阳性，单侧或邻近中心型建议行患侧腹股沟淋巴结切除术，或术后补充放疗；若术中淋巴结未显影，建议行同侧淋巴结切除术；若单侧前哨淋巴结转移的病变位于中部，建议术后可补充单侧腹股沟区域放疗。

腹股沟淋巴结活检或穿刺活检术：若妇科检查或辅助检查提示腹股沟淋巴结明显肿大，可行淋巴结切除术、部分淋巴结切除术或穿刺活检术；若病理检查为转移病灶，可直接行放疗。

腹股沟淋巴结切除术：建议取腹股沟韧带下方横切口。竖切口较横切口愈合困难，术后还可能出现下肢肿胀、淋巴回流障碍、水肿等。

（2）放疗。

放疗建议采用适形调强放疗。放疗包括根治性放疗、术后辅助放疗、姑息性放疗。

根治性放疗：适用于肿瘤较大（＞ 4 cm）、不能完整切除（侵犯尿道、肛门、阴道）

的患者，也适用于Ⅲ—ⅣA期、因基础疾病不能耐受手术的患者。单纯放疗效果较差，若无禁忌，建议行同步放化疗。治疗结束后，需要再次评估患者的病情，判定病灶大小、转移淋巴结大小等，必要时可行残留病灶切除术。

术后辅助放疗：建议术后会阴切口愈合后尽早行术后辅助放疗，可于术后 6~8 周开始，具体治疗方式如表 14 所示。

表 14　术后辅助放疗

适应证	治疗方式
切缘阳性，拒绝再次手术	外照射放疗 ± 后装放疗 ± 同期化疗
淋巴结阳性，切缘阴性	外照射放疗 ± 同期化疗
切缘及淋巴结均阳性	外照射放疗 ± 后装放疗 ± 同期化疗 ± 再次手术切除
有复发高危因素，切缘阴性，切缘距离病灶边缘≥ 1 cm	补充放疗 45~50 Gy
切缘离肿瘤较近，或切缘阳性，或伴有淋巴脉管间隙浸润（lymphovascular space invasion，LVSI）	局部加量
淋巴结被膜外扩散	术后局部剂量推至 54~64 Gy

姑息性放疗：适用于晚期、复发或转移的患者，对复发或转移病灶予以局部放疗，目的在于缓解患者的临床症状。

（3）全身治疗。

建议行同步放化疗，如表 15 所示。

表 15　全身治疗

类型	首选	用法及剂量	其他方案	用法及剂量
同步放化疗	顺铂	40 mg/m^2，iv.drip，d1，每周 1 次，≤ 7 次	顺铂 +5- 氟尿嘧啶（5-fluoro-uracil，5-FU）	顺铂 100 mg/m^2，iv.drip，d1；5-FU 750~1000 mg/m^2，iv.drip，d1—d5；每 4 周 1 次，重复 2~3 次
			丝裂霉素 C/ 卡培他滨 + 氟尿嘧啶，吉西他滨，紫杉醇	丝裂霉素 C10 mg/m^2，iv.drip，d1；5-FU 1000 mg/（m^2·24 h），iv.drip，96 h

类型	首选	用法及剂量	其他方案	用法及剂量
晚期、复发或转移性外阴恶性肿瘤	顺铂+紫杉醇+贝伐珠单抗，卡铂，顺铂+紫杉醇，卡铂+紫杉醇，卡铂+紫杉醇+贝伐珠单抗	紫杉醇+顺铂（TP）方案：紫杉醇（135~175 mg/m²）+顺铂（60~70 mg/m²），每3周1次；紫杉醇+卡铂（TC）方案：紫杉醇（135~175 mg/m²）+卡铂（4~5 mg/m²），每3周1次；TP、TC方案可加入贝伐珠单抗（7.5~15.0 mg/kg）	紫杉醇，埃罗替尼，顺铂+吉西他滨	紫杉醇单药，每周或每3周1次。顺铂+吉西他滨：顺铂50 mg/m²，d1；吉西他滨1000 mg/m²，d1—d8；每3周1次
其他情况	帕博利珠单抗用于TMB-H、PD-L1阳性或MSI-H/dMMR外阴恶性肿瘤的二线治疗；纳武单抗用于HPV相关的晚期、复发或转移性外阴恶性肿瘤的治疗；拉罗替尼、恩曲替尼用于NTRK基因融合阳性的治疗			

2. 复发外阴恶性肿瘤的治疗

若临床疑似复发，应完善影像学等相关辅助检查，以明确转移病灶的具体情况。通过活检确定转移灶的性质，根据复发及转移情况来制订合适的治疗方案，如表16所示。

表 16　复发外阴恶性肿瘤的治疗

复发情况	无放疗史	有放疗史
局部复发	（1）根治性部分或全外阴切除病灶 ± 单侧或双侧腹股沟淋巴结切除术（既往未切除淋巴结者），根据术后病理检查情况决定进一步治疗方式（同首发）；（2）外照射放疗 ± 近距离放疗 ± 同期化疗。若病变完全缓解，定期随访。若仍有明显的外阴病灶残留，再次手术切除	根治性部分或全外阴切除术 ± 皮瓣移植
孤立淋巴结复发或盆腔复发	手术切除，术后辅助外照射放疗 ± 同期化疗	化疗或外照射放疗
多发性盆腔淋巴结转移、远处转移或既往盆腔放疗	全身化疗和（或）外照射放疗	

3. 其他外阴恶性肿瘤的治疗

其他外阴恶性肿瘤发病率低，包括皮肤型外阴恶性黑色素瘤、外阴基底细胞瘤、黏膜型外阴恶性黑色素瘤、外阴前庭大腺腺样囊性癌、外阴佩吉特病等，如表 17 所示。

表 17 其他外阴恶性肿瘤

类型	临床表现	确诊	治疗
皮肤型外阴恶性黑色素瘤	黑色素痣恶性变，棕色或黑色隆起结节，部分呈息肉样，病变较晚者呈溃疡样改变	病理检查确诊，若病变较小，活检时距离肿瘤边缘至少1 cm，完整切除	手术切除为主，因恶性程度高、预后差，建议生物治疗联合化疗，可参考皮肤黏膜恶性黑色素瘤治疗
外阴基底细胞瘤	常见于大阴唇，呈结节样，生长较慢，恶性程度低	病理检查确诊，易误诊，若肿瘤直径大于 4 cm，则转移风险高	手术切除为主，病灶局限者，可行局部切除术或局部扩大切除术；病灶较为广泛者，可行根治性外阴切除术。不推荐行腹股沟淋巴结切除术，若疑似淋巴结阳性，可行活检，若结果确为阳性，则行同侧或双侧淋巴结切除术
黏膜型外阴恶性黑色素瘤	常见于前庭大腺表面，多数表面光滑，少数呈溃疡样改变	活检确诊，可联合 CEA、PAS 染色、P53 免疫组化进行诊断	根治性外阴切除术或根治性部分外阴切除术＋同侧或双侧腹股沟淋巴结切除术
外阴前庭大腺腺样囊性癌	前庭大腺处局部浸润生长，生长缓慢，易局部复发	活检确诊	手术切除为主，根据病变范围决定行局部切除术或根治性外阴切除术。淋巴结转移高危者，可行同侧腹股沟淋巴结切除术。放化疗效果不明确
外阴佩吉特病	常见于大小阴唇、会阴，持续性外阴瘙痒或疼痛，外阴呈湿疹样改变	活检确诊	手术切除范围距离肿瘤边缘应大于 2 cm。放化疗、CO_2 激光治疗、光动力学治疗有效，但无最佳治疗方案

五、随访

2 年内，每 3~6 个月进行 1 次随访；3~5 年内，每 6~12 个月进行 1 次随访；之后，每年进行 1 次随访。随访内容包括询问临床症状、妇科检查、阴道及宫颈的 HPV 及细胞学检查、影像学检查、肿瘤标志物检查等。

（刘颖燕、罗芳、万晓丽）

参考文献

［1］ 李静然，赵丽君，李明珠，等.外阴苔藓类疾病诊治专家共识［J］.中国妇产科临床杂志，2023，24（2）：220-224.

［2］ 中国医疗保健国际交流促进会妇儿医疗保健分会外阴阴道疾病项目专家委员会.女性外阴硬化性苔藓临床诊治专家共识（2021年版）［J］.中国实用妇科与产科杂志，2021，37（1）：70-74.

［3］ 孔北华，马丁，段涛.妇产科学［M］.10版.北京：人民卫生出版社，2024.

［4］ 李静然，魏丽惠.外阴鳞状上皮内病变诊治要点［J］.实用妇产科杂志，2021，37（12）：889-892.

［5］ 李静然，郄明蓉，常淑芳，等.外阴高级别鳞状上皮内病变的临床特征分析［J］.实用妇产科杂志，2020，36（9）：680-684.

［6］ 李静然，隋龙，吴瑞芳，等.外阴鳞状上皮内病变诊治专家共识［J］.中国妇产科临床杂志，2020，21（4）：441-445.

［7］ 中国抗癌协会妇科肿瘤专业委员会.外阴恶性肿瘤诊断和治疗指南（2021年版）［J］.中国癌症杂志，2021，31（6）：533-545.

［8］ 谢玲玲，林仲秋.《2024 NCCN外阴癌临床实践指南（第1版）》解读［J］.中国实用妇科与产科杂志，2023，39（11）：1128-1133.

第四章　阴道上皮内瘤变和阴道癌

第一节　阴道上皮内瘤变

阴道上皮内瘤变（vaginal intraepithelial neoplasia，VaIN）多为阴道浸润癌的癌前病变，至今仍属于较少见的下生殖道癌前病变，多在检查其他妇科疾病时意外发现，约10%的VaIN进展为阴道浸润癌。近年来，随着宫颈病变筛查的普及和阴道镜技术的提高，VaIN的检出率逐年上升。当病变累及上皮的下1/3时为VaIN I，归入阴道低级别鳞状上皮内病变（vaginal low-grade squamous intraepithelial lesion，LSIL）。当病变累及上皮的下2/3时为VaIN II，累及上皮的2/3至全层时为VaIN III，VaIN II和VaIN III均归入阴道高级别鳞状上皮内病变（vaginal high-grade squamous intraepithelial lesion，HSIL）。

一、高危因素

1. 高危型HPV感染

与子宫颈上皮内病变类似，HPV通过阴道黏膜的擦伤及修复的化生鳞状细胞感染宿主。约80%的阴道HSIL患者中检出高危型HPV，其中最常见的为HPV16。

2. 宫颈癌及宫颈上皮内瘤变病史

VaIN多发生于宫颈病变（如宫颈癌、宫颈上皮内病变）及其术后，尤其是在术后

2年内，因此在进行阴道镜评估时，应充分评估阴道，尤其是阴道穹隆。

3. 年龄

我国 VaIN 的平均发病年龄为（45.8±12.8）岁，由于绝经后女性体内雌激素水平低下，阴道局部抵抗力差，更易被高危 HPV 感染。研究发现绝经后女性的 VaIN 发病率是绝经前女性的 2.09 倍。

4. 放疗病史

部分宫颈恶性肿瘤患者在治疗后会进行补充治疗（放疗），放疗会导致阴道局部抵抗力更加低下。研究发现术后接受过放疗的患者的阴道 HSIL 发病率是未接受过放疗的患者的 2 倍。

5. 其他因素

免疫功能异常、多个性伴侣、过早性行为、多胎多产、教育水平低下、吸烟、经济水平低下等。

二、诊断

由于 VaIN 的临床表现缺乏特异性，因此诊断时主要依赖既往病史，以及实验室和病理学检查。推荐采用 HPV 检测和（或）"细胞学检查 - 阴道镜检查 - 组织活检"三阶梯步骤来诊断 VaIN。

1. VaIN 的筛查

因发病率较低，不建议在人群中进行 VaIN 的常规筛查，但对于有高危因素者，特别是既往因宫颈癌或宫颈上皮内病变切除子宫者可进行 HPV 和（或）细胞学的筛查。

2. VaIN 的诊断金标准

阴道镜下对可疑部位进行活检是 VaIN 的诊断金标准。随着 VaIN 的级别升高，阴道镜异常图像表现越典型，包括碘不着色上皮、点状血管、醋白上皮等。

（1）未切除子宫者：未切除子宫的 VaIN 患者在阴道镜检查时，还需要重点关注阴道的情况，特别是以下患者：①既往有宫颈上皮内病变或宫颈癌治疗史者。②无法明确原因的异常阴道流血或流液者。③可疑宫颈癌或宫颈上皮内病变者。④查体时发现阴道内肿物者。⑤高危型 HPV 持续感染，特别是 HPV16 型、18 型感染者。⑥子宫颈细胞学反复异常者。⑦有生殖道湿疣病史者。⑧既往有放疗病史者。阴道镜拟诊宫颈上皮内病变时，应同时重视对阴道的检查，其中阴道穹隆要作为重点观察部位。

（2）切除子宫者：因宫颈癌和宫颈上皮内病变切除子宫的 VaIN 患者，术后 6 个月内诊断者考虑病变残留，6 个月以上诊断者考虑病变复发。阴道镜检查时需要借助各种工具充分暴露整个阴道，避免漏诊。

三、治疗

对于阴道 LSIL 患者，应进行严密的观察随访。对于与宫颈上皮内病变及宫颈癌相关的 VaIN 和阴道 HSIL 患者，应进行积极的治疗。

1. 药物治疗

对于年轻患者、多灶性 VaIN 患者，建议采用阴道局部药物治疗。5% 咪喹莫特乳膏作为免疫调节制剂，对 HPV 的清除有一定效果，通常建议每周使用 1~3 次，持续使用 12 周。然而，由于其可能引起阴道红肿、疼痛、溃疡等副作用，对于绝经女性或阴道黏膜较薄的患者，应谨慎使用或避免使用。氟尿嘧啶同样疗效肯定，副作用相对较小，一般每周使用 2 g，持续使用 10~12 周。此外，其他治疗药物包括雌激素软膏、三氯醋酸和干扰素等。

2. 物理治疗

物理治疗包括电灼、冷冻、CO_2 激光、超声气化吸引等，其优势在于操作方便、创伤小。对于年轻患者、多灶性或病灶暴露清楚的患者，在排除浸润癌的充分病理学证据后，推荐使用这些物理治疗方法。此外，对于复发性 VaIN 患者，物理治疗可以重复实施。

3. 手术治疗

手术治疗适合于保守治疗无效、发展为浸润癌风险高、随访困难的患者，手术方式包括阴道局部切除、阴道区段切除、全阴道切除。全阴道切除手术难度大、术中术后并发症多，因此需要慎重考虑后再实施。

4. 放疗

阴道腔内放疗适用于多次复发、其他治疗方法无效或因各种原因不适合手术的患者，但应综合考虑辐射剂量以及患者可能出现的副作用。

（许婷、冯欣、万晓丽）

第二节　阴道癌

大多数阴道癌为宫颈癌、外阴癌或其他恶性肿瘤的转移性癌，仅有极少部分为原发性阴道癌。原发性阴道癌是指癌灶严格局限于阴道内部，无子宫颈癌或外阴癌的临床及组织学证据，且在过去 5 年内无子宫颈癌或外阴癌的病史。此类癌症仅占女性生殖道恶性肿瘤的 1%~2%，占阴道恶性肿瘤的 10%。阴道癌多见于绝经后、老年女性。其确切发病原因尚未明确，但多数病例与高危型 HPV 的持续感染密切相关，尤其是 16 型和 18 型 HPV。此外，反复的阴道壁损伤、吸烟、免疫抑制剂应用以及长期的异常阴道分泌物刺激、子宫颈放疗史等，也被认为与阴道癌的发病有一定关联。阴道癌的高危因素及部分诊断方法与 VaIN 有类似之处。

一、转移方式

1. 直接蔓延

与宫颈癌类似，阴道癌可通过直接蔓延的方式进行转移，包括宫旁组织、阴道旁组织、直肠、膀胱、尿道等。

2. 淋巴结转移

阴道上段病灶可转移到盆腔淋巴结，如闭孔淋巴结、髂内外淋巴结等。阴道中段病灶可转移到腹股沟及盆腔淋巴结。阴道下段病灶可转移到腹股沟淋巴结。

3. 血行转移

血行转移多见于晚期患者，可全身转移，如骨、肝、肺等。

二、病理学类型

阴道癌多数为鳞状细胞癌（90%），少数为腺癌（8%~10%），其他类型如黑色素瘤、淋巴瘤、肉瘤等较为罕见。阴道癌还可发生于儿童，其组织学类型包括胚胎性横纹肌肉瘤和卵黄囊瘤。约 80% 阴道恶性肿瘤为其他恶性肿瘤转移而来，因此需注意寻找原发病灶。若病灶已蔓延到宫颈外口，则应归类为宫颈癌。

三、影像学检查

影像学检查如 CT、MRI、PET-CT 等可作为临床分期的补充，可进一步评估病灶大小以及是否有转移。磁共振的软组织分辨率高，可用于评估局部病灶的范围、大小以及浸润程度等。PET-CT 在判断淋巴结转移情况方面相较于其他辅助检查具有优势，NCCN 指南推荐将 MRI 作为评估阴道局部病灶的首选方法。对于转移病灶的检测，NCCN 指南推荐首选 PET-CT；在条件不具备的情况下，也可选择 CT。超声可用于评估腹股沟等浅表淋巴结。

四、分期

阴道恶性肿瘤的分期主要依据查体以及影像学检查结果。详细分期如表 18 所示。

表 18　2009 年 FIGO 分期与 AJCC 和 TNM 分期的比较

AJCC 分期	TNM 分期	FIGO 分期	分期描述
ⅠA	T1aN0M0	Ⅰ	病灶局限于阴道壁，直径 ≤ 2 cm，无淋巴结及远处转移
ⅠB	T1bN0M0	Ⅰ	病灶局限于阴道壁，直径 > 2 cm，无淋巴结及远处转移
ⅡA	T2aN0M0	Ⅱ	肿瘤穿透阴道壁，未达盆壁，直径 ≤ 2 cm，无淋巴结及远处转移
ⅡB	T2bN0M0	Ⅱ	肿瘤穿透阴道壁，未达盆壁，直径 > 2 cm，无淋巴结及远处转移
Ⅲ	T1-3N1M0	Ⅲ	病灶可能累及盆壁，和（或）累及阴道下 1/3，和（或）引起肾并发症，扩散到邻近盆腔或腹股沟淋巴结，无远处转移
	T3N0M0		病灶可能累及盆壁，和（或）累及阴道下 1/3，和（或）引起肾并发症，无淋巴结及远处转移
ⅣA	T4N 任何 M0	ⅣA	病灶侵犯膀胱或直肠或超出盆腔，无论是否淋巴结转移，无远处转移
ⅣB	T 任何 N 任何 M1	ⅣB	病灶已扩散到远处器官，如骨、肺等

五、治疗

治疗方式包括放疗、手术、药物辅助治疗等。以下主要讨论鳞状细胞癌、腺癌、腺鳞状细胞癌的治疗原则。

1. 放疗

原发性阴道癌的首选治疗方式是放疗，对于Ⅰ—Ⅳ期患者均适用。各期的放疗原则如下。

（1）Ⅰ期部分患者（癌灶深度≤5 mm、宽度≤2 cm）：采用近距离放疗，阴道黏膜下 0.5 cm 或 HR-CTV D90，5~7 Gy/ 次，1~2 次 / 周。

（2）Ⅰ期部分患者（癌灶深度＞5 mm 或宽度＞2 cm）及Ⅱ期、Ⅲ期、ⅣA 期患者：①体外照射：总剂量为 40~50 Gy，1.8~2.0 Gy/ 次，联合近距离放疗总剂量为 70~80 Gy，转移的淋巴结可后期或同步加量 10~15 Gy。②近距离放疗：阴道腔内照射总剂量为 24~30 Gy，阴道黏膜下 0.5 cm 或 HR-CTV D90，5~7 Gy/ 次，1~2 次 / 周，若肿瘤过大可联合组织间插植。③同步化疗：使用顺铂，剂量为 30~40 mg/m^2，1 次 / 周。

（3）ⅣB 期患者：姑息性放疗配合全身治疗，照射靶区因病灶范围而定。

2. 手术治疗

既往阴道癌无标准化手术治疗方案，通常是阴道上段肿瘤参照子宫颈癌的治疗方法，而阴道下段肿瘤则参照外阴癌的治疗方法，阴道解剖位置特殊，手术难度、创伤面积、副作用较大，故不推荐根治性手术作为阴道恶性肿瘤的首选治疗手段，但部分初治患者如果在术前经过详尽评估，确认术后无须辅助治疗，并且手术不会对直肠、尿道、膀胱等重要脏器造成功能性损伤，则可进行手术治疗。手术方式有以下几种。

（1）阴道上段阴道癌患者：已切除子宫者，可行阴道上段根治性切除 + 盆腔淋巴结切除；未切除子宫者可行根治性全子宫切除 + 阴道上段切除 + 盆腔淋巴结切除。

（2）阴道中段阴道癌患者：可行全子宫切除 + 全阴道切除 + 盆腔及腹股沟淋巴结切除，手术创伤面积大。

（3）阴道下段阴道癌患者：病灶局部广泛切除 + 双侧腹股沟淋巴结切除，必要时需要同时行部分尿道切除及外阴成形术。阴性切缘均应≥1 cm。

（4）晚期患者：可行盆腔廓清术，但该手术难度大、并发症多，需要转诊到有能力的医疗机构进行治疗。

（5）初始治疗选择放疗的早中期年轻患者：可行卵巢移位术保护卵巢功能。

3. 药物辅助治疗

（1）化疗：单纯化疗效果差，通常以联合化疗为主，放化疗同步、术后辅助治疗、姑息性化疗等均采用以铂类为基础的化疗方案。

（2）靶向治疗：血管内皮生长因子抑制药物贝伐珠单抗可尝试用于一线治疗失败的复发性或晚期阴道癌，目前该药物的疗效仍在观察当中。

（3）免疫治疗：可尝试用于一线治疗失败的复发性或晚期阴道癌，其疗效仍在观察中。

六、随访

2 年内应每 3~6 个月随访 1 次，3~5 年内应每 6~12 个月随访 1 次，之后应每年随访 1 次。

随访内容包括病史询问、体格检查、HPV 检查、细胞学检查、阴道镜检查、肿瘤标志物检查，治疗后 3~4 个月应行影像学检查以评估治疗反应，另外，还需要评估不良反应并进行健康教育。

（许婷、冯欣、万晓丽）

参考文献

［1］ Sopracordevole F，De Piero G，Clemente N，et al. Vaginal intraepithelial neoplasia：histopathological upgrading of lesions and evidence of occult vaginal cancer［J］. J Low Genit Tract Dis，2016，20（1）：70-74.

［2］ Lamos C，Mihaljevic C，Aulmann S，et al. Detection of human papillomavirus infection in patients with vaginal intraepithelial neoplasia［J］. PLoS One，2016，11（12）：e0167386.

［3］ 宋昱，隋龙，汪清，等. 1467 例阴道上皮内瘤变的液基细胞学及 HPV 检测的回顾性分析［J］. 复旦学报（医学版），2018，45（4）：530-535.

［4］ Li H，Guo YL，Zhang JX，et al. Risk factors for the development of vaginal intraepithelial neoplasia［J］. Chin Med J（Engl），2012，125（7）：1219-1223.

［5］ Li Z，Barron S，Hong W，et al. Surveillance for recurrent cancers and vaginal epithelial lesions in patients with invasive cervical cancer after hysterectomy：are vaginal cytology and high-risk human papillomavirus testing useful?［J］ Am J Clin Pathol，2013，140（5）：708-714.

［6］ Sopracordevole F，Barbero M，Clemente N，et al. Colposcopic patterns of vaginal intraepithelial neoplasia：a study from the Italian Society of Colposcopy and Cervico-Vaginal Pathology［J］. Eur J Cancer Prev，2018，27（2）：152-157.

［7］ 凌小婷，黄晓欣，林仲秋.《FIGO 2021 癌症报告》——阴道癌诊治指南解读［J］. 中国实用妇科与产科杂志，2022，38（4）：443-446.

［8］ 饶群仙，杨瑾，林仲秋.《2025 NCCN 阴道癌临床实践指南（第 1 版）》解读［J］. 中国实用妇科与产科杂志，2024，40（7）：743-747.

［9］ 孔北华，马丁，段涛. 妇产科学［M］.10 版. 北京：人民卫生出版社，2024.

第五章 子宫颈肿瘤

第一节 子宫颈上皮内病变

子宫颈上皮内病变（cervical intraepithelial neoplasia，CIN）是与子宫颈浸润癌发生密切相关的子宫颈病变，常发生在25~35岁女性。目前子宫颈上皮内病变多使用2014年第4版WHO分类中鳞状上皮内病变的两级分类，即低级别鳞状上皮内病变（low grade squamous intraepithelial lesion，LSIL），包括子宫颈上皮内瘤变Ⅰ级（CIN Ⅰ）、扁平湿疣、挖空细胞等；高级别鳞状上皮内病变（high grade squamous intraepithelial lesion，HSIL），包括子宫颈上皮内瘤变Ⅱ级（CIN Ⅱ）和Ⅲ级（CIN Ⅲ）。此外，宫颈高级别上皮内病变还包括原位腺癌（adenocarcinoma in situ，AIS），又称为高级别子宫颈腺上皮内病变（high-grade cervical glandular intraepithelial neoplasia，HG-CGIN）。HSIL及AIS属于子宫颈癌前病变。CIN反映了子宫颈癌发生发展中的连续过程，及时治疗宫颈高级别上皮内病变是预防宫颈癌发生的有效措施。

一、病因

1. HPV感染

目前已知的HPV型别共有200多种，根据其致癌性分为高危型和低危型，目前高危型HPV感染已在接近90%的CIN和99%以上的子宫颈癌中发现，其中约70%的宫颈癌与 HPV 16 型和 18 型感染相关。

2. 性行为及分娩次数

多个性伴侣、初次性生活 < 16 岁、早育、多产与子宫颈上皮内病变、子宫颈癌发生相关。

3. 其他

吸烟、社会经济条件较差、营养不良等也有一定相关性。

二、病理学诊断及分级

LSIL：鳞状上皮的基底及副基底细胞发生增生，细胞核极性出现轻度紊乱，伴有轻度异型性变化，核分裂象较少，且这些异常变化局限于上皮的下 1/3 层。

HSIL：鳞状上皮细胞全层展现出核异型性。具体而言，CIN Ⅱ 时，异型增生的鳞状上皮扩展至上皮的中 1/3 区域，同时上皮的上 1/3 层仍保留有细胞成熟的现象。CIN Ⅲ 时，异型的基底 / 副基底细胞增生更为显著，扩展超过上皮全层的 2/3，达到上皮的上 1/3 层，且不伴有细胞的正常成熟过程。此外，免疫组化检测中，P16 呈现为强烈且弥漫的片状染色。

三、临床表现

患者多无明显症状，偶有阴道分泌物增多，伴或不伴异味，接触性出血等。妇科检查可见子宫颈可光滑，或仅见局部红斑，或宫颈柱状上皮外移等，均无特征性改变。

四、诊断

子宫颈上皮内病变主要通过宫颈液基薄层细胞学检查（thin-prep cytology test，TCT）、HPV 检测、阴道镜检查、子宫颈活组织检查等进行诊断。子宫颈活组织检查是确诊子宫颈上皮内病变最可靠的方法。子宫颈管内膜刮取术（endocervical curettage，ECC）可了解宫颈管内病变情况。

五、治疗

LSIL 多为 HPV 一过性感染所致，原则上不需治疗，通过定期随访管理。因为 60% 的病变可自然消退，30% 的病变持续存在，仅约 10% 的病变 2 年内持续进展。但有以下情况时可考虑行诊断性锥切术：①筛查细胞学为 HSIL、ASC-H、AGC。②阴道镜检查转化区不能完全可见，对于组织学 LSIL 持续 2 年及以上者，应做阴道镜评估，对于继续观察有顾虑者治疗也是可接受的（图 1）。

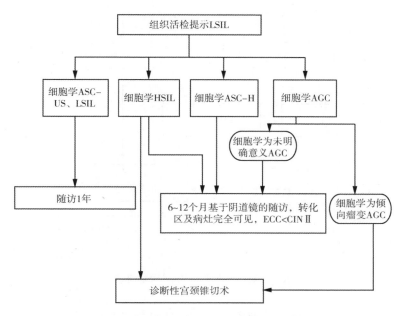

图 1　组织病理学 LSIL 的分层管理

HSIL 推荐积极给予治疗，HSIL/CIN Ⅲ 是子宫颈癌前病变，自然逆转率为 32%~47%，有 12%~40% 进展为浸润癌。若宫颈仅做点状活检或楔形活检，未正规治疗的患者 30 年内有 31% 进展为癌；接受常规治疗女性 30 年内子宫颈或阴道穹隆患癌风险仅为 0.7%。对于转化区完全可见者，可以完全除外浸润癌或腺上皮病变者，消融性治疗和子宫颈切除性治疗均可供选择；但转化区不完全可见或完全不可见者，不能除外浸润癌或腺上皮病变者治疗方式推荐行子宫颈切除性治疗。值得注意的是，全子宫切除术不能作为 CIN Ⅱ、CIN Ⅲ 患者的首选治疗方法。

子宫颈切除性治疗主要有冷刀锥切术（cold-knife conization，CKC）和子宫颈环形电切术（loop electrosurgical excision procedure，LEEP），二者疗效相当，适用于组织病理学诊断为 HSIL（CIN Ⅱ、CIN Ⅲ）。消融治疗，即物理治疗（包括：激光、电凝、冷冻治疗等），需严格掌握适应证，谨慎选择。适应证包括：病灶完全可见，宫颈管内无组织学证实的更高级别上皮内病变，全部病变在可治疗范围内。

特殊情况 HSIL 的管理：①妊娠期伴 HSIL，排除宫颈浸润癌后，每间隔 12 周进行细胞学及阴道镜，若无疾病进展，产后 6~8 周复查。②对于年轻有生育力且有生育要求的

CIN Ⅱ患者，如果阴道镜下转化区及病灶完全可见，并且有随访条件时可随访观察（图2）。

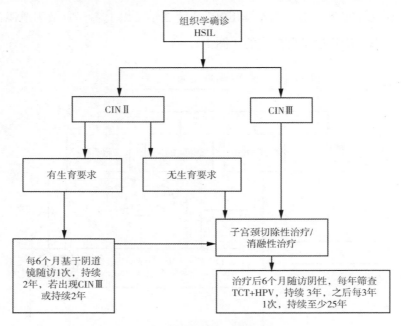

图2 组织病理学 HSIL 的管理流程

AIS 起源于子宫颈腺上皮，常为多灶性，且有 10%~15% 的患者病变呈跳跃性存在，对于活组织病理学拟诊的 AIS 建议行诊断性锥切术。对于无生育要求的 AIS 患者，若切缘阳性、多灶病变，或残余宫颈管 ECC 阳性者，如评估无法再次锥切，在充分告知情况下可选全子宫切除术；有生育要求的 AIS 患者术后切缘阳性，却又有保留生育者要求，且可密切随访者，可选择随访，但对于多次切除仍不能达到切缘阴性者，不建议保留生育功能（图3）。

六、随访

1. HSIL 切除性治疗后随访

无论切缘状态，推荐治疗后 6 个月行 HPV 的检测：阴性者，推荐间隔 12 个月重复检测，连续 3 次阴性，间隔 3 年、持续至少 25 年随访。若 HPV 阳性者需阴道镜再次评估。对于 > 50 岁内口切缘阳性者，优先选择再次子宫颈切除性手术。有 HSIL 病灶残留证据，但无法实施重复子宫颈切除者，可接受全子宫切除术。

2. AIS 子宫颈切除性治疗后保留生育功能的随访管理

切缘阳性者，须再次实施切除性手术以获取阴性切缘；对于重复阳性者不建议保留

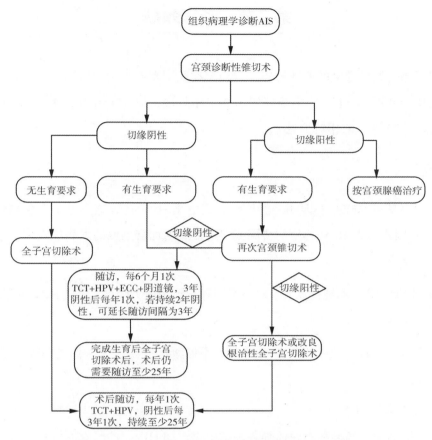

图 3　AIS 诊断与管理流程

生育管理。切缘阴性者推荐治疗后间隔 6 个月行子宫颈联合筛查和 ECC，持续至少 3 年，然后每年 1 次，持续至少 2 年。对于连续 5 年随访结果均为阴性者，可接受每 3 年 1 次无限期的筛查随访。妊娠者在妊娠期间 HPV 检测和 ECC 结果持续阴性，分娩后如有保留生育愿望的可继续监测，否则，推荐在分娩结束后行全子宫切除术。

七、治疗后 HPV 疫苗接种

对于既往感染过 HPV、LSIL、HSIL 患者，预防性接种 HPV 疫苗可显著降低治疗后病变持续率以及复发率，因此推荐对于适龄、无接种禁忌、因宫颈 HSIL 治疗的女性接种 HPV 疫苗，以降低复发风险。

（冯志萍、胡婷、万晓丽）

第二节　子宫颈癌

子宫颈癌是妇科常见的恶性肿瘤，发病率在我国女性肿瘤中居第 3 位，我国子宫颈癌发病的中位年龄是 51 岁，主要好发于 2 个年龄段，以 40~50 岁最多，60~70 岁又有一高峰出现，20 岁以前相对少见。

一、病因

子宫颈癌是目前唯一病因明确的癌症。高危型 HPV 持续感染是子宫颈癌的病因，其他非 HPV 因素多以 HPV 感染的协同或促进形式增加宫颈癌的发病危险。

1. 免疫因素

吸烟、长期熬夜、不规律饮食、缺乏锻炼等导致免疫力降低，感染 HPV 的风险升高。

2. 行为因素

性行为过早、性行为活跃、多产多孕、不健康性行为、性伴侣过多等会增加 HPV 感染的风险。

3. 生物及遗传因素

合并感染细菌、病毒和衣原体等各种微生物，如 HIV、沙眼衣原体和淋病奈瑟球菌等。另外，有研究表明，宫颈癌具有遗传倾向。

二、组织发生和发展

子宫颈上皮内病变若持续发展，将突破上皮的基底膜，进而浸润至间质组织，最终演变为子宫颈浸润癌。

三、临床表现

1. 症状

宫颈癌早期症状同宫颈癌前病变，但随着病程进展，可能会出现接触性出血，血性分泌物、分泌物增多，不规则阴道出血或绝经后出血。晚期患者可出现阴道大量流血，可合并水样、米汤样分泌物，另外还可出现因肿瘤侵犯其他器官所致症状，如血尿、血便、尿瘘、肠瘘等，侵犯宫旁压迫输尿管可导致肾积水、腰痛甚至肾功能不全，肺转移时可出现咳嗽、咯血等；合并感染可出现发热；也有出现多脏器损伤导致肾功能衰竭及恶病质等情况。

2. 体征

早期浸润宫颈癌（ⅠA1 和 ⅠA2 期）可能没有任何相关异常体征，宫颈浸润癌（ⅠB1期以上）可通过妇科检查发现宫颈肿物，大体上可分为菜花型、结节型、溃疡型及颈管型，颈管型有时候表现为宫颈表面光滑，仅宫颈管明显增粗，质地变硬。如果阴道受累可发现阴道穹隆变浅或阴道壁肿瘤。晚期患者可能在腹股沟或锁骨上区域扪及转移肿大淋巴结。

四、诊断

TCT 及 HPV 联合筛查有助于提高筛查效率，对于感染高危 HPV16、18 型的患者建议直接转诊阴道镜。阴道镜检查在发现宫颈癌前病变、早期宫颈癌、确定病变部位等方面具有不可替代作用，可提高活检的阳性率。阴道镜活检的同时应注意 ECC 的重要性，尤其是病变自转化区延伸至宫颈管内、细胞学提示有非典型腺细胞及Ⅲ型转化区患者。组织病理学检查是确诊子宫颈癌的金标准。

五、影像学及肿瘤标志物检查

影像学检查的目的主要是对肿瘤的转移、侵犯的范围和程度进行评估，以指导临床决策并用于疗效评估。主要方法如下。

1. 腹盆腔超声

腹盆腔超声主要用于宫颈局部病变的观察，但目前使用较少。

2. 腹盆腔增强 MRI

腹盆腔增强 MRI 是目前临床中宫颈癌运用最多的最佳影像学检查方法，因其对软组织的分辨率较高，有助于病变的检出和大小、位置的判断，尤其对活检为 CIN Ⅲ者可用于排除内生性病变；MRI 可明确病变侵犯范围，提供临床分期的重要依据，可显示病变侵犯宫颈基质的深度，判断病变是否仅局限于宫颈，或是侵犯宫旁或是侵犯盆壁，可显示阴道内病变范围，但是若提示膀胱、直肠壁的侵犯，但需结合膀胱镜、肠镜检查以及镜下活检，进一步确定最终的分期。MRI 同时可评估盆腔、腹膜后及腹股沟区淋巴结情况。对于非手术治疗患者，可用于放疗靶区勾画，疗效监测、疗效评估及治疗后随诊等。

3. 腹盆腔 CT

腹盆腔 CT 的软组织分辨率低，但它在显示中晚期病变方面具有一定优势，目前主要用于评估宫颈病变与周围组织的关系、淋巴结情况，以及大范围扫描腹盆腔内其他器官是否存在转移。此外对于有 MRI 禁忌者可行 CT 检查。

4. 胸片及胸部 CT

胸片及胸部 CT 主要用于排除肺转移及纵隔淋巴结转移，因胸片分辨率低，只能提示较明显的肺转移病灶，且无法评估纵隔淋巴结，临床上对于确诊宫颈癌的患者不推荐使用胸片筛查肺部情况。

5. 核医学影像检查

不常规推荐使用 PET-CT 用于评估宫颈癌的局部病变情况，但有以下情况，推荐使用 PET-CT。

（1）FIGO 分期为Ⅰ B1 期及以上的患者进行治疗前全面分期。

（2）单纯子宫切除术后意外发现宫颈癌需进行全身状况评估者。

（3）拟行放疗需影像辅助勾画靶区。

（4）具有高危因素患者治疗结束 3~6 个月随访。

（5）随访过程中出现临床症状或肿瘤标志物升高等可疑复发患者。怀疑有骨转移者可使用核素骨扫描。

6. 腔镜检查

可疑有膀胱、直肠受侵患者，应对其进行膀胱镜、直肠镜检查，必要时镜下活检，进一步明确诊断和分期，无条件者建议转诊至上级医疗机构。

7. 肿瘤标志物

肿瘤标志物可用于协助诊断、疗效评估、病情监测和治疗后随访，尤其在治疗后随访中具有重要作用。鳞状细胞癌抗原（squamous cell carcinoma antigen，SCCA）是宫颈鳞状细胞癌的重要标志物。宫颈腺癌可有癌胚抗原（carcinoembryonic antigen，CEA）、糖类抗原（carbohydrate antigen，CA）125 或 CA199 的升高。

六、子宫颈癌的病理分类及分期

1. 病理分类

病理分类主要包括宫颈鳞状细胞癌、腺癌、腺鳞状细胞癌及其他少见类型。鳞状细胞癌约占 80%，最为常见，腺癌占 15%~20%。各种病理类型中鳞状细胞癌的预后最好，宫颈腺癌和腺鳞状细胞癌预后相对较差，其他透明细胞癌、神经内分泌癌、胃型腺癌以及未分化癌等其恶性程度更高，预后更差。目前宫颈恶性肿瘤病理类型主要参照 WHO 公布的病理分型（2014 年版）。

2. 分期

目前采用 FIGO 2018 年修改的宫颈癌临床分期标准（表 19）。

表 19　国际妇产科学联盟宫颈癌临床分期标准（FIGO 2018）

分期	描述
Ⅰ	肿瘤严格局限于宫颈（扩展至宫体将被忽略）
ⅠA	仅能在显微镜下诊断的浸润癌，所测量的最大浸润深度 ≤ 5.0 mm 的浸润癌
ⅠA1	所测间质浸润深度 ≤ 3.0 mm
ⅠA2	所测间质浸润深度 > 3.0 mm 而 ≤ 5.0 mm
ⅠB	所测量的最大浸润深度 > 5.0 mm 的浸润癌（病变范围超过 ⅠA 期），病变局限于宫颈
ⅠB1	间质浸润深度 > 5.0 mm 而最大经线 ≤ 2.0 cm 的浸润癌
ⅠB2	最大经线 > 2.0 cm 而 ≤ 4.0 cm 的浸润癌
ⅠB3	最大经线 > 4.0 cm 的浸润癌
Ⅱ	宫颈肿瘤侵犯超出子宫，但未达盆壁且未达阴道下 1/3
ⅡA	肿瘤侵犯限于阴道上 2/3，无宫旁浸润
ⅡA1	最大经线 ≤ 4.0 cm 的浸润癌
ⅡA2	最大经线 > 4.0 cm 的浸润癌
ⅡB	有宫旁浸润，但未扩展至盆壁
Ⅲ	肿瘤扩展到骨盆壁和（或）累及阴道下 1/3 和（或）导致肾积水或肾无功能者和（或）侵犯盆腔和（或）腹主动脉旁淋巴结
ⅢA	肿瘤累及阴道下 1/3，没有扩展到骨盆壁
ⅢB	肿瘤扩展到骨盆壁和（或）引起肾盂积水或肾无功能
ⅢC	侵犯盆腔和（或）腹主动脉旁淋巴结（包括微转移），无论肿瘤大小和范围（需标注 r 或 p，r 表示影像诊断，p 表示病理诊断）
ⅢC1	仅有盆腔淋巴结转移

分期	描述
ⅢC2	腹主动脉旁淋巴结转移
Ⅳ	肿瘤侵犯膀胱或直肠黏膜（病理证实）或肿瘤播散超出真骨盆。泡状水肿不能分为Ⅳ期
ⅣA	肿瘤侵犯膀胱或直肠黏膜
ⅣB	肿瘤播散至远处器官

七、治疗

1. 手术治疗原则

术前诊断肿瘤局限于宫颈或累及阴道上段者可考虑行手术治疗；术前肿瘤已累及宫旁或阴道下段或远处转移者，治疗方式建议行同步放化疗。对于绝经前的早期患者，若保留双卵巢，评估术后需放疗者建议把用银夹标记的卵巢移位至结肠旁沟固定，使卵巢离开放疗区域；评估术后无须放疗者，卵巢可固定于盆腔生理位置，减少对卵巢功能影响。考虑保护膀胱以及直肠功能可选保留盆腔内脏神经术式。

2. 治疗方案

（1）宫颈镜下浸润癌（微小浸润癌），即ⅠA期，需锥切病理检查明确分期。

ⅠA1期无生育要求可行筋膜外全子宫切除术（Ⅰ型子宫切除术）；若要求保留生育功能可行宫颈锥切术，推荐CKC，也可采用LEEP，建议尽量整块切除宫颈组织，以保持标本的完整性（采用LEEP术需小心操作减少电器械烧灼对组织边缘影响），切缘阴性则定期随访。ⅠA1淋巴结转移率＜1%，目前认为ⅠA1期无须行淋巴结切除术；若有淋巴血管间隙受侵，可行宫颈锥切术（切缘阴性）或改良根治性子宫切除术并行盆腔淋巴结切除术（系统性），也可采用前哨淋巴结显影活检。ⅠA2期宫颈癌淋巴结转移率3%~5%，可行次广泛子宫切除术（Ⅱ型改良根治性子宫切除术）加盆腔淋巴结切除术（系统性），也可采用前哨淋巴结显影活检；要求保留生育功能者，可选择宫颈锥切术（切缘阴性）或根治性宫颈切除术及盆腔淋巴结切除术（对于有生育要求患者建议实施根治性宫颈切除术）。

强烈要求保留生育功能患者，术前需充分告知疾病风险及产前和围产期可能出现的问题后，可考虑保留生育功能。但广泛性子宫颈切除后妊娠受多种因素影响，目前总妊娠率约 55%，系高危妊娠，流产、早产发生率较高。其适应证包括以下几项：①有强烈生育愿望。②年龄 < 45 岁。③影像学提示病灶局限于宫颈，未侵犯宫颈内口。④ FIGO 分期 Ⅰ A1—Ⅰ B1 期和部分经过筛选的 Ⅰ B2 期。⑤无淋巴结转移。⑥病理类型为鳞状细胞癌、腺癌和腺鳞状细胞癌，排除神经内分泌癌、胃型腺癌等特殊病理类型。

（2）宫颈浸润癌。

Ⅰ B1、Ⅰ B2、Ⅱ A1 期：手术或放疗预后均良好，手术方式为：广泛子宫切除（Ⅲ型根治性子宫切除）和盆腔淋巴结切除 ± 腹主动脉淋巴结切除术，可采用前哨淋巴结显影活检，根据术后病理检查确定是否补充放疗。若有保留生育要求，宫颈病灶直径 < 2 cm，可行根治性宫颈切除术加盆腔淋巴结切除 ± 腹主动脉淋巴结切除术，也可考虑前哨淋巴结显影活检。

Ⅰ B3、Ⅱ A2 期：可选治疗方式包括：①同步放化疗。②根治性子宫切除术及盆腔淋巴结切除、腹主动脉淋巴结切除术，术后个体化辅助治疗。③新辅助化疗后手术，目前存在一定争议，一般推荐在临床试验中或无放疗条件区域或相对放疗不敏感的病理类型如腺癌。④同步放化疗后辅助子宫切除术。值得注意的是，同步放化疗为首选治疗方式。

Ⅱ B—Ⅳ A 期：同步放化疗。

Ⅳ B：以系统治疗为主，支持治疗相辅助，部分患者可联合局部手术或个体化放疗。

3. 手术治疗

手术治疗主要应用于早期宫颈癌（Ⅰ A—Ⅱ A），手术包括子宫切除与淋巴结切除。不同的分期所需要切除的范围有所不同。目前 Piver 分型和 Q-M 分型是被国内外大多数学者接受和采用的分型系统。

Piver 手术分型系统是 1974 年提出的 Piver 5 型子宫切除手术分类至今仍广泛应用（Ⅰ—Ⅴ型）；Q-M 手术分型是 2008 年法国专家 Querleu 和 Morrow 完成的新分型，基于三维解剖结构，包含子宫的手术分型及淋巴结清扫分级两部分。其中手术分型仅与宫旁切除范围有关，宫旁切除范围以固定解剖结构分界（A—D 型），详见表 20。

表 20　Piver 手术分型系统及 Q-M 手术分型

分型	名称	范围	适用范围
Ⅰ 型 /A 型	筋膜外子宫切除术（子宫颈旁最少切除型）	子宫颈组织切除至输尿管内侧，宫颈外侧宫骶韧带及膀胱子宫韧带基本不切除，阴道切除 < 1 cm，不切除阴道旁组织	Ⅰ A1 期不伴有淋巴血管间隙受侵

续表

分型	名称	范围	适用范围
Ⅱ型 /B1 型 /B2 型[#]	改良根治性子宫切除术（切除子宫颈旁组织达输尿管）	宫颈旁组织切除达输尿管隧道水平，部分切除宫骶及膀胱子宫韧带，不切除子宫颈旁组织中子宫深静脉下方的骶神经丛，阴道切除至少 1 cm	Ⅰ A1 期伴有淋巴血管间隙受侵及 Ⅰ A2 期
Ⅲ型 /C1 型 /C2 型[*]	根治性子宫切除术（切除宫颈旁组织至髂内血管系统交界处）	切除膀胱子宫韧带在膀胱水平，切除距肿瘤或宫颈下缘 1.5~2 cm 的阴道及与之相关的阴道旁组织	Ⅰ B1 期、 Ⅰ B2 期、选择性 Ⅰ B3/ Ⅱ A1 期
Ⅳ型 /D2 型	扩大根治性子宫切除术（盆腔内扩大切除）	切除子宫颈旁组织达盆壁，血管达髂内血管系统之上，暴露坐骨神经根完全游离，并切除下腹下血管及附属筋膜或肌肉组织	部分复发患者
Ⅴ型 /D1 型	盆腔脏器廓清术（外侧扩大切除）	切除子宫颈旁组织达盆壁，血管达髂内血管系统之上，暴露坐骨神经根完全游离	部分ⅣA 期及复发患者

注：# 包括宫旁淋巴结切除。

* 此为标准宫颈癌根治手术，其中 C1 保留自主神经；C2 不保留自主神经。

Q-M 手术分型中淋巴结清扫分级：以动脉为解剖标志分 4 级，闭孔淋巴结默认常规切除。1 级：切除髂内外动脉周围淋巴结，与 2 级分界标志为髂内、外动脉分叉处；2 级：切除髂总动脉周围淋巴结，与 3 级分界标志为腹主动脉分叉处；3 级：切除腹主动脉旁淋巴结至肠系膜下动脉水平；4 级：淋巴结切除至腹主动脉左肾静脉下水平。

宫颈癌患者术后需根据复发高危因素选择辅助治疗，以期降低复发率，改善预后。

4. 放疗

放疗是宫颈癌治疗的主要方法之一，各种病理类型及各期宫颈癌都可进行放疗。因此对于需要放疗的患者，若所在医疗机构不具备放疗资质，应及时转诊；对于需要腔内后装近距离放疗的患者，若所在医疗机构未装备有腔内后装近距离放疗设备，建议在行外照射前到有相应设备的医疗机构咨询，以免放疗中断。值得提醒的是，注意保留外照射完整放疗计划单，用于转诊至上级医疗机构行后续腔内后装近距离放疗的重要参考资料。放疗完成的期限是获得最佳疗效的必备因素，推荐 56 天内完成所有的外照射和近距离放疗。

（1）外照射。

外照射主要针对宫颈癌原发病灶、盆腔转移及淋巴引流区域进行照射，一般根据妇科检查及影像学检查设定靶区，包括子宫、宫颈、宫旁和阴道上 1/3 及盆腔淋巴结引流区域，若有阴道受累，放疗靶区应距阴道病灶最低点下 2.0 cm，ⅢA 期患者应包括全部阴道及腹股沟淋巴结引流区域，若有腹主动脉旁淋巴结受侵，照射野需要包含这一区域。目前外照射方法包括传统的前后二野照射、四野箱式照射及精准放疗技术，如三维适形放疗、适形调强放疗等。不同期别宫颈癌给予的放疗剂量不同。

（2）腔内近距离放疗。

腔内近距离放疗主要针对子宫颈癌的原发病灶区域进行照射，开始时机一般在外照射进行一段时间后，宫颈条件允许情况下尽早进行，最好可与外照射同步进行。对于下 1/3 阴道受累者还需加阴道柱状施源器照射阴道，对于宫颈外生型大肿瘤特别是阴道出血多者，可先行后装治疗消瘤止血。近距离放疗中采用图像引导的三维治疗计划可提高肿瘤局部控制率、肿瘤特异性生存率和总生存率。

（3）术后放疗。

早期宫颈癌患者术后病理检查发现高危因素（如手术切缘不净、宫旁受侵、淋巴结转移等）或中危因素（Sedlis 标准）（如宫颈肿瘤＞ 4 cm、＞ 1/3 宫颈间质浸润、淋巴脉管间隙受侵等）时，需补充术后放疗。此外，单纯性子宫切除术后意外发现子宫颈癌的放疗。推荐进行精准放疗照射，以减少肠道局部受到的过量照射，从而保护邻近器官。术后放疗建议在术后 8 周内开始。若有髂总和（或）腹主动脉旁淋巴结转移者，需行延伸野外照射；若有阴道受累、阴道切缘阳性或近切缘阳性者，采用近距离后装腔内放疗对阴道残端补量。

5. 化学治疗

放疗的同时进行化疗增敏，即同步放化疗，可用单药或联合使用。此外还包括术前的新辅助化疗及晚期远处转移、复发者的姑息性治疗。主要有顺铂、紫杉醇、5- 氟尿嘧啶、异环磷酰胺、吉西他滨、拓扑替康等。

（1）同步放化疗。

放疗的同时进行化疗，是局部晚期宫颈癌的标准治疗模式。目前 NCCN 推荐在放疗期间进行含铂类方案的增敏化疗，首选顺铂周疗：30~40 mg/m²，每周 1 次。顺铂毒性不耐受可用卡铂替换。需根据患者化疗的不良反应进行计量调整，总体原则是不影响放疗正常进行。

（2）新辅助化疗。

患者在术前进行 2~3 个疗程的化疗，目的在于缩小肿瘤体积，消灭微转移灶和亚临床病灶，使本不能手术的患者获得手术机会。主要用于局部肿瘤体积大的早期患者。常采用以铂类为基础的联合方案，如顺铂＋紫杉醇方案、顺铂＋博来霉素＋环磷酰胺＋美司钠等，给药途径包括静脉全身化疗或动脉插管介入化疗。顺铂＋紫杉醇方案为目前常用方案。

（3）系统性化疗。

系统性化疗主要用于既不能手术也不能放疗的复发或转移性宫颈癌患者。2020 年 NCCN 子宫颈癌治疗指南推荐的用于复发或转移癌的一线化疗方案有：顺铂＋紫杉醇、顺铂＋紫杉醇＋贝伐珠单抗、紫杉醇＋拓扑替康＋贝伐珠单抗为一类推荐方案。

八、随访

对于新发宫颈癌患者应建立完整病案及相关资料档案，用于后期随访。宫颈癌平均复发时间为 7~36 个月，因此，初始治疗后 2~3 年随访尤其重要。推荐最初 2 年内每 3~6 个月 1 次，第 3~5 年每 6~12 个月 1 次，5 年后每年 1 次。高风险患者前 2 年每 3 个月 1 次，低风险患者 6 个月 1 次。若保留生育功能，建议术后 6 个月行盆腔 MRI 检查，此后 2~3 年每年行盆腔 MRI 检查，若可疑转移，考虑行 PET-CT 检查。II 期以上患者治疗后 3~6 个月内复查肺部和腹部 CT 检查，也可选择盆腔 MRI 评估盆腔肿瘤情况，必要时行 PET-CT 检查。

放疗后规律阴道冲洗、使用阴道保湿剂／润滑剂等，经妇科内分泌医师评估病情后必要时可使用雌激素乳膏，使用阴道扩张器，尽早恢复性生活均对于减少阴道粘连有利。

接受盆腔放疗患者有发生放疗诱发第二肿瘤的风险，尤其是靠近宫颈的辐射部位(结肠、直肠／肛门、膀胱)，需密切监测。

九、复发性宫颈癌治疗

规范手术后 1 年、放疗后 6 个月出现新的病灶定义为复发，否则为未控。复发时以影像学检查作为参考，需要有病理诊断作为依据。盆腔及腹主动脉旁为主要的复发部位。巨块型肿瘤患者，发生盆腔复发、盆腔病灶持续存在概率较大。复发后患者治疗方案需据患者健康状态，复发和（或）转移部位、范围及首次治疗措施等，经多学科团队共同商议后拟定综合治疗方案。

1. 局部复发

需考虑手术和（或）放疗能否给予有效治疗。无放疗史或既往放疗部位之外的复发病灶可手术切除者，可考虑手术切除 ± 辅助放化疗或放疗；复发于盆腔内，未及盆壁者可选择盆腔脏器廓清术；或针对肿瘤的放疗 + 同步化疗 ± 近距离放疗，放疗剂量需要根据不同的区域制订。

2. 放疗后中心性复发

复发病灶直径 < 2 cm，局限于子宫者，可考虑广泛性子宫切除术或近距离放疗；中央型复发侵犯膀胱和（或）直肠，无腹腔内或骨盆外扩散证据，可选盆腔脏器廓清术；若单侧下肢水肿、坐骨神经痛或输尿管阻塞，可能存在无法切除的盆壁浸润，可考虑行肾盂造瘘等姑息性治疗。放疗后非中心性复发，可考虑肿瘤切除并对邻近肿瘤或切缘阳性者予以术中放疗，或针对肿瘤局部放疗 ± 化疗，或铂类为基础的联合化疗。

3. 远处转移

首选全身治疗，但治疗疗效较差。对于高度选择的可接受局部治疗的孤立病灶远处转移，可选手术切除 ± 外照射放疗；局部消融 ± 外照射放疗；外照射放疗 ± 化疗。对于大多远处转移患者，治疗方式建议全身治疗或支持治疗、参加临床试验。不适合放疗者通常推荐化疗，联合用药疗效优于单药，其他药物包括抗血管生成剂贝伐珠单抗、免疫检查点抑制剂（PD-1/PD-L1 抗体）等也可使用。

（1）一线全身治疗。

可选择含顺铂的联合化疗，或进一步联合贝伐珠单抗和 PD-1/PD-L1 抗体。顺铂是转移性宫颈癌最有效药物，但大多数转移性宫颈癌患者初始治疗时已接受顺铂及放疗，故单用铂类治疗的敏感性可能有所降低。目前推荐顺铂/紫杉醇作为治疗转移性、复发性和持续性子宫颈癌的首选化疗方案，既往使用过顺铂治疗的患者推荐卡铂/紫杉醇方案，对于不适合紫杉醇患者，顺铂/托泊替康仍是合理方案。

目前也推荐顺铂/紫杉醇或托泊替康/紫杉醇联合贝伐珠单抗用于转移性、复发性和持续性子宫颈癌的一线治疗；对于 PD-L1 阳性患者，优先推荐化疗联合帕博利珠单抗和贝伐珠单抗作为一线治疗方案；贝伐珠单抗可作为一线治疗后的序贯维持治疗方案。

（2）单药治疗。

顺铂是复发或转移性宫颈癌一线单药化疗的首选药物。一线药物还包括卡铂；二线药物包括紫杉醇、白蛋白结合型紫杉醇、多西他赛、氟尿嘧啶、吉西他滨、长春瑞滨等。

（3）靶向治疗。

可选用小分子靶向药物，如多靶点酪氨酸激酶抑制剂安罗替尼。

（4）免疫检查点抑制剂。

帕博利珠单抗为 PD-L1 阳性或 MSI-H/dMMR 子宫颈癌患者二线治疗首选。

十、意外发现子宫颈癌的处理

术后需先做盆腔 MRI 和胸、腹部 CT 扫描等，必要时可行 PET-CT 评估病灶范围，若无其他部位转移，按肿瘤浸润深度及扩散范围处理。

若为ⅠA1 期且无淋巴管浸润，可严密随访；若ⅠA1 期有淋巴脉管浸润、ⅠA2 及ⅠA2 以上者，若切缘阴性，影像学检查未见肿瘤残留，可选盆腔体外及腔内放疗 ± 同步化疗，或行广泛性宫旁组织切除＋阴道上段切除＋盆腔淋巴结切除 ± 腹主动脉旁淋巴结切除或取样术。术后若淋巴结阴性且无残留病灶者，可观察；术后淋巴结或切缘、宫旁阳性者，建议盆腔外照射 ± 含顺铂的同期化疗。

若切缘阳性或肉眼可见病灶残留，影像学淋巴结阴性时，可予以盆腔体外照射＋同步化疗；若阴道切缘阳性可据情况加腔内近距离放疗。

若切缘阳性或肉眼可见病灶残留且影像学淋巴结阳性时，可考虑先切除肿大淋巴结，术予以盆腔体外照射（腹主动脉旁淋巴结阳性者可增加延伸野照射）＋同步化疗；若阴道切缘阳性可据情况加腔内近距离放疗。

十一、宫颈癌合并妊娠

宫颈癌合并妊娠是孕妇中最常见的妇科肿瘤，目前对子宫颈癌合并妊娠并无成熟治疗方案，一般认为，不考虑继续妊娠者，与非妊娠期子宫颈癌处理一致；要求继续妊娠者，需个体化处理。22 周前发现的ⅠA2 及以上宫颈癌可于终止妊娠后行根治性手术，部分可实施保育方式。对于要求继续妊娠的ⅠA2—ⅠB1 期可采用扩大宫颈锥切、单纯宫颈切除或广泛宫颈切除等。ⅠA1 期患者多采用期待治疗，重复细胞学及阴道镜检查，若未发现肿瘤进展，可产后治疗。对于ⅠA1 期伴有淋巴脉管浸润、ⅠA2 和ⅠB1 期者，国外多建议在 22 周前行淋巴结切除明确分期，但根据我国现状，仍持慎重态度。更高分期宫颈癌患者，新辅助化疗是唯一可保留胎儿至成熟的方案，推荐铂类为基础化疗，但不建议在 33 周后进行。根据我国现状，一般控制于 34 周内终止妊娠，分娩方式首选剖宫产，术中需仔细检查胎盘是否存在转移。

（冯志萍、胡婷、万晓丽）

参考文献

［1］　谢幸，孔北华，段涛 . 妇产科学［M］.9 版 . 北京：人民卫生出版社，2018.
［2］　毕蕙，李明珠，赵超，等 . 子宫颈低级别鳞状上皮内病变管理的中国专家共识［J］. 中国妇产科临床杂志，2022，23（4）：443-445.
［3］　赵超，毕蕙，赵昀，等 . 子宫颈高级别上皮内病变管理的中国专家共识［J］. 中国妇产科临床杂志，2022，23（2）：220-224.
［4］　孔北华，马丁，段涛 . 妇产科学［M］.10 版 . 北京：人民卫生出版社，2024.
［5］　汪辉，马丁 . 子宫颈癌［M］. 北京：科学技术文献出版社，2024.

第六章　子宫肿瘤

第一节　子宫肌瘤

一、概述

子宫肌瘤是女性盆腔最常见的肿瘤，它起源于子宫肌层的平滑肌细胞和成纤维细胞，是我国经济负担较重的疾病之一。

二、流行病学

该疾病的确切发病率尚不确定。对于育龄期女性，较多的研究提示其发病率和患病率会随着年龄的增长而增加，而绝经后患者的肌瘤大部分会萎缩。来自美国的一项大样本研究提示：对于 35~49 岁的女性，有 59% 的黑人女性及 43% 的白人女性有新发子宫肌瘤，在接近 50 岁的女性中，黑人和白人女性子宫肌瘤估计发病率分别为大于 80%、接近 70%。

三、发病危险因素

子宫肌瘤的确切发病机制尚不明确。较多研究提示：孕 / 产次与子宫肌瘤的发病率呈负相关，而初潮过早（＜ 10 岁）、高血压、慢性心理应激则与子宫肌瘤的发病风险升高有关；部分研究亦表明，肌瘤发病与遗传有关联。对于口服避孕药、饮酒、高脂饮食、肥胖是否增加肌瘤发病率尚无绝对定论。

四、分类

传统分类根据子宫肌瘤与肌壁的位置关系，将子宫肌瘤分为：肌壁间肌瘤、浆膜下肌瘤、黏膜下肌瘤，然而，临床中混合型肌瘤并不少见。目前应用较多的分类系统是2011 年国际妇产科学联盟关于子宫肌瘤的分类，该分类将平滑肌瘤分为9 型，具体如图 4 所示。

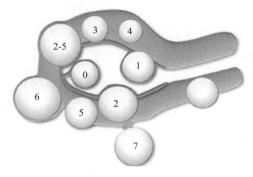

　0 型：带蒂黏膜下肌瘤；1 型：黏膜下肌瘤，位于肌壁内的肌瘤应小于其平均直径的 50%；2 型：黏膜下肌瘤，位于肌壁内的肌瘤应大于（或等于）其平均直径的 50%；3 型：肌壁间肌瘤，肌瘤毗邻子宫内膜；4 型：肌壁间肌瘤，肌瘤未生长至子宫内膜或子宫浆膜；5 型：浆膜下肌瘤，位于肌壁内的肌瘤应大于（或等于）其平均直径的 50%；6 型：浆膜下肌瘤，位于肌壁内的肌瘤应小于其平均直径的 50%；7 型：带蒂浆膜下肌瘤；8 型：特殊部位肌瘤，如子宫颈肌瘤、子宫圆韧带肌瘤、子宫阔韧带肌瘤及其他部位"寄生"肌瘤

图 4　FIGO 平滑肌瘤分类系统

五、临床表现

子宫肌瘤的临床症状与肌瘤位置、大小、数量等密切相关。早期绝大多数患者没有症状，当出现症状时主要分为三大类：①经量过多和（或）经期延长。②增大肌瘤相关压迫症状，如尿频、排尿困难、下腹坠胀、盆腔痛、腹胀、早饱、便秘、血栓栓塞等。③生育功能受影响，如不孕、自然流产、早产等。其中，最常见的症状是月经过多和（或）经期延长，当经量过多致贫血等又可引起相关问题，如头晕、乏力、工作能力降低、食欲及性欲降低等。

子宫肌瘤是否导致异常子宫出血及出血的程度主要取决于肌瘤的位置，其次是肌瘤的大小。凸向宫腔的子宫肌瘤大多伴有经量过多症状，肌壁间肌瘤偶有经量过多或经期延长，而浆膜下肌瘤不是经量过多的危险因素。

六、诊断与鉴别诊断

根据妇科检查及盆腔超声检查可以做出子宫肌瘤的临床诊断，而确诊则依赖于组织病理检查。盆腔超声作为子宫肌瘤首选的影像学检查，具有便捷、费用低等优点，MRI作为盆腔超声的补充检查方法，在观察子宫肌瘤大小、位置等方面具有无可比拟的优势，但费用花销相对较高，更多用于执行复杂操作前的评估。

子宫肌瘤需与妊娠子宫、子宫腺肌瘤、子宫肉瘤、卵巢肿瘤等鉴别。其中，子宫肌瘤与子宫肉瘤、子宫腺肌瘤的鉴别尤其受临床关注，根据典型临床表现及出色的超声医师检查，绝大部分子宫肌瘤与子宫腺肌瘤均可有效鉴别；当超声提示子宫肿物存在以下特征时需警惕子宫肉瘤可能，如强回声和低回声混合、中心性坏死、肿物边缘不规则、肿物血供分布不规则或血流阻力低，但上述特征很多亦可见于子宫肌瘤；增强磁共振成像及磁共振弥散加权成像可能有助于鉴别子宫肌瘤和子宫肉瘤，但其确切价值尚需进一步研究。因此，目前尚无影像学检查可充分鉴别子宫肌瘤与子宫肉瘤。

七、治疗

1. 治疗目的
子宫肌瘤的治疗目的是去除或缓解肌瘤有关症状，无症状的子宫肌瘤一般无须治疗。

2. 治疗前评估
由于经量过多和（或）经期延长的病因多种，在子宫肌瘤治疗前应对有关疾病进行评估，如月经增殖早/中期行盆腔彩超评估子宫内膜情况、术前行子宫内膜病理活检等，以除外合并或由子宫内膜息肉、子宫内膜增生、子宫内膜癌、子宫肉瘤等疾病所致月经异常，从而避免术后症状不改善或改善不全、手术范围不足、无瘤原则执行不到位等情况发生。

3. 手术治疗
手术治疗是有症状子宫肌瘤患者的主要治疗方式。目前我国可供参考的诊疗规范对其手术适应证描述并不一致，甚至存在较大差异，编者在此给予陈列（表21），并结合自身诊疗经验予以阐述，以供大家参考。

表 21 子宫肌瘤的手术适应证对比

诊疗规范	阴道流血	压迫脏器	生育力影响	恶性变待排	腹痛	体积因素	备孕有关
人卫版《妇产科学》第9版供本科生用教材	肌瘤导致月经过多，致继发性贫血	肌瘤体积大压迫膀胱、直肠等引起相应症状	肌瘤造成不孕、反复流产或影响妊娠	疑有肉瘤变	严重腹痛、性交痛或慢性腹痛、由蒂肌瘤扭转引起的急性腹痛	—	—
人卫版《妇产科学》第10版供本科生用教材	月经过多致继发性贫血	有压迫症状	影响妊娠	可疑肌瘤恶性变	有疼痛症状	肌瘤体积过大	—
人卫版《妇产科学》第4版供研究生用教材	肌瘤导致月经过多，致继发性贫血	肌瘤压迫周围组织引起相应症状	肌瘤造成不孕、反复流产或影响妊娠	疑有恶性变	并发症导致严重腹痛	肌瘤体积过大	—
《子宫肌瘤的诊治中国专家共识》	肌瘤合并月经过多或异常子宫出血甚至导致贫血	肌瘤压迫泌尿系统、消化系统、神经系统等引起相应症状，经药物治疗无效	肌瘤合并不孕	绝经后未行激素补充治疗但肌瘤仍生长	—	—	准备妊娠时，若肌瘤直径≥4 cm，建议剔除

注：（1）针对阴道流血症状，人卫版《妇产科学》第9版供本科生用教材及人卫版《妇产科学》第4版供研究生用教材所列的手术适应证基本一致，为"肌瘤导致月经过多，致继发性贫血"，而中华妇产科杂志2017年发表的《子宫肌瘤的诊治中国专家共识》所列为"肌瘤合并月经过多或异常子宫出血甚至导致贫血"，人卫版《妇产科学》第10版供本科生用教材为"月经过多致继发性贫血"，众所周知，月经过多的原因众多，若单纯以月经过多伴（或不伴）继发性贫血作为手术指征，则存在手术指征过宽可能，然而，前者也未提及因肌瘤导致经期延长的手术适应证，综上所述，编者建议适应证为"肌瘤导致月经过多和（或）经期延长，致继发性贫血或影响日常生活"。

（2）针对压迫症状，人卫版教材的手术适应证基本一致，即"肌瘤压迫周围组织引起相应症状"便可手术，而《子宫肌瘤的诊治中国专家共识》在此基础上附加了"经药物治疗无效"，细品可知，附件条件存在定义较宽泛的情况。首先，药物是指针对子宫肌瘤的药物，还是指针对相应症状的药物？其次，治疗无效的界定标准又是什么呢？若使用针对子宫肌瘤的药物（如GnRH-a等），患者短期内肌瘤缩小、相应症状改善，但停药后又有肌瘤生长、症状加重等情况，这有利于疾病治疗的卫生经济学吗？药物治疗无效又何以鉴定呢？综上所述，编者建议适应证为"临床高度考虑相应症状由肌瘤压迫周围组织所致，经对症治疗无效"。

（3）针对生育力影响及备孕有关指标，人卫版教材的手术适应证均为"肌瘤造成不孕、反复流产或影响妊娠"，而《子宫肌瘤的诊治中国专家共识》所列为"子宫肌瘤合并不孕，或准备妊娠时，若肌瘤直径≥4 cm，建议剔除"，若以后者作为手术适应证，同样存在手术指征过宽的可能。针对肌瘤对生育力的影响，现有数据多来自观察性研究且结论并不一致，一般认为改变了宫腔形态的子宫肌瘤（FIGO 0 型、1 型、2 型、3 型）才容易对生育力造成影响，而肌瘤越靠近子宫浆膜，影响似乎就越小。同样，目前尚缺乏高质量的数据支持"尝试妊娠前切除无症状的肌瘤"可改善生育力，反而肌瘤切除术后有子宫瘢痕形成、妊娠子宫破裂、胎盘粘连或植入等风险。综上所述，编者建议适应证为"临床高度考虑因肌瘤造成不孕或反复流产，且肌瘤改变了宫腔形态"。

（4）针对体积因素指标，人卫版《妇产科学》第 10 版供本科生用教材及人卫版《妇产科学》第 4 版供研究生用教材都将"肌瘤体积过大"作为手术适应证，但并没有肌瘤体积过大的界值标准，从卫生经济学角度考虑，编者并不建议单纯地将肌瘤大小作为常见部位肌瘤的手术适应证，然而，针对特殊部位的子宫肌瘤，如宫颈肌瘤、子宫阔韧带肌瘤等，当肌瘤增大至一定程度，较容易出现相应压迫症状，且肌瘤越大其手术难度及风险亦越大，因此，其手术适应证可考虑其大小和（或）增长速度及年龄因素。

4. 药物治疗

药物治疗主要针对：全身情况不宜手术或不愿手术的有症状患者；部分患者的术前预处理（为降低手术难度或改善术前状况等做准备）；症状轻、近绝经年龄患者。有争议的适应证：子宫肌瘤患者妊娠前可使用药物缩小子宫体积和肌瘤体积，为妊娠做准备；多发性子宫肌瘤剔除术后，预防肌瘤近期复发。由于治疗子宫肌瘤的药物大多会影响妊娠，长期应用会引起不良反应，而停药后症状又容易反弹，且年龄越大亦是影响生育力的重要危险因素，对于有症状的肌瘤患者，妊娠前使用药物治疗子宫肌瘤尚需高质量证据支持，而对于无症状的肌瘤患者，妊娠前使用药物治疗子宫肌瘤更需证据支持。对于多发性肌瘤剔除术后患者，使用药物来预防肌瘤的近期复发，其价值亦需进一步探讨。

5. 其他治疗

（1）子宫动脉栓塞术：由于 UAE 有导致卵巢功能减低等并发症，且无病理检查以排除子宫肉瘤，UAE 治疗子宫肌瘤的理想人群为：无再生育计划、绝经前期有经量增多或痛经的肌壁间肌瘤患者。对于有肌瘤压迫症状的患者，UAE 的治疗效果则存在争议。

（2）聚焦超声手术：应用高强度超声能量促使子宫肌瘤凝固性坏死。治疗可通过超声引导，被称为高强度聚焦超声，也可通过 MRI 引导，被称为 MRI 引导下聚焦超声术（MR guided focused ultrasound surgery，MRgFUS）。具有更加微创优点，其治疗结局与消融彻底性密切相关，不良反应发生率随术者的经验增加而降低。理想的适宜患者为：肌瘤最大直径 < 10 cm、不超过 3 个肌瘤、T2 加权像可见均匀暗区且血供良好而无钙化。

（马文超、任王静、胡婷、万晓丽）

第二节　子宫肉瘤

一、概述

　　子宫肉瘤是来源于间叶组织的恶性肿瘤，约占女性生殖道恶性肿瘤的1%，占子宫体恶性肿瘤的3%~7%，其发病可能与长期使用他莫昔芬、接受盆腔放疗等因素相关，但其具体病因尚不完全明确。因术前往往难以借助影像学检查鉴别子宫体肿瘤良恶性，故术前被诊断为子宫良性疾病，在术后病理检查时才得以确诊为子宫肉瘤。

二、常见子宫肉瘤的组织学分类

　　常见子宫肉瘤的组织学分类如图5所示。

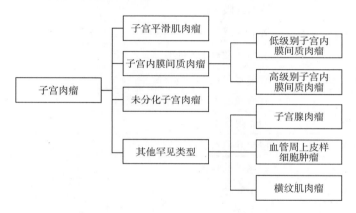

图5　常见子宫肉瘤的组织学分类

三、临床分期

　　子宫肉瘤的临床分期如表22、表23所示。

表22　子宫平滑肌肉瘤/子宫内膜间质肉瘤FIGO分期（2009）

分期	定义
I	肿瘤局限子宫
I A	≤ 5 cm
I B	> 5 cm
II	肿瘤扩散到盆腔
II A	侵犯附件

续表

分期	定义
ⅡB	侵犯子宫外的盆腔内组织
Ⅲ	肿瘤扩散到腹腔
ⅢA	一个病灶
ⅢB	多个病灶
ⅢC	侵犯盆腔和（或）腹主动脉旁淋巴结
Ⅳ	肿瘤侵犯膀胱和（或）直肠或有远处转移
ⅣA	肿瘤侵犯膀胱和（或）直肠
ⅣB	远处转移

表 23　腺肉瘤 FIGO 分期（2015）

分期	定义
Ⅰ	肿瘤局限于子宫
ⅠA	肿瘤局限于内膜或宫颈管（无肌层浸润）
ⅠB	肿瘤累及 ≤ 1/2 肌层
ⅠC	肿瘤累及 > 1/2 肌层
Ⅱ	肿瘤超出子宫，局限在盆腔内
ⅡA	侵犯附件
ⅡB	侵犯其他盆腔内组织
Ⅲ	肿瘤扩散到腹腔
ⅢA	一个病灶
ⅢB	多个病灶
ⅢC	侵犯盆腔和（或）腹主动脉旁淋巴结
Ⅳ	肿瘤侵犯膀胱和（或）直肠或有远处转移
ⅣA	肿瘤侵犯膀胱和（或）直肠
ⅣB	远处转移

四、子宫平滑肌肉瘤

（一）病理特征

1. 大体标本检查

（1）子宫常增大，一般呈均匀性增大，也可不规则增大，质软。

（2）肿瘤多数为单个，体积较大，以肌壁间多见，浆膜下和黏膜下少见。

（3）肿瘤可有清楚的假包膜，也可弥漫性生长，与肌层界限不清。

（4）切面：由于肿瘤生长迅速，可出现出血、坏死，切面呈鱼肉状，典型的平滑肌瘤漩涡结构消失，有灶性或片状出血或坏死时，很难与子宫肌瘤红色变性区分。

2. 镜下特征

（1）细胞异常增生：平滑肌细胞增生活跃，排列紊乱，漩涡状排列消失。

（2）细胞异型性：细胞大小形态不一致，核异型性明显，染色质多、深染、分布不均，根据细胞形态可分为梭形细胞型、圆形细胞型、巨细胞型及混合型。

（3）病理性核分裂象：肿瘤组织核分裂象多见，根据核分裂象多少可分为高分化和低分化，以核分裂象 ≥ 5/10 HPF（高倍镜视野）为低度恶性子宫平滑肌肉瘤，以核分裂象 ≥ 10/10 HPF 为高度恶性子宫平滑肌肉瘤。

（4）坏死：肿瘤细胞有 3 种坏死，即凝固性坏死、透明性坏死和溃疡性坏死。平滑肌肉瘤以凝固性坏死为主，其特征为坏死灶与周围组织的转变突然，其间无肉芽组织或透明变性的结缔组织为中间带。

（二）转移

子宫平滑肌肉瘤的转移途径主要有以下 3 种。

1. 血行播散

主要转移途径，通过血液循环转移到肝脏、肺脏等处，因此，子宫平滑肌肉瘤的肝、肺等远处转移较多见，临床随访复查中，应密切注意。

2. 直接浸润

肉瘤可直接侵及肌层，甚至到达子宫的浆膜层，引起腹腔内播散和腹水。

3. 淋巴结转移

相对较少，尤其在早期阶段更少，因此，有人主张早期患者不必一律行淋巴结切除术。

（三）临床表现

1. 发病年龄

绝经前占 48%，绝经后占 52%，围绝经期占 5%，年轻患者一般较绝经后患者预后要好。

2. 症状

（1）规则流血：阴道不规则流血为最常见的症状，往往持续流血多日，量多或量少，约 2/3 的患者还可伴有突然阴道大量流血。

（2）下腹疼痛、下坠等不适感：约占半数以上患者，由于肉瘤发展快，肿瘤迅速长大，常引起腹痛。有时由于肿瘤过度膨胀，或瘤内出血、坏死，或肉瘤侵犯穿透子宫壁，引起浆膜层破裂出血而发生急性腹痛。

（3）腹部肿块：子宫肌瘤迅速长大且在下腹部触到肿块时应考虑子宫肉瘤的可能，特别是绝经后肌瘤不萎缩，或反而又增大时，应考虑为恶性的可能。

（4）压迫症状：肿物较大时可压迫膀胱或直肠，出现尿急、尿频、尿潴留、便秘等症状。如压迫盆腔静脉及淋巴管则影响下肢静脉和淋巴回流，出现下肢水肿等症状。

（5）其他症状：肉瘤晚期可出现消瘦、全身乏力、贫血、低热等症状，如转移到肺，则可能咳嗽、咯血；如转移到脑，则出现头痛、肢体活动障碍等症状。

3. 体征

妇科检查很难鉴别。

（1）子宫平滑肌肉瘤可位于子宫内膜下、肌层及浆膜下或阔韧带内，比子宫肌瘤质软，可与子宫肌瘤同时存在。

（2）子宫肉瘤生长迅速，尤其在绝经后，如原有子宫肌瘤生长突然加快生长，应考虑恶性的可能。

（3）晚期患者可转移到盆腔和腹腔各脏器，可出现腹水。

（四）诊断

1. 病史

（1）子宫平滑肌肉瘤的症状无特异性，因此术前诊断颇为困难。

（2）有子宫肌瘤病史，子宫增大迅速，尤其是绝经后不仅未缩小，反而不断增大，或伴阴道出血、腹痛等症状，应考虑子宫肉瘤的可能性。

2. 体征

（1）盆腹腔包块，或有腹水、腹痛和腰痛。

（2）妇科检查很难与子宫肌瘤区别，肿块可硬可软，表面可不平或呈结节样。

（3）晚期可转移至盆腹腔各脏器，并伴血性腹水。

3. 辅助检查

（1）阴道彩色多普勒超声检查：肿瘤组织受到血管内皮生长因子的作用，新生血管主要为内皮细胞，缺乏平滑肌，其血流阻力下降，在多普勒超声上表现出高舒张血流和低阻抗。

（2）诊断性刮宫：诊断性刮宫是早期诊断子宫肉瘤的方法之一，刮宫对子宫内膜间质肉瘤及恶性米勒管混合瘤有较大价值，对子宫平滑肌肉瘤的诊断价值较小，因为子宫平滑肌肉瘤病灶多位于肌壁间，诊刮很难刮出肉瘤组织，诊刮为阴性，亦不能排除诊断肉瘤的可能。

4. 手术时仔细检查切除的肿物标本

术前诊断为子宫肌瘤者，手术时应在肌瘤切除后立即切开标本检查，注意切面是否呈鱼肉状，质地是否均匀一致，有无出血、坏死，有无包膜，有无编织状结构，有条件应做冷冻病理快速切片检查。

5. 病理诊断

典型的子宫平滑肌肉瘤不难诊断。如肿瘤多呈弥漫性生长，无包膜，与周围组织无明显界限，切面灰黄或鱼肉样，软脆。镜检核分裂象每 10 个高倍视野下达 10 个或 10 个以上，细胞有明显的异型性和凝固性坏死，即可诊断为平滑肌肉瘤。但是长期以来，子宫平滑肌肉瘤的诊断标准并非统一。有学者认为，在肿瘤最活跃区作核分裂象计数，以 10HPF 为区分良恶性的标准。但也有学者提出，肉瘤的诊断不应仅凭核分裂象的多少而诊断，应根据肿瘤细胞增生的密度、细胞异型性程度以及核分裂象的多少三项来诊断。当肿瘤细胞丰富、细胞程度异型伴核分裂象在 5 个 /10HPF 以上；或中、重度异型伴核分裂象超过 2 个 /10HPF；或肿瘤细胞侵犯肌层或脉管，有病理性核分裂象时，均可诊为子宫平滑肌肉瘤。近年来，妇科病理学家认为，诊断子宫平滑肌肉瘤不仅要考虑肿瘤细胞增生程度、细胞异型性以及核分裂象，而且更重要的是肿瘤的凝固性坏死，单凭任何一项指标，都无法诊断子宫平滑肌肉瘤，应综合上述 4 项指标，才能作出诊断。

关于平滑肌肉瘤恶性变的问题，有学者认为子宫肌瘤可继发肉瘤变，其提出继发性平滑肌肉瘤有以下特点。

（1）恶性变常由肌瘤中央开始，周边区域仍为良性表现。

（2）多发性肌瘤中常只有 1~2 个发生肉瘤变，其余仍为良性。

（3）肉眼及镜下观察常可以见到假包膜。

（4）镜下可在同一张切片或同一个肿瘤中发现肉瘤病灶和良性肌瘤的结构。

（五）治疗

以手术治疗为主，辅以放疗和化疗。

1. 手术治疗

手术治疗是子宫平滑肌肉瘤的主要治疗方法。

（1）手术适应证：对子宫外病灶需评估能否切除，能切除亦可以手术，手术强调切忌在腹腔内粉碎肿瘤以及子宫，所以通常选用开腹的手术方式，主要适用于Ⅰ期且无严重内科疾病的患者。

（2）手术目的：切除肿瘤，了解肿瘤侵及范围、期别、病理性质，以确定下一步治疗方案。

（3）术中探查：应注意仔细探查盆腔与腹腔脏器以及盆腹腔淋巴结有无肿大，探查前，应常规留取腹腔冲洗液送细胞病理检查。

（4）当行子宫肌瘤切除术时，术中应常规切开肌瘤标本，注意观察有无肉瘤的可疑，如发现肌纤维无漩涡状结构排列，而为均质性、质脆、红黄相间结构时，应立即行冷冻病理检查。特别是发现宫旁或卵巢血管内有蚯蚓状白色瘤栓时，更应提高警惕，以便术中能够及时发现肿瘤恶性的可能，决定手术范围。

（5）手术范围：术前或术中确诊为子宫肉瘤的标准手术方案应为全子宫切除加双附件切除术，术中行淋巴结探查，对可疑转移的应行切除术，一般不常规行系统性盆腔及腹主动脉淋巴结清扫。若宫颈受侵，则按宫颈癌的手术范围。关于卵巢是否切除需要行 ER 和 PR 测定来确定后续的治疗，包括对卵巢是否保留的评估。

2. 放疗

放疗对子宫内膜间质肉瘤及子宫混合性中胚叶肉瘤的疗效比平滑肌肉瘤更好。因此对子宫平滑肌肉瘤一般主张尽量手术治疗，术后可辅助放疗，有助于预防盆腔复发，提高 5 年生存率。一般采用盆腔外照射和经阴道近距离放疗。于复发或转移的晚期患者，可行姑息性放疗。

3. 化学治疗

子宫平滑肌肉瘤对化疗的敏感性不高。一般认为子宫平滑肌肉瘤的化疗敏感性高于子宫内膜间质肉瘤和子宫中胚叶混合瘤，化疗对肺转移的效果好于盆腹腔及肝转移，但疗效不稳定，作为综合治疗措施之一。

五、子宫内膜间质肉瘤

子宫内膜间质肉瘤为少见的子宫恶性间叶组织源性肿瘤，发病率为 0.19/10 万，约占所有女性生殖道恶性肿瘤的 0.2%，占子宫肉瘤的 30%~40%，依据分化程度可分为低级别子宫内膜间质肉瘤和高级别子宫内膜间质肉瘤，前者约占 80%，病情发展缓慢，预后较好，后者恶性程度高，病情发展快，易侵袭和转移，预后差。

（一）病理特征

1. 大体标本

子宫内膜间质肉瘤常见大体形态分为息肉状或结节凸向宫腔及宫颈外口和似平滑肌瘤位于肌层内弥漫性生长两种，肿瘤切面柔软，呈鱼肉状，可伴出血、坏死。

2. 组织学特征

低级别子宫内膜间质肉瘤细胞学较温和的梭形细胞肿瘤，细胞类似于增殖期子宫内膜间质，具有均匀的椭圆形或梭形细胞核，通常细胞质稀少，没有或轻度核异型。肿瘤细胞呈漩涡样包绕的螺旋小动脉样血管为典型病理特征。高级别子宫内膜间质肉瘤具有高级别单一形态的圆形和（或）梭形细胞，有时伴有低级别梭形细胞成分，肿瘤呈现扩张性、渗透性或浸润性生长等多种侵袭模式，典型表现为射阳侵蚀，淋巴脉管浸润，有丝分裂活跃，肿瘤凝固性坏死。

（二）转移

子宫内膜间质肉瘤的宫旁血管内瘤栓及肺转移比较常见，其次为局部浸润和淋巴结转移。高级别子宫内膜间质肉瘤局部侵袭性强，常有肌层浸润及破坏性生长。

（三）临床表现

常以不规则阴道流血、排液、月经增多、下腹痛和贫血就诊，查体子宫可有不同程度增大，早期盆腔检查可与肌壁间子宫肌瘤相似，当肿瘤发展时宫颈口及阴道可发现脆软、易出血的息肉样肿物，可合并感染、伴有恶臭。

（四）诊断

子宫内膜间质肉瘤依靠临床表现诊断较为困难。

1. 临床表现

以不规则阴道出血，查体见宫颈口有息肉样突出物在考虑诊断息肉、黏膜下肌瘤时应警惕有子宫内膜间质肉瘤可能。

2. 诊断性刮宫术

术前诊断性刮宫对子宫内膜间质肉瘤有一定价值，其阳性率可达 80% 左右。

3. 超声

主要依赖超声测定肿瘤血流信号及血流阻力可协助诊断。

4. MRI

病灶多位于宫腔内，伴不同程度子宫肌层浸润，呈结节状、舌状广泛地浸润子宫肌层，与肌层 T2 信号相似分界不清，当呈蚯蚓状沿血管及淋巴管和阔韧带向子宫外蔓延生长时与子宫平滑肌瘤病变相仿。

5. 术中标本检查

肉眼见息肉样结节体积一般大于息肉，蒂宽质脆，肌层内肿瘤与周围界限不清，不易完整剔除。

（五）治疗

1. 手术治疗

手术治疗为主要治疗方法，手术范围同子宫平滑肌肉瘤。低级别子宫内膜间质肉瘤的恶性程度虽然较低，但手术范围仍应行全子宫及双附件切除术，因其易向宫旁及附件浸润且为雌激素依赖性肿瘤，对年轻患者亦不宜保留卵巢，如保留卵巢其分泌的性激素可能刺激隐匿的肿瘤生长。高级别子宫内膜间质肉瘤术后易复发，再次手术效果欠佳，对于晚期患者可做姑息性手术以缓解症状为目的，术后辅以放疗和化疗。

2. 放疗

放疗不作为首选治疗，主要用于 FIGO 分期Ⅱ期及以上有肿瘤残留或有亚临床转移患者的补充治疗，以及复发、转移病灶的姑息性治疗，需要成像来评估局部范围。放疗还可用于术前病灶较大的患者，用于提高手术切除率。用于经活检或子宫肌瘤剔除切除后期确诊且全身条件不能耐受手术者可联合化疗改善预后。

3. 化疗

高级别子宫内膜间质肉瘤Ⅰ期患者术后可观察，Ⅱ—Ⅳ期患者术后接受辅助化疗和（或）体外放疗。常见的单药化疗药物首选多柔比星，次选氮烯咪胺、吉西他滨、表柔比星、异环磷酰胺、脂质体多柔比星、培唑帕尼、替莫唑胺、曲贝替定、艾日布林等，联合化疗方案包括吉西他滨＋多西他赛、多柔比星＋异环磷酰胺、多柔比星＋氮烯咪胺、吉西他滨＋长春瑞滨等。

4. 孕激素类药物治疗

低级别子宫内膜间质肉瘤及一部分高级别内膜间质肉瘤为性激素依赖性肿瘤，孕激素受体、雌激素受体多为阳性，孕激素类药物有较好的反应。

六、未分化子宫肉瘤

未分化子宫肉瘤通常表现出破坏性的肌层浸润模式，多形性上皮样细胞和或梭形细胞浸润，具有活跃的有丝分裂，相比子宫内膜间质肉瘤缺乏特异性分化证据，没有明确分子特征，诊断主要依赖排除性诊断，免疫组化检测多为阴性，病理学诊断需除外高级别子宫内膜间质肉瘤、癌肉瘤及未分化癌等高度恶性肿瘤。

七、其他罕见类型

其他罕见类型包括子宫腺肉瘤、血管周上皮样细胞肿瘤以及横纹肌肉瘤等。子宫腺肉瘤是一类含有良性腺上皮成分及肉瘤样间叶成分的恶性肿瘤，占所有子宫肉瘤5%~10%，多见于绝经后女性，其呈息肉样生长，凸入宫腔，较少侵犯肌层，病灶切面常呈灰红色，可伴有出血坏死。镜下可见被间质挤压呈裂隙状的腺上皮成分，周围间叶细胞排列密集，细胞轻度异型，核分裂不活跃。其性质介于良性的腺纤维瘤和高度恶性的癌肉瘤之间，且偏向恶性。到目前为止，腺肉瘤确切发病原因尚不完全清楚；有研究者认为子宫内膜腺肉瘤的发生可能与过多服用他莫昔芬或避孕药引起体内雌激素紊乱有关。多数情况下，腺肉瘤中的肉瘤成分为同源性，呈现子宫内膜间质或是平滑肌分化，此时肿瘤整体预后优于子宫其他肉瘤。当间质肉瘤成分生长明显超过腺体成分，且细胞异形性增加，呈现高级别肉瘤表现或出现横纹肌肉瘤等异源性分化时，称为腺肉瘤伴肉瘤过度生长，此时肿瘤具有高侵袭性，预后差。

八、随访

1. 随访计划

前2~3年每3个月随访1次，以后每6~12个月随访1次；复查内容包括全身体检及妇科检查、影像学检查和健康宣教。

2. 影像学检查

影像学检查主要包括胸部、腹部和盆腔 CT 检查（也可选择胸部 CT 结合腹部和盆腔 MRI），前 3 年内每 3~6 个月 1 次，第 4~5 年每 6~12 个月检查 1 次，第 6~10 年根据肿瘤初始分期和病理学分级，每 1~2 年检查 1 次。当上述检查不能排除肿瘤转移时，宜行全身 PET-CT 检查。

（马文超、任王静、胡婷、万晓丽）

第三节　子宫内膜癌

一、概述

子宫内膜癌（endometrial carcinoma，EC）是来源于子宫内膜的上皮性恶性肿瘤。在美国及欧洲，其发病率位居女性生殖系统恶性肿瘤之首。来自中国国家癌症中心 2022 年登记的数据显示，EC 是仅次于子宫颈癌的第二大女性生殖系统恶性肿瘤。其发病高发年龄为 60~70 岁，近年来其发病率持续上升，可能与肥胖患病率增加、生育行为变化（未产）等因素有关。

二、危险因素

目前 EC 主要分为两类，不同类型的危险因素不一。传统分类为 I 型及 II 型 EC，I 型 EC 又称为雌激素依赖型，肿瘤组织学类型以子宫内膜样癌为主，其发病主要危险因素是体内存在相对过多的雌激素，这包括外源性或内源性雌激素过多、孕激素不足，如无孕激素拮抗的单纯性雌激素补充治疗、他莫昔芬使用、肥胖、长期无排卵（合并多囊卵巢综合征等）、初潮早或绝经晚、体内存在分泌雌激素的肿瘤等，少部分患者为遗传因素所致，如林奇综合征等；II 型 EC 又称为非激素依赖型，肿瘤组织学类型主要为浆液性癌、透明细胞癌、癌肉瘤等，此类肿瘤对激素不敏感，流行病学资料相对较少，危险因素亦需进一步探讨，部分危险因素尚存争议，相比于 I 型 EC，其平均发病年龄更大、体重指数相对更低、更多见于经产妇等，也有证据表明，肥胖是两种类型 EC 的危险因素，但在 I 型 EC 中风险增加更明显。而国际妇产科学联盟 2023 年分期系统亦将 EC 分为两类，即侵袭性 EC 和非侵袭性 EC，该分类相比传统分类略有差异，其中，非侵袭性 EC 由低级别（G1/2）子宫内膜样癌组成，侵袭性 EC 由高级别（G3）子宫内膜样癌和非子宫内膜样癌组成，后者又被称为非激素依赖型。

三、保护因素

来自流行病学的研究资料提示，使用口服避孕药可降低 EC 的发病风险，而使用单纯孕激素类避孕药对 EC 的预防作用可能更佳，包括左炔诺孕酮宫内缓释系统的应用。

四、预防措施

为了尽可能降低 EC 的发病风险，普通人群应尽可能保持正常的体重指数、规律运动、提倡母乳喂养、使用含孕激素的药物避孕（包括左炔诺孕酮宫内缓释系统）；对于肥胖患者，尽可能通过生活方式改变来减重，必要时予药物或减肥手术来治疗肥胖；对于多囊卵巢综合征患者，雌孕激素复方制剂作为其一线治疗方案，对子宫内膜亦可起到较好的保护作用；对于林奇综合征的患者，在完成生育前，可使用雌孕激素复方制剂或单纯孕激素类避孕药（包括左炔诺孕酮宫内缓释系统）以降低 EC 的发病风险，当完成生育后宜实施子宫切除术 ± 双侧附件切除术。

五、临床表现

EC 患者的主要临床表现是绝经后出血或异常子宫出血，部分患者可有阴道异常排液表现或由宫颈细胞学筛查异常而发现，少部分患者由子宫切除术后意外发现。部分晚期患者可有下腹胀痛、腰骶部疼痛等表现。来自系统评估的数据提示：EC 患者绝经后出血的汇总发生率可达 91%，绝经后出血患者发生 EC 的汇总风险为 9%。

六、诊断

根据患者临床表现、既往史、家族史、体格检查、彩超检查等可以做出初步判断，对于可疑患者需通过子宫内膜组织病理检查确诊，子宫内膜活检的方式有：子宫内膜吸取活检、诊断性刮宫或宫腔镜下诊断性刮宫，少部分患者由子宫切除样本检查发现。

需特别说明的是：对于绝经前患者，子宫内膜的厚度并不能很好的预测 EC；对于绝经后患者，子宫内膜厚度的增加与 EC 风险增加相关，经阴道妇科彩超可作为子宫内膜活检的替代选择之一，子宫内膜薄的患者罹患 EC 的概率极低，然而最佳的阈值（子

宫内膜厚度 < 4 mm 或 5 mm) 尚无绝对定论，即使是子宫内膜较薄的有症状患者，仍有罹患 EC 可能。上述子宫内膜的厚度是指双层子宫内膜的厚度，不包括宫腔积液的宽度。

七、分子分型

2013 年癌症基因组图谱（The Cancer Genome Atlas，TCGA）项目根据 EC 细胞基因组结构确定了 4 种预后不一、临床特征各异的分子亚型，即 POLE 超突变型、高突变性微卫星不稳定型、低拷贝型、高拷贝型，其中，POLE 超突变型预后通常较好，高拷贝型预后较差，另外两种类型预后居中。EC 的分子分型对放疗、化疗及靶向治疗的效果亦有预测价值，利用分子分型可更好的指导临床实践，从而改善预后。

由于 TCGA 项目应用高通量测序进行分型，费用花销高，临床推广受到一定限制，随后一种简化版的分子分型方法被提出并广泛应用于临床，即 ProMisE 分型，根据 POLE 致病基因突变检测伴（或不伴）错配修复蛋白及 P53 的免疫组化检测，将 EC 分为 POLE EDM、错配修复缺陷型、P53 野生型、P53 突变四种类型。其与 TCGA 分型相对应如下：POLE EDM 对应为 POLE 超突变型，错配修复缺陷型对应为高突变性微卫星不稳定型，P53 野生型对应为低拷贝型，P53 突变对应为高拷贝型。约 3% 的 EC 存在多重分子亚型，同时发生 POLE 超突变型和 P53 突变型的患者建议划归为 POLE 超突变型，同时发生错配修复缺陷型和 P53 突变型的患者建议划归为错配修复缺陷型。

八、分期

既往 EC 的分期主要依据 2009 年国际妇产科学联盟分期、2017 年国际抗癌联盟和美国癌症联合委员会联合发布的 TNM 分期如表 24 所示。2023 年 FIGO 分期如表 25 所示。

表 24　2009 年 FIGO 分期和 2017 年 TNM 分期系统

TNM 分期	FIGO 分期	定义描述
原发性肿瘤（T）		
TX		无法评估原发性肿瘤
T0		无原发性肿瘤证据
T1	I	肿瘤局限于子宫体，包括子宫颈腺体受侵
T1a	I A	肿瘤局限于子宫内膜或浸润 < 1/2 子宫肌层
T1b	I B	肿瘤浸润 ≥ 1/2 子宫肌层
T2	II	肿瘤浸润子宫颈间质，但未超出子宫，不包括子宫颈腺体受侵
T3	III	肿瘤累及浆膜、附件、阴道或宫旁

TNM 分期	FIGO 分期	定义描述
T3a	ⅢA	肿瘤累及浆膜和（或）附件（直接浸润或转移）
T3b	ⅢB	阴道累及（直接浸润或转移），或宫旁累及
T4	ⅣA	肿瘤浸润膀胱黏膜和（或）肠黏膜（大泡性水肿不足以将肿瘤定义为 T4）
区域淋巴结（N）		
NX		无法评估区域淋巴结
N0		无区域淋巴结转移
N0i+		区域淋巴结见孤立肿瘤细胞 ≤ 0.2 mm
N1	ⅢC1	盆腔区域淋巴结转移
N1mi	ⅢC1	盆腔区域淋巴结转移（转移灶直径 > 0.2 mm，但 ≤ 2.0 mm）
N1a	ⅢC1	盆腔区域淋巴结转移（转移灶直径 ≥ 2.0 mm）
N2	ⅢC2	腹主动脉旁淋巴结转移，伴或不伴盆腔淋巴结转移
N2mi	ⅢC2	腹主动脉旁区域淋巴结转移（转移灶直径 > 0.2 mm，但 ≤ 2.0 mm），伴或不伴盆腔淋巴结转移
N2a	ⅢC2	腹主动脉旁区域淋巴结转移（转移灶直径 > 2.0 mm），伴或不伴盆腔淋巴结转移
仅通过前哨淋巴结活检发现区域淋巴结转移，则在 N 后加"sn"后缀；仅通过细针或粗针穿刺活检发现区域淋巴结转移，则在 N 后加"f"后缀		
远处转移（M）		
cM0		无远处转移
cM1	ⅣB	远处转移（包括转移至腹股沟淋巴结、腹腔内病灶、肺、肝或骨，不包括转移至盆腔、腹主动脉旁淋巴结、阴道、子宫浆膜面或附件）
pM1	ⅣB	显微镜下证实的远处转移（包括转移至腹股沟淋巴结、腹腔内病灶、肝或骨，不包括转移至盆腔、腹主动脉旁淋巴结、阴道、子宫浆膜面或附件）

表 25　2023 年 FIGO 分期

分期（分子分型未知）	定义描述
Ⅰ	局限于子宫体和卵巢
ⅠA	病变局限于子宫内膜，或非侵袭性组织学类型（低级别内膜样癌）浸润肌层 < 50%、无或局灶 LVSI 或预后良好疾病； ⅠA1 非侵袭性组织学类型局限于内膜息肉或内膜； ⅠA2 非侵袭性组织学类型浸润肌层 < 50% 且无或局灶 LVSI； ⅠA3 低级别内膜样癌局限于子宫和卵巢
ⅠB	非侵袭性组织学类型浸润肌层 ≥ 50% 且无或局灶 LVSI

分期（分子分型未知）	定义描述
ⅠC	侵袭性组织学类型局限于内膜息肉或内膜
Ⅱ	累及宫颈间质但无子宫外转移，或广泛 LVSI，或侵袭性组织学类型伴肌层浸润
ⅡA	非侵袭性组织学类型累及宫颈间质
ⅡB	非侵袭性组织学类型伴广泛 LVSI
ⅡC	侵袭性组织学类型伴肌层浸润
Ⅲ	任意组织学类型伴局部和（或）区域浸润
ⅢA	直接浸润或转移累及子宫浆膜和（或）附件 ⅢA1 累及卵巢或输卵管（除外符合ⅠA3 标准） ⅢA2 累及子宫浆膜下或浆膜
ⅢB	直接浸润或转移累及阴道和（或）宫旁，或盆腔腹膜 ⅢB1 直接浸润或转移累及阴道和（或）宫旁 ⅢB2 转移到盆腔腹膜
ⅢB	转移到盆腔和（或）腹主动脉旁淋巴结 ⅢC1 转移至盆腔淋巴结 ⅢCli 微转移 ⅢClii 宏转移 ⅢC2 转移至腹主动脉旁淋巴结（肾血管水平之下），伴或不伴盆腔淋巴结转移 ⅢC2i 微转移 ⅢC2ii 宏转移
Ⅳ	肿瘤累及膀胱和（或）肠道黏膜和（或）远处转移
ⅣA	肿瘤累及膀胱和（或）肠道黏膜
ⅣB	腹腔腹膜转移 / 腹膜癌变超出盆腔
ⅣC	远处转移，包括任何腹腔外或腹腔内肾血管水平之上的淋巴结、肺、肝、骨
分期（分子分型已知）	定义描述
ⅠAm$_{POLEmut}$	POLE 超突变型，局限子宫体或累及宫颈，无论 LVSI 状态或组织学类型
ⅡCm$_{p53abn}$	P53 异常型，局限于子宫体且伴肌层浸润，有或无宫颈累及，无论 LVSI 状态或组织学类型

九、治疗

目前可供参考的国内外诊疗指南多种，常见的有：中华医学会妇科肿瘤学分会（CSGO）发布的《中国妇科肿瘤临床实践指南》2024 版、中国抗癌协会妇科肿瘤专业委员会 2022 年发布的"中国肿瘤整合诊治指南（CACA）子宫内膜癌"、FIGO 癌症报告 2021 版、美国国立综合癌症网络（National Comprehensive Cancer Network，NCCN）2024 年第 2 版。

针对不同因素的初治患者，各指南的主要推荐意见对比如表 26 所示。

表 26 各指南的主要推荐意见对比

因素	CSGO	CACA	FIGO	NCCN
病变局限于子宫体、不保留生育功能、适合手术患者	低级别子宫内膜样癌且无/浅肌层浸润患者：全子宫+双侧附件±前哨淋巴结活检/盆腔淋巴结切除（绝经前可考虑保留卵巢）；高级别子宫内膜样癌、深肌层浸润、特殊病理类型：全子宫+双侧附件+盆腔淋巴结切除+腹主动脉旁淋巴结切除（特殊病理类型需要大网膜活检/切除）	全子宫切除术+双输卵管切除术±双卵巢切除术+盆腔和腹主动脉旁淋巴结切除术（淋巴结清扫的适应证仍无共识，有待更多的临床研究进一步探索；低危或中-低危患者可使用前哨淋巴结标记活检术）	筋膜外全子宫切除术+双侧附件切除术，低级别、绝经前女性可考虑保留卵巢；盆腔和腹主动脉旁淋巴结系统切除的价值尚存争议（系统切除主要用于手术病理分期及高危因素患者，前哨淋巴结切除作为可接受的替代方案，甚至是更优方案），腹主动脉旁淋巴结切除主要适用于以下因素患者，可疑腹主动脉旁或髂总淋巴结阳性、肉眼附件累及、肉眼阳性盆腔淋巴结、高级别全层受浸润、浆液性癌、透明细胞癌、癌肉瘤患者	子宫内膜样癌：全子宫切除+双侧附件切除+手术分期（无乳腺癌/卵巢癌/林奇综合征家族史的绝经前患者可考虑保留外观正常卵巢；淋巴结评估首选前哨淋巴结示踪，主动脉旁淋巴结评估可用于高危患者，如深肌层浸润、高级别组织学、浆液性癌、透明细胞癌、癌肉瘤患者；大网膜活检常用于浆液性癌、透明细胞癌或癌肉瘤患者）
保留生育功能的适宜人群	G1 子宫内膜样癌，病灶局限于子宫内膜，无药物治疗或妊娠禁忌，生殖专家评估了生殖功能，建议进行遗传咨询及基因检测（迫切要求保留生育功能的 G2 及浅肌层浸润者可谨慎尝试），强调保留生育功能非 EC 的标准治疗	经核实的高分化子宫内膜样癌，肿瘤局限于子宫内膜层，无内分泌治疗禁忌，治疗前进行了遗传及生殖咨询，充分告知保留生育功能非 EC 的标准治疗	未侵入子宫肌层的 G1 子宫内膜样癌	经核实的 G1 子宫内膜样癌，病灶局限于子宫内膜，无药物治疗或妊娠禁忌，患者知晓保留生育功能非 EC 的标准治疗，治疗前咨询生殖专家，推荐肿瘤的遗传评估和遗传性癌症风险评估，排除妊娠状态

因素	CSGO	CACA	FIGO	NCCN
病变累及宫颈、适合手术患者	全子宫/改良广泛子宫＋双侧附件切除＋盆腔淋巴结切除＋腹主动脉旁淋巴结切除（全子宫切除作为首选方式，宫颈受累广泛者可考虑改良广泛子宫切除；特殊病理类型需要大网膜活检或切除）	全子宫切除/根治性子宫切除＋双附件切除＋盆腔和腹主动脉旁淋巴结切除术（子宫切除范围有争议，对于EC累及宫颈或原发性宫颈癌难以区分的患者，次广泛或广泛性子宫切除可能更佳）	全子宫切除(切缘阴性)＋双附件切除＋盆腔和腹主动脉旁淋巴结切除术	子宫内膜样癌：全子宫切除（首选）或广泛性子宫切除术（目的是获得阴性切缘）＋双侧附件切除术＋手术分期。或体外放疗＋近距离放疗
病变超出子宫患者	局限于盆腹腔、适合手术者：全子宫＋双侧附件切除的肿瘤细胞减灭术；局限于盆腹腔、不适合手术者：体外放疗±阴道近距离放疗±全身治疗；远处转移者：全身治疗±放疗	肿瘤细胞减灭手术，或新辅助化疗后肿瘤细胞减灭手术，不适合手术者可选择放疗、化疗、激素治疗等整合治疗	Ⅲ期患者：大多数的治疗方案为完全切除所有盆腔和(或)淋巴结病变，随后进行体外放疗和化疗；无法手术切除的患者主要通过盆腔放疗±化疗，或新辅助化疗，当病变呈现为可切除状态时行剖腹探查手术。Ⅳ期患者：疾病局限于腹腔（尤其是大网膜或腹膜转移）的最佳治疗可能为肿瘤细胞减灭术，新辅助化疗后手术也是一种可替代方案（尤其是术后并发症发生概率大和(或)存在腹水患者），术后应考虑补充化疗（包含顺铂）或激素治疗；盆腔放疗有时可利于肿瘤的局部控制或缓解症状，短期放疗可有效缓解骨转移或脑转移	子宫内膜样癌局限于盆/腹腔、适合手术者：全子宫＋双侧附件切除＋手术分期/减瘤（考虑术前化疗）；子宫内膜样癌适合手术、远处转移者：全身治疗±体外放疗±立体定向放疗±全子宫＋双侧附件切除；子宫内膜样癌不适合手术、局部疾病者：体外放疗±阴道近距离放疗±全身治疗或全身治疗；子宫内膜样癌不适合手术、远处转移者：全身治疗

因素	CSGO	CACA	FIGO	NCCN
病变局限于子宫、不适合手术患者	体外放疗 + 阴道近距离放疗 ± 全身治疗	单纯腔内照射：适用于病灶局限于子宫体且未侵犯深肌层、组织学分级为 G1/G2 患者；腔内照射联合盆腔外照射：适用于子宫体积偏大、组织学分级为 G3、侵犯深肌层、宫颈受累或治疗前不能用 MRI 评估患者	子宫近距离放疗，不适合放疗的分化良好患者可使用大剂量孕激素	Ⅰ 期子宫内膜样癌：体外放疗和（或）近距离放疗，或激素治疗（包括左炔诺孕酮宫内缓释系统）；Ⅱ 期子宫内膜样癌：体外照射 ± 近距离放疗，或全身治疗

EC 患者术后根据危险因素进行分级，从而决定是否辅助治疗以改善预后。各指南之间的推荐意见略有差异，编者推荐可根据中华医学会妇科肿瘤学分会（CSGO）发布的《中国妇科肿瘤临床实践指南》（2024 版）进行决策，具体如表 27 所示。

表 27　EC 患者术后辅助治疗

风险分组	标准定义	治疗策略推荐
低危	Ⅰ A 期、低级别、内膜样癌	观察
中危	年龄 ≥ 60 岁或灶性 LVSI 的低危患者	首选阴道近距离放疗或观察
	Ⅰ B 期、低级别、内膜样癌	
	Ⅰ A 期、高级别、内膜样癌	
	Ⅰ A 期无肌层浸润的特殊病理类型	
高中危	低危或中危患者，伴广泛 LVSI	外照射治疗 ± 化疗
	Ⅰ B 期、高级别、内膜样癌	
	Ⅱ 期内膜样癌	
高危	特殊病理类型伴肌层浸润	化疗 ± 外照射治疗 ± 阴道近距离放疗
	Ⅲ 期 / Ⅳ 期，任意分化、任意病理类型	

注：当分子分型已知的患者，其治疗决策略有差异，如 POLE 突变型 Ⅰ / Ⅱ 期均按低危处理；P53 异常型，无肌层浸润按中危处理，P53 异常型伴肌层浸润均按高危处理；错配修复缺陷型 / 高度微卫星不稳定型，高中危患者不加化疗。

十、治疗后监测

不同指南推荐策略略有差异，一般治疗后第 1~2 年每 3~6 个月随访 1 次，第 3~5 年每 6 个月随访 1 次，5 年后每年随访 1 次，根据复发风险可调整随访间隔；随访复查不推荐常规行阴道细胞学检查，但应进行妇科检查和超声检查；若怀疑复发或转移，应行胸部 / 腹部 / 盆腔 CT、MRI 或全身 PET-CT 检查；若最初血 CA125 升高，可定期监测血 CA125。大多数复发发生在初治后的 3 年内，最常见的复发部位是阴道，其次是盆腔、肺及骨。约 70% 的复发性 EC 存在症状，如出血、疼痛、肿胀、咳嗽、体重减轻等。

（马文超、任王静、胡婷、万晓丽）

参考文献

［1］ Baird DD，Dunson DB，Hill MC，et al. High cumulative incidence of uterine leiomyoma in black and white women：ultrasound evidence［J］. Am J Obstet Gynecol，2003，188（1）：100-107.

［2］ Amant F，Coosemans A，Debiec-Rychter M，et al. Clinical management of uterine sarcomas［J］. Lancet Oncol，2009，10（12）：1188-1198.

［3］ Putra AD，Maharani N，Gianina K. Ultrasound features and diagnostic workup of uterine leiomyosarcomas［J］. J Ultrasound Med，2022，41（7）：1837-1844.

［4］ 子宫肌瘤的诊治中国专家共识专家组. 子宫肌瘤的诊治中国专家共识［J］. 中华妇产科杂志，2017，52（12）：793-800.

［5］ Scheurig-Muenkler C，Koesters C，Powerski MJ，et al. Clinical long-term outcome after uterine artery embolization：sustained symptom control and improvement of quality of life［J］. J Vasc Interv Radiol，2013，24（6）：765-771.

［6］ Walker WJ，Pelage JP. Uterine artery embolisation for symptomatic fibroids：clinical results in 400 women with imaging follow up［J］. BJOG，2002，109（11）：1262-1272.

［7］ Hesley GK，Gorny KR，Henrichsen TL，et al. A clinical review of focused ultrasound ablation with magnetic resonance guidance：an option for treating uterine fibroids［J］. Ultrasound Q，2008，24（2）：131-139.

［8］ Yoon SW，Lee C，Cha SH，et al. Patient selection guidelines in MR-guided focused ultrasound surgery of uterine fibroids：a pictorial guide to relevant findings in screening pelvic MRI［J］. Eur Radiol，2008，18（12）：2997-3006.

［9］ 中国抗癌协会妇科肿瘤专业委员会. 子宫肉瘤诊断与治疗指南（2021 年版）［J］. 中国癌症杂志，2021，31（6）：513-519.

［10］ Friedlander ML，Covens A，Glasspool RM，et al. Gynecologic Cancer InterGroup（GCIG） consensus review for mullerian adenosarcoma of the female genital tract ［J］. Int J Gynecol Cancer, 2014, 24（9 Suppl 3）: S78-S82.

［11］ Bogani G, Cliby WA, Aletti GD. Impact of morcellation on survival outcomes of patients with unexpected uterine leiomyosarcoma: a systematic review and meta-analysis ［J］. Gynecol Oncol, 2015, 137（1）: 167-172.

［12］ Ghirardi V, Bizzarri N, Guida F, et al. Role of surgery in gynaecological sarcomas ［J］. Oncotarget, 2019, 10（26）: 2561-2575.

［13］ 中国医师协会微无创医学专业委员会妇科肿瘤学组, 中国医院协会妇产医院分会妇科肿瘤专业学组. 高级别子宫内膜间质肉瘤诊治中国专家共识（2023年版）［J］. 中国实用妇科与产科杂志, 2023, 39（5）: 525-530.

［14］ 山东省临床肿瘤学会妇科肿瘤专家委员会, 中国医师协会微无创医学专业委员会妇科肿瘤学组. 低级别子宫内膜间质肉瘤诊治的专家共识（2022年版）［J］. 中华肿瘤防治杂志, 2022, 29（18）: 1305-1313, 1329.

［15］ Cespedes Feliciano EM, Hohensee C, Rosko AE, et al. Association of prediagnostic frailty, change in frailty status, and mortality after cancer diagnosis in the women's health initiative ［J］. JAMA Netw Open, 2020, 3（9）: e2016747.

［16］ Siegel RL, Giaquinto AN, Jemal A. Cancer statistics, 2024 ［J］. CA Cancer J Clin, 2024, 74（1）: 12-49.

［17］ Smrz SA, Calo C, Fisher JL, et al. An ecological evaluation of the increasing incidence of endometrial cancer and the obesity epidemic ［J］. Am J Obstet Gynecol, 2021, 224（5）: 506.

［18］ Cote ML, Ruterbusch JJ, Olson SH, et al. The growing burden of endometrial cancer: a major racial disparity affecting black women ［J］. Cancer Epidemiol Biomarkers Prev, 2015, 24（9）: 1407-1415.

［19］ Bjørge T, Engeland A, Tretli S, et al. Body size in relation to cancer of the uterine corpus in 1 million Norwegian women ［J］. Int J Cancer, 2007, 120（2）: 378-383.

［20］ Iversen L, Sivasubramaniam S, Lee AJ, et al. Lifetime cancer risk and combined oral contraceptives: the Royal College of General Practitioners' oral contraception study ［J］. Am J Obstet Gynecol, 2017, 216（6）: 580.

［21］ Soini T, Hurskainen R, Grénman S, et al. Cancer risk in women using the levonorgestrel-releasing intrauterine system in Finland ［J］. Obstet Gynecol, 2014, 124（2 Pt 1）: 292-299.

［22］ Clarke MA, Long BJ, Del Mar Morillo A, et al. Association of endometrial cancer risk with postmenopausal bleeding in women: a systematic review and meta-analysis ［J］. JAMA Intern Med, 2018, 178（9）: 1210-1222.

［23］ Smith-Bindman R, Kerlikowske K, Feldstein VA, et al. Endovaginal ultrasound to exclude endometrial cancer and other endometrial abnormalities ［J］. JAMA, 1998, 280（17）: 1510-1517.

［24］ Tabor A，Watt HC，Wald NJ. Endometrial thickness as a test for endometrial cancer in women with postmenopausal vaginal bleeding ［J］. Obstet Gynecol，2002，99（4）：663-670.

［25］ Kommoss S，McConechy MK，Kommoss F，et al. Final validation of the ProMisE molecular classifier for endometrial carcinoma in a large population-based case series ［J］. Ann Oncol，2018，29（5）：1180-1188.

［26］ 谢幸，孔北华，段涛.妇产科学［M］.9版.北京：人民卫生出版社，2018.

［27］ 孔北华，马丁，段涛.妇产科学［M］.10版.北京：人民卫生出版社，2024.

［28］ 马丁，朱兰，狄文.妇产科学［M］.4版.北京：人民卫生出版社，2023.

第七章　卵巢及输卵管肿瘤

卵巢肿瘤是常见的妇科肿瘤之一，可见于任何年龄段。因其在胚胎发育方面的特殊性，故而它具有较多的组织学类型。

原发性输卵管癌是一种罕见的妇科恶性肿瘤。因近年来的组织学、分子遗传学的证据表明，40%~60%的卵巢癌或原发性腹膜癌可能起源于输卵管，故将卵巢、输卵管和原发性腹膜肿瘤归为一类疾病更为合理。

卵巢肿瘤组织病理学分类如表 28 所示，输卵管肿瘤组织病理学分类如表 29 所示。

表 28　2020 年 WHO 卵巢肿瘤组织病理学分类

分类		良恶性
上皮性肿瘤	浆液性肿瘤 良性	浆液性囊腺瘤，NOS
		浆液性表面乳头状瘤
		浆液性腺纤维瘤，NOS
		浆液性囊腺纤维瘤，NOS
	交界性	浆液性交界性肿瘤，NOS
	原位癌	浆液性交界性肿瘤，微乳头亚型
		浆液性癌，非浸润性，低级别
	恶性	低级别浆液性癌
		高级别浆液性癌
	黏液性肿瘤 良性	黏液性囊腺瘤，NOS
		黏液性腺纤维瘤，NOS

分类			良恶性
上皮性肿瘤	黏液性肿瘤	交界性	黏液性交界性肿瘤
		恶性	黏液性腺癌
	子宫内膜样肿瘤	良性	子宫内膜样囊腺瘤，NOS
			子宫内膜样腺纤维瘤，NOS
		交界性	子宫内膜样肿瘤，交界性
		恶性	子宫内膜样腺癌，NOS
			浆黏液性癌，NOS
	透明细胞肿瘤	良性	透明细胞囊腺瘤
			透明细胞腺纤维瘤
		交界性	透明细胞交界性肿瘤
		恶性	透明细胞腺癌，NOS
	浆黏液性肿瘤	良性	浆黏液性囊腺瘤
			浆黏液性腺纤维瘤
		交界性	浆黏液性交界性肿瘤
	Brenner 瘤（勃勒纳瘤）	良性	Brenner 瘤（勃勒纳瘤），NOS
		交界性	Brenner 瘤，交界恶性（交界恶性勃勒纳瘤）
		恶性	Brenner 瘤，恶性（恶性勃勒纳瘤）
	其他癌	恶性	后肾样腺癌
			癌，未分化，NOS（未分化癌，NOS）
			去分化癌
			癌肉瘤，NOS
			混合细胞腺癌
	间叶性肿瘤	恶性	子宫内膜样间质肉瘤，低级别（低级别子宫内膜间质肉瘤）
			子宫内膜样间质肉瘤，高级别（高级别子宫内膜间质肉瘤）
		良性	平滑肌瘤，NOS

分类			良恶性
上皮性肿瘤	间叶性肿瘤	恶性	平滑肌肉瘤，NOS
		交界性	潜能未定的恶性平滑肌肿瘤（SMTUMP）
		良性	黏液瘤，NOS
	混合性上皮 - 间叶性肿瘤	恶性	腺肉瘤
性索 - 间质肿瘤	纯间质肿瘤	良性	纤维瘤，NOS
		交界性	富于细胞性纤维瘤
		良性	卵泡膜细胞瘤，NOS
			卵泡膜细胞瘤，黄素化（黄素化卵泡膜细胞瘤）
			硬化性间质瘤
			微囊性间质瘤
			印戒细胞样间质瘤
			卵巢 Leydig 细胞瘤，NOS（卵巢莱迪细胞瘤，NOS / 卵巢间质细胞瘤，NOS）
			类固醇细胞瘤，NOS
		恶性	类固醇细胞瘤，恶性（恶性类固醇细胞瘤）
			纤维肉瘤，NOS
	纯性索肿瘤	恶性	卵巢成年型粒层细胞瘤
		交界性	卵巢粒层细胞瘤，幼年型（卵巢幼年型粒层细胞瘤）
			Sertoli 细胞瘤，NOS（色讨力细胞瘤，NOS / 卵巢支持细胞瘤，NOS）
			性索肿瘤伴环状小管（具有环状小管的性索肿瘤 / 环状小管性索肿瘤）
	混合性性索 - 间质肿瘤	交界性	Sertoli-Leydig 细胞瘤，NOS（塞尔托利 - 莱迪细胞瘤，NOS/ 卵巢支持 - 间质细胞瘤，NOS）
		良性	Sertoli-Leydig 细胞瘤，高分化（高分化 Sertoli-Leydig 细胞瘤 / 高分化塞尔托利 - 莱迪细胞瘤）
		交界性	Sertoli-Leydig 细胞瘤，中分化（中分化 Sertoli-Leydig 细胞瘤 / 中分化塞尔托利 - 莱迪细胞瘤）

续表

分类			良恶性
性索 - 间质肿瘤	混合性性索 - 间质肿瘤	恶性	Sertoli-Leydig 细胞瘤，低分化（低分化 Sertoli-Leydig 细胞瘤 / 低分化塞尔托利 - 莱迪细胞瘤）
		交界性	Sertoli-Leydig 细胞瘤，网状型（网状型 Sertoli-Leydig 细胞瘤 / 网状型塞尔托利 - 莱迪细胞瘤）
			性索肿瘤，NOS
			性索母细胞瘤
	生殖细胞肿瘤	良性	畸胎瘤，良性（良性畸胎瘤）
		恶性	未成熟性畸胎瘤，NOS（不成熟性畸胎瘤，NOS）
			无性细胞瘤
			卵黄囊瘤，NOS
			胚胎性癌，NOS
			绒毛膜癌，NOS
			混合性生殖细胞肿瘤
	单胚层畸胎瘤和起源于皮样囊肿的体细胞型肿瘤	良性	卵巢甲状腺肿，NOS
			卵巢甲状腺肿，良性（良性卵巢甲状腺肿）
			囊性畸胎瘤，NOS
		恶性	卵巢甲状腺肿，恶性（恶性卵巢甲状腺肿）
			畸胎瘤恶性转化（畸胎瘤恶性变）
		交界性	卵巢甲状腺肿类癌
	生殖细胞 - 性索 - 间质肿瘤	交界性	性腺母细胞瘤
			分割型性腺母细胞瘤
			未分化性腺组织
			混合性生殖细胞 - 性索 - 间质肿瘤，NOS
杂类肿瘤	卵巢网肿瘤	良性	卵巢网腺瘤
		恶性	卵巢网腺癌
	Wolffian 肿瘤（午菲管肿瘤 / 中肾管肿瘤）	交界性	卵巢实性假乳头状肿瘤
		恶性	小细胞癌，高血钙型（高血钙型小细胞癌）
			小细胞癌，大细胞变异型（大细胞变异型小细胞癌）
			Wilms 瘤（肾母细胞瘤）

分类		良恶性	
杂类肿瘤	瘤样病变	良性	滤泡囊肿（卵泡囊泡）
			黄体囊肿
			孤立性较大的黄素化滤泡囊肿（巨大孤立性黄素化卵泡囊肿）
			高反应黄体
			妊娠黄体瘤
			间质增生及卵泡膜细胞增生症
			纤维瘤病和重度卵巢水肿（纤维瘤病及大块状卵巢水肿/纤维瘤病与肿块样卵巢水肿）
			Leydie 细胞增生（间质细胞增生）
	卵巢转移性肿瘤	—	—

注：NOS 是 not otherwise specified 的简称，即非特指。

表 29 2020 年 WHO 输卵管肿瘤组织病理学分类

分类	良恶性	
上皮性肿瘤	良性	浆液性腺纤维瘤，NOS
	交界性	浆液性交界性肿瘤，NOS
	恶性	高级别浆液性癌
		子宫内膜样腺癌，NOS
		癌肉瘤，NOS

注：NOS 是 not otherwise specified 的简称，即非特指。

一、临床表现

1. 卵巢良性肿瘤的临床表现

当肿瘤较小时，大多数无临床症状。当肿瘤增大后，部分患者可感腹胀不适，甚至腹部可扪及包块。当肿瘤继续增大到一定程度时会出现尿频、便秘、心悸等不适。查体时双合诊及三合诊时可在子宫一侧或双侧触及类圆形或圆形包块，多为囊性、表面光滑、活动。

2. 卵巢恶性肿瘤的临床表现

早期患者大多无临床症状。晚期时主要表现为腹胀、腹部包块、腹腔积液或其他消化道症状；部分患者可出现消瘦、贫血等恶病质改变。部分患者因肿瘤侵犯周围组织或压迫周围组织，可出现腰痛、下肢肿胀；部分患者可出现不规则阴道流血。查体时部分可于直肠子宫陷凹扪及结节，包块多为双侧，实性或囊实性，活动度欠佳。部分合并淋巴结肿大者可于皮下扪及肿大淋巴结。

二、并发症

1. 蒂扭转

蒂扭转常见于体位突发改变，或妊娠期、产褥期子宫位置、大小改变时。对于肿瘤蒂长、活动度良好、重心偏于一侧的肿瘤更易发生蒂扭转，如畸胎瘤。发生卵巢肿瘤蒂扭转的患者常常表现为体位改变后一侧下腹剧痛，可伴恶心、呕吐，甚至休克。通常骨盆漏斗韧带、卵巢固有韧带及输卵管组成扭转的蒂。卵巢肿瘤蒂扭转时，静脉血液回流受阻，瘤腔内充血或血管破裂致瘤内出血，瘤体增大；动脉血瘤受阻时肿瘤发生坏死、感染。部分不全扭转者可自然复位，腹痛可缓解。治疗原则是一经确诊，需尽快手术治疗。症状出现距离手术时间越短，卵巢和生育能力越有可能得到保留。腔镜具有创伤小、恢复快、术后并发症少等优势，推荐腹腔镜探查作为卵巢肿瘤蒂扭转的首选手术方法。

卵巢扭转在儿童期和育龄期最为多见，随着对卵巢重要性认识的增强，人们对卵巢切除更加慎重。术中卵巢的外观色泽并不是一个可靠的卵巢活力指标，因为研究表明尽管术中发现卵巢出现严重缺血，将来卵巢功能也有可能恢复正常。在卵巢扭转复位后是否同时行卵巢固定术，仍然有争议。固定术后潜在的并发症包括盆腔疼痛、未来的性交痛以及对生育的影响。所以，对每一例采取卵巢固定术的患者，都必须讨论有关卵巢功能受损或丧失的可能性。对于复发性卵巢扭转病例有研究建议应行卵巢固定术。

2. 输卵管扭转

有急性腹痛的青少年患者应注意输卵管扭转。单纯性输卵管扭转是指输卵管以及输卵管系膜扭转，不伴有同侧卵巢扭转的一种少见情况。而正常结构的输卵管在不合并输卵管肿物时自身发生扭转，为特发性输卵管扭转。

由于输卵管在未来生育中的重要性，因此应尽早进行手术治疗以保留输卵管及其功能。保留的输卵管日后可能会有瘢痕和粘连，增加异位妊娠的风险，故而大部分研究者仍建议切除输卵管。目前尚缺乏评估输卵管切除与否的大型临床研究。

3. 妊娠合并卵巢扭转

超声可提供早期妊娠附件扭转初步的诊断依据，MRI 是中晚期妊娠最有效的辅助性检查，而手术是最终确诊及治疗的最有效方式。

当发生于早期妊娠、子宫增大不明显时的附件扭转，首选手术路径是腹腔镜。但当发生于晚期妊娠或者存在严重的腹腔粘连的患者，腹腔镜手术无法获得良好的视野暴露时，可选择开腹手术。此外，晚期妊娠患者术前需严格评估胎儿宫内情况，必要时可在开腹手术的同时行剖宫产术。

对于妊娠期发生的附件扭转，应尽量保留卵巢。对于扭转时间超过 36 h，扭转大于 3 周，卵巢明显肿胀出血呈黑色，合并有败血症、腹膜炎，卵巢及子宫动静脉均有血栓形成，造成卵巢不可逆损伤者可考虑手术切除患侧附件，以避免母儿不良结局。

4. 破裂

破裂分为自发性和外伤性。自发性破裂常由肿瘤浸润生长穿破囊壁所致。外伤性破裂常发生于性交后、腹部受到重击、盆腔检查、穿刺和分娩。症状取决于破口大小、腹腔内囊液的量及性质。可表现为腹痛、恶心、呕吐，查体时腹部压痛、腹肌紧张。腹腔积液表现，盆腔原有包块消失或缩小。一经诊断，需要立即手术。临床中常见为：卵巢黄体囊肿破裂、卵巢巧克力囊肿破裂等。

5. 感染

少见。多继发于扭转或破裂后。治疗原则是：先抗感染，后手术治疗。

6. 恶性变

对于肿瘤迅速生长，且为双侧者，需考虑恶性病变可能，应尽早手术。

三、诊断

（一）病史及体格检查

详细询问病史对于发现恶性肿瘤的危险因素及鉴别诊断至关重要。持续且渐进加重的腹胀、食欲下降、乏力可能是恶性肿瘤的征象。此外，所有育龄女性都应评估排除妊娠相关性疾病，如异位妊娠等。

体格检查应从评估生命体征和一般状况开始，以识别需要立即处置的急症情况。规范的双合诊和三合诊检查，可以评估包块位置、形态、质地、大小、活动度、有无压痛及与周围组织的关系。全身检查，包括腹股沟、腋窝、锁骨上淋巴结的触诊及肺部听诊、腹部触诊、乳腺检查等，特别对于有恶性肿瘤风险的患者非常重要，这有助于发现恶性肿瘤的转移灶，甚至是原发灶。而对于无临床症状的偶然发现的包块，应结合患者有无恶性肿瘤风险因素、既往病史及辅助检查进行综合评估。

（二）辅助检查

1. 影像学检查

（1）超声检查。

超声是初始评估附件包块最常用的影像学检查方法，若无禁忌证，评估疑似或偶然发现的附件包块首选经阴道超声。超声检查可评估包块的大小、边界情况、性质，探查包块内是否有分隔、乳头状赘生物，是否合并盆腹腔积液，初步评估包块的器官来源。彩色多普勒超声可评估包块及周围组织的血流情况，对诊断良恶性具有提示价值。当存在实施经阴道彩超的禁忌证或包块超出盆腔范围时，经腹部超声或联合经阴道超声也是重要的检查方法。

超声造影技术可通过造影剂对比，比较不同组织的动态血流灌注成像特征，可有效提高超声检查诊断的准确性。

（2）CT。

CT 检查不是对附件包块初步评估的一线影像方法，但当基于病史、超声及实验室检查可疑恶性包块时，CT 扫描可发现腹腔积液，辅助评估是否有腹部转移，甚至发现原发癌灶。

（3）MRI。

MRI 软组织分辨率高，其多参数、动态增强扫描可显示病变的组织成分性质和血流动力学特点，可评估肿瘤来源、良恶性以及与周围组织的关系。在肿块不确定的情况下，MRI 降低了将良性肿块误诊为恶性肿瘤的风险，增加了良性诊断的特异度。

（4）PET-CT。

PET-CT 是一种混合代谢和解剖的成像技术，卵巢癌通常都是 FDG-avid（FDG 摄取）。FDG PET-CT 对卵巢恶性肿瘤患者的分期、预后的预测、治疗效果的评估和再灌注均有重要意义。PET-CT 可发现隐匿转移灶，对于膈下、小肠浆膜面、腹膜后淋巴结转移的检出有利。但目前 PET-CT 在诊断和评估非恶性疾病方面受到限制。

2. 肿瘤标志物检查

（1）CA125。

CA125 是目前应用最广泛的血清标志物。但其在绝经前女性缺乏特异性，子宫内膜异位症、盆腔炎性疾病、结核、妊娠和非妇科来源的恶性肿瘤都可能引起 CA125 升高。并且早期卵巢上皮性癌仅有半数患者出现 CA125 水平升高，生殖细胞、性索间质细胞或黏液性癌很少出现 CA125 水平升高。美国妇产科学院指南把 CA125 > 200 kU/L 作为有附件包块的绝经前女性转诊至妇科肿瘤专科治疗的阈值。

（2）HE4。

人附睾蛋白 4（human epididymis protein 4，HE4）是一种新型的卵巢癌肿瘤标志物，在卵巢上皮性癌尤其是浆液性和子宫内膜样卵巢癌中阳性率最高，透明细胞癌和黏液性卵巢癌中阳性率较低。HE4 水平不受月经周期及绝经状态的影响，其对卵巢癌的诊断特异性高于 CA125。HE4 的高特异性有助于鉴别卵巢癌与良性盆腔包块如子宫内膜异位囊肿和良性卵巢肿瘤。

（3）ROMA 指数。

ROMA 指数是将 CA125 和 HE4 的血清浓度与患者绝经状态相结合的一个评估模型，其值取决于 CA125、HE4 的血清浓度、激素和绝经状态。将绝经前 ROMA 指数 ≥ 1.31 或绝经后 ROMA 指数 ≥ 2.77 作为阈值。有研究显示，对于绝经前的患者，ROMA 指数诊断卵巢癌的敏感性平均为 76.0%（70.2%~81.0%），特异性约为 85.1%（80.4%~88.8%），而在绝经后的患者中，其敏感性约为 90.6%（87.4%~93.0%），特异性约为 79.4%（73.7%~84.2%）。

（4）其他血清标志物。

甲胎蛋白（alpha-fetal protein，AFP）：对于卵巢内胚窦瘤有特异性诊断价值，对于混合性无性细胞瘤、未成熟畸胎瘤含卵黄囊成分者，其值也可升高。

β-HCG：对于卵巢非妊娠性绒毛膜癌有特异性诊断价值。

CA199：常见于未成熟性或成熟性畸胎瘤。CA199 升高还常见于黏液性卵巢癌或某些交界性肿瘤，或胃肠道转移性卵巢癌。

性激素：常见于卵巢颗粒细胞瘤、卵泡膜细胞瘤。黏液性囊腺瘤、浆液性囊腺瘤或勃勒纳瘤（Brenner 瘤）也可分泌一定量的雌激素。

癌胚抗原（carcinoembryonic antigen，CEA），一种广谱肿瘤标志物，但不是卵巢癌的特异性标志物。其中卵巢癌、胃癌、乳腺癌、胰腺癌、肠癌等中均可以升高。临床中 CA125/CEA 比值大于 25，对于卵巢癌的判断有指导意义。升高常见于胃肠道转移性卵巢癌。

神经元特异性烯醇化酶（neuron specific enolase，NSE），常见于伴有神经内分泌分化的肿瘤或未成熟畸胎瘤。

乳酸脱氢酶（lactate dehydrogenase，LDH），在恶性肿瘤组织中，糖酵解分解较正常组织高，LDH 是糖酵解过程中一个重要的酶。升高常见于无性细胞瘤。

3. 细胞学和组织病理检查

大多数卵巢恶性肿瘤合并腹腔或胸腔积液，可抽取腹腔或胸腔积液，查找癌细胞。

组织病理学是诊断的金标准。对于临床高度可疑为晚期卵巢癌的患者，腹腔镜探查活检术不但可以获得组织标本，还可以观察腹盆腔内肿瘤转移的情况，评估是否可能实现满意减瘤手术。

对于评估难以实现满意减瘤或者难以耐受大手术的患者，也可选择超声引导下穿刺获取细胞学或病理学诊断。穿刺部位可选择盆腔肿瘤、腹膜、增厚的大网膜等部位。对于盆底腹膜明显增厚者，可经阴道或直肠超声引导下穿刺活检。但需要指出的是，对于术前综合影像评估无明确转移的孤立性卵巢肿瘤，尤其是可疑早期卵巢癌者，需谨慎选择穿刺活检，避免因穿刺导致的医源性肿瘤播散。

4. 胃肠镜检查

对于需排除胃肠道原发性肿瘤卵巢转移者，特别是相对年轻，血清 CEA、CA199 显著升高的患者需行胃肠镜检查，排除胃肠道转移性肿瘤。

5. 腹腔镜检查

腹腔镜检查作为一种微创性手术，可直接观察肿块外观和腹膜、盆腹腔脏器、横膈等部位，并能在可疑部位进行多点活检，抽取腹腔液进行检查，还可用于判断能否实现满意的减瘤手术。

四、鉴别诊断

良恶性肿瘤的鉴别诊断如表 30 所示。

表 30　良恶性肿瘤的鉴别诊断

鉴别内容	良性肿瘤	恶性肿瘤
病史	病史长，逐步增大	病史短，迅速增大
体征	多为单侧，活动，囊性，表面光滑，常不伴腹腔积液	多为双侧，固定，实性或囊实性，表面不平，多有结节，常伴腹腔积液，可查见癌细胞
一般情况	良好	恶病质
超声	为液性暗区，可有间隔光带，边缘清晰	暗区内有杂乱光团、光点，或囊实性，边界不清

1. 良性肿瘤的鉴别诊断

（1）卵巢瘤样病变：滤泡囊肿及黄体囊肿最常见。多为单侧，囊壁薄，直径 < 8 cm。观察或口服避孕药 2~3 个月可自行消失。若肿块持续存在或增大，则考虑卵巢肿瘤可能性大。

（2）子宫肌瘤：浆膜下子宫肌瘤或肌瘤囊性变，可与卵巢肿瘤（如卵巢纤维瘤、卵巢平滑肌瘤、纤维上皮瘤）混淆。肌瘤常为多发性，检查时随子宫移动。超声可协助鉴别。

（3）输卵管卵巢囊肿：为炎性积液，常有盆腔炎性疾病史，双侧附件区有不规则条形囊性包块，边界欠清，活动受限。

（4）妊娠子宫：早期或中期妊娠时，子宫增大变软，三合诊时宫颈与宫体似不相连，易误认为是卵巢肿瘤。但患者有停经史，HCG 升高，超声可鉴别诊断。

2. 恶性肿瘤的鉴别诊断

（1）结核性腹膜炎：患者常有结核病史和不孕病史，可有盗汗、低热、消瘦等症状。当合并腹水时，可合并 CA125 升高。当临床难以鉴别，腹水细胞学检查未能查到恶性肿瘤细胞，难以明确诊断时，可考虑腹腔镜探查明确诊断。

（2）子宫内膜异位症：该病也可形成盆腔包块伴血清 CA125 升高。但此病常见于育龄期女性，可有继发性、渐进性痛经、不孕等，CA125 多为轻中度升高，查体可伴有盆底、骶韧带触痛性结节。

（3）盆腔炎性包块：盆腔炎症也可形成囊实性或实性包块，与卵巢癌相似，多伴有血 CA125 上升。盆腔炎性包块患者常常有宫内节育器放置或取出、人工流产、产后感染或盆腔炎等病史。

（4）生殖道以外的肿瘤：腹膜后肿瘤、直肠癌、乙状结肠癌。

五、治疗

（一）手术

绝大多数卵巢癌，确诊后手术为首选治疗方式。手术目的：明确性质、切除肿瘤、解除并发症、进行手术病理分期（表 31）。

表 31　卵巢癌、输卵管癌、腹膜癌的手术 - 病理分期（FIGO，2014 年）

TNX	FIGO	定义
原发性肿瘤（T）		
TX		原发性肿瘤无法评估
T0		无原发性肿瘤证据
T1	Ⅰ	肿瘤局限于（单侧或双侧）卵巢（输卵管）
T1a	Ⅰ A	肿瘤局限于一侧卵巢（输卵管），包膜完整，卵巢或输卵管表面无肿瘤腹水或腹腔冲洗液中无恶性细胞
T1b	Ⅰ B	肿瘤局限于两侧卵巢（输卵管），包膜完整，卵巢或输卵管表面无肿瘤，腹水或腹腔冲洗液中无恶性细胞
T1c	Ⅰ C	肿瘤局限于一侧或两侧卵巢（输卵管），有下列特征之一
T1c1	Ⅰ C1	术中包膜破裂
T1c2	Ⅰ C2	术前包膜破裂或卵巢（输卵管）表面有肿瘤
T1c3	Ⅰ C3	腹水或腹腔冲洗液中有恶性细胞
T2	Ⅱ	肿瘤侵犯一侧或两侧卵巢（输卵管），有盆腔浸润和（或）种植，或原发性腹膜癌
T2a	Ⅱ A	直接浸润和（或）种植到子宫和（或）输卵管，和（或）卵巢
T2b	Ⅱ B	直接浸润和（或）种植到盆腔其他组织
T3	Ⅲ	肿瘤侵犯一侧或两侧卵巢（输卵管）或原发性腹膜癌，伴镜下证实的盆腔以外的腹膜转移，和（或）腹膜后（盆腔和（或）腹主动脉旁）淋巴结转移
T3a	Ⅲ A	镜下可见盆腔外腹腔转移，伴或不伴有腹膜后淋巴结转移
T3b	Ⅲ B	肉眼可见的盆腔外腹腔转移，转移灶最大径 ≤ 2 cm，伴或不伴有腹膜后淋巴结转移
T3c	Ⅲ C	肉眼可见的盆腔外腹腔转移，转移灶最大径 > 2 cm，伴或不伴有腹膜后淋巴结转移（包括肿瘤蔓延至肝包膜和脾，但未转移到脏器实质）
区域淋巴结（N）		
NX		区域淋巴结无法评估
N0		无区域淋巴结转移
N0i+		区域淋巴结中发现的肿瘤细胞 < 0.2 mm
N1	Ⅲ A1	有腹膜后淋巴结转移（组织学证实）
N1a	Ⅲ A1i	转移灶最大径达到 10 mm

TNX	FIGO	定义
N1b	ⅢA1ii	转移灶最大径超过 10 mm
远处转移（M）		
M0		无远处转移
M1	Ⅳ期	远处转移，包括胸腔积液细胞学阳性，肝、脾实质转移，腹腔外器官转移（包括腹股沟淋巴结及腹腔外淋巴结），肠壁受累
M1a	ⅣA	胸腔积液细胞学阳性
M1b	ⅣB	肝、脾实质转移，腹腔外器官转移（包括腹股沟淋巴结及腹腔外淋巴结），肠壁受累

手术途径选择：良性肿瘤可选择腹腔镜手术，恶性肿瘤一般选择经腹手术，部分早期恶性肿瘤也可在腹腔镜下行分期手术。

1. 良性肿瘤

对于卵巢良性肿瘤，根据患者年龄、生育需求及对侧卵巢情况，决定具体手术范围。年轻单侧肿瘤可行卵巢肿瘤剔除或患侧卵巢切除；双侧卵巢肿瘤应行肿瘤剔除术；绝经后女性可行患侧附件切除术，合并有子宫肌瘤等子宫疾病可考虑同时行子宫切除术。术中需剖视肿瘤，尽量做冰冻切片检查。术中尽量防止肿瘤破裂，避免瘤细胞种植腹腔。对于巨大良性囊肿肿瘤患者，可在穿刺组织周围保护后行穿刺放液，待体积缩小后取出。

2. 妊娠合并卵巢肿瘤

妊娠合并卵巢肿瘤较常见，但合并恶性肿瘤较少。一般无明显症状，当合并并发症时出现临床症状。早期妊娠患者可通过妇科检查、超声检查发现，中期妊娠患者主要依靠超声检查诊断。MRI 检查对妊娠期卵巢肿瘤的诊断具有高特异性及高敏感度，中晚期经超声无法鉴别的卵巢肿瘤患者可行 MRI 检查。

因妊娠生理的特殊性，需要根据患者症状及辅助检查等预测肿瘤恶性风险，进行综合评估后实行个体化治疗。

处理原则：发现于早期妊娠者可等待至 3 个月后手术，以免引起流产；发现于晚期妊娠患者，可等待至妊娠足月行剖宫产，同时切除肿瘤。考虑或诊断为恶性肿瘤患者，应尽早手术，总体原则应以治疗母体疾病为主，不应过度考虑胎儿因素，以免延误治疗。

早期妊娠确诊为卵巢恶性肿瘤，应立即终止妊娠、并按卵巢癌诊疗标准行规范化治疗。中晚期妊娠且有生育要求者，经保守手术治疗后化疗，待分娩后行二次分期手术或行新辅助化疗后可维持至胎儿成熟，于分娩后行根治性手术治疗（上皮性卵巢癌患者不建议行保守治疗）。

妊娠期间化疗可能导致不良妊娠结局发生，故建议开始化疗时间应于妊娠 12 周之后。中期和晚期妊娠应是化疗的首选时间，末次化疗距分娩时间应间隔至少 3 周，以防止母亲和新生儿骨髓抑制，妊娠 35 周后不再接受化疗。交界性卵巢肿瘤对化疗不敏感，常规不推荐化疗。建议妊娠期合并卵巢癌患者的化疗药物剂量与非妊娠期患者相同。行化疗的妊娠合并卵巢癌患者禁止母乳喂养。

3. 卵巢恶性肿瘤

卵巢癌的治疗是手术 - 化疗 - 维持治疗三种治疗方法交替和初始治疗后复发再复发多线治疗的模式，需兼顾患者生存长度和生活质量的全程管理。伴随肿瘤早期诊断和治疗方法的显著进步，众多育龄和儿童女性肿瘤患者生命得以延长，有效的生育力保存方法对于确保肿瘤后的生活质量非常重要。

卵巢癌的诊疗应该在具有资质的可开展多学科会诊的三级综合医院、肿瘤医院或专科医院进行，不具备条件者应及时转诊上级医疗机构，避免误诊误治。卵巢癌的多学科联合会诊通常由妇科肿瘤、肿瘤化疗、腹部外科、放射诊断、组织病理和分子病理、放疗等专业人员组成，必要时还需要生殖医学、营养科、心理治疗科等多个学科专家介入。卵巢癌术前有条件者建议进行多学科会诊。

手术在卵巢恶性肿瘤的初始治疗中具有重要意义，手术目的包括切除肿瘤、明确诊断、准确分期、判断预后和指导治疗。卵巢癌的初次手术包括全面的分期手术及肿瘤细胞减灭术。临床判断为早期的患者应实施全面分期手术，明确最终分期。临床判断为中晚期患者应行肿瘤细胞减灭术。

4. 手术资质

应该由经过专业培训的有经验的妇科肿瘤医生，在有资质开展多学科联合会诊Ⅳ级手术的医疗机构施行。如患者由基层医院普通妇科医生接诊，疑诊为卵巢癌，或在普通妇科手术后确诊为卵巢癌，均应转诊到妇科肿瘤专业医疗机构进行后续规范诊治。

5. 开腹或腹腔镜的选择

卵巢癌一经诊断，多为晚期，且伴有腹盆腔的种植转移，涉及小网膜囊，膈顶等位置，腹腔镜很难探查完全，也很难手术切除干净，因此手术通常需要足够大的经腹纵切口；切口上缘的高度应以能够顺利完成大网膜完整切除、横膈病灶切除等必要步骤。

对于经常成片受到肿瘤累及的膀胱腹膜反折、直肠前腹膜等常需"卷地毯式"腹膜切除操作；为达到满意减瘤有时需行部分肠管切除吻合、部分输尿管切除后输尿管膀胱再植术、胰尾切除术等，因此必要且必须足够大的开腹纵切口。腹腔镜通常用在新辅助化疗（neoadjuvant chemotherapy，NACT）前肿瘤的评估、获得病理组织以及妇科手术后意外发现的早期卵巢癌的再分期手术：卵巢囊肿剔除术后发现为恶性，未发现卵巢外扩散，但需再次手术切除残留的患侧附件和大网膜、清扫盆腔及腹主动脉旁淋巴结，可考虑在腹腔镜下进行。腹腔镜探查和操作具有很大局限性，且腹腔镜头低足高位及气腹形成容易造成肿瘤在盆腹腔的播散，另外，腹腔镜探查的费用较高，且存在潜在的穿刺口转移的风险，在一定程度上限制其在卵巢癌临床推广应用。

卵巢恶性肿瘤术前行多学科讨论，讨论的主要目的是明确患者盆腹腔转移的情况，是否侵犯到肠道、肝脏等脏器，并根据转移的情况进行 Suidan CT 评分（表 32）或 Fagotti 评分（表 33）。

对于有腹膜病灶、膈肌病灶、肠表面种植病灶等的患者，即 Suidan CT 评分 ≥ 3 分或者腹腔镜下 Fagotti 评分 ≥ 8 分的患者，肿瘤细胞减灭术很难达到 R0（无肉眼可见病灶），可先进行新辅助化疗。每疗程后重新进行评估，肿瘤明显缩小，评估可以进行满意的肿瘤细胞减灭术，一般可达到 6 个疗程。

对于 Suidan CT 评分 < 3 分或者腹腔镜下 Fagotti 评分 < 8 分的患者可直接进行手术治疗，术后进行 6 个疗程的化疗，根据病理类型确定化疗的周期和方案。

表 32　Suidan CT 评分量表（2017 年）

临床特征	分值
年龄 ≥ 60 岁	1
CA125 ≥ 600	1
ASA 评分 3~4 分	1
影像学特征	分值
脾门 / 脾脏韧带病灶	1
肝门 / 肝十二指肠韧带病灶	1
肾静脉水平以上腹主动脉旁淋巴结	1
广泛小肠粘连 / 腹膜增厚	1
中 - 大量腹水	2
胆囊窝 / 叶间裂病灶	2
小网膜囊病灶 > 1	2
肠系膜上动脉根部病灶	4

表 33　Fagotti 评分量表

腹腔镜下所见	分值
大块 / 粟粒样腹膜种植病灶	2
广泛腹膜浸润性病灶或大部分膈肌表面病灶	2
肠系膜根部受累	2
大网膜病变累及近胃大弯处	2
小肠 / 大肠切除（不包括乙状结肠切除）及或肠襻上病灶的广泛种植	2
肿瘤累及胃壁	2
肝表面病灶＞ 2	2

梅奥标准：满足下述任意 1 条即定义为高风险患者，不适合行初始肿瘤细胞减灭术（primary debulking surgery，PDS）。

（1）白蛋白＜ 3.5 g/dL。

（2）年龄≥ 80 岁。

（3）年龄 75~79 岁且伴有如下一种因素，如 ASA 评分 3~4 分，Ⅳ期或者预估手术复杂。

6. 卵巢上皮性手术总原则

（1）推荐由妇科肿瘤医生完成手术。

（2）绝大多数卵巢癌患者选择开腹手术，下腹正中直切口可用于全面分期手术、初始和间歇性减瘤术或再次减瘤术。

（3）微创手术应由有经验的医生施行，可考虑用于经选择的早期疾病、评估初治和复发患者能否达到满意减瘤术、经选择的间歇性减瘤术，减瘤术不理想者须及时中转开腹。

（4）术中冰冻病理检查有助于选择手术方案。

（5）如考虑腹腔化疗，建议放置腹腔输液港。置管方式包括：开腹手术关腹前置管，也可选择腹腔镜或超声引导置管。腹腔镜置管具有视野清晰、创伤小、术后恢复快、效果确定的优势，临床实用性强（Ⅱ级证据）。虽然有研究显示超声穿刺具有创伤小、费用低廉的优点，但其操作受医师经验、超声机器分辨率、患者既往手术史的影响。

7. 手术记录

（1）减瘤术前盆腔、中腹部、上腹部原发疾病的范围。

（2）减瘤术后残留病灶的数量。

（3）完整或不完整切除，如果不完整切除，记录病灶的大小和数目。注明是粟粒状病灶还是小病灶。

8. 初治局限于卵巢或盆腔（评估为ⅠA—ⅡA期）的浸润性上皮性卵巢癌

尽最大努力切除盆腔所有肿瘤组织并评估上腹部或腹膜后的隐匿性病灶。

手术方案具体如下。

（1）进入腹腔后，抽吸腹水或腹腔冲洗液行细胞学检查。

（2）对腹膜表面进行全面诊视，可能潜在转移的腹膜组织或粘连组织都要切除或病理活检；如果没有可疑病灶，则行腹膜随机活检并至少包括双侧盆腔、双侧结肠旁沟、膈下（也可使用细胞刮片进行膈下细胞学取样和病理检查）。

（3）切除子宫和双附件，尽量完整切除肿瘤并避免肿瘤破裂。

（4）期望并符合保留生育功能指征的患者，可考虑行单侧附件切除术或切除双侧附件保留子宫。

（5）切除大网膜。

（6）系统切除下腔静脉和腹主动脉表面及两侧的腹主动脉旁淋巴结，上界至少达到肠系膜下动脉水平，最好达到肾血管水平。

（7）切除盆腔淋巴结时最好包括髂内、髂外、髂总血管表面和内侧淋巴结和闭孔神经上方的淋巴结。

（8）术中冰冻确认的黏液性癌，如无可疑增大的淋巴结，可考虑不切除淋巴结。

9. 初治累及盆腔和上腹部（评估≥ⅡB期）浸润性上皮性卵巢癌初始肿瘤细胞减灭术（PDS）

尽最大努力切除所有盆腔、腹部和腹膜后肿瘤病灶。满意减瘤术标准为残余肿瘤病灶直径＜1 cm，尽量达到无肉眼残留病灶。

手术方案具体如下。

（1）取腹水进行细胞学检查。

（2）切除肿瘤累及的所有大网膜。

（3）切除能够切除的术前影像学或术中探查发现的肿大或者可疑淋巴结；临床阴性淋巴结可考虑不切除。

（4）为达到满意的减瘤术，可根据需要切除肠管、阑尾、脾脏、胆囊、部分肝脏、部分胃、部分膀胱、胰尾、输尿管及剥除膈肌和其他腹膜。

（5）减瘤术后残余小病灶的上皮性卵巢癌或腹膜癌患者是腹腔化疗的适应证，可以考虑在初次手术时放置腹腔化疗输液港。

10. 侵袭性上皮性卵巢癌新辅助化疗后间歇性肿瘤细胞减灭术（interval debulking surgery，IDS）

间歇性减瘤术也须尽最大努力达到最大的减瘤效果，尽力切除腹部、盆腔和腹膜肉眼可见病灶。

手术方案具体如下。

（1）对化疗反应良好或者疾病稳定者，新辅助化疗 3~4 疗程后可行间歇性减瘤术。手术时机并没有前瞻性证据，可根据患者个体化因素而定。

（2）Ⅲ期患者接受间歇性减瘤术后可以考虑使用顺铂腹腔热灌注化疗；在腹腔热灌注开始时使用硫代硫酸钠持续静脉滴注以保护肾功能。

（3）探查所有腹膜表面，任何可疑潜在转移的腹膜表面或粘连都必须选择性切除或活检。

（4）切除大网膜。

（5）切除可以切除的可疑和（或）增大的淋巴结。初次诊断时疑有潜在转移可能的淋巴结也必须切除，即使术中探查无可疑或增大。

（6）为达满意的减瘤术，可根据需要切除肠管、阑尾、剥除膈肌、其他腹膜、脾脏、胆囊、部分肝脏、部分胃、部分膀胱、胰尾、输尿管和（或）远端胰腺。

11. 腹腔热灌注化疗

腹膜腔是晚期卵巢恶性肿瘤发生种植转移的主要位置。腹腔热灌注化疗（hyperthermic intraperitoneal chemo-therapy，HIPEC）主要用于预防和治疗妇科肿瘤的腹膜腔种植转移。适用于：①卵巢癌（包括少见类型的卵巢肿瘤）的初治治疗：包括初治肿瘤细胞减灭术后的 HIPEC、用于新辅助化疗及间歇性肿瘤细胞减灭术后的再次 HIPEC。尤其适用于晚期特别是合并大量腹水、胸腔积液患者。②复发性卵巢癌：包括所有铂敏感复发性特别是接受二次肿瘤细胞减灭术达到肉眼未见残留病灶（R0）的铂敏感性复发患者。对于铂耐药复发性患者，HIPEC 仅用来控制恶性腹水和胸腔积液。

由于原发肿瘤切除 24 h 后，残留肿瘤的增殖动力学会发生变化，此外，与原发肿瘤相比，新生肿瘤的生物学行为（侵袭性和耐药性）也会发生改变。故 HIPEC 首选在肿瘤细胞减灭术后立刻实施。治疗模式可选择开放式，也可选择闭合式。

HIPEC 治疗时的药物选择：NCCN 等国际指南推荐卵巢癌患者 HIPEC 中顺铂使用

剂量为 100 mg/m²，但目前已有证据证实，中国患者无法耐受这一剂量。中国患者使用顺铂进行 HIPEC，后续不使用贝伐（珠）单抗时，顺铂最大耐受剂量为 85 mg/m²；如果使用贝伐（珠）单抗，顺铂最大耐受剂量为 70 mg/m²。紫杉烷类药物可与顺铂联用进行 HIPEC，中国患者对多烯紫杉醇最大耐受剂量为 75 mg/m²、对紫杉醇的最大耐受剂量为 175 mg/m²。黏液腺癌可选择奥沙利铂进行 HIPEC。

12. 针对 BRCA/HBOC 综合征患者的附件切除术

针对 BRCA/HBOC 综合征患者的附件切除术可降低患卵巢癌的风险。

手术方案具体如下。

（1）行微创腹腔镜手术。

（2）探查上腹部、肠管表面、大网膜、阑尾和盆腔器官。

（3）对任何有异常的腹膜进行活检。

（4）抽取盆腔冲洗液进行细胞学检查（50 mL 生理盐水灌注后立即送检）。

（5）行双附件切除术，切除卵巢悬韧带 2 cm，完整切除输卵管达宫角部，切除卵巢和输卵管周围所有的腹膜，特别是在输卵管和（或）卵巢与盆壁之间粘连的腹膜。

（6）使用无损伤器械处理输卵管和卵巢，以防止细胞剥落。

（7）使用取物袋将输卵管和卵巢自盆腔取出。

（8）卵巢和输卵管必须进行分段取材病理检查。

（9）如发现有隐匿恶性疾病或确诊浆液性输卵管上皮癌，转诊至妇科肿瘤专科医师。

（10）单纯输卵管切除的预防作用还没有被证实。如果决定手术，整个输卵管包括输卵管伞端至进入子宫的部分须完整切除。另外，输卵管切除和评估的方法必须如上施行。尽管行单纯预防性输卵管切除术，仍有可能发生卵巢癌的风险。绝经前女性，附件切除术可以降低患乳腺癌的风险，但是具体降低多少风险目前尚未明确。

13. 特殊情况处理

（1）保留生育功能手术。

冻卵、辅助生殖等技术的发展，使得拟接受双侧卵巢切除手术的卵巢恶性肿瘤患者具有孕育后代的可能。

希望保留生育功能的早期患者或者低风险恶性肿瘤（早期上皮性卵巢癌、低度恶性潜能肿瘤、生殖细胞肿瘤或恶性性索间质细胞瘤）可行保留生育功能手术，即行单侧附件切除术或双侧附件切除术保留子宫。

有保留生育功能指征者建议转诊至生殖内分泌专家进行咨询评估。需进行全面的手术分期以排除更晚期疾病。儿童 / 青少年 / 年轻成人（≤ 25 岁）、临床明确的早期生殖细胞肿瘤可以不切除淋巴结。透明细胞癌恶性程度高，即使是Ⅰ期透明细胞癌，保留生育功能也应谨慎。

（2）黏液性肿瘤。

原发卵巢浸润性黏液肿瘤并不常见。必须对上下消化道进行全面评估以排除消化道转移癌。怀疑或确诊黏液性癌的患者需切除外观异常的阑尾。术中冰冻确诊者，如无可疑或增大的淋巴结，可以不切除淋巴结。

（3）卵巢交界性肿瘤。

淋巴结切除术可能提高分期，但并不影响总体生存率。大网膜切除和腹膜多点活检可使近 30% 患者提高原分期并可能影响预后。

14. 复发患者二次减瘤术

初次化疗结束后 > 6 个月（铂敏感复发）、一般情况良好、无腹水、病灶孤立可以完整切除者，可考虑二次减瘤术。研究显示，再次肿瘤细胞减灭术和初次肿瘤细胞减灭术有所不同，仅获 R0 切除的患者可从再次减瘤术中获益，因此对于拟行再次减瘤术患者的术前评估十分重要。可以使用有效的评分方法评估是否进行二次减瘤术。除了通过影像学，也可以采用腹腔镜评估能否完整切除病灶。二次减瘤术可选择开腹或微创方式进行。

手术步骤：根据复发灶的部位选择合适的切口，如为盆底复发灶可仍选择下腹部纵切口；如为部分肝切除，则选择右侧季肋部弧形切口；尽量切除所有肉眼可见的肿瘤，可根据需要切除部分肠管、阑尾、脾脏、胆囊、部分肝脏、部分胃、部分膀胱、胰尾、输尿管及剥除膈肌和其他部位腹膜。

15. 姑息性治疗的辅助性手术

对接受姑息性治疗的晚期卵巢癌患者，如有必要可行以下辅助性手术：腹腔穿刺术 / 留置腹膜透析导管、胸腔穿刺术 / 胸膜融合术 / 胸腔镜下留置胸腔导管、放置输尿管支架 / 肾造瘘术、胃造瘘术 / 放置肠道支架 / 手术缓解肠梗阻。

（二）化疗

化疗是卵巢上皮癌治疗的主要手段，在卵巢癌的辅助治疗、复发治疗中均占有重要的地位。

1. 一线化疗

经全面分期手术后确定为ⅠA或ⅠB期的低级别浆液性癌或G1子宫内膜样癌患者术后可观察，ⅠA或ⅠB期/G2的子宫内膜样癌患者术后可观察也可化疗。其余患者都应接受辅助化疗，Ⅰ期患者3~6个周期化疗〔Ⅰ期高级别浆液性卵巢癌（high-grade serous cancer，HGSC）建议化疗6周期〕，Ⅱ—Ⅳ期患者推荐6个周期化疗，目前没有证据显示更多周期的一线化疗能够改善患者的预后。对于满意减瘤的Ⅱ—Ⅲ期患者可考虑选择腹腔化疗。一线化疗包括术后辅助化疗和新辅助化疗。新辅助化疗以紫杉醇联合卡铂为首选，也有研究探讨抗血管药物例如贝伐珠单抗在新辅助治疗中的应用，需要注意的是术前4~6周需停止贝伐珠单抗的应用。术后辅助化疗方案为紫杉类/铂类或多柔比星脂质体/卡铂的联合化疗。

2. 二线化疗

卵巢癌复发后或一线化疗中进展者采用二线化疗。末次化疗至复发的时间间隔是影响二线治疗效果的主要因素。据此将复发肿瘤分成2类：①铂耐药复发：肿瘤在铂类为基础的一线治疗中无效（铂类难治型），或化疗有效但无化疗间隔＜6个月复发者（铂耐药型）。②铂敏感复发：肿瘤在铂类为基础的一线化疗中有效，无化疗间隔≥6个月复发者。

对于铂敏感复发的病例，首先判断是否适合再次减瘤术，不适合手术或者再次减瘤术后仍需接受含铂的联合化疗，可选择的方案包括：卡铂/紫杉醇、卡铂/多西他赛、卡铂/吉西他滨、卡铂/多柔比星脂质体、顺铂/吉西他滨、卡铂/白蛋白结合型紫杉醇等，有效率为30%~80%。上述化疗方案均可考虑联合贝伐珠单抗。黏液性癌选择5-氟尿嘧啶/甲酰四氢叶酸/奥沙利铂或卡培他滨/奥沙利铂方案。

对于铂耐药复发的病例，再次化疗效果较差，治疗目的应更多考虑患者的生活质量，延长生存期。应鼓励耐药复发患者参加临床试验。对铂耐药复发者，首选非铂类单药（多柔比星脂质体、多西他赛、白蛋白结合型紫杉醇、口服依托泊苷、吉西他滨、紫杉醇周疗、拓扑替康）±贝伐珠单抗，有效率为10%~25%。其他可能有效的药物包括六甲密胺、卡培他滨、异环磷酰胺、伊立替康、奥沙利铂、培美曲塞和长春瑞滨。

（三）靶向治疗

1. 多腺苷二磷酸核糖聚合酶抑制剂

目前已经在我国上市的PARP抑制剂主要有奥拉帕利、尼拉帕利、氟唑帕利和帕米帕利。奥拉帕利是第一个应用于临床的 PARP 抑制剂，目前我国获批适应证包括 BRCA1/2 突变的晚期卵巢癌一线化疗有效（完全缓解或部分缓解）后的维持治疗、铂敏感复发卵巢癌化疗有效后的维持治疗。尼拉帕利是另一种口服 PARP 抑制剂，目前该药在我国获批的适应证包括卵巢癌一线化疗或铂敏感复发化疗达完全缓解或部分缓解后的维持治疗，不考虑 BRCA1/2 突变状态。我国自主研发的 PARP30 抑制剂氟唑帕利已获批的适应证有两个，即胚系 BRCA1/2 突变的二线化疗后铂敏感复发卵巢癌的治疗以及铂敏感复发卵巢癌化疗有效后的维持治疗。帕米帕利也是我国自主研发的 PARP 抑制剂，目前获批的适应证为胚系 BRCA1/2 突变的既往经二线及以上化疗的复发卵巢癌。各种 PARP 抑制剂常见的不良反应包括贫血、白细胞减少、血小板减少、恶心、呕吐和疲劳等，临床应用中应加以重视，及时发现，及时处理。除尼拉帕利经羧酸酯酶代谢外，其他几种 PARP 抑制剂均经肝细胞色素酶代谢，应避免与肝细胞色素酶的诱导剂及抑制剂同时服用，应在服药前告知患者上述注意事项。

2. 抗血管生成药物

贝伐珠单抗作为抗血管生成药物之一，在卵巢癌的一线治疗、铂敏感复发、铂耐药复发的治疗中均有价值。贝伐珠单抗在化疗期间和化疗同步应用。无论在一线治疗还是复发治疗中，与单纯化疗相比，化疗联合贝伐珠单抗有助于延长患者的无进展生存时间。贝伐珠单抗还可与奥拉帕利联合用于 BRCA1/2 突变以及 HRD 阳性卵巢癌患者一线化疗＋贝伐珠单抗治疗有效后的维持治疗。贝伐珠单抗使用中不良反应有高血压、蛋白尿等，经对症处理临床可控，但是应关注其消化道穿孔等严重不良反应，用药前消化道穿孔风险较高（肠道受累、合并肿瘤导致的肠梗阻等）的患者不推荐使用贝伐珠单抗。国产的抗血管生成药物有甲磺酸阿帕替尼，是口服小分子酪氨酸激酶抑制剂，在铂耐药复发卵巢癌的 II 期临床研究中，与多柔比星脂质体联合，显示出优于单纯化疗的效果。

（四）免疫治疗

免疫治疗在多种实体肿瘤中显示出了良好的效果，主要涉及免疫检查点抑制剂（PD-1/PD-L1 抑制剂）、肿瘤疫苗、过继性细胞免疫治疗等方面。目前有多项关于免疫检查点抑制剂在铂耐药复发卵巢癌的 I 期／II 期临床研究中显示，客观缓解率约10%。其与抗血管药物或者 PARP 抑制剂联合应用时，疗效有一定提高，但均为小样本研究，有待进一步验证。免疫检查点抑制剂联合化疗在卵巢癌一线及复发治疗中均有随机对照研究进行了探讨，结果表明在不经生物标志物筛选的卵巢癌全人群中，化疗的基础上增加免疫检查点抑制剂并没有明显改善疗效。研究较多的免疫治疗药物例如帕博丽珠单抗、阿特珠单抗、阿维鲁单抗等。在副作用方面有别于化疗，更多地表现为免疫性的器官功能损伤。免疫治疗为卵巢癌的治疗开辟了新的方向，但仍需探索有效的疗效相关生物标志物，有助于确定能够从该类药物中获益的人群。

（五）放疗

卵巢上皮癌对放疗中度敏感，但由于卵巢癌的生物学特点，易出现盆腹腔广泛转移，且有有效的化疗药物可以选择，而盆腹腔放疗多有近期和远期并发症，所以放疗基本不再用于卵巢癌术后的辅助治疗。即使是对放疗敏感的无性细胞瘤，术后亦以化疗为主要辅助治疗手段。目前放疗仅用于部分复发卵巢癌的姑息性治疗。对于肿瘤局限，例如仅有腹膜后或纵隔淋巴结转移，但手术难以切除，且化疗效果不佳，可考虑调强放疗。

（六）激素治疗

对于无法耐受化疗或化疗无效的复发患者，可考虑治疗，药物包括：他莫昔芬、芳香化酶抑制剂（来曲唑、阿那曲唑等）、高效孕激素及促性腺激素释放激素类似物等，总体有效率约为 10%。

（七）中医中药治疗

中医的治疗作用可贯穿于卵巢癌患者各个治疗阶段，有助于加快术后机体的恢复、增强放化疗疗效、减少不良反应、延长生存期、提高生存质量。脏腑虚弱、冲任督带失调是卵巢癌发病的首要病因病机，调理冲任，扶正祛邪为主要治疗原则。根据患者个体差异，通过辨证论治，为患者制订个性化的治疗方案，中医具有一定优势，可配合西医来补充与完善卵巢癌的治疗。

六、预后

影响卵巢恶性肿瘤患者预后的因素包括：年龄、肿瘤的分期、肿瘤的组织学类型、分化程度、肿瘤细胞减灭术后残留病灶的大小等。

由于难以早期诊断以及对于耐药复发卵巢癌缺乏有效的治疗，卵巢上皮癌的总体预后较差。卵巢上皮癌一线铂类联合紫杉类化疗的有效率达 80% 以上，其中一半以上达到肿瘤完全缓解，但即使达到完全缓解的患者仍有 50%~70% 复发，平均复发时间 16~18 个月。Ⅰ期患者的 5 年生存率可达 90%，Ⅱ期约 80%，Ⅲ / Ⅳ期患者的 5 年生存率仅为 30%~40%，多数患者死于肿瘤复发耐药。PARP 抑制剂应用于卵巢癌的治疗后有望改善预后，具体数据有待长期随访结果的证实。卵巢恶性生殖细胞肿瘤的 5 年存活率早期可达 96%，晚期及复发患者约为 60%。90% 的复发情况发生在术后 2 年内，但复发后治疗效果仍较好。

七、随访

治疗结束后的 1~2 年每 3 个月复查 1 次；3 年之后每 3~6 个月复查 1 次；5 年之后每年复查 1 次。复查时需注意询问患者有无不适症状。多数患者复发缺乏典型的症状，而妇科检查则有助于早期发现阴道残端及盆腔内的复发。应定期监测患者血清肿瘤标志物，在初诊时发现有升高的标志物都应进行复查，上皮癌最常用的是 CA125，此外还有 CA19-9、CEA 等。卵黄囊瘤注意复查 AFP，无性细胞瘤复查乳酸脱氢酶（LDH）。影像学检查在卵巢恶性肿瘤的随访监测中不可缺少。常用的检查方法有：胸部 X 线片、超声、CT、MRI、骨扫描、PET-CT 等。卵巢癌复发于盆腹腔最常见，腹盆腔超声检查可作为首选影像学检查。对于 CA125 明显升高、有症状但超声未能找到复发灶者，可进一步做 CT、MRI 或 PET-CT 检查。对于怀疑肺转移患者推荐首选胸部 CT 检查。

八、预防

1. 筛查

目前主要应用盆腔超声检查与 CA125 联合检查。卵巢病变早期时常无特异临床症状，因出现症状就诊时，70% 的患者已处于晚期，因此卵巢癌的早期诊断具有重大意义。可是现有基于普通人群的研究资料显示，无论是 CA125、经阴道超声单独筛查还是二者联合，均不能达到满意的筛查效果。对于普通人群的筛查方法，还需要进一步地探索。

2. 遗传咨询及相关基因检测

卵巢癌具有一定的遗传性和家族聚集特征，目前已知与卵巢癌相关的遗传易感基因约有 20 个，其中以乳腺癌易感基因（breast cancer susceptibility gene，BRCA）影响最为显著。BRCA1 和 BRCA2 胚系突变携带者是卵巢癌的高危人群。对于 BRCA1/2 胚系突变携带者，推荐从 30~35 岁起开始定期行盆腔检查、血 CA125 和经阴道超声的联合筛查。BRCA1/2 胚系突变的筛查可采外周血或唾液标本通过二代测序的方法进行检测。这两个基因突变的检测，不但有助于确定卵巢癌的高危个体，对于卵巢癌患者兼有预测预后和指导治疗药物选择的意义（详见靶向治疗部分）。此外，还有林奇综合征、利 - 弗劳梅尼综合征家族的女性都是卵巢恶性肿瘤的高危人群，需要检测的基因还包括 ATM、RAD51C、RAD51D、MLH1、MSH2、MSH6、PSM2、EPCAM、STK11 等。对于家族史比较明显但无法判断属于哪种遗传性综合征的情况，可考虑行遗传相关的多基因检测。检测结果应咨询相关医师，在发病风险、筛查方法以及诊断和治疗方面得到相应的指导。

3. 预防性输卵管切除术

在实施保留卵巢的子宫切除时，建议可同时切除双侧输卵管，以降低卵巢癌风险。

（周露秋、吴羽、胡婷、刘颖燕、万晓丽）

参考文献

［1］ 孔北华，马丁，段涛 . 妇产科学［M］.10 版 . 北京：人民卫生出版社 ,2024.

［2］ 卢淮武，徐冬冬，赵喜博，等 .《2024 NCCN 卵巢癌包括输卵管癌及原发性腹膜癌临床实践指南（第 1 版）》解读［J］. 中国实用妇科与产科杂志，2024，40（2）：187-197.

［3］ 赵淑萍，桑昌美，康彦君 . 附件良恶性包块的鉴别诊断［J］. 中国实用妇科与产科杂志，2020，36（12）：1137-1140.

［4］ 魏美艳，李莉 . 青少年附件扭转诊治进展［J］. 中国实用妇科与产科杂志，2022，38（3）：369-371.

［5］ 中国抗癌协会宫颈癌专业委员会 . 妇科肿瘤腹腔热灌注治疗临床应用指南（2023 年版）［J］. 中国实用妇科与产科杂志，2023，39（9）：926-934.

［6］ 方三高，魏建国，陈真伟 .WHO（2020）女性生殖系统肿瘤分类［J］. 诊断病理学杂志，2021，28（2）：142-148.

［7］ 中国抗癌协会妇科肿瘤专业委员会 . 卵巢恶性肿瘤诊断与治疗指南（2021 年版）［J］. 中国癌症杂志，2021，31（6）：490-500.

［8］ 邱芳琳，刘俊宝，叶聪 . 妊娠合并卵巢肿瘤诊治进展［J］. 长春中医药大学学报，2021，37（3）：687-690.

［9］ 胡惟恺，丁新，阴赪宏 . 妊娠合并卵巢癌诊疗进展［J］. 中国医刊，2020，55（1）：14-18.

第八章　妊娠滋养细胞疾病

妊娠滋养细胞疾病（gestationgal trophoblastic disease，GTD），是一组来源于胎盘滋养细胞的疾病。根据 WHO 2020（第 5 版）女性生殖系统肿瘤病理学分类标准，GTD 在组织学上可分为：①妊娠滋养细胞肿瘤（gestationgal trophoblastic neoplasia，GTN），其中包括绒毛膜癌（亦称绒癌，choriocaricnoma）、胎盘部位滋养细胞肿瘤（placental site trophoblastic tumor，PSTT）、上皮样滋养细胞肿瘤（epithelioid trophoblastic tumor，ETT）。②葡萄胎妊娠（hydatidiform mole），其中包括完全性葡萄胎（complete hydatidiform mole，CHM）、部分性葡萄胎（partial hydatidiform mole，PHM）以及侵蚀性葡萄胎（invasive mole）。③肿瘤样病变（tumor-like lesions），其中包括超常胎盘部位反应和胎盘部位结节/斑块。④异常（非葡萄胎）绒毛病变（abnormal villous lesions）。

侵蚀性葡萄胎在组织学上虽具有交界性或不确定性的特征，但其临床表现与绒癌极为相似，因此临床上仍将其归类为恶性肿瘤，并与绒癌合称为妊娠滋养细胞肿瘤。

第一节　葡萄胎

一、定义

葡萄胎，又称"水泡状胎块（hydatidiforn mole，HM）"，因妊娠后胎盘绒毛滋养细胞过度增生、间质水肿，形如葡萄得名，包括完全性葡萄胎、部分性葡萄胎和侵蚀性葡萄胎。

二、诊断

（一）临床表现

1. 完全性葡萄胎

停经后阴道流血为最常见的症状，约占60%。可伴有子宫异常增大、变软，妊娠呕吐，子痫前期征象，卵巢黄素化囊肿，腹痛，甲状腺功能亢进等表现。

2. 部分性葡萄胎

常表现为停经后阴道异常流血，与不全流产或过期流产类似，临床上需进行鉴别，其他症状少见，程度一般较完全性葡萄胎更轻。

（二）辅助检查

1. 超声检查

超声检查是早期诊断葡萄胎的首选方法（图6），推荐经阴道彩色多普勒超声检查。完全性葡萄胎的超声影像学特征如下：早期妊娠（妊娠4~5周）宫腔有时可探及正常形态的孕囊（孕囊的横径/纵径＞1.5），甚至有时还可探及卵黄囊；妊娠5~7周超声检查提示宫腔内息肉样肿块，呈"暴风雪"样声像；妊娠8周后随着绒毛组织水肿囊性变，宫腔内充满了"蜂窝样"无回声区，子宫增大，肌壁薄，肌壁间血流信号较正常妊娠子宫稍丰富，而宫腔内基本没有血流信号。部分性葡萄胎的影像学特征：早期妊娠子宫增大，宫腔内可见正常形态孕囊（孕囊的横径/纵径＞1.5），可见卵黄囊或胚胎（但多已死亡），胎盘正常或轻微囊性变。彩色多普勒显示部分性葡萄胎的血供比完全性葡萄胎更多。应用这些标准诊断完全性葡萄胎和部分性葡萄胎的灵敏度高，但敏感性低。当超声无法确诊时，需进一步完善盆腔MRI及CT等影像学检查。

2. 血HCG

葡萄胎时血HCG值一般会高于正常孕周的相应值，且停经8~10周后仍无下降趋势，呈持续性升高表现，血HCG＞80000 IU/L支持诊断。部分性葡萄胎因绒毛退行性改变，血HCG升高可能并不明显。

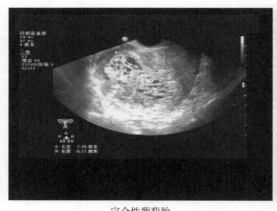
完全性葡萄胎

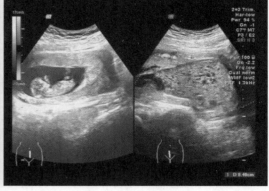
部分性葡萄胎

图6　葡萄胎的超声检查图像

3.染色体核型分析

完全性葡萄胎的染色体核型为二倍体，部分性葡萄胎的染色体核型为三倍体。染色体核型分析仅能区分二倍体和三倍体，对于完全性葡萄胎的确诊无帮助。

4.印记基因检测

部分性葡萄胎拥有双亲染色体，故能表达父源印记基因及母源印记基因（如P57），而完全性葡萄胎无母源染色体，所以我们可以通过免疫组化染色P57KIP2来区分完全性葡萄胎和部分性葡萄胎。但是P57不能区分部分性葡萄胎和非葡萄胎妊娠。

（三）组织学诊断

组织学诊断是葡萄胎最重要和最终的诊断依据。每次清宫的刮出物必须送病理组织学检查。完全性葡萄胎的组织学特征：滋养细胞不同程度增生，绒毛间质水肿，间质血管消失或极稀少。部分性葡萄胎的组织学特征：胎儿组织存在、绒毛局灶水肿、部分滋养细胞过度增殖、水肿间质可见血管及红细胞，是胎儿存在的重要依据。

染色体核型分析和免疫组织化学P57KIP2有助于鉴别完全性和部分性葡萄胎。

三、临床处理及治疗原则

临床考虑诊断为葡萄胎时，需进一步完善血HCG检测、胸片或肺CT（排除肺转移）等检查（图7）。葡萄胎一经诊断应尽快行B超引导下清宫术。

1.清宫

（1）术前准备：术前应注意有无葡萄胎相关合并症如休克、子痫前期、甲亢等，

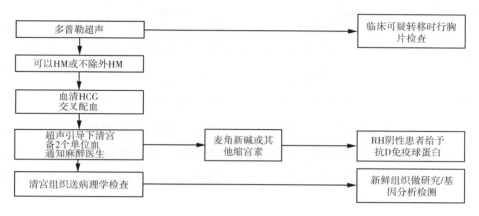

图 7　葡萄胎的诊断流程

出现时应积极处理，稳定病情。完善术前检查：血尿常规、血生化检查、血型等，其中RH阴性血患者应积极注射抗D人免疫球蛋白。葡萄胎清宫术中易发生大出血，尤其是子宫过大的患者，故术前需积极备血，同时建立并开放静脉通道。

（2）术中注意事项：由有经验的医师进行操作，缩短操作时间，减少术中并发症发生。

（3）操作步骤：充分扩张宫颈，依次扩张宫颈至 8 号以上。尽量用大号吸引管吸引，防止葡萄胎组织堵塞吸管影响操作，引管口被葡萄胎组织堵塞时可用卵圆钳快速钳夹出堵塞的组织，基本吸净后可用刮匙轻微搔刮宫壁 2~3 圈。术中出血多时可在充分扩张宫颈且吸宫之后使用缩宫素静脉滴注，并可持续至术后几小时，需避免宫口未开时使用缩宫剂，以免子宫收缩将葡萄胎组织挤压入血管引起栓塞。由于葡萄胎子宫极软，清宫术中容易发生子宫穿孔，故建议在 B 超引导下行清宫术，更为安全。若吸宫不久就发生子宫穿孔，需要立即停止操作，同时行腹腔镜探查或开腹探查，术中根据患者年龄及生育需求决定剖宫取葡萄胎组织、子宫修补或子宫切除。如已基本清除干净葡萄胎组织发生子宫穿孔，需停止操作，严密观察。如无活动性出血、腹腔内出血征象，可等1~2 周后再次刮宫，若有内出血则应行选择性子宫动脉栓塞或开腹或腹腔镜探查。一般一次清宫可刮尽葡萄胎组织，但若持续阴道流血或彩超提示宫内残留需二次清宫。此外，当清宫后临床疑似 GTN 时，也可进行再次清宫。刮出物需送病理组织学检查。

2. 黄素化囊肿的处理

一般无须处理，清宫术后会自然消退。若发生急性蒂扭转，可在超声引导下穿刺抽液或腹腔镜下穿刺抽液，一般能自然复位。若扭转时间长导致坏死则需切除患侧附件。

3. 预防性化疗

大部分葡萄胎清宫后即可治愈，但有少部分葡萄胎可发展为 GTN。完全性葡萄胎恶性变率约 20%。预防性化疗不常规推荐，对于有高危因素随访困难的患者，可给予预防性化疗。高危因素包括：①血 HCG $> 1 \times 10^6/L$。②子宫体积明显大于停经月份或并发黄素化囊肿（尤其是直径 > 6 cm）时，恶性变率可高达 40%~50%。③年龄越大恶性变风险越高，年龄大于 40 岁时，恶性变率可达 37%，超过 50 岁时，可高达 56%。给药方案一般为单一用药，包括甲氨蝶呤、放线菌素 D（actinomycin D，Act-D）。血 β-HCG 恢复正常后，不再需要巩固化疗。

4. 子宫切除术

不常规推荐，因为单纯切除子宫不能预防葡萄胎发生子宫外转移。若患者合并其他需要切除子宫的指征时，可行子宫切除，但术后仍然需定期随访。

四、随诊

清宫术后需每周检测血 HCG，滴度呈对数下降，一般术后 8~12 周恢复正常。恢复正常后，改为每月监测血 HCG 一次，3~4 次，至少持续 6 个月。

随访期间需严格避孕，首选避孕套避孕或口服短效避孕药。不建议首选宫内节育器，以免子宫穿孔或混淆异常子宫出血的原因。

葡萄胎后如果血 HCG 自然降至正常，发生滋养细胞肿瘤的概率不足 1%。所以葡萄胎后 6 个月如果血 HCG 降至正常可以妊娠，只要妊娠前血 HCG 降至正常，即使发生不足 6 个月的意外妊娠，也不需要终止妊娠。对于葡萄胎后的再次妊娠，早期妊娠需要进行超声检查及血 HCG 动态监测，以明确是否是正常妊娠，分娩后也需要随访至正常。因为 1 次葡萄胎妊娠后再发葡萄胎的概率为 0.6%~2.0%，连续发生葡萄胎后再发葡萄胎的风险更高。

（罗芳、胡婷、冯欣、万晓丽）

第二节　妊娠滋养细胞肿瘤

妊娠滋养细胞肿瘤 60% 继发于葡萄胎，30% 继发于流产，10% 继发于足月妊娠或异位妊娠。绒癌可继发于葡萄胎妊娠，也可继发于非葡萄胎妊娠，侵蚀性葡萄胎完全继发于葡萄胎。

一、病理特征

1. 侵蚀性葡萄胎

肉眼可见病灶处局部出血或有水肿绒毛。镜下：见胎盘绒毛和异型增生滋养细胞出现在子宫肌层、血管或远隔部位，绒毛水肿常不显著，滋养细胞增生程度也有较大差异。

2. 绒癌

肿瘤质软，呈暗红色，有出血的圆形结节状肿物。肿瘤常位于子宫肌层内，也可凸向宫腔或浆膜层，没有固定的形态。镜下：没有一般所固有的结缔组织性间质细胞，只有滋养细胞、血块及凝固性坏死构成的坏死灶，也没有固有的血管，癌细胞直接与宿主血液接触取得营养。在癌灶中心部，往往找不到癌细胞，越靠近边缘部，肿瘤细胞越明显，但见不到绒毛结构，只能见到成团的滋养细胞。

二、临床表现

1. 侵蚀性葡萄胎

最常表现为阴道异常流血，对于葡萄胎清宫术后持续性异常子宫出血时，我们需高度警惕。其次，还可表现为下腹部痛、腹部包块以及其他侵袭转移症状。肺转移时可出现痰中带血、咯血；出现头痛、恶心、呕吐甚至偏瘫等神经精神症状，需警惕脑转移；出现血尿需考虑膀胱转移。

2. 绒癌

绒癌可继发于正常或不正常妊娠后，前次妊娠可为葡萄胎妊娠，也可为流产、足月产、异位妊娠，其继发的时间不定。常为正常分娩、流产或葡萄胎排空后出现异常子宫出血，少部分患者可能出现假孕反应、卵巢黄素化囊肿、腹痛、子宫复旧不全等。转移性 GTN 可出现与转移部位密切相关的临床症状。

三、诊断

当流产、足月分娩、异位妊娠或葡萄胎排空后出现阴道异常流血和（或）转移部位相关症状和体征时，应考虑 GTN 的可能。我们可以通过临床症状和实验室检查结果进行诊断，血 β-HCG 水平变化是临床诊断的主要依据，影像学检查证据是重要的辅助诊断方法，但不是必需的。GTN 可以没有组织学诊断，如果能获取组织，我们则需进行组织病理学诊断。

葡萄胎后 GTN 的诊断标准：①血 HCG 至少 3 周连续 4 次测定呈平台（±10%）（第 1 天、第 7 天、第 14 天、第 21 天）。②血 HCG 水平至少 2 周连续 3 次测定呈持续上升（> 10%）（第 7 天、第 14 天）。③组织病理学诊断为侵蚀性葡萄胎或绒癌。

非葡萄胎后 GTN（绒癌）诊断标准：流产、足月产、异位妊娠终止 4 周以上，血 HCG 水平持续在高水平，或一度下降后上升，已排除妊娠物残留或再次妊娠；组织学诊断为绒癌。诊断时需排除妊娠物残留以及再次妊娠，如不能除外，则建议再次清宫，必要时可行宫腔镜检查。对于有可能转移者，应行盆腔 B 超或 MRI、肺 CT 或胸片检查，当肺部有较大转移灶时需完善 B 超、头部、腹部 CT、MRI 评估病变转移范围，以明确 FIGO 分期。

四、临床分期及预后评分标准

1. FIGO 2000 年解剖分期标准

临床分期采用 FIGO 2000 年解剖分期标准，如表 34 所示。

表 34　GTN FIGO 2000 年解剖分期标准

分期	定义
I 期	病变局限于子宫
II 期	病变扩散，但仍局限于生殖器官（附件、阴道、阔韧带）
III 期	病变转移至肺，有或无生殖系统转移
IV 期	所有其他转移

2. 预后评分系统

目前应用 FIGO 于 2000 年审定并通过的分期及预后评分标准（表 35），该评分系统更加客观地反映了 GTN 患者的实际情况，更有利于患者治疗方案的选择和对预后的评估。TNM 分期在 GTN 中很少应用。

表 35　FIGO/WHO 预后评分系统（2000 年）

评分	0	1	2	4
年龄（岁）	< 40	> 40	—	—

评分	0	1	2	4
前次妊娠	葡萄胎	流产	足月产	—
距离前次妊娠时间（月）	< 4	4~7	7~12	> 12
治疗前血 HCG	$< 10^3$	10^3~10^4	10^4~10^5	$> 10^5$
肿瘤最大直径 D（cm）	3	3~5	≥ 5	—
转移部位	肺	脾、肾	胃肠道	肝、脑
转移病灶数目	0	1~4	5~8	> 8
化疗	—	—	单药	多药化疗

注：根据总分进行分组：0~6 分为低危组，≥ 7 分为高危组。

五、治疗

1. 治疗原则

以化疗为主、手术和放疗为辅的综合治疗。明确临床分期，根据预后评分，将患者评定为低危或高危，再根据患者的骨髓造血功能、肝肾功、全身情况等情况进行全面评估，制订适宜的方案，进行分层治疗。

2. 低危 GTN 的治疗

低危 GTN 的治疗方案主要依据患者是否存在子宫外转移灶以及是否保留生育功能而决定（图 8）。

（1）化疗方案的选择。

低危患者一般采取单药化疗。对于下列患者单药化疗的成功率更高：①预后评分 0~4 分。②末次妊娠为葡萄胎。③病理学诊断为非绒癌患者。

一线化疗药有放线菌素 D（Act-D）、甲氨蝶呤（MTX），常用单药化疗方案如表 36 所示。Meta 分析结果显示，MTX 的多天方案、Act-D 的冲击方案及 Act-D 的 5 天方案相对疗效更好。对于评分 5~6 分的低危 GTN 和病理学诊断为绒癌以及已有转移的患者推荐直接联合化疗，效果更好，Cavoretto 等研究发现，FIGO 预后评分为 5~6 分的低危 GTN 患者耐药风险率增加 70%。

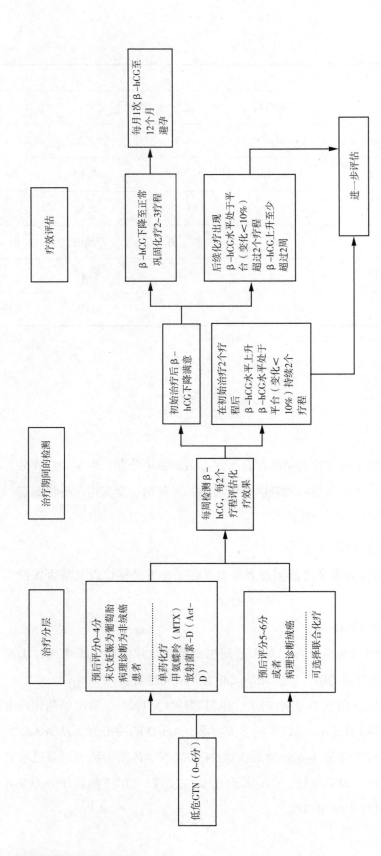

图 8 低危 GTN 的初始治疗流程图

表 36　常用单药化疗方案

药物名称	给药方案	疗程间隔	CR%
MTX	（8 天方案）1 mg/kg 或 50 mg，im 或 iv，第 1、3、5、7 天；四氢叶酸 0.1 mg/kg，im 或 po，第 2、4、6、8 天	2 周	74~90
	（5 天方案）0.4 mg/kg 或 15 mg，im 或 iv，连续 5 天	2 周	87~93
Act-D	（脉冲方案）1.25 mg/m^2，iv（最大 2 mg）	2 周	69~90
	（5 天方案）10~12 μg/kg 或 0.5 mg，iv，连续 5 天	2 周	77~94

（2）疗效评估。

每周期化疗结束后，应每周监测一次血 HCG，同时结合患者影像学检查（超声、胸片、CT 等）及妇科检查进行评估。在每一次化疗结束后的 18 天之内，血 HCG 至少下降 1 个对数才算有效。

（3）化疗药物的更换。

研究发现部分低危 GTN 患者首次单药化疗后可能会产生化疗方案不耐受或者耐药，国内外报道，低危 GTN 患者单药化疗耐药率高达 45%，若化疗前血 HCG 大于 1×10^5 IU/L，单药化疗治愈率仅 30%；大于 4×10^5 IU/L 者，单药化疗基本无效。单药化疗耐药包括原发耐药和继发耐药：原发耐药是指在开始应用单药化疗的前 2 个疗程就出现血 HCG 升高或平台（下降 < 10%）；继发耐药指开始化疗时有效，而后血 HCG 在 2 个疗程中呈现升高或平台（下降 < 10%）。若出现单药耐药，血 HCG 呈现平台且 < 300 IU/L，可改成另外一种单药化疗。若血 HCG 呈现平台且 > 300 IU/L，或血 HCG 升高，或出现新病灶，或对两种单药化疗都反应不佳时，建议改为联合化疗。当对第 1 种单药化疗有反应，但因毒性无法耐受时，可以更换另一种单药。

（4）停止化疗的指征。

血 HCG 正常后，低危 GTN 患者需巩固 2~3 个疗程（4~6 周），如果出现过耐药的患者需按照高危标准，巩固化疗 3~4 个疗程（6~8 周）。HCG 是反映肿瘤活动的可靠指标，所以对于治疗后血 HCG 正常后无须考虑影像学是否为阴性。

3. 高危 GTN 的治疗

高危 GTN 的患者首选联合化疗，在此基础上部分患者必要时需联合手术、放疗、免疫治疗等个体化治疗（图 9）。

（1）化疗。

首选 EMA-CO 方案（依托泊苷、甲氨蝶呤、Act-D、环磷酰胺和长春新碱），如表

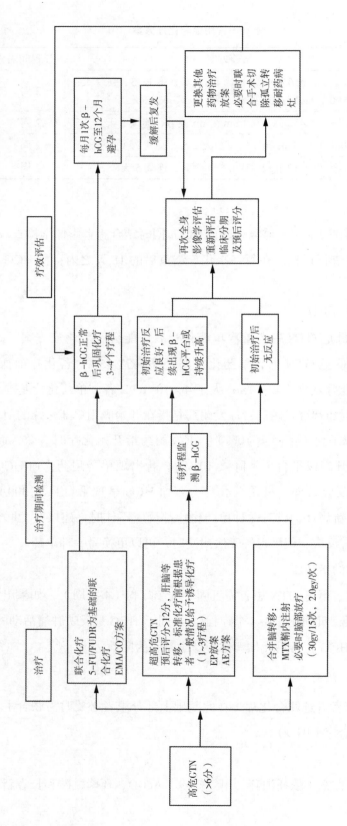

图 9　高危 GTN 的初始治疗流程图

37 所示；或中国学者制订的以氟尿嘧啶（5-FU）/氟尿苷（FURD）为基础的 FAV 方案
（5-FU/FURD、Act-D、长春新碱）和 FAVE 方案（5-FU/FURD、Act-D、依托泊苷、长
春新碱），如表 38、表 39 所示。EMA-CO 方案初次治疗高危转移病例的完全缓解率及
远期生存率均在 90% 以上，骨髓抑制是最常见的不良反应，其次为肝肾毒性。FEV 和
FAEV 治疗高危 GTN 和耐药 GTN 的完全缓解率达 80% 以上。

表 37　常用联合化疗方案——EMA-CO 方案

时间		药物	剂量	给药方式及时间
EMA 部分	第 1 天	Act-D + 5%GS	500 µg （体重＜ 40 kg 用 400 µg） 250 mL	静脉滴注 1 h
		VP-16 + NS	100 mg/m^2 500 mL	静脉滴注 1 h
		MTX + NS	100 mg/m^2 30 mL	静脉滴注 1 h
	第 2 天	Act-D + 5%GS	500 µg 250 mL	静脉滴注 1 h
		VP-16 + NS	100 mg/m^2 500 mL	静脉滴注 1 h
		CVF + NS	15 mg 14 mL	静脉滴注 q12h （MTX 静脉注射 24 h 后开始，共 4 次）
CO 部分	第 8 天	VCR + NS + CTX	2 mg 20 mL 600 mg/m^2	静脉注射，化疗前 3 h 开始
		IFO + NS	1600~1800 mg/m^2 500 mL	静脉滴注 2 h
	第 15 天	重复下一个疗程		

注：（1）CO 部分的 VCR+NS+CTX 和 IFO+NS 二选一。
　　（2）使用 CTX 者，不需要大量补液；使用 IFO 者，补液 1500~2000 mL，用美司钠解毒，美司钠剂量至少为 IFO 剂量的 20%（一般为 400 mg），于 IFO 给药同时、4 h 和 8 h 静脉注射。

表 38　常用联合化疗方案——FAV 方案

药物	剂量	给药方式及时间
VCR + NS	2 mg 20 mL	静脉注射，化疗前 3 h 开始（第 1 天用）， 床旁化疗
5-FU 或 FUDR + 5%GS	24~26 mg/（kg·d） 500 mL	静脉滴注（匀速 8 h），每天 1 次
Act-D + 5%GS	4~6 μg/（kg·d） 250 mL	静脉滴注（匀速 1 h），每天 1 次

注：（1）FAV 方案是指 VCR+5-FU/FUDR+Act-D，6 天为 1 个疗程，间隔时间为 17~21 天。

（2）使用 5-FU 者，剂量为 24~26 mg/（kg·d）；使用 FUDR 者，剂量为 24 mg/（kg·d）。

表 39　常用联合化疗方案——FAVE 方案

药物	剂量	给药方式及时间
VCR + NS	2 mg 20 mL	静脉注射，化疗前 3 h 开始（第 1 天用）
VP-16 + NS	100 mg/（m^2·d） 500 mL	静脉滴注（匀速 1 h），每天 1 次
Act-D + 5%GS	4~6 μg/（kg·d） 200 mL	静脉滴注（匀速 1 h），每天 1 次
5-FU 或 FUDR + 5%GS	800~900 mg/（m^2·d） 500 mL	静脉滴注（匀速 8 h），每天 1 次

注：（1）FAEV 方案是指 VCR+5-FU/FUDR+Act-D+VP-16，5 天为 1 个疗程，间隔时间为 17~21 天。

（2）使用 5-FU 者，剂量为 800~900 mg/（m^2·d）；使用 FUDR 者，剂量为 800 mg/（m^2·d）。

（3）疗效评估：同低危 GTN。

（4）停止化疗的指征：高危 GTN 患者 β-HCG 正常后，需要继续化疗 3 个疗程，其中第 1 个疗程必须为联合化疗。

（2）手术。

在高危 GTN 患者的治疗中，手术治疗是非常重要的。除了对控制大出血抢救生命外，初始治疗联合子宫切除术也可清除耐药病灶、减少肿瘤负荷和减少化疗的疗程数以及化疗的毒副作用。手术方式包括：

1）对于无生育要求的无转移患者在初次治疗时可选择全子宫切除，同时术中给予单药单疗程化疗。对于有生育需求的患者，若发生病灶穿孔出血，可行病灶切除＋子宫修补手术。年轻女性应保留卵巢功能。对有生育要求的患者，若耐药病灶为单个、血HCG水平不高以及子宫外转移病灶已控制时，可考虑行局部病灶切除术。

2）对于多次化疗未能吸收的孤立的耐药病灶，血HCG水平不高，可考虑做肺叶切除术。术前需充分鉴别是由于肺转移病灶吸收后形成的纤维化结节还是持续存在的耐药病灶，因为HCG转阴后在胸片或CT上纤维化结节可存在较长时间。

（3）放疗。

应用较少，具有一定的局限性，目前很少使用。但对于脑转移的患者，全身联合化疗联合全脑放疗、立体定向放疗等是可以选择的治疗手段，根据病灶数量选择TOMO（螺旋断层放疗）或SBRT（立体定向放疗）。对于需要放疗控制出血的阴道和宫颈的转移病灶，需在全身化疗的基础上采用阴道近距离放疗 ± 插植放疗。

4. 极高危GTN的治疗

极高危GTN指预后评分 ≥ 13 分及伴有肝、脑或广泛转移的高危病例，其治疗可选择 EP-EMA（表 40）等二线方案，总体存活率及早期死亡率分别为 94.3% 和 0.7%。对于极高危GTN患者在使用标准化疗方案前需使用 1~3 个疗程的低剂量的诱导化疗，这样可以明显减少严重的骨髓抑制、败血症、代谢性酸中毒、脓肿，甚至多器官衰竭等严重不良反应，降低患者治疗早期（4 周内）发生死亡的风险。低剂量诱导化疗方案：如EP 方案（1~2 天，每周 1 次，共 1~3 周）或 AE 方案（1~3 天，疗程间隔 2 周），病情缓解后，可转为标准化疗方案，可将早期病死率从 7.2% 降至 0.7%。对于脑转移患者，增加了 MTX 输注剂量在 EP/EMA 或 EMA/EP 方案至 1000 mg/m²，第 1 天（NCCN）和甲酰四氢叶酸（15 mg，q6h，共 12 次，MTX 后 36 h 开始），血 β-HCG 正常后巩固3~4 个疗程。

表 40　常用联合化疗方案——EMA-EP 方案

时间	药物		剂量	给药方式及时间
EMA 部分	同表 38			
EP 部分	第 8 天	VP + NS	150 mg（最大剂量 200 mg） 500 mL	静脉滴注 1 h
		DDP 水剂 + NS	75 mg/m²（最大剂量 100 mg） 500 mL	静脉滴注 4 h
	第 15 天	重复下一个疗程		

5. 高危耐药和复发 GTN 的处理

25%~30% 的高危 GTN 患者在一线联合化疗后出现耐药或复发，所以需要更多的药物进行挽救化疗。

（1）耐药标准。

目前暂无没有公认的耐药标准。指南指出：认为在化疗过程中出现下列现象考虑耐药：连续化疗 2 个疗程后，血 HCG 未呈对数下降或呈平台期（下降＜10%）甚至上升；或影像学提示肿瘤病灶不缩小甚至长大或出现新的病灶。

（2）复发标准。

治疗后血 HCG 连续 3 次阴性，影像学检查提示病灶消失 3 个月后出现血 HCG 升高（排除妊娠）或影像学检查发现病灶则提示复发；若 1 年后出现上述情况为晚期复发；若 3 个月内出现上述情况则为持续性 GTN，也有研究认为可归类为复发。

（3）耐药、复发 GTN 治疗方案的选择。

高危 GTN 耐药或复发患者推荐使用二线化疗方案，方案有：EMA-EP、FAEV、TE/TP、ICE、VIP、BEP 等，如表 41 所示。研究发现仅 90% 对 EMA/CO 方案耐药的高危 GTN 患者可以通过以铂类和依托泊苷为基础的联合化疗方案达到缓解。化疗前需完善相关检查：包括盆腔及脑部 MRI、胸部及腹部 CT，必要时可行 PET-CT。

表 41　常用联合化疗方案——TP/TE 方案

时间	药物	剂量	给药方式及时间
第 1 天	紫杉醇 + NS	135 mg/m^2 250 mL	静脉滴注＞ 3 h
	顺铂 + NS	60 mg/m^2（最大剂量 100 mg） 1000 mL	静脉滴注＞ 3 h
第 15 天	紫杉醇 + NS	135 mg/m^2 250 mL	静脉滴注＞ 3 h
	依托泊苷 + NS	150 mg/m^2（最大剂量 200 mg） 1000 mL	静脉滴注＞ 1 h

注：（1）TP 和 TE 每 2 周交替 1 次，4 周为 1 个疗程。
（2）停止化疗的指征：血 HCG 正常后，需要巩固 3~4 个疗程。

手术治疗对高危耐药和复发患者的治疗非常重要。耐药 GTN 患者手术时机的选择也是非常重要的：转移病灶为孤立病灶，通过充分评估可以切除的病灶；没有手术部位以外的活跃病灶；术前血 HCG 最好接近正常；患者一般情况良好能够耐受手术。

六、随访

GTN 治疗后需严密随访，每月 1 次，持续 1 年，第 2~3 年每 3 个月 1 次，以后每年 1 次，共计 5 年。随访期间应严格避孕 1 年。高危 GTN 患者治疗后全身影像学检查可作为评估残留病灶或变化的方法，当疾病复发时，有助于转移病灶的定位及监测。

（罗芳、胡婷、冯欣、万晓丽）

第三节　胎盘部位滋养细胞肿瘤

一、概述

胎盘部位滋养细胞肿瘤是来源于胎盘种植部位中间型滋养细胞分化的滋养细胞肿瘤。大多数不发生转移，预后良好。仅有少部分患者发生子宫外转移，预后不良。胎盘部位滋养细胞肿瘤罕见，发生率约 1/10 万次妊娠，占所有妊娠滋养细胞肿瘤的 1%~2%。发病年龄多为年轻生育期女性，平均发病年龄 31~35 岁，可继发于足月产、流产、葡萄胎等。

二、诊断

1. 病理

病理是诊断 PSTT 的金标准。肉眼观肿瘤呈多样性，病灶大小不一、形态多样，多为凸向宫腔的息肉样组织，边界不清，颜色常为灰黄色或灰白色、紫褐色。镜下所见肿瘤由单一的胎盘种植部位中间型滋养细胞增生形成，无绒毛结构，呈单一或片状侵入子宫肌纤维之间，肿瘤细胞不侵犯平滑肌细胞。免疫表型特点：HPL、CD146 阳性，β-HCG、PLAP、inhibin-α、vimentin 和 P63 均阴性，Ki-67 增殖数 14%~21%。

2. 临床表现

常见症状为阴道异常流血、月经不规则、血 HCG 异常等。

体征为子宫均匀性或不规则长大。很少发生子宫外转移，一旦发生，提示预后不良。

3. 辅助检查

（1）血 HCG：常阴性或轻度升高，这是因为 PSTT 中含有很少量合体滋养细胞。据统计 PSTT 患者血 HCG 一般不超过 1000 IU/L，最高 600 IU/L，最低 30 IU/L，但发生全身转移时明显升高。

（2）血清中人胎盘催乳素（human placental lactogen，hPL）：一般为轻度升高或正常。

（3）阴道超声与 MRI 检查：可发现子宫病灶，表现为子宫肌层或宫腔内低回声混杂性或囊性或实性包块，与周围组织界限不清，可浸润子宫肌层达浆膜层，血供丰富。MRI 可以精确定位肿瘤位置，明确与子宫肌层关系，在评估手术范围、能否行手术治疗及保留生育功能治疗方面意义重大，建议所有高度考虑 PSTT 的患者均应行 MRI 检查。

（4）胸片 / 胸部 CT：PSTT 主要经血行转移，主要转移部位为肺，其次为阴道、脑及肝、肠、肾等。胸片是筛查肺部有无转移病灶最基本的手段。但对小的胸部转移灶，胸片无法发现，建议行胸部 CT。

三、分期及预后

PSTT 采用 GTN 的解剖学分期来评估疾病转移情况，但预后评分不适合，β-HCG 水平与肿瘤负荷、疾病转归也无相关性。一般认为，与 PSTT 预后相关的高危因素有：①肿瘤细胞有丝分裂指数＞ 5 个 /10 HPF。②距先前妊娠时间＞ 2 年。③有子宫外转移。④深肌层浸润、淋巴脉管间隙浸润（LVSI）、弥漫性坏死。此外，FIGO 分期为晚期、病程大于 4 年以及出现细胞质透亮的肿瘤细胞是独立的不良预后因素。

四、治疗

1. 手术

手术是治疗 PSTT 的主要方式。

（1）子宫切除术 + 盆腔淋巴活检。

NCCN 指南（2022 版）指出对于病灶局限者，推荐行全子宫 + 双侧输卵管 ± 盆腔淋巴活检，对浸润深度较深、病灶较大者需行盆腔淋巴结活检，因为 PSTT 较绒癌更容易发生淋巴结转移。

（2）病灶切除手术。

对于有生育需求，需保留生育功能的患者、Ⅰ期且病灶局限者，充分知情同意的情况下，可采用彻底刮宫、宫腔镜切除或局灶病灶切除等方法，并给予联合化疗。病变弥漫者不适用保守治疗。保守性治疗后若出现持续性子宫病灶和血 β-HCG 水平异常，则仍需考虑子宫切除术。

2. 化疗

针对 FIGO Ⅰ期的 PSTT 患者，不常规推荐化疗，但合并有高危因素的患者术后应给予辅助化疗，对于无法切除的病灶或发现有转移病灶者应给予化疗。PSTT 对化疗敏感性不及滋养细胞肿瘤，故应给予联合化疗，国内首选的化疗方案为：EMA-CO 方案，其他可选用的化疗方案包括：FAEV、EMA-EP 和 TE/TP 等。实施化疗的疗程同高危 GTN。疗效评估和病情监测依靠影像学检查。

五、随访

随访内容基本同妊娠滋养细胞肿瘤。由于缺乏肿瘤标志物，所以随访时临床表现和影像学检查更有价值，有条件者可选用增强 MRI 随访。

（罗芳、胡婷、冯欣、万晓丽）

参考文献

［1］ 向阳．宋鸿钊滋养细胞肿瘤学［M］．4 版．北京：人民卫生出版社，2020.

［2］ Jauniaux E，Memtsa M，Johns J，et al. New insights in the pathophysiology of complete hydatidiform mole［J］．Placenta，2018，62：28-33.

［3］ 彭美莲，林开武，翁宗杰，吴齐斌，孙蓬明．妊娠滋养细胞疾病的影像学特征及意义［J］．中国实用妇科与产科杂志，2022，38（7）：680-684.

［4］ 中国抗癌协会妇科肿瘤专业委员会．妊娠滋养细胞疾病诊断与治疗指南（2021 年版）［J］．中国癌症杂志，2021，31（6）：520-532.

［5］ Ronnett BM. Hydatidiform moles：ancillary techniques to refine diagnosis［J］．Arch Pathol Lab Med，2018，142（12）：1485-1502.

［6］ Elias KM，Berkowitz RS，Horowitz NS. State-of-the-art workup and initial management of newly diagnosed molar pregnancy and postmolar gestational trophoblastic neoplasia［J］．J

Natl Compr Canc Netw，2019，17（11）：1396-1401.

［7］ Wolfberg AJ，Berkowitz RS，Goldstein DP，et al. Postevacuation HCG levels and risk of gestational trophoblastic neoplasia in women with complete molar pregnancy［J］. Obstet Gynecol，2006，107（3）：743.

［8］ Elias KM，Shoni M，Bernstein M，et al. Complete hydatidiform mole in women aged 40 to 49 years［J］. J Reprod Med，2012，57（5-6）：254-258.

［9］ Deicas RE，Miller DS，Rademaker AW，et al. The role of contraception in the development of postmolar gestational trophoblastic tumor［J］. Obstet Gynecol，1991，78（2）：221-226.

［10］ Braga A，Maestá I，Matos M，et al. Gestational trophoblastic neoplasia after spontaneous human chorionic gonadotropin normalization following molar pregnancy evacuation［J］. Gynecol Oncol，2015，139（2）：283-287.

［11］ Li J，Li S，Yu H，et al. The efficacy and safety of first-line single-agent chemotherapy regimens in low-risk gestational trophoblastic neoplasia：a network meta-analysis［J］. Gynecol Oncol，2018，148（2）：247-253.

［12］ Bolze PA，Riedl C，Massardier J，et al. Mortality rate of gestational trophoblastic neoplasia with a FIGO score of ≥ 13［J］. Am J Obstet Gynecol，2016，214（3）：390.

［13］ Cyriac S，Rajendranath R，Sridevi V，et al. Etoposide，cisplatin-etoposide，methotrexate，actinomycin-D as primary treatment for management of very-high-risk gestational trophoblastic neoplasia［J］. Int J Gynaecol Obstet，2011，115（1）：37-39.

［14］ Alifrangis C，Agarwal R，Short D，et al. EMA/CO for high-risk gestational trophoblastic neoplasia: good outcomes with induction low-dose etoposide-cisplatin and genetic analysis［J］. J Clin Oncol，2013，31（2）：280-286.

第九章　子宫内膜异位症和子宫腺肌病

第一节　子宫内膜异位症

子宫内膜异位症，简称"内异症"，是指子宫内膜腺体或间质在子宫腔被覆内膜及子宫以外的区域出现，随月经周期不断生长、扩散，并导致反复出血，引发疼痛、不孕及结节或包块等症状。流行病学数据显示，约 10% 的育龄期女性罹患子宫内膜异位症，其中 76%~85% 的患者发病年龄集中在 25~45 岁。该疾病显著受到性激素的影响，病变范围广泛且难以彻底治愈，具有较高的复发率。无论是自然绝经还是人工绝经后，异位病灶通常会逐渐萎缩。当卵巢功能受到抑制时，如妊娠期或使用相关药物期间，异位病灶的活动性可暂时得到抑制。

一、发病机制

至今仍有许多未解之谜围绕着子宫内膜异位症的发病机制，其中包括桑普森在 1921 年提出的一种经血管逆流种植学说，该学说目前仍被广泛认可。其他病因理论涵盖了血液和淋巴传播、医源性扩散、免疫相关机制、在位内膜决定论、体腔上皮转化，以及干细胞假设。目前，子宫内膜异位症的发病机制多采用多种病因理论来解释。

二、临床分型

子宫内膜异位症按照其出现的部位主要分为4种类型：①内异症出现在卵巢称为卵巢子宫内膜异位症，是最常见的类型。②内异症出现在腹膜部位称为腹膜型内异症或腹膜内异症。③深部浸润型内异症（deep infiltrating endometriosis，DIE），指内异症病灶浸润深度≥5 mm，包括浸润在子宫骶韧带、子宫直肠陷凹、阴道穹隆、直肠阴道隔、直肠或结肠壁的内异症病变，内异症病灶也可侵犯至膀胱壁和输尿管。④内异症也可能在其他位置生长，比如瘢痕、消化道、呼吸道等。

三、临床症状和临床诊断

（一）临床症状

子宫内膜异位症的临床表现主要包括疼痛症状、不孕以及月经的紊乱，其中疼痛可能表现为慢性盆腔痛、经期疼痛以及性交时的不适。

1. 疼痛

典型表现为继发性痛经，并逐渐加重，疼痛通常出现在下腹部及腰骶部，也可能向阴道、会阴、肛门或大腿放射。部分内异症患者感觉到的疼痛并不严重，有时甚至没有疼痛的感觉，这种个体差异性很明显，与种植数目和部位有密切关联。部分患者可表现为慢性盆腔痛，异位囊肿破裂时可表现为急腹痛。

2. 月经失调

通常表现为月经量增多、经期延长，可能是由于内异症对卵巢实质的侵害和损伤导致卵巢功能异常。

3. 不孕

内异症相关不孕的发病原因和机制非常复杂，涉及腹膜内微环境改变、盆腔解剖结构变化、卵巢功能异常、免疫功能异常、炎症因素导致的盆腔环境异常以及子宫内膜容受性下降等多个方面。

4. 性交痛

由于内异症病变引起的周围组织充血、肿胀和粘连，某些患者在性交时会感到疼痛。常见于直肠子宫凹陷的异位病变，或由于内异症引起子宫向后倾斜并发生粘连固定导致。

5. 其他部位子宫内膜异位症

据报道，人体除脾脏外各个器官组织都有可能出现内异病灶，导致相应部位周期性增生出血而引起相应症状。

（1）手术瘢痕：常见的部位为剖宫产术后瘢痕及分娩后的会阴瘢痕。常表现为瘢痕区域逐渐增大的肿块和周期性的疼痛感。

（2）消化道：患者可能在月经周期中经历与之相关的腹痛、腹泻、便频、便秘、便血、排便痛或肠痉挛等消化道症状，严重的情况下可能导致肠梗阻。

（3）泌尿道：内异症在泌尿道中的侵犯会导致输尿管和膀胱的受损，可能表现为经期相关的尿频、尿急、尿痛甚至血尿等症状。侵犯输尿管可能导致输尿管扩张或肾积水，也可能出现肾萎缩、肾功能衰竭的表现，有些患者可能有高血压的表现。

（4）呼吸道：呼吸道子宫内膜异位症患者可能会出现气胸、咯血和肺部结节等症状。

（二）体征

在进行盆腔检查时，常常可以触及到内异症患者子宫后倾并固定的情况，在附件区域可能感觉到一些活动欠佳的囊性肿块，并且通常与子宫有粘连现象，可在阴道后穹隆、直肠子宫陷凹和宫骶韧带处发现疼痛性结节。

（三）影像学检查

1. 超声检查

是诊断子宫内膜异位症时常用的影像学检查方法。在诊断子宫内膜异位症时，采用经阴道超声较腹部超声更具敏感性，尤其是在对 DIE 病灶和小的卵巢子宫内膜异位囊肿存在疑虑时。卵巢子宫内膜异位囊肿的特点超声表现为：①囊肿内容物呈"磨玻璃样"回声，囊壁显示不规则厚度，并在部分区域呈现中等或中高回声。②在彩色多普勒血流显示中，囊肿内未观察到血流信号，只能在囊壁或隔膜上看到条状血流。③多数病灶呈单房，少数呈多房，或多发囊肿。

2. MRI 检查

在考虑内异症病灶是否侵犯肠道或泌尿道时，可以考虑使用盆腔 MRI 检查来评估其侵犯的深度和范围。

（四）生化检测

现今常用的检测方法是 CA125，然而在早期子宫内膜异位症的诊断中其作用有限，有研究认为 CA125 检测可以用来监测子宫内膜异位症的病情进展。

（五）腹腔镜检查

腹腔镜检查不仅能够明确诊断，同时还具备进行一定病灶清除治疗的能力，因此被认为是目前最优的诊断手段。然而，对于病灶微小、症状不典型、位于腹膜外区域或伴有严重盆腔粘连的情况，腹腔镜检查的应用会受到一定限制，需要由经验丰富的医生来操作。

（六）其他特殊检查

对于可疑膀胱内异症或肠道内异症，可行膀胱镜或肠镜检查，同时行活检以确诊。

四、临床分期

目前常用的子宫内膜异位症分期方法是基于美国生殖医学学会（American Society for Reproductive Medicine，ASRM）提出的标准。ASRM 分期共分为 4 期，Ⅰ 期为 1~5 分，Ⅱ 期为 6~15 分，Ⅲ 期为 16~40 分，Ⅳ 期为 > 40 分，如表 42 所示。

表 42 子宫内膜异位症 ASRM 分期

类别	异位病灶				粘连				直肠子宫陷凹封闭程度	
	位置	大小（cm）			程度	范围				
		< 1	1~3	> 3		< 1/3 包裹	1/3~2/3 包裹	> 2/3 包裹	部分	完全
腹膜	表浅	1	2	3	—	—	—	—	—	—
	深层	2	4	6	—	—	—	—	—	—
卵巢	右侧，表浅	1	2	4	右侧，轻	1	2	4	—	—
	右侧，深层	4	16	20	右侧，重	4	8	16	—	—
	左侧，表浅	1	2	4	左侧，轻	1	2	4	—	—
	左侧，深层	4	16	20	左侧，重	4	8	16	—	—
	—				右侧，轻	1	2	4	—	—
	—				右侧，重	4	8	16	—	—
	—				左侧，轻	1	2	4	—	—
	—				左侧，重	4	8	16	—	—
直肠子宫陷凹封闭	—	—	—	—	—	—	—	—	4	40

注：如果输卵管伞端完全粘连，评 16 分；如果患者只残留 1 侧附件，其卵巢及输卵管的评分应乘以 2；内异症表示子宫内膜异位症；ASRM 表示美国生殖医学学会。

五、子宫内膜异位症的治疗

据目前了解，子宫内膜异位症的病因尚不明确，因此难以完全根除，且疾病往往会波及多个器官，手术无法完全清除病灶，难以彻底治愈，容易导致复发，甚至可能发生癌变，危及患者的生命。因此治疗目的是尽可能清除异位病灶，缓解疼痛，改善生育，避免复发，制订个性化的长期管理计划，使用药物控制病情，避免重复手术操作。应考虑患者的年龄、生育需求情况以及疾病的不同严重程度，为其制订个性化的综合治疗方案。

（一）药物治疗

在进行内异症药物治疗时，需要考虑患者对药物的耐受性、治疗效果以及可能出现的不良反应。常见治疗内异症的药物可分为六大类，包括非甾体抗炎药（nonsteroidal anti-inflammatory drug，NSAID）、复方口服避孕药（combined oral contraceptive，COC）、孕激素、促性腺激素释放激素激动剂（GnRH-agonist，GnRH-a）、中药及孕激素受体拮抗剂。

1. NSAID

NSAID 可以缓解患者明显的疼痛，但并不具有延缓内异症进展的功效。因此该类药物往往需要与孕激素或 COC 根据需要一起使用。常用药物包括布洛芬、赛莱昔布等。这类药物可能导致胃肠道刺激症状，也可能影响肝肾功能，因此建议避免长时间使用。

2. COC

长期服用口服避孕药可导致体内雌激素水平下降，从而有助于控制内异症的发展。手术后，长期服用口服避孕药可以有效控制痛经，减少其再次发作的可能性。然而，针对于那些年龄在 40 岁以上或者存在高危因素（比如糖尿病、高血压，血栓史和血栓家族史，吸烟）的患者，需要警惕血栓栓塞的风险。

3. 孕激素

孕激素对子宫内膜有导致萎缩的作用，同时还能抑制体内雌激素，因而可以帮助控制内异症。一些建议使用的药物有地诺孕素、地屈孕酮、左炔诺孕酮宫内缓释系统等。这一类药物可能导致突破性出血，患者可能还会面临乳房胀痛、体重增加等问题。

4. GnRH-a

术后使用 GnRH-a 结合口服避孕药或者 LNG-IUS 进行长期管理，这一方式被证明可以有效地预防内异症的复发。目前常用的药物包括戈舍瑞林、亮丙瑞林和曲普瑞林等。GnRH-a 的主要不良反应是因低雌激素状态而导致的绝经期症状，如潮热、阴道干燥、性欲减退、情绪不稳定和睡眠问题，同时还会引起骨质流失。

5. 中药

内异症在中医学中被称为"离经之血"，其病理基础主要在于血瘀。治疗方案可以考虑口服中药汤剂或者联合中药灌肠。采用中药疗法可以在一定程度上增加治疗的有效性，减轻经痛，预防疾病复发，并提高患者的受孕成功率。

6. 孕激素受体拮抗剂

孕激素受体拮抗剂主要为米非司酮，可造成闭经，从而使病灶萎缩，但其长期疗效仍有待证实。

（二）手术治疗

1. 手术目的

（1）清除子宫内膜异位病灶。

（2）恢复盆腔器官的正常解剖和生理功能。

（3）促进生育和缓解疼痛。

2. 手术适应证

（1）卵巢子宫内膜异位囊肿直径 ≥ 4 cm。

（2）合并不孕。

（3）疼痛症状药物治疗无效者。

3. 手术种类及选择原则

（1）保守性手术：可考虑适用于那些希望保留生育功能或年龄较轻的患者，手术的方式是尽量切除可见范围内的病灶，并分离盆腔粘连。

（2）半根治手术：对于年龄较轻且无生育需求，但希望保留卵巢功能的患者，可以考虑采取半根治手术。采用切除全部子宫和异位病灶的方式进行治疗，同时保留卵巢。

（3）根治性手术：若患者年龄较大，对生育没有要求，可以考虑进行根治性手术。治疗方式为切除全部子宫、双侧附件以及所有肉眼可见的异位病灶。

4. 生育力的保护

生育功能可能受到子宫内膜异位症的影响，包括异位病灶对卵巢功能的危害以及内分泌紊乱引起的卵巢功能下降。在接受腹腔镜手术治疗的患者身上，手术操作可能对卵巢功能带来很大的影响，进而影响生育能力。巧囊囊壁的粘连及结构不清可能导致在切除囊肿时对卵巢皮质造成损伤，从而导致卵泡的丢失。在腹腔镜操作期间，电凝释放的热辐射也存在可能，可能导致卵巢组织受损，进而影响卵巢功能。

手术过程中可采用以下方式来减轻对患者生育力的损害。

（1）尽可能保留正常的卵巢组织。

（2）手术切口避开卵巢门，避免对卵巢供血量造成损害。

（3）使用止血方法可以是压迫或缝合代替电凝止血。

（4）使用可被吸收的缝合线进行缝合，尽量不使其穿过卵巢表面，从而减少缝线外露引起的粘连情况。

（5）在手术过程中，使用大量生理盐水来清洗盆腹腔，以改善微环境。针对反复发作的卵巢子宫内膜异位囊肿，不建议进行多次囊肿剥除手术。手术次数增多并不利于手术后的生育能力，还可能导致卵巢早衰、盆腔粘连和器官损伤。

（三）青春期子宫内膜异位症的管理

针对青少年子宫内膜异位的治疗重点之一是采用药物治疗减轻疼痛，在这方面，口服避孕药是首选药物。为了避免骨质丢失的风险，在使用长期孕激素类药物时要谨慎，尤其是在16岁前要慎重考虑使用GnRH-a。针对直径小于4 cm的卵巢子宫内膜异位囊肿，可以考虑早期进行经验性药物治疗以延缓病情进展。如果药物控制效果不佳，甚至出现增长或有其他因素，可以考虑进行手术治疗，推荐首选腹腔镜手术，并在手术过程中特别注意保护生育功能。应在术后进行长期管理，减缓并避免复发。

手术后，青春期患者的长期管理重点在药物治疗，旨在有效控制疼痛，维护生育功能，延缓病情进展，并预防病情的复发。建议每半年进行一次随访，内容包括处理疼痛、观察药物反应、核实妇科超声检查结果，若有卵巢囊肿需重复进行肿瘤标志物检查，同时提供心理支持和健康宣教。同时对患有子宫内膜异位症的青少年及其家属进行健康指导，提及疾病的复发率及影响生育的风险，建议符合条件的患者及早考虑生育计划。

（四）围绝经期子宫内膜异位症的管理

围绝经期的子宫内膜异位症患者在手术后需每隔3~6个月进行一次随访。根据手术方式的不同，随访内容也有所不同。非根治性手术的患者，随访包括患者的症状反应、妇科检查、盆腔超声检查、卵巢肿瘤标志物等内容，同时可以考虑使用地诺孕素、

GnRH-a 或口服避孕药。对于进行根治性手术的患者，可以省去例行的妇科检查和随访。

（五）育龄期子宫内膜异位症患者的管理

管理育龄期不同症状的患者的长期目标在于维持疼痛控制，提供指导和支持生育，以及预防病情复发。内异症相关疼痛的治疗原则：①未合并不孕及附件包块直径＜4 cm 的疼痛患者，首选药物治疗。②合并不孕或附件包块直径≥4 cm 者，有手术指征，首选腹腔镜手术治疗。③无效药物治疗可考虑手术治疗。

针对年轻女性，特别是那些出现疼痛和不孕症状的患者，根据其病史、体征和辅助检查结果，应快速进行疾病诊断和治疗，尤其是对于怀疑有子宫内膜异位症的患者。可以优先考虑进行经验性诊疗。年轻女性患者患有卵巢子宫内膜异位囊肿时，可在排除恶性疾病的前提下考虑经验性诊断和药物治疗，尽量推迟手术时机，治疗方案可包括 NSAID、口服避孕药和高效孕激素。合并盆腔包块直径≥4 cm 或不孕或药物治疗无效者，应手术治疗，手术以腹腔镜为首选。在手术前，需要对合并不孕的患者进行全面评估，以明确或排除其他不孕原因。对于诊断中存在疑似合并不孕的内异症患者，建议采用腹腔镜检查，以确认内异症的诊断、类型、分期，并进行生育能力的全面评估。卵巢储备功能良好，可通过手术前治疗。对于年龄＞35 岁、双侧卵巢子宫内膜异位囊肿、术前有月经紊乱等高危因素的患者，如已有卵巢储备功能低下者，不宜手术应直接建议行辅助生殖治疗。

有生育计划的患者术后应及时检查卵巢功能，如果发现卵巢储备功能不佳，应优先考虑进行 IVF 治疗，进行积攒胚胎，保留生育能力。在不孕患者手术治疗期间，需要严格按照 ASRM 分期和内异症生育指数（endometriosis fertility index，EFI）进行评分，EFI 评分可参考表 43。手术后根据 ASRM 分期和 EFI 评分，结合高危因素进行生育管理和指导。根据 EFI 评分的主要依据包括患者的年龄、不孕年限以及手术相关因素和 ASRM 评分。对于经历子宫内膜异位症分娩的患者，在产后月经恢复后，建议尽快考虑安置 LNG-IUS，这不仅可以进行有效避孕，还有利于预防内异症的再次发作。对于不愿或情况不适合使用 LNG-IUS 的患者，建议在哺乳期后开始定期服用口服避孕药或孕激素。

表 43　内异症生育指数（EFI）的评分标准

类别		评分
年龄因素	年龄≤35 岁	2
	年龄 36~39 岁	1
	年龄≥40 岁	0

类别		评分
年龄因素	不孕年限 ≤ 3 年	2
	不孕年限 > 3 年	0
	原发性不孕	0
	继发性不孕	1
手术因素	LF 评分为 7~8 分	3
	LF 评分为 4~6 分	2
	LF 评分为 0~3 分	0
	ASRM 评分（异位病灶评分之和）< 16 分	1
	ASRM 评分（异位病灶评分之和）≥ 16 分	0
	ASRM 总分 < 71 分	1
	ASRM 总分 ≥ 71 分	0

注：LF 代表最低功能评分，以评估输卵管、输卵管伞端和卵巢的功能。在评分过程中，将每个部位的功能分为 0~4 分，取左右两侧评分的最低值相加，以得出 LF 评分。按照不同部位的状态，将评分区分为 0~4 分，其中 4 分代表功能正常，3 分代表轻度功能障碍，2 分代表中度功能障碍，1 分代表重度功能障碍，0 分代表无功能或缺失。

（六）子宫内膜异位症复发的长期管理

内异症复发的手术治疗适用于以下情况。

（1）卵巢内膜样囊肿直径 ≥ 4 cm 且持续存在 3 个月以上者，建议腹腔镜下卵巢囊肿剥除术。

（2）对于年龄较大、无生育要求且症状较为严重的患者，可以考虑进行根治性的手术治疗。

（3）经药物治疗或手术后疼痛再次出现，且药物治疗无效。具有复发性卵巢子宫内膜异位囊肿并合并不孕情况的患者，不建议反复进行手术。在对卵巢子宫内膜异位囊肿进行临床评估后，如果确认没有恶性变，可以考虑经超声引导下穿刺治疗、先行使用 GnRH-a 进行 2~3 个月的预处理，然后再考虑 IVF-ET 的方案。以下情况仍然建议通过腹腔镜检查和手术来确诊：出现严重疼痛症状，或者囊肿疑似恶性变、囊肿增大无法穿刺、穿刺无效、IVF-ET 治疗反复失败的情况下。

预防内异症的复发是最佳方案，通常使用药物治疗来实现。有效预防复发常用的药物包括 COC、口服孕激素、GnRH-a 和 LNG-IUS 等。内异症复发的患者需要定期随访，包括监测症状和卵巢情况，每隔 3~6 个月进行一次。关注重点包括：内异症症状，生活质量，卵巢囊肿，卵巢囊肿性质的监测，药物不良反应以及生育指导。在随访过程中，需要进行妇科检查、盆腔超声检查、卵巢肿瘤标志物检测以及卵巢功能评估；针对长期使用 GnRH-a（6 个月以上）的患者，应当监测骨密度情况。

（七）子宫内膜异位症合并不孕的长期管理

由于子宫内膜异位症合并不孕的患者通常存在其他影响生育的疾病，因此不孕问题常常是多因素综合作用的结果。针对这类患者，需要全面评估病情严重程度、生育能力、输卵管通畅性、男性因素、排卵情况等各方面，制订个性化治疗方案，以提高患者的生育率。对于 EFI 评分 ≥ 5 分的患者，腹腔镜手术后尚可期待自然妊娠半年，如患者积极要求，也可以直接进行辅助生殖治疗。对于 EFI 评分 ≤ 4 分者，建议直接行 IVF-ET。复发性卵巢子宫内膜异位囊肿合并不孕者，如果考虑到无恶性变的情况下，可以考虑直接进行 IVF-ET，不建议进行反复手术。经过腹腔镜手术半年内或者药物治疗停药半年内，内异症不孕患者有望在最佳妊娠时机内实现受孕，需给予适当的妊娠指导。手术对于伴有 DIE 的不孕患者来说并不会提高受孕率，同时也伴有较大创伤和多种并发症。DIE 复发患者中，若疼痛症状不甚明显，IVF-ET 治疗不孕是首选。然而，如果患者的疼痛症状严重到影响了日常生活和性生活，或者考虑到 DIE 导致的反复胚胎种植失败，可以优先考虑手术治疗，内异症合并不孕诊治流程如图 10 所示。

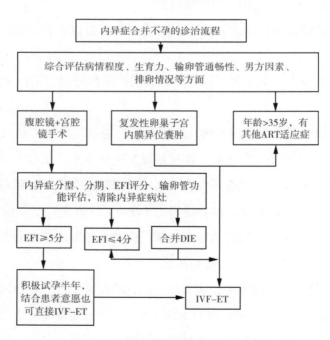

图 10　内异症合并不孕诊治流程

（八）子宫内膜异位症的恶性变

文献指出，子宫内膜异位囊肿恶性变率为 0.5%~1.0%，以下情况可能是内异症恶性变的征象：①围绝经期患者疼痛节律的改变可能是卵巢子宫内膜异位囊肿恶性变的一种表现。②卵巢囊肿过大，生长过快，直径 > 8 cm。③影像学发现卵巢囊肿内部实性或乳头状结构，其病灶血流丰富，同时阻力指数较低的情况。④子宫内膜异位症相关的不孕。⑤子宫内膜异位症的病程 ≥ 10 年。⑥合并子宫内膜病变。⑦年龄 ≥ 45 岁；⑧绝经后。对于围绝经期卵巢子宫内膜异位囊肿患者，若出现上述情况，手术治疗是必要的选择，可以考虑进行患侧附件切除或子宫加双侧附件切除手术。

此外，对于深度浸润的子宫内膜异位病灶，最好是将其一并切除，或至少进行活检以进行病理检查。内异症恶性变的超声征象：①卵巢子宫内膜异位囊肿明显增大（最大径 ≥ 10 cm）。②内异症囊肿显示实性回声结构，经 CDFI 检查显示血流信号丰富。③随着绝经后的时间推移，内异症囊肿并未逐渐缩小，反而呈现出在随访过程中逐渐增大的趋势。上述迹象警告了内部疾病变异的可能性。

（冯欣、周雪梅、李沙、万晓丽）

第二节　子宫腺肌病

子宫腺肌病是一种被视为发生在子宫肌层与内膜之间交界处的疾病，其特征在于子宫肌层中存在异位的内膜腺体和间质。其症状表现主要包括月经周期紊乱、经期疼痛和生育能力下降，给患者的身体健康和心理健康带来严重影响。

一、发病机制

子宫腺肌病的病因尚不清楚。主要的机制包括子宫内膜基底部内陷及组织损伤修复、米勒管遗迹化生和成体干细胞分化、炎症刺激、上皮 - 间质转化、血管生成、遗传、免疫等学说。

二、临床诊断

子宫腺肌病的临床表现可能呈现多种不同形式，包括复杂和不典型的症状需要临床医生们需要对其重视。患者可能出现不典型的疼痛症状，并且可能伴有性交时的疼痛和（或）长期盆腔疼痛。月经周期的混乱可能表现为月经量增多、经期延长以及月经前后出现少量出血。生育能力下降可能导致生育困难，导致妊娠后流产、早产和死产，同时会引发产科并发症，如胎膜早破、胎盘早剥和前置胎盘等情况。随着子宫增大，可能会对周围器官造成一定的压迫，导致一些与月经周期相关的临床表现，比如出现尿频、尿急和肠道刺激症状。盆腔检查时可以观察到子宫呈现增大状态，通常表现为均匀扩张且质地较为坚实。

超声检查作为首选的子宫腺肌病常用方法，具备较高的准确性和敏感性，同时操作便捷、费用适中，可反复进行。磁共振成像在诊断子宫腺肌病方面的独特性优于阴道超声检查。腺肌病患者血液中的 CA125 水平显著升高。宫腔镜检查结果可见子宫腔有扩大迹象，有时还可观察到异常腺体的存在，并且能够排除子宫内膜病变。在腹腔镜检查过程中，可发现子宫的大小均匀增加，质地较硬，外观呈现灰白或暗紫色，有时在浆膜表面可观察到突出的紫蓝色结节。

三、子宫腺肌病的分型

目前，子宫腺肌病可根据影像显示分为不同类型，包括弥漫性子宫腺肌病、局灶性子宫腺肌病以及息肉样子宫腺肌病。

四、子宫腺肌病的治疗

（一）手术治疗

1. 子宫全切除手术

子宫全切除手术适用于年龄较大、有症状且不计划生育的患者，手术方式包括腹腔镜、开腹和阴道方式，不推荐子宫次全切除术，因为有可能导致子宫颈或直肠阴道隔病灶的复发。

2. 保守性手术

（1）对于局灶性子宫腺肌病可考虑切除病灶，而弥漫性子宫腺肌病则可以选择病灶减少术或子宫内膜消融或切除术。术后可能面临子宫破裂及妊娠胎盘植入等风险，因此在进行术前需要与患者进行充分沟通。

（2）宫腔镜治疗适用于一些部分局灶性及浅层弥漫性子宫腺肌病的患者。浅层子宫腺肌病可通过进行子宫内膜 - 肌层切除术来治疗。

（3）其他治疗选择包括介入性手术，例如子宫动脉栓塞术和高强度聚焦超声消融治疗。

（二）药物治疗

子宫腺肌病患者也需长期管理，这一点与子宫内膜异位症相似，甚至需要终身管理。治疗旨在缓解疼痛、减少出血和促进生育。子宫腺肌病的药物治疗方案应根据患者的年龄、症状严重程度和生育需求来确定，药物的选择需要考虑到患者是否能长期接受治疗，常用的药物包括非甾体抗炎药、口服避孕药、GNRH-a、左炔诺孕酮宫内缓释系统（LNG-IUS）。然而，药物疗效仅为临时性的，一旦停药，症状即会复发，因此需长期用药，同时需要综合考虑药物的长期疗效和潜在不良反应。

五、子宫腺肌病合并不孕的治疗

子宫腺肌病患者可能面临生育功能下降的问题，通常表现为继发性不孕症。子宫腺肌病可能影响胚胎着床，导致不孕的情况，这可能是由于子宫肌层结构和功能失调、子宫内膜功能及容受性的变化、精子运输系统受损和子宫蠕动障碍等因素所致。此外，宫腔内自由基的增加也可能在早期流产的风险上发挥作用。此外，子宫腺肌病还可能与胎儿在子宫内的生长发育受限、产程中的并发症、产后并发症等情况有关，这可能与子宫内肌层压力改变、前列腺素、宫颈结构异常、炎症状态等因素有关。子宫腺肌病常伴发其他妇科疾病，如子宫肌瘤、子宫内膜异位症和输卵管积水等情况。这可能会对患者的生育功能和孕育结果造成额外的负面影响。

不孕合并子宫腺肌病的患者，在诊断过程中应该首先对病史进行详细了解，包括不孕时间、临床表现、治疗历史，以及是否曾有多次流产或多次胚胎植入失败等不利的生育史，同时需要排除其他可能影响生育能力的疾病，例如盆腔子宫内膜异位症、子宫肌瘤、子宫内膜息肉、输卵管积水等情况。在进行评估时，需要考虑子宫腺肌病的情况和全面的生育力评估，包括卵巢储备功能、输卵管通畅性的检查，以及男性精子分析等。为了更好地选择辅助生殖治疗方法，需要根据患者的年龄、卵巢健康、子宫腺肌病情况、输卵管通畅性及其他不孕因素进行生育能力评估，并考虑患者的意愿，以期望在尽快的时间内实现受孕。通常建议使用 IVF-ET。若患者 < 35 岁，生育力良好，具备自然试孕条件，子宫腺肌病病情较轻，可在 GnRH-a 治疗 3~6 个月后自然试孕或促排卵试孕半年，同时应进行生育指导，如未成功受孕，可考虑再推荐 IVF-ET。子宫腺肌病合并不孕的诊治流程图如图 11 所示。

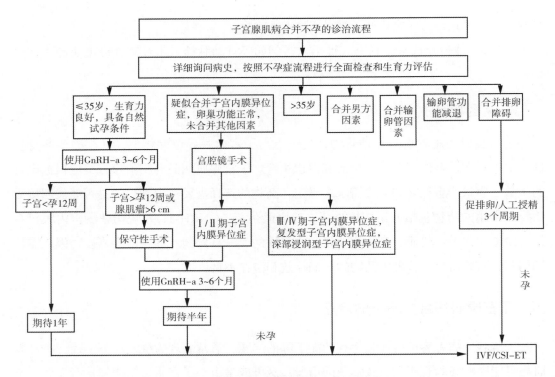

图 11 子宫腺肌病合并不孕的诊治流程图

（冯欣、周雪梅、李沙、万晓丽）

参考文献

［1］ 中国医师协会妇产科医师分会子宫内膜异位症专业委员会.子宫腺肌病诊治中国专家共识［J］.中华妇产科杂志，2020，55（6）：376-383.

［2］ 王国云，王凯.复杂子宫腺肌病合并不孕患者的诊疗策略［J］.中华生殖与避孕杂志，2022，42（6）：549-553.

［3］ 黄薇，冷金花，裴天骄，等.子宫内膜异位症患者生育力保护的中国专家共识（2022版）［J］.中华妇产科杂志，2022，57（10）：733-739.

［4］ 王刚，陈捷，邓凯贤，等.子宫内膜异位症腔镜诊治术后长期管理专家建议［J］.中国计划生育和妇产科，2022，14（7）：3-6，30.

［5］ 中国医师协会妇产科医师分会子宫内膜异位症专业委员会，中华医学会妇产科学分会子宫内膜异位症协作组.子宫内膜异位症长期管理中国专家共识［J］.中华妇产科杂志，2018，53（12）：836-841.

［6］ 中国医师协会妇产科医师分会，中华医学会妇产科学分会子宫内膜异位症协作组.子宫内膜异位症诊治指南（第三版）［J］.中华妇产科杂志，2021，56（12）：812-824.

［7］ 曹泽毅.中华妇产科学［M］.北京：人民卫生出版社，2009.

［8］ 孔北华，马丁，段涛.妇产科学［M］.10版.北京：人民卫生出版社，2024.

第十章　盆腔器官脱垂和压力性尿失禁

第一节　盆腔器官脱垂

盆腔器官脱垂（pelvic organ prolapse，POP）是指盆腔内的器官，如子宫、膀胱、直肠等，由于盆底肌肉、筋膜等支持结构的缺陷、损伤和功能障碍，导致这些器官下垂或脱出盆腔的现象。这种病症在妇科病中较为常见，已经是全球范围内不断增加的一种常见疾病，发病率为 6.00%~8.72%，且发病率随年龄增长而不断升高。POP 的原因很多，但主要与妊娠和阴道分娩有关。此外，年龄增长、体质量指数增加和既往子宫切除术等也是 POP 的风险因素。虽然盆腔器官脱垂不会直接致命，但它会严重影响患者的生活质量，带来许多不适和困扰。

美国国立卫生研究院（National Institutes of Health，NIH）2001 年提出：POP 指任何阴道节段的前缘达到或超过处女膜缘外 1 cm。可单独发生，但常常联合发生。阴道前壁脱垂又称为阴道前壁膨出，根据其膨出区域分为：膀胱膨出（阴道前壁上 2/3 脱垂）以及尿道膨出（阴道前壁下 1/3 脱垂）。阴道后壁膨出又称为直肠膨出，常伴随子宫直肠陷凹疝，如内容物为肠管，则称为肠疝。子宫颈、或子宫体脱出阴道口以外，称为子宫脱垂。子宫切除术后若阴道残端脱出于阴道口，称为阴道穹隆脱垂。

一、病因

1. 孕产次、阴道分娩

尤其是在产程中使用了产钳或胎吸的阴道助产分娩，可能导致盆腔的结缔组织及肌肉过度的牵拉而减弱其支撑力量。若产后没有盆底康复训练并且过早地参加体力劳动，会影响盆底肌肉、筋膜组织张力的恢复而导致盆腔器官脱垂。

2. 衰老、绝经状态

随着女性年龄的增长，女性绝经后出现盆底支持结构，如筋膜、韧带及肌肉组织萎缩、松弛，难以维持正常的盆腔器官位置状态，导致脱垂。

3. 肥胖、慢性咳嗽、慢性便秘、长期负重

长期的腹腔内压力增加，可导致腹压增加，增加了盆底的负荷而发生脱垂。

4. 医源性或者其他原因

比如没有充分纠正手术时所造成的盆腔支持结构的缺损或结缔组织病及其他相关病理性疾病。

二、临床表现

（一）症状

1. 腰酸背痛

患者常自觉腰部酸胀，并伴有腹部下坠感。久站或进行体力劳动后症状加重，而休息后情况有所好转。但过度劳累后，症状可能会再次出现。

2. 排便和排尿困难

盆腔器官脱垂可能会影响患者的排尿以及排便。阴道前壁膨出后常伴有尿频、残余尿增加以及压力性尿失禁，部分患者随着膨出的加重而发生排尿困难、尿路感染。而阴道后壁膨出常有便秘症状，用手压迫阴道后壁后可帮助排便。

3. 阴道内肿物脱出

在病程早期，患者常无明显症状，病情严重者在站立过久或活动过度时，出现阴道肿物脱出。卧床休息后，肿物可能自行或用手协助后回纳。病情加重者，脱出的肿物无法回纳，暴露在阴道口外的组织长期与衣裤摩擦会导致黏膜损伤、糜烂或溃疡，严重者

发生感染。

4.性功能障碍

阴道松弛、脱垂组织黏膜损伤以及心理困扰等因素容易导致女性性交痛、性欲减退等女性性功能障碍。

（二）体征

阴道前壁、后壁组织或子宫颈、子宫体脱出阴道口外。长期脱垂的阴道壁组织及宫颈黏膜常增厚角质化，可伴有溃疡和出血。阴道后壁膨出者肛门指检，前方可触及向阴道凸出的直肠，呈盲袋状。

三、临床分期

目前最常使用盆腔器官脱垂定量分期法（pelvic organ prolapse quantitation，POP-Q）（图 12、表 44、表 45）对盆腔器官脱垂程度进行评估。评估时患者取膀胱截石位，嘱其最大用力向下屏气（Valsalva 动作）进行评估。分别利用阴道前壁（Aa 和 Ba 点）、阴道顶端（C 和 D 点）、阴道后壁（Ap 和 Bp 点）的解剖指示点与处女膜的位置关系来评估脱垂程度。与处女膜平行以 0 表示，位于处女膜以上以负数表示，位于处女膜以下则以正数表示。Ap、Bp 两点与 Aa、Ba 两点相对应。此外还需测量阴裂（gh）、会阴体（pb）以及阴道的总长度（TVL），测量值用厘米表示。

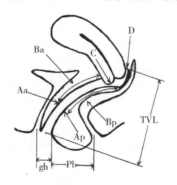

图 12　盆腔器官脱垂指示点图解

表 44　盆腔器官脱垂评估指示点（POP-Q 分期）

指示点	指示点	指示点
Aa	阴道前壁中线距处女膜 3 cm 处，相当于尿道膀胱沟处	−3~+3 cm

续表

指示点	指示点	指示点
Ba	阴道顶端或前穹隆到 Aa 点之间阴道前壁上段中的最远点	在无阴道脱垂时，此点位于 –3 cm，在子宫切除术后阴道完全外翻时，此点将为 +TVL
C	宫颈或子宫切除后阴道顶端所处的最远端	-TVL~+TVL
D	有宫颈时的后穹隆的位置，它提示了子宫骶骨韧带附着到近端宫颈后壁的水平	-TVL~+TVL 或空缺（子宫切除后）
Ap	阴道后壁中线距处女膜 3 cm 处，Ap 与 Aa 点相对应	–3~+3 cm
Bp	阴道顶端或后穹隆到 Ap 点之间阴道后壁上段中的最远点，Bp 与 Ba 点相对应	在无阴道脱垂时，此点位于 –3 cm，在子宫切除术后阴道完全外翻时，此点将为 +TVL

注：gh：阴裂的长度，指尿道外口中线到处女膜后缘的中线距离。Pb：会阴体的长度，指阴裂的后端边缘到肛门中点距离。TVL：阴道总长度，指总阴道长度。评估时应向下用力屏气，以脱垂最大限度出现时的最远端部位距离处女膜的正负值计算。

表 45　盆腔器官脱垂分期（POP-Q 分期法）

分度	内容
0	无脱垂，Aa、Ap、Ba、Bp 均在 –3 cm 处，C、D 两点在阴道总长度和阴道总长度 –2 cm 之间，即 C 或 D 点量化值 ≤（TVL-2）cm
I	工脱垂最远端在处女膜平面上 > 1cm，即量化值 < –1cm
II	脱垂最远端在处女膜平面上 ≤ 1 cm，即量化值 ≥ –1cm，但 ≤ +1 cm
III	脱垂最远端超过处女膜平面 > 1 cm，但 < 阴道总长度 –2 cm，即量化值 > +1 cm，但 <（TVL-2）cm
IV	下生殖道呈全长外翻，脱垂最远端即宫颈或阴道残端脱垂达到或超过阴道总长度 –2 cm，即量化值 ≥（TVL-2）cm

注：POP-Q 分期应在向下用力屏气时，以脱垂完全呈现出来时的最远端部位计算。应针对每个个体先用 3×3 表格量化描述，再进行分期。为了补偿阴道的伸展性及内在测量上的误差，在 0 和 IV 度中的 TVL 值允许有 2 cm 的误差。

　　除了解剖学分期评估，手术前后还应分别询问患者其泌尿系症状、肠道症状、性生活情况等症状，填写盆底功能影响问卷简表及盆腔器官脱垂及尿失禁性生活问卷评估上述症状的严重程度及对生活质量的影响，以便更精确地评估盆腔器官的功能及手术效果。

四、诊断

根据患者临床表现及妇科专科查体可以确诊并进行 POP-Q 分期。

此外，诊断时还应注意以下几点。

（1）观察外阴、尿道外口及阴道外口。

（2）记录有无压力性尿失禁情况。

（3）窥器暴露阴道和子宫颈，必要时行宫颈细胞学检查。注意有无黏膜角化和溃疡，记录具体部位、大小、深浅及有无感染。

（4）双合诊除外其他妇科疾病以及三合诊明确有无直肠膨出及肠疝。

（5）检查腰骶神经支配区域的皮肤感觉。

（6）盆底动态 MRI 及盆底超声动态观察盆底结构位置、位移、角量及形态。

五、鉴别诊断

（1）阴道壁囊肿：可自觉阴道组织物凸出感，但是阴道壁囊肿位置固定，边界清楚，通过盆腔检查和超声检查有助于鉴别。

（2）子宫内翻：较为罕见，通常发生在经产妇分娩后，表现为子宫底部向阴道内陷入。可见表面覆暗红色绒样子宫内膜，甚至可见两侧宫角输卵管开口。与盆底器官脱垂不同，子宫内翻通常伴随着剧烈的疼痛和出血。

（3）子宫内膜下肌瘤、宫颈肌瘤：可能导致宫颈部位膨出或者子宫体积增大并产生类似脱垂的症状，但是子宫肌瘤常有月经异常症状，通过妇科检查或 B 超可以进一步区分。

（4）宫颈延长：虽然宫颈延长可能导致宫颈部位下降，但宫体在盆腔内，用力向下屏气后组织并不向下移动。

六、治疗

（一）非手术疗法

非手术疗法可达到缓解症状、预防病情恶化、减少手术干预的目的。包括：生活方式干预、盆底肌训练（pelvic floor muscle training，PFMT）以及应用子宫托。通常对于轻度 POP 患者，多主要采用生活方式干预、盆底肌肉训练，对于希望保留生育功能或者不能耐受手术以及不愿意手术治疗的重度脱垂患者多采用子宫托治疗。

1. 生活方式干预

患者需要尽量避免任何可能增加腹压的行为，如提重物、从事体力劳动工作等。同时，还应积极治疗咳嗽、哮喘、便秘等可能导致腹压增加的原发疾病、肥胖患者减轻体重等。

2. 盆底肌训练

可以通过凯格尔运动、站立式或坐立式锻炼正确收缩盆底肌肉或者物理康复治疗增强盆底肌肉的力量和协调性，改善盆底功能。同时可以辅助手法按摩以及电刺激，通过刺激各个部位及穴位唤醒肌肉本体感觉，指导正确用力收缩盆底肌肉，可以达到增强盆底肌收缩力的目的。盆底肌训练也可作为重度手术前后的辅助治疗方法。

3. 子宫托

子宫托是盆腔器官脱垂的一线治疗方法，其主要作用是通过支持子宫和阴道壁，使其维持在阴道内而不脱出。有支撑型和填充型，首选环形支撑型，试戴失败后再考虑使用填充型。

子宫托的适应证如下。

（1）患者全身情况不宜手术或者无手术意愿者。

（2）妊娠合并子宫机能不全者及有生育需求者。

（3）POP 术前因脱出组织面溃疡，使用促进创面愈合者。

（4）POP 术后效果欠佳者。

子宫托的禁忌证如下。

（1）阴道组织严重萎缩者。

（2）存在严重的阴道黏膜糜烂、溃疡。

（3）原因不明的阴道流血和（或）分泌物患者。

（4）对材质过敏患者。

（5）不能确保定期随访者。

长期佩戴子宫托可能出现阴道分泌物增多、阴道黏膜溃疡、出血甚至感染。大多数患者症状轻微，取出子宫托后好转。佩戴子宫托后可能会导致或加重压力性尿失禁、阴道瘘形成以及子宫托嵌顿等，因此，对使用子宫托患者要求规范取戴、定期随访。阴道黏膜萎缩的患者局部使用雌激素治疗，可以较好地减少部分并发症的发生。

（二）手术治疗

主要适用于保守治疗失败或者脱垂超出处女膜的有症状的 POP 患者。手术目的是缓解症状、修补缺陷组织、恢复解剖结构。根据患者年龄、生育需求及全身健康状况、制订个体化治疗方案。手术可经阴道、开腹和腹腔镜，推荐首选经阴道手术，必要时可以联合手术。

1. 封闭式手术

将阴道前、后壁分别剥离长方形黏膜面，把脱垂的组织上推放至阴道内，再逐步相对缝合剥离的创面以部分或完全封闭阴道。该术式操作简便、用时短、术后恢复快以及成功率较高，但因术后失去正常的生理结构，仅适用于无性生活需求及不能耐受较大手术的老年人群。

2. 手术

其手术目的在于恢复盆底器官的解剖位置，盆底结构可分为垂直方向的三个腔室，即前、中、后腔室。前腔室包括阴道前壁、膀胱和尿道；中腔室包括阴道顶部和子宫；后腔室包括阴道后壁和直肠。水平方向上又可分为三个水平，水平一为上层支持结构（主韧带 - 宫骶韧带复合体）；水平二为旁侧支持结构（肛提肌群及膀胱、直肠阴道筋膜）；水平三为远端支持结构（会阴体及括约肌），重建手术时应遵循三腔室和三水平理论。重度脱垂患者常常存在多腔室、多水平缺陷，需要进行全面正确的诊断以选择合理的手术方式。各类手术各有优缺点。目前国际上尚无公认的最佳手术方式。

（1）针对前盆腔缺陷的重建手术。

前盆腔缺陷分为中央型缺陷和侧方缺陷。中央型可行传统的阴道前壁修补术；然而对于侧方缺陷，目前各类阴道旁修补术证据不足，尚无推荐意见。但是通过加强顶端支持可以纠正大部分的侧方缺陷，术中进行顶端悬吊，可降低复发风险。

（2）针对中盆腔缺陷的重建手术。

1）骶骨固定术：骶骨固定术对阴道顶端的支持作用确切，手术可开腹或经腹腔镜完成，腹腔镜手术更为微创。主要适用于：有症状的阴道穹隆脱垂（POP-Q > Ⅱ度）和 POP 术后顶端复发（POP-Q ≥ Ⅱ度）者、初治的以中盆腔缺陷为主（POP-Q > Ⅲ度），尤其是性生活较为活跃的年轻患者。

2）骶棘韧带固定术：建议经阴道完成手术，可切除子宫或保留子宫，主要适用于有症状的中盆腔缺陷为主（POP-Q > Ⅱ度）患者。

3）宫骶韧带悬吊术：手术可经阴道或经腹完成，为防止术后肠膨出或者有肠疝者也可同时折叠缝合两侧宫骶韧带及其间的腹膜，关闭直肠子宫陷凹。适应证同骶棘韧带固定术。

4）经阴道植入网片手术（transvaginal mesh，TVM）：其优势是能够同时纠正各腔室的缺陷，包括中央型和侧方缺陷。与自体组织盆底重建术相比经 TVM 能够降低解剖学复发率，特别是阴道前壁膨出的复发率。主要适用于：60 岁以上以阴道前壁膨出为主的重度 POP 患者以及 POP 术后复发患者。

5）Manchester 手术：包括阴道前后壁修补、主韧带缩短及宫颈部分切除术，主要适应证为年轻、宫颈延长的子宫脱垂（POP-Q ＞ Ⅱ度）患者。

6）腹腔镜下侧腹壁悬吊术（Laparoscopic lateral suspension，LLS）：近年来报道的修复前壁和顶端盆腔器官脱垂的一种新方法，主要适用于Ⅱ - Ⅲ度膀胱脱垂和（或）子宫（穹隆）脱垂患者。该手术方式可在保留子宫或不保留子宫下进行。相较于骶骨固定术，其操作相对简单易行，学习曲线短，血管、神经、肠损伤的风险小，适合于性生活频繁和超重女性群体的 POP 治疗，近期疗效肯定，远期疗效有待临床进一步观察。

（3）针对后盆腔缺陷的重建手术。

阴道后壁膨出可以分为高位的阴道穹隆膨出、肠疝以及中、低位的直肠膨出。手术可以选择经阴道、经肛门或经腹路径完成。手术方法分为传统的筋膜折叠术和特异部位修补术，也有植入合成网片手术以及会阴体修补术。

七、预防

（1）加强妊娠期和产后保健：如控制体重，配合呼吸运动的盆底肌康复训练。

（2）避免增加腹压的行为，如控制便秘和尽量避免重体力劳动等。

（3）控制体重和戒烟，营养均衡。

（4）绝经后患者经医生评估后可适当予以激素替代治疗，从而改善整体健康和绝经泌尿生殖综合征的症状。

（罗成、李沙、夏秀英、万晓丽）

第二节　压力性尿失禁

压力性尿失禁（stress incontinence），又称"真性压力性尿失禁""张力性尿失禁"及"应力性尿失禁"，是指在正常情况下无漏尿，但是当咳嗽、打喷嚏或大笑等使得腹压突然增加的情况下尿液不自主地流出的现象。在我国成年女性 SUI 发病率达 18.9%，在 50~59 岁年龄段其患病率甚至高达 28.0%，导致巨大的身心不良后果和社会负担。

一、病因

压力性尿失禁分为解剖型压力性尿失禁以及尿道内括约肌障碍型。绝大部分为解剖型压力性尿失禁，主要由盆底组织松弛引起。其病因复杂，与盆腔器官脱垂病因相类似，盆底支撑作用降低而导致尿道和膀胱颈不能闭合，当腹腔内压力增加时便出现尿失禁。肥胖人群、慢性咳嗽、长期便秘，都是压力性尿失禁的发生的高危因素。此外，绝经后的女性由于雌激素水平降低，使尿道黏膜变薄、张力下降，也容易引起尿失禁。此外极少部分压力性尿失禁患者系尿道内括约肌障碍，多为先天性发育异常导致。

二、临床表现

主要表现为在运动、咳嗽、大笑等腹压增加的情况下，尿液不自主地从尿道流出。此外，尿频和尿急、尿不尽及排尿困难等也是常见的症状，大多数的压力性尿失禁患者常常伴有盆底功能障碍，如阴道前壁膨出。

三、分度

压力性尿失禁分度分为客观分度（表 46）和主观分度（表 47）。客观分度主要基于尿垫试验，临床常用简单的主观分度。

表 46　压力性尿失禁客观分度

客观分度	尿垫实验 *
轻度	2 g ≤漏尿量＜ 5 g
中度	5 g ≤漏尿量＜ 10 g
重度	10 g ≤漏尿量＜ 50 g
极重度	漏尿量≥ 50 g

注：* 尿垫试验：试验时膀胱要充盈，持续 1 h，从试验开始患者不再排尿。预先放置经称重的尿垫（如卫生巾）。试验开始 15 min 内患者喝 500 mL 白开水；之后的 30 min，患者行走，上下 1 层楼的台阶。最后 15 min，患者应坐立 10 次，用力咳嗽 10 次，原地跑步 1 min，拾起地面物体 5 次，再用自来水洗手 1 min。试验结束时，称重尿垫，要求患者排尿并测量尿量。

表 47　压力性尿失禁主观分度

主观分度	表现
Ⅰ 级	只发生在剧烈压力下，如咳嗽、打喷嚏、慢跑等
Ⅱ 级	发生在中度压力下，如快速运动、上下楼梯等
Ⅲ 级	发生在轻度压力下，如站立时，但患者在仰卧位时可控制尿液

四、诊断

压力性尿失禁的诊断主要根据病史采集和专科查体以及相关的诊断性实验，如压力试验、指压试验、棉签试验等，此外存在以排尿困难障碍为主、SUI 合并前盆缺陷或顶端缺陷、既往抗尿失禁手术患者以及混合性尿失禁或不明原因的尿失禁患者还需完善尿动力学检查、尿常规等进行压力性尿失禁分型、排除其他类型尿失禁以及泌尿系统感染等情况。

五、鉴别诊断

（1）尿道憩室：常表现为排尿后尿失禁，失禁尿量相似。但是腹压增加时无尿失禁，而挤压阴道前壁见尿失禁，常常伴有尿路感染。

（2）输尿管异位开口：自幼出现持续尿失禁，有正常排尿。其尿失禁发生与腹压增加同样无关。影像学检查可见输尿管畸形。

（3）膀胱阴道瘘：其尿失禁发生同样与腹压增加无关，其漏尿时间、多少不定，与体位有关。

（4）急迫性尿失禁：指有强烈尿意时不能由意志控制而导致的尿液流出。多有尿急症状，常见病因：膀胱炎、膀胱过度活动症等。

（5）充盈性尿失禁：指膀胱在极度充盈的情况下，膀胱内压力超过尿道括约肌阻力而导致尿液从尿道流出。多有排尿困难，常见病因：尿道梗阻、膀胱收缩无力等。

六、治疗

压力性尿失禁，必须诊断准确无误，需与急迫性尿失禁、充盈性尿失禁及感染等情况相鉴别，否则会误治，造成严重后果。应根据所有临床资料尽量寻找并积极治疗原发病。针对压力性尿失禁可分为非手术治疗及手术治疗。

1. 非手术治疗

压力性尿失禁发病机理与盆腔器官脱垂相似，且大部分患者合并阴道前壁膨出，因此非手术治疗方法也与盆底器官脱垂治疗方法类似。非手术治疗包括生活方式干预（减重、减少体力劳动、治疗导致负压增加的慢性疾病等）、盆底肌肉锻炼、功能性电刺激、膀胱训练等。此外还可药物治疗，如：α-肾上腺素激动剂和阴道局部雌激素治疗。

2. 手术治疗

手术方法很多，包括填充剂注射术、膀胱尿道悬吊术、无张力中段尿道吊带术、经典的吊带悬吊术、人工尿道括约肌置入术。目前较为常用的术式为耻骨后膀胱尿道悬吊术（Burch colposupension，Burch）和阴道无张力尿道中段悬吊带术（tension-free vaginal tape，TVT）。

（1）耻骨后膀胱尿道悬吊术：经耻骨后将膀胱颈及近端尿道两侧的阴道壁缝合悬吊于 Cooper 韧带，可抬高膀胱颈，恢复膀胱尿道后角而达到治疗效果。曾为治疗 SUI 的金标准术式，术后总体治愈率为 68.9%~88.0%。主要适用于尿道高活动型 SUI。目前较多研究结果显示 Burch 总体治愈率明显低于 TVT 手术，目前已不作为压力性尿失禁患者首选手术方式。

（2）阴道无张力尿道中段悬吊带术：因穿刺路径不同，分为以经耻骨后无张力尿道中段吊带术（transobturator vaginal tape exact，TVT-E）为代表的耻骨后路径和以经闭孔阴道尿道中段悬吊术（tension-free vaginal tape obturator，TVT-O）为代表的闭孔路径。

①经耻骨后路径阴道无张力尿道中段悬吊带术：有自下而上、自上而下手术路径。适用于尿道高活动型 SUI、尿道内括约肌障碍型 SUI 以及以 SUI 为主的混合性尿失禁。

②经闭孔阴道尿道中段悬吊术：有由外向内、由内向外两种手术方式。适用于尿道高活动型 SUI 及以 SUI 为主的混合性尿失禁。

TVT-E 手术经耻骨后穿刺，可能发生膀胱损伤、尿道损伤及耻骨后血肿，术后需常规行膀胱镜检查；而 TVT-O 手术穿刺路径紧贴耻骨支穿过两侧闭孔，避免了膀胱、尿道的损伤，因此不需常规进行膀胱镜检查，手术时间缩短，但是有损伤闭孔神经等风险。文献报道 TVT-O 手术不会影响 SUI 患者膀胱排尿及储备功能，但经闭孔途径术后再次手术率高于经耻骨后途径。Meta 分析显示，TVT-O、TVT-E 两者术后随访 1 年的治疗效果相同，但长期疗效是否不同有待临床进一步研究证实。

近年来在 TVT-E 及 TVT-O 手术的基础上发展了一种更为微创的手术方式：单切口经阴道无张力尿道中段悬吊术（TVT Secur，TVT-S），该术式不需要穿过闭孔内肌及皮肤，因此能够减少术后疼痛、膀胱损伤、神经损伤等并发症。但是术后出现排尿困难症状较 TVT-E 及 TVT-O 较高，总体治愈率偏低。

因阴道无张力尿道中段悬吊带术创伤小、治愈率高、不易复发、尿潴留发生率低，目前已成为治疗女性尿失禁的金标准术式。

七、预防

同阴道前壁膨出。

（罗成、李沙、夏秀英、万晓丽）

参考文献

［1］ Nager CW. Updating evidence for treatment of pelvic organ prolapse［J］. JAMA, 2023, 330（7）: 599-600.

［2］ Schulten SFM, Claas-Quax MJ, Weemhoff M, et al. Risk factors for primary pelvic organ prolapse and prolapse recurrence: an updated systematic review and meta-analysis［J］. Am J Obstet Gynecol, 2022, 227（2）: 192-208.

［3］ 孔北华, 马丁, 段涛. 妇产科学［M］.10 版. 北京: 人民卫生出版社, 2024.

［4］ 中华医学会妇产科学分会妇科盆底学组. 盆腔器官脱垂的中国诊治指南（2020 年版）［J］. 中华妇产科杂志, 2020, 55（5）: 300-306.

［5］ 宋婷婷, 刘晓艳, 冯晔, 等. 动态 MRI 诊断女性盆腔器官脱垂的临床应用价值［J］. 中国妇幼保健, 2023, 38（18）: 3598-3602.

［6］ 张国慧, 岳嵩, 玄英华, 等. 子宫位置与盆腔器官脱垂的关系［J］. 中国超声医学杂志, 2024, 40（3）: 320-323.

［7］ de Albuquerque Coelho SC, de Castro EB, Juliato CR. Female pelvic organ prolapse using pessaries: systematic review［J］. Int Urogynecol J, 2016, 27（12）: 1797-1803.

［8］ Ding J, Chen C, Song XC, et al. Successful use of ring pessary with support for advanced pelvic organ prolapse［J］. Int Urogynecol J, 2015, 26（10）: 1517-23.

［9］ Abbasy S, Kenton K. Obliterative procedures for pelvic organ prolapse［J］. Clin Obstet Gynecol, 2010, 53（1）: 86-98.

［10］ 中华医学会妇产科学分会妇科盆底学组. 美国 FDA "经阴道植入网片安全警示" 解读与专家共识［J］. 中华妇产科杂志, 2013, 48（1）: 65-67.

［11］ 刘书杰, 张海燕. 腹腔镜下侧腹壁悬吊术及其改良术式治疗盆腔器官脱垂的研究进展［J］. 国际妇产科学杂志, 2024, 51（2）: 121-127.

［12］ 严文广, 李旭红, 孙绍丹, 等. 女性盆腔脏器脱垂和尿失禁的危险因素［J］. 中南大学学报（医学版）, 2018, 43（12）: 1345-1350.

［13］ 中华医学会妇产科学分会妇科盆底学组．女性压力性尿失禁诊断和治疗指南（2017）［J］．中华妇产科杂志，2017，52（5）：289-293.

［14］ 袁小军．尿动力学检查在压力性尿失禁中的临床应用价值［J］．智慧健康，2023，9（11）：198-201.

［15］ 中华医学会泌尿外科学分会女性泌尿学组．盆腔器官脱垂伴压力性尿失禁诊断与治疗中国专家共识［J］．中华泌尿外科杂志，2023，44（6）：401-404.

［16］ Kranz J，Schmidt S. Offene retropubische Kolposuspension für die Harninkontinenz bei Frauen［J］．Urologe A，2017，56（4）：505-508.

［17］ Andrada Hamer M，Larsson PG，Teleman P，et al. One-year results of a prospective randomized，evaluator-blinded，multicenter study comparing TVT and TVT Secur［J］．Int Urogynecol J，2013，24（2）：223-229.

第十一章　女性生殖内分泌疾病

第一节　异常子宫出血

一、诊断

异常子宫出血（abnormal uterine bleeding，AUB）是妇科临床常见疾病，指与正常月经的周期频率、规律性、经期长度、出血量中任何一项不符、源自子宫腔的异常出血（表48）。

表 48　AUB 术语

月经的临床评估指标	术语	范围
周期频率	正常	28±7 天
	月经稀发	＞35 天
	月经频发	＜21 天
	闭经	≥6 个月不来月经
周期规律性 （指近 1 年的周期之间月经的变化范围）	月经规律	＜7 天
	月经不规律	≥7 天
经期长度	正常	≤7 天
	经期延长	＞7 天
经期出血量	月经过少	自觉经量较前减少，点滴状
	月经过多	自觉经量多，影响生活质量

二、分类

国际妇产科学联盟将异常子宫出血按病因分为两类，总共 9 个类型，按英语首字母缩写为英文单词 PALMCOEIN，如表 49 所示。"PALM"指伴有子宫结构性改变；而"COEIN"表示无明显的子宫结构性改变。

表 49　FIGO 的 AUB 病因分类——PALMCOEIN 系统

PALM（结构性原因）	COEIN（非结构性原因）
子宫内膜息肉（polyp）	凝血相关疾病（coagulopathy）
腺肌病（adenomyosis）	排卵障碍（ovulatory dysfunction）
子宫平滑肌瘤（leiomyoma）	子宫内膜局部异常（endometrial）
子宫内膜恶性变及不典型增生（malignancy and hyperplasia）	医源性导致（iatrogenic）
	病因不明（not otherwise classified）

三、诊治流程

首先详细询问患者的病史，如月经变化史，确认其出血模式；同时应了解其性生活及避孕情况，必要时检测 HCG，以排除妊娠或产褥期相关出血等（图 13—图 15）。详细查体，及时发现相关体征，如身高、体重、体毛、黑棘皮、性征、泌乳、腹部包块等，发现子宫结构异常，排除宫颈、阴道病变。结合必要的辅助检查，明确 AUB 的病因。

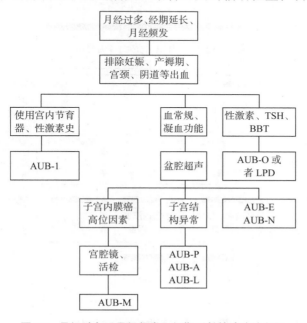

图 13　月经过多、月经频发、经期延长的诊治流程图

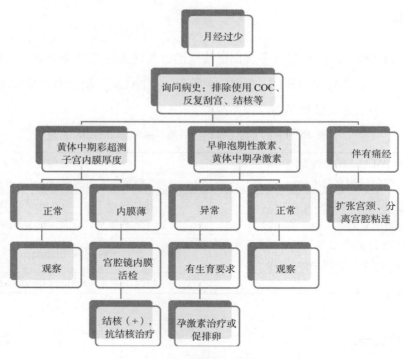

图 14　月经少的诊治流程图

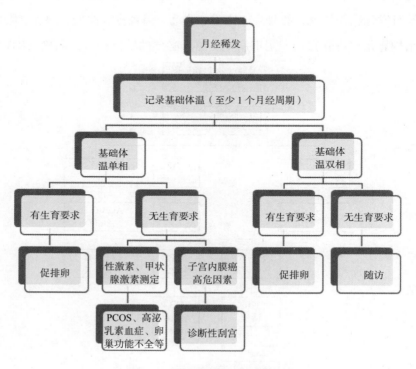

图 15　月经频发的诊治流程图

四、诊断

（一）病史

1. 月经史

询问月经史特别重要，尤其是青少年患者。包括月经初潮年龄，月经周期以及经期长短、出血量和颜色、出血时间、月经期间的相关症状。

2. 查体

对于急性大量出血或者长期慢性出血者，应先评估生命体征是否稳定。其他包括皮肤是否有瘀伤、瘀点、多毛、痤疮等。乳房是否有溢乳。无性生活的患者，应检查外生殖器确定性成熟度，有性生活的患者，应使用窥阴器检查子宫颈和阴道管以及进行双合诊检查。

（二）辅助检查

1. 实验室检查

必查项目包括血常规、凝血功能，根据患者情况，必要时行绒毛膜促性腺激素、甲状腺激素、性激素、抗米勒管激素等的检查。对于生命体征不稳定的患者，需要进行急诊处理，完善血型检查并合血。

2. 影像学

经阴道超声可以检测大多数子宫内膜息肉、子宫内膜异常、子宫肌瘤。进一步检查如宫腔镜检查。

五、治疗

治疗应侧重于止血、治疗贫血、确定病因及对症处理。

1. 输血治疗

血红蛋白水平 < 7 g/dL，特别是全身情况差的患者，建议输血治疗。

2. 补铁

对于失血性贫血患者，可常规补充铁剂。

3. 激素治疗

研究表明，激素治疗可有效稳定子宫内膜、减少子宫内膜增殖、减少月经量和建立可预测的出血周期。关于雌激素和孕激素联合治疗与仅使用孕激素方法的疗效、不同类型的孕激素、雌激素或孕激素的具体剂量以及治疗持续时间存在差异。一旦当前出血停止，药物治疗应从高剂量雌激素或孕激素治疗逐渐减少到较低维持剂量治疗。如果治疗48 h后出血仍未停止，应指导患者进行随访。在这种情况下，可能需要调整剂量或可能需要进行手术干预。出血得到有效控制后，可根据患者情况，给予激素治疗3~6个周期，如口服复方短效避孕药、单用孕激素，或者安置曼月乐环。

4.非激素治疗

氨甲环酸是一种抗纤维蛋白溶解剂，可用于激素治疗联合治疗 AUB。

5.手术

针对患者病因学检查，可选择诊刮术、宫腔镜检查、息肉切除术或子宫肌瘤切除术甚至子宫切除术等。

（刘婷婷、闵爱萍、周小玲、万晓丽）

第二节　闭经

一、定义

闭经（amenorrhea）包括生理性和病理性。本章仅介绍病理性闭经。

病理性闭经分为原发性和继发性闭经两类。

原发性闭经是指年龄已经超过 14 岁，但第二性征未发育；或者虽然年龄超过 16 岁，第二性征已发育，但月经尚未来潮。

继发性闭经是指正常月经周期建立以后，月经来潮停止超过 6 个月，或按自身原有周期停止 3 个周期以上。

二、分类及病因

（一）分类

1. WHO 分类

Ⅰ型：体内无内源性的雌激素产生，促性腺激素水平表现为正常或低下，催乳素

（PRL）正常水平，没有下丘脑 - 垂体器质性病变的证据；

Ⅱ型：体内有内源性的雌激素产生、促性腺激素和 PRL 水平均正常；

Ⅲ型：FSH 水平升高，提示卵巢功能衰竭。

2. 病变部位分类

按病变部位，可以分为下丘脑性闭经、垂体性闭经、卵巢性闭经、子宫性闭经和下生殖道异常闭经。

（二）病因

中枢皮层通过神经递质或者化学物质作用于下丘脑，使下丘脑释放促性腺激素释放激素，作用于垂体，垂体释放促性腺激素作用于卵巢，卵巢分泌雌、孕激素作用于子宫内膜，使子宫内膜出现周期性的变化产生月经，其中任何一个环节异常都会导致月经的异常。

1. 下丘脑性闭经

常见的导致病理性闭经的原因如下。

（1）功能性闭经。

这种类型的闭经是由于各种应激因素抑制下丘脑 GnRH 分泌从而引起的闭经，治疗及时是可以逆转的。

（2）基因缺陷或器质性闭经。

1）基因缺陷性闭经：特发性低 Gn 性闭经（不伴有嗅觉障碍）和 Kallmann 综合征（伴有嗅觉障碍）。

2）器质性闭经：如下丘脑肿瘤，颅咽管瘤最常见。

3）药物性闭经：长期使用中枢抑制药物，如抗抑郁药物、精神病药物、避孕药、甲氧氯普胺等可抑制 GnRH 分泌从而导致闭经；一般停药后可恢复月经。

2. 垂体性闭经

（1）垂体肿瘤。

最常见的是分泌 PRL 的腺瘤。

（2）空蝶鞍综合征。

由于蝶鞍隔先天发育不全，或者肿瘤及手术破坏蝶鞍隔，从而使充满脑脊液的蛛网膜下腔向垂体窝延伸，压迫腺垂体，导致闭经。

（3）Sheehan（席恩）综合征。

Sheehan 综合征是由于产后大出血导致的垂体梗死，伴畏寒、食欲减退、嗜睡、消瘦、贫血、产后无泌乳等症状。

3. 卵巢性闭经

卵巢性闭经为高促性腺激素闭经，包括卵巢抵抗综合征、先天性卵巢发育不全及卵巢功能减退甚至衰竭。

4. 子宫性闭经

分为先天性和获得性。先天性子宫性闭经的病因包括雄激素不敏感综合征和先天性子宫阴道缺如综合征（Mayer-Rokitansky-Kuster-Hauser syndrome，MRKH 综合征）；获得性子宫性闭经主要是宫腔粘连导致的闭经。

5. 下生殖道发育异常性闭经

下生殖道发育异常性闭经主要包括宫颈闭锁、阴道闭锁、阴道横膈及处女膜闭锁等。

三、诊断与鉴别诊断

（一）病史

询问有可能导致闭经的诱因，主要包括月经史、手术史、精神心理因素、服药史、是否过度运动、有无头痛、溢乳、体重变化等，对于原发性闭经患者需评估青春期生长和发育的情况。

（二）体格检查

包括身高、体重、第二性征发育情况、智力、乳房溢乳，多毛、痤疮等。

（三）妇科检查

内、外生殖器情况；有性生活女性可通过宫颈黏液了解雌激素水平。

（四）辅助检查

1. 评估雌激素水平

（1）孕激素试验：有出血者，提示体内有一定水平的雌激素。

（2）雌孕激素试验：孕激素试验阴性患者，进一步行雌孕激素试验，如有撤退性出血，可排除子宫性闭经；若无撤退性出血，表明为子宫性闭经。

2. 激素水平测定

性激素、促甲状腺激素（thyroid stimulating hormone，TSH）、抗米勒管激素等。

3. 染色体检查

性分化异常者高 Gn 性闭经患者应进行染色体检查。

4. 其他辅助检查

（1）超声检查：了解有无占位性病变、内膜情况、卵泡数目等。

（2）基础体温测定：了解有无排卵。

（3）宫腔镜检查：排除宫腔粘连等。

（4）影像学检查：头颅 MRI 或 CT 检查。

四、治疗

（一）全身治疗

全身治疗和心理治疗在闭经的治疗中有极其重要的作用。应当积极治疗全身性疾病，摄入足够的营养，保持标准的体重。若闭经是由于应激或精神因素导致，则应进行心理治疗，消除患者的精神紧张和焦虑。

（二）病因治疗

闭经如果是由器质性病变引起的，应针对病因进行对症治疗。内膜结核患者给予抗结核治疗、充分休息、加强营养，月经量少者可同时给予雌孕激素序贯疗法，使残存的内膜生长。先天性卵巢发育不全患者给予雌孕激素序贯治疗，高催乳素闭经患者给予溴隐亭治疗。用药剂量起始剂量每天 2.5 mg，若无明显不良反应逐渐增加至每天 5~7.5 mg，分 2~3 次口服，每日最大剂量不超过 10 mg，连续治疗 3~6 个月或者更长时间，用药期间监测血清催乳素水平以调整药量。反复刮宫或人工流产导致的宫腔粘连性闭经应行宫腔粘连松解术，术后可放置宫内节育器，给予雌激素促进内膜生长，2~3 次月经后取出避孕环。卵巢或垂体肿瘤酌情手术治疗。生殖器畸形者，可酌情予以手术矫正。

（三）性激素治疗

对先天性卵巢发育不全和早发性卵巢功能不全患者可用性激素替代治疗。周期性撤退性出血类似月经来潮，可纠正患者的生理和心理焦虑；雌激素可促进患者的生殖器和第二性征发育；除对生殖器产生效应外，还可对下丘脑和垂体产生反馈从而起调节作用。

治疗方法包括雌孕激素联合治疗、雌孕激素序贯疗法。

（四）其他

诱发排卵下丘脑垂体性闭经患者，卵巢功能正常并且有生育要求者，可根据具体情况选用药物促排。

1. 下丘脑垂体功能失调者

常用氯米芬诱导排卵，但是对于卵巢功能衰竭、先天性 GnRH 分泌不足、垂体血管闭塞引起的内源性雌激素缺乏患者无效。

2. 下丘脑垂体功能衰竭者

多采用 HMG 与 HCG 联合方案，适用于氯米芬无效或 GnRH 分泌不足患者，也可采用 GnRH 进行脉冲式微量静脉泵注治疗。

3. 高催乳素血症伴垂体肿瘤者

其特点是血催乳素水平升高，促性腺激素及雌激素水平显著降低。治疗可用抗催乳素药物，以溴隐亭为主，联合应用性激素、促性腺激素可提高患者的排卵率。溴隐亭直接作用于下丘脑及垂体，刺激催乳素抑制因子的分泌（PIF），从而抑制催乳素的合成与分泌，并且能抑制垂体肿瘤的生长。用药剂量起始剂量每天 2.5 mg，若无明显不良反应逐渐增加至每天 5~7.5 mg，分 2~3 次口服，每日最大剂量不超过 10 mg，连续治疗 3~6 个月或者更长时间，用药期间监测血清催乳素水平以调整药量。

（刘婷婷、闵爱萍、周小玲、万晓丽）

第三节　多囊卵巢综合征

一、定义

多囊卵巢综合征（polycystic ovary syndrome，PCOS）是育龄期女性最常见的一种妇科内分泌紊乱性疾病，是无排卵性不孕的主要原因。其主要特征包括排卵异常、卵巢多囊样改变和高雄激素血症等，可同时伴有肥胖、胰岛素抵抗、血脂紊乱等代谢问题，是 2 型糖尿病、心脑血管疾病和子宫内膜癌等的高危因素。

二、病因

PCOS 的病因尚不完全明确，发病机制复杂，目前主要认为与遗传、内分泌紊乱和环境因素有关等。

三、临床表现

1. 症状与体征

（1）月经改变：可表现为月经稀发、月经量少、异常子宫出血、闭经等。

（2）不孕及卵巢黄体功能不全：不孕主要由于无排卵所致。

（3）多毛和痤疮：多毛常在口唇上方、乳晕周围、腹正中缘、脐下、大腿内侧及肛门周围。

（4）肥胖：约 50% 的 PCOS 患者肥胖。

（5）黑棘皮病：当有胰岛素抵抗合并雄激素过多时，常出现黑棘皮病，主要发生在腋下、颈背部及阴唇，灰褐色，皮肤增厚。

（6）卵巢增大：盆腔检查可能触及一侧或双侧增大的卵巢。

2. 内分泌激素改变

（1）雄激素水平高：性激素结合球蛋白水平降低，血清脱氢表雄酮和硫酸脱氢表雄酮水平升高。

（2）雌激素改变：PCOS 患者分泌雌酮明显增多，雌二醇水平相当于早、中卵泡期。

（3）促性腺激素变化：LH 水平较高，维持在正常女性月经周期中卵泡期水平，但无排卵前高峰，FSH 相当于早卵泡期水平，故 LH/FSH 常 ≥ 2~3。

（4）高胰岛素血症及胰岛素抵抗：大部分肥胖及部分非肥胖患者伴有高胰岛素分泌和胰岛素抵抗，发生 2 型糖尿病风险明显增加。

（5）血催乳素（PRL）水平高：10%~15% 的患者伴有轻或中度的催乳素升高，可能与雌激素持续刺激有关。

四、诊断及鉴别诊断

（一）诊断

1. 育龄期 PCOS 诊断

PCOS 的诊断是排除性诊断。多采用鹿特丹标准：①稀发排卵或无排卵。②卵巢多囊样改变：超声提示一侧或双侧卵巢 ≥ 12 个直径 2~9 mm 的卵泡，和（或）卵巢体积 ≥ 10 mL。③高雄激素临床表现和（或）高雄激素血症。④ 3 项中符合 2 项并排除其他高雄激素病因。2018 年中华医学会妇产科学分会发布了中国的"多囊卵巢综合征诊断标准"。疑似 PCOS 标准：月经稀发、闭经或不规则子宫出血是必需的诊断条件；且同时再符合以下 2 项中的一项，①高雄的临床表现或高雄激素血症。②超声提示 PCO。确诊 PCOS：具备疑似 PCOS 诊断条件，并且逐一排除其他可能引起高雄激素和排卵异常的疾病后才能确诊。

2. 青春期 PCOS 诊断

2016 年发布的中国专家共识，提出青春期 PCOS 的诊断必须同时符合三个指标：①初潮后月经稀发至少持续 2 年或闭经。②高雄的临床表现或高雄激素血症。③超声提示 PCO 或卵巢体积增大（> 10 cm³）；同时排除其他可能引起雄激素水平升高的疾病（包括先天性肾上腺皮质增生、库欣综合征、分泌雄激素的肿瘤等）、引起排卵障碍的疾病（如卵巢早衰、甲状腺功能异常、下丘脑 - 垂体闭经以及高催乳素血症等）。

（二）鉴别诊断

包括卵巢产生雄激素肿瘤的疾病，如门细胞瘤、支持 - 间质细胞瘤，出现男性化表现如阴蒂增大、喉结大、血雄激素水平高，可行 B 超、CT 协助诊断。肾上腺皮质增生（CAH）是一种常染色体隐性遗传病，由于皮质醇生物合成过程中酶的缺陷，以 21- 羟化酶缺陷最常见，可引起雄激素和 17α- 羟孕酮水平增高。

五、治疗

1. 调整生活方式

控制饮食结合增加运动以减轻体重并缩小腰围。

2. 药物治疗

（1）调节月经周期：口服避孕药或采用孕激素后半周期疗法。口服避孕药：雌孕激素联合疗法，可调节月经周期。其中孕激素通过负反馈的作用，抑制脑垂体 LH 过多地分泌，使卵巢雄激素产生减少，对子宫内膜过度增生有直接的抑制作用。雌激素能刺激肝脏合成 SHBG，使游离睾酮水平下降。常用口服短效避孕药，一般疗程为 3~6 个月，可反复服用。可有效抑制毛发生长，治疗痤疮。孕激素后半周期疗法：调节月经，保护子宫内膜，避免子宫内膜增生或子宫内膜癌。也有抑制 LH 过高分泌的作用，对恢复排卵有很好的作用。

（2）降低血雄激素水平：复方口服避孕药（combined oral contraceptive，COC）是治疗 PCOS 高雄激素血症的首选药物。目前临床上比较常见的 COC 包括：醋酸环丙孕酮/炔雌醇（Diane-35）、去甲孕酮/炔雌醇（妈富隆）、屈螺酮/炔雌醇（优思明、优思悦）。其他药物主要包括糖皮质激素（地塞米松）和螺内酯等。

（3）改善胰岛素抵抗：常用胰岛素增敏剂二甲双胍，可减少肝脏合成葡萄糖，增强外周组织对胰岛素的敏感性，通过降低血胰岛素水平降低血清雄激素。常用剂量为 500 mg，每天 2~3 次。

（4）诱发排卵：氯米芬为传统一线促排卵药物。来曲唑有希望替代氯米芬成为促排卵治疗的一线用药，来曲唑属于第三代芳香化酶抑制剂，抑制雄激素向雌激素的转化，雌激素水平下降，负反馈作用于垂体，引起内源性促性腺激素释放激素的释放，FSH 水平升高，促进卵泡发育。

3. 手术治疗

（1）腹腔镜下卵巢打孔术：对卵巢应用激光或电针打孔，每侧卵巢打孔 4 个为宜，注意打孔的深度，避免损伤卵巢门，可获得 90% 的排卵率和 70% 的妊娠率。但有治疗无效、盆腔粘连、破坏卵巢组织的风险。

（2）卵巢楔形切除术：将双侧卵巢各楔形切除 1/3 可降低雄激素水平，但由于术后发生盆腔粘连风险高，临床上已废弃。

（刘婷婷、闵爱萍、周小玲、万晓丽）

第四节　痛经

一、概念

月经前后或月经期出现的下腹疼痛、坠胀，伴有腰酸或其他不适，程度较重影响生活和工作质量者称为痛经。

二、分类

痛经分为原发性痛经和继发性痛经两类，原发性指生殖器无器质性病变，继发性指由于盆腔器质性病变如盆腔炎、子宫内膜异位症或宫颈狭窄等所致的痛经。

三、原发性痛经的病因

原发性痛经主要与经期子宫内膜合成和释放前列腺素增加，子宫收缩增强有关，也受精神和神经因素影响。

四、临床表现

（1）原发性痛经青少年期常见。在孕激素的作用下，黄体期子宫内膜剥脱出血，经血中的前列腺素水平显著高于卵泡期。

（2）疼痛多从月经来潮后开始，最早出现在月经前 12 h；月经第一天疼痛最剧烈，一般持续 2~3 天后缓解；疼痛程度和持续时间因人而异，重者呈痉挛性；部位多在耻骨上最明显，可放射至腰骶部、大腿内侧甚至肩背部。

（3）痛经可伴有腹泻、恶心、呕吐、头晕、乏力等症状，严重时大汗、面色发白，与临床上使用前列腺素引起的胃肠道和心血管平滑肌收缩过强的不良反应类似。

五、诊断及鉴别诊断

根据病史、临床症状和妇科检查未发现异常，临床可诊断。诊断原发性痛经前必须除外可引起痛经的妇科器质性病变。继发性痛经在初潮后数年出现，多有月经过多、不孕、盆腔炎或放置宫内节育器等病史，妇科检查可能发现引起痛经的器质性病变，腹腔镜探查是最有价值的诊断方法。子宫内膜异位症及子宫腺肌病常有继发性渐进性痛经。

六、治疗

1. 一般治疗

应重视精神心理治疗，告知患者月经时轻度不适属于生理反应。疼痛不能忍受时可尝试非麻醉性镇痛治疗，应用镇痛、镇静和解痉药。

2. 口服避孕药或性激素类药物抑制排卵

主要适用于有避孕需求的痛经女性，疗效达 90% 以上。避孕药物抑制排卵，缺乏黄体，从而降低月经血前列腺素浓度，减少子宫肌张力，缓解痛经。未婚女性可行雌孕激素序贯疗法，或月经前 7~10 天口服甲羟孕酮，或用雌激素试验性治疗，己烯雌酚 1 mg，每天 1 次，从月经第 5 天开始，连服 22 天，停药后撤退性出血，因无排卵所以无痛经，一般可用 2~3 个月。

3. 前列腺素合成酶抑制剂

通过抑制前列腺素合成酶，减少前列腺素的产生，减弱子宫收缩，从而减轻或消除痛经。NSAID 治疗剂量应个体化，月经来潮前 1~2 天开始用药至经期第 2~3 天。由于每个人痛经出现的时间不一样，具体的服用时间也因人而异。需要注意的是，止痛药最好不要空腹吃，可能会刺激胃肠道。

（刘婷婷、闵爱萍、周小玲、万晓丽）

第五节　女性高催乳素血症

一、概述

高催乳素血症（hyperprolactinemia，HPRL）是一种由于下丘脑 - 垂体功能紊乱所导致的疾病。主要表现为闭经、溢乳、月经稀发、不孕等。正常催乳素脉冲性释放，频率约 90 min 1 次，且其具有昼夜节律的特点，对乳腺发育、泌乳和免疫功能、卵巢功能等起着重要的调节作用。催乳素的分泌主要受下丘脑催乳素分泌释放因子（prolactin release factor，PRF）和催乳素分泌释放抑制因子（prolactin release-inhibiting factor，PIF）双重调节。正常情况下，下丘脑对催乳素的分泌起抑制作用。多巴胺是主要的催乳素抑制因子，而 5- 羟色胺、促甲状腺激素释放激素等则可以刺激催乳素的分泌。这种调节失衡，催乳素过度分泌时，则可导致高催乳素血症。

二、发病机制

1. 下丘脑疾病

神经胶质瘤、颅咽管瘤、炎症等病变可影响催乳素抑制因子的分泌，导致血催乳素分泌增加。

2. 垂体疾病

垂体微腺瘤和空蝶鞍综合征是常见的原因。

3. 特发性高催乳素血症

血催乳素常为 2.73~4.55 nmol/L。无器质性病变。

三、临床表现

1. 月经紊乱和不孕

生育期患者可表现为不排卵，月经稀发或闭经。

2. 溢乳

双侧乳房流出或挤出白色或透明液体。

3. 头痛、眼花及视觉障碍

垂体腺瘤增大压迫神经、阻碍脑脊液回流，可引起头痛、眼花和视野缺失等症状。

4. 性功能改变

LH、FSH 分泌受抑制后，可导致雌激素水平减低，表现为阴道萎缩和性欲降低。

四、诊断

（1）临床表现。

（2）血液学检查：LH、FSH 升高，PRL > 1.14 nmol/L（25 μg/L）

（3）影像学检查：蝶鞍 CT 或 MRI 检查。

（4）眼底检查：由于蝶鞍腺瘤可侵犯和（或）压迫视交叉，眼底视野检查可了解垂体腺瘤的大小和部位。

五、治疗

1. 药物治疗

（1）降催乳素治疗。

目前最常用的药物为溴隐亭，溴隐亭是多巴胺受体激动剂，能抑制垂体 PRL 分泌和 PRL 瘤细胞增殖，从而使瘤体缩小。其主要不良反应为胃肠道反应和体位性低血压，如恶心、呕吐、头晕、头痛等，多在短期内可消失。据临床报道，服用溴隐亭可使

60%~80% 的患者 PRL 降至正常，泌乳症状减轻或消失，80%~90% 的患者可恢复排卵和月经来潮，70% 的患者可恢复生育。垂体大腺瘤患者 80%~90% 视野可改善，60% 患者瘤体可缩小 50% 以上。常用初始剂量为 1.25 mg/d，每 3~7 天增加 1.25 mg/d，直至有效剂量 5.0~7.5 mg/d，餐中服用。1 个月后复查 PRO。服药期间，若出现加量后不耐受，可减量维持，若对溴隐亭不耐受或不敏感，可更换其他药物，或采用手术治疗。药物减量指征：微腺瘤患者 PRL 水平降至正常、症状好转或消失；大腺瘤患者复查鞍区 MRI 确认瘤体体积明显缩小、血 PRL 水平恢复至正常水平，可药物减量。减量应注意缓慢分次进行，溴隐亭一般每 1~2 个月减量 1.25 mg，直至最小有效剂量 1.25 mg/d 或隔日 1.25 mg 长期维持。减量及维持期间，若再次出现月经紊乱或 PRL 水平升高，应查找原因，必要时复查鞍区 MRI，决定是否加量。

治疗期间随访：定期复查血 PRL 和雌二醇水平；每 1~2 年复查鞍区 MRI（大腺瘤患者每 3 个月复查 1 次），PRL 大腺瘤多巴胺受体激动剂治疗后血 PRL 降至正常，但瘤体未缩小，需重新考虑是否为其他类型的腺瘤，或是否为混合性瘤；有视野缺损的大腺瘤患者，初始治疗时可每周复查 2 次视野，常在 2 周内显效，如改善不满意或无改善，应复查鞍区 MRI，必要时手术治疗。

关于停药：建议低剂量溴隐亭维持 PRL 正常水平、鞍区 MRI 提示垂体腺瘤消失，疗程达 2 年。停药后每月复查 PRL，3 个月后改为每半年复查 1 次，或停药第 1 年每 3 个月复查 1 次，以后每年复查 1 次。若 PRL 升高，需及时复查 MRI，且需长期口服最小有效剂量以维持。

（2）维生素 B_6。

与溴隐亭同时应用可有协同作用。

2. 手术治疗

当垂体腺瘤增大压迫神经，产生明显症状或药物治疗无效时，应考虑手术治疗。术前短期口服溴隐亭可缩小肿瘤体积、减少术中出血，提高治疗效果。

3. 放疗

用于不能坚持或不能耐受药物治疗，不愿手术或不能耐受手术者。放疗显效慢，易导致垂体功能低下、损伤视神经、诱发肿瘤等并发症，不主张单纯使用。

（刘婷婷、闵爱萍、周小玲、万晓丽）

第六节　绝经及围绝经期综合征

一、定义

绝经的本质是卵巢功能衰竭，雌激素水平波动性下降和缺乏导致多种相关症状，包含血管收缩障碍所致的相关症状和神经精神症状，泌尿生殖道萎缩以及与绝经相关的骨质疏松、老年性痴呆、心血管疾病等疾病的发生风险明显增加。

1. 绝经（menopause）

绝经是指月经的永久停止，40 岁以上女性停经 12 个月，并排除妊娠及其他可能导致闭经的疾病后，即可临床诊断绝经。绝经的真正含义是卵巢功能的衰竭，由生殖道或下丘脑垂体中枢异常所致的月经停止不能称为绝经。

2. 围绝经期（perimenopausal period）

围绝经期是指从开始出现绝经趋势直至最后一次月经后 1 年内的时期。

二、临床表现

1. 月经紊乱

绝经前约 70% 的女性会出现月经紊乱，多表现为月经周期不规则，持续时间及经量不一。

2. 精神、神经症状

潮热、盗汗是典型症状。面部、颈胸部和背部皮肤阵阵发红，伴有"烘热"感，继之出汗。持续时间不定，数秒至数分钟；症状轻者每天发作数次，重者可达十余次或更多；情绪不稳定，易激动、抑郁、多疑，不能自我控制。

3. 泌尿、生殖道的改变

尿道黏膜变薄，括约肌松弛，导致尿失禁；膀胱黏膜变薄，容易出现膀胱炎。外阴皮肤干，皮下脂肪薄；阴道干燥，弹性减退，导致性交疼痛。

4. 心血管系统的变化

冠心病发生率增高。

5. 骨质疏松

绝经后雌激素降低使骨质流失增加。骨质吸收快于骨质生成，使骨质流失，引起骨骼压缩、体格变矮小。严重者可导致骨折，椎体、桡骨远端和股骨颈等部位易发生。

三、诊断

根据相关概念的定义，结合患者的病史及临床表现，诊断绝经、绝经过渡期、围绝经期较为容易。

四、治疗

（一）健康的生活方式

（1）膳食营养指导。

女性进入围绝经期后，机体对糖脂、蛋白质的代谢能力逐渐下降。食物应以谷类为主（250~400 g/d）；多吃水果（200~400 g/d）和新鲜蔬菜（300~500 g/d）；奶类（300 mL/d）、大豆或豆制品（30~50 g/d）；适量鱼、禽、蛋、瘦肉（鱼虾类50~100 g/d，畜禽肉类 50~75 g/d，蛋类 25~50 g/d），少吃肥肉、烟熏和腌制肉制品；少盐少油控糖，食盐摄入不超过 6 g/d，油摄入不超过 25 g/d，添加糖摄入不超过50 g/d（最好控制在 25 g/d 以下）；足量饮水，建议温和气候条件下轻体力活动者每日饮水 1500~1700 mL，少量多次饮用。

围绝经期女性建议摄入足够的钙及维生素 D。50 岁以上的女性推荐钙摄入量为1000 mg/d，中国成年人维生素 D 推荐摄入量为 400 IU（10 μg）/d，65 岁以上老年人推荐的摄入量为 600 IU（15 μg）/d，用于骨质疏松症防治时的摄入量可为 800~1200 IU/d，适当日晒能促进体内维生素 D_3 的前体转化为维生素 D_3，建议绝经后女性血清 25（OH）D 水平应 ≥ 75 nmol/L。

（2）禁烟限酒。

（3）体重管理。

建议围绝经期女性体重指数（body mass index，BMI）维持在 18.5~23.9 kg/m^2，腰围控制在 80 cm 以下。肥胖可能引发诸多的健康问题，导致冠心病、高血压、脑卒中等心脑血管疾病风险增加。建议围绝经期女性通过适宜的锻炼和饮食调整保持正常的体重。

（4）运动指导。

最佳锻炼方式为每周至少 3 次，每次 30 min 的中等强度活动，建议每周增加 2~3 次抗阻力运动，在运动锻炼中应尽量避免肌肉 - 关节 - 骨骼系统损伤。

（5）睡眠管理。

建议每日 7~8 h 睡眠时间，午睡 15~20 min。如出现失眠症状，应首先排除可能引起睡眠障碍的相关疾病，如焦虑障碍、抑郁障碍、睡眠呼吸暂停综合征等。

（6）定期体检。

体检的内容包括全身检查和妇科专科检查。针对异常状况需至相应专科进一步检查并治疗。根据围绝经期女性的生理特点，重点筛查疾病应包括：宫颈病变、乳腺疾病、高血压、糖尿病、冠心病、高血脂、骨质疏松症等。

（7）性生活及避孕指导。

围绝经期女性由于雌激素水平下降，可能出现阴道干涩、疼痛等不适，影响性生活质量，导致性欲减退。应引导围绝经期女性在出现以上问题时主动与医生沟通并寻求帮助，必要时根据个体需求选择合适的治疗方案，包括激素治疗、非激素治疗及心理干预治疗等。

女性进入围绝经期后卵巢的功能逐渐衰退，但仍有不规律排卵，如已无生育需求，需持续采取避孕措施直至月经停止后满 12 个月。避孕措施建议首选屏障避孕法（如避孕套）或宫内节育器。一般不推荐采用复方口服避孕药（combined oral contraceptives，COC）作为围绝经期女性的长期避孕措施。

（二）围绝经期症状的处理

1. 非激素治疗

对于围绝经期尚无月经紊乱但已有绝经相关症状、存在激素治疗禁忌证或不愿接受激素治疗的围绝经期女性，可采用非激素类药物治疗。目前中医药在临床上应用较多，有中医诊疗条件的医疗机构建议转诊至中医门诊辨证论治，无中医诊疗条件或不愿接受方剂治疗者可选择中成药治疗，常用药物包括坤泰胶囊、灵莲花颗粒、坤宝丸等。

2. 绝经激素治疗（menopause hormone therapy，MHT）

MHT 指导原则如下。

（1）MHT 属于医疗措施，应在有适应证、无禁忌证、患者有主观意愿的前提下，尽早启动。

（2）绝经过渡期、绝经后期女性和老年女性使用 MHT 的风险和获益不同。年龄小于 60 岁或绝经 10 年内无禁忌证的女性，MHT 用于减缓骨质流失和预防骨折、缓解血管舒缩症状（vasomotor symptoms，VMS）的获益风险比最高。

（3）有子宫的女性在补充雌激素的同时应加用足量足疗程的孕激素保护内膜。

（4）MHT 必须个体化。

（5）使用 MHT 的女性每年应接受至少 1 次全面的获益风险评估，目前，尚无证据限制 MHT 应用时间，只要有适应证、风险评估的结果提示获益大于风险即可继续使用。

（6）不推荐乳腺癌生存者全身应用 MHT。

（7）当全身应用 MHT 不能完全改善 GSM 症状时可加用局部雌激素治疗，仅改善 GSM 时建议首选阴道雌激素局部治疗。

（8）雌激素治疗可减少绝经相关的腹部脂肪堆积，降低总体脂肪量，提高胰岛素敏感性，降低 2 型糖尿病的发生风险。

MHT 是医疗措施，只在有适应证时才考虑应用。评估存在 MHT 禁忌证者，不建议全身应用 MHT。有 MHT 慎用情况的女性，应充分权衡利弊，选择个体化的 MHT 方案，加强监测和随访，争取获益大于风险。

MHT 的适应证如下。

（1）绝经相关症状：月经紊乱、潮热、盗汗、失眠、疲倦、情绪障碍等。

（2）泌尿生殖道萎缩相关问题：反复尿路感染，夜尿、尿频、尿急等；阴道干涩，外阴阴道疼痛、瘙痒，性交痛，萎缩性阴道炎。

（3）低骨量及骨质疏松症。

（4）过早的低雌激素状态：如 POI、下丘脑垂体性闭经、手术绝经等。

MHT 的禁忌证如下。

（1）已知或怀疑妊娠。

（2）原因不明的阴道出血。

（3）已知或可疑乳腺癌。

（4）已知或可疑患性激素依赖性恶性肿瘤。

（5）最近 6 个月内患活动性静脉或动脉血栓栓塞性疾病。

（6）严重肝肾功能不全。

MHT 的慎用情况如下。

（1）子宫肌瘤。

（2）子宫内膜异位症或子宫腺肌症。

（3）子宫内膜增生病史。

（4）血栓形成倾向。

（5）胆石症。

（6）免疫系统疾病。

（7）乳腺良性疾病及乳腺癌家族史。

（8）癫痫、偏头痛、哮喘。

（9）血卟啉病、耳硬化症。

（10）现患脑膜瘤。

（刘婷婷、闵爱萍、周小玲、万晓丽）

参考文献

［1］ Fraser IS，Critchley HO，Broder M，et al. The FIGO recommendations on terminologies and definitions for normal and abnormal uterine bleeding［J］. Semin Reprod Med，2011，29（5）：383-390.

［2］ 中华医学会妇产科学分会妇科内分泌学组.异常子宫出血诊断与治疗指南（2022更新版）［J］.中华妇产科杂志，2022，57（7）：481-490.

［3］ 中华医学会妇产科学分会妇科内分泌学组.闭经诊断与治疗指南（2023版）［J］.中华妇产科杂志，2024，59（1）：5-13.

［4］ 陈子江.生殖内分泌学［M］.北京：人民卫生出版社，2016.

［5］ 孔北华，马丁，段涛.妇产科学［M］.10版.北京：人民卫生出版社，2024.

［6］ 乔杰，李蓉，李莉，等.多囊卵巢综合征流行病学研究［J］.中国实用妇科与产科杂志，2013，29（11）：849-852.

［7］ 中华医学会妇产科学分会内分泌学组及指南专家组.多囊卵巢综合征中国诊疗指南［J］.中华妇产科杂志，2018，53（1）：2-6.

［8］ 张巧利，马骁，邓燕，等.2018美国妇产科医师学会委员会意见：青少年痛经和子宫内膜异位症（No.760）的解读［J］.中华生殖与避孕杂志，2020，40（2）：170-175.

［9］ 林金芳.女性高泌乳素血症诊治的共识、争议及循证研究方向［J］.上海医学，2008，31（2）：81-82.

［10］ 梁国新.高泌乳素血症的药物治疗进展［J］.中国老年保健医学，2010，8（2）：36-37.

［11］ Melmed S，Casanueva FF，Hoffman AR，et al. Diagnosis and treatment of hyperprolactinemia: an endocrine society clinical practice guideline［J］. J Clin Endocrinol

Metab，2011，96（2）：273-288.

［12］ McKenna TJ. Should macroprolactin be measured in all hyperprolactinaemic sera?［J］. Clin Endocrinol（Oxf），2009，71（4）：466-469.

［13］ 中华医学会妇产科学分会绝经学组 . 中国绝经管理与绝经激素治疗指南 2023 版［J］. 中华妇产科杂志，2023，58（1）：4-21.

［14］ 中国营养学会 . 中国居民膳食指南（2022）［M］. 北京：人民卫生出版社，2022.

［15］ 中华医学会骨质疏松和骨矿盐疾病分会 . 原发性骨质疏松症诊疗指南（2022）［J］. 中国全科医学，2023，26（14）：1671-1691.

［16］ 中国老年学和老年医学学会骨质疏松分会妇产科专家委员会与围绝经期骨质疏松防控培训部 . 围绝经期和绝经后妇女骨质疏松防治专家共识［J］. 中国临床医生杂志，2020，48（8）：903-908.

第十二章　计划生育与不孕

第一节　药物避孕

一、概况

药物避孕方法是目前临床上应用人工合成的甾体激素类避孕药，正确使用药物避孕，能及时有效地降低患者非意愿的妊娠，从而可以减少妊娠流产后遗症的风险。药物避孕具有方便、廉价、疗效迅速确切，对于复方短效口服避孕药（combination oral contraception，COC）避孕方法的有效率高可高达99%。但用药物来避孕可能会造成一些不良反应，例如：影响已婚女性正常月经周期、引起促卵泡成熟发育过程抑制、排卵进程延迟、经期突然延长，还有发生恶心、呕吐、乏力、头晕嗜睡等身体不良生化反应。药物避孕有效率约为85%。

1. 用于避孕的甾体激素

睾酮衍生物：炔诺酮、炔诺孕酮、左炔诺孕酮、去氧孕烯等。

孕酮衍生物：环丙孕酮、地屈孕酮等。

螺旋内酯类：屈螺酮。

2. 避孕药种类

避孕药主要分为两类，即由雌、孕激素配伍的复方制剂和单方孕激素制剂。根据用药途径可分为口服、注射、缓释、贴剂。根据药物作用时效分为短效、长效、速效。复方短效口服避孕药按照成分配方和用法又分为单相或多相。

3. 作用机制

（1）抑制排卵。

（2）改变患者宫颈黏液性状。

（3）改变子宫内膜组织形态及功能。

（4）影响输卵管功能。

4. 应用禁忌证

（1）严重心脑血管疾病，高血压（血压＞ 140/100 mmHg ）。

（2）急、慢性肝炎或肾炎，肝硬化。

（3）血液病或血栓性疾病史。

（4）全身性内分泌疾病如糖尿病甲状腺分泌功能过度亢进症，糖尿病合并伴有严重肾、视网膜系统病变综合征及其他类心血管病变。

（5）恶性肿瘤史，已知或可疑雌激素依赖性肿瘤。

（6）原因不明的阴道出血。

（7）产后 6 个月内，主要母乳喂养。

（8）吸烟≥ 20 支 / 天，尤其是年龄≥ 35 岁者。

（9）正在服用抗精神病症和抗结核药物。

（10）严重偏头痛，伴有局灶性神经症状。

（11）可疑或确定妊娠。

（12）胆汁淤积史及妊娠期胆汁淤积史。

5. 药物不良反应

（1）腹泻等类早孕反应：约 10% 的女性会在用药初期发生，如轻度恶心、食欲不振、头晕、乏力、嗜睡、呕吐等。这些不良反应通常不需要特殊处理，随着继续用药，多数症状能够自行缓解。如发生轻度明显的持续性厌恶、胃口不振、头昏、乏力、嗜睡、腹泻倾向等，持续减量用药 1 个月后腹泻即可基本自动停止好转。

（2）阴道流血：一般在女性用药初期发生，主要表现为点滴出血或月经样突破性出血。较常见的原因一部分与服药初期一些女性体内激素水平波动有关，另外更常见的主要原因是为药物漏服、不定时地服用、服药时方法的错误使用或造成药品质量功能受损时等。可在医师检查后指导进行处理。

（3）出现月经量逐渐减小或出现停经的症状：这往往是因为 COC 会抑制子宫内膜的增殖，引起的月经量慢慢减小消失甚至完全停经。出现了月经量逐步减小后一般是不需要药物的特殊处理，因为它不影响健康，停药后可自行恢复正常。对于有明确停经史的女性，需进一步检查排除妊娠的可能。若患者确实已无法继续承受月经量继续减小或发生停经的情况，依据患者具体治疗情况还可适当停止避孕或自行更换用其他长效避孕方法。

（4）乳房胀痛：一般不需要特殊处理，随着用药时间延长，症状多可自行好转或消失。

（5）体重增加：少数女性用药后可能发生水钠潴留，具体表现为体重的轻度增加，但一般不影响患者的健康，若体重明显增加可考虑停药观察。

（6）皮肤褐斑：少数女性用药后会出现皮肤褐斑，在日晒后会加重，但一般不影响健康，停药后多能自行缓解。

（7）极少数使用者，用药后可能出现精神抑郁、头晕、乏力、性欲减退、皮疹、皮肤瘙痒等症状。

6. 漏服的补救措施

服用 COC 过程中如出现漏服现象，需要立即用药或其他方式补救以免出现避孕失败，导致意外妊娠的发生。漏服 1 片且未超过 12 h，除须仍按常规服药 1 片外，应立即再补服另外 1 片，以后继续每天按时服用，无须采用其他避孕措施。如漏服超过 12 h 或漏服 2 片及以上时，原则上需要立即补服 1 片，若剩余药片有 7 片或 7 片以上时，可继续按照常规服药，但同时，需要避孕套或其他屏障避孕法最少 7 天，或采用紧急避孕方法，防止意外妊娠的发生；若剩余药片不足 7 片，可在常规服用完本周期药片后立即服用下个周期的药片。如在月经来潮第 2~5 天后开始服药，服药最初 7 d 内最好加用其他避孕措施。若漏服无活性药片，无论剩余几片，均丢弃未服用的无活性药片，照常继续服药。

二、口服避孕药

1. 复方短效口服避孕药

（1）含有低剂量的雌激素和孕激素，单相片。综合多机制避孕。是当今各类避孕药物中问世最早且应用最广泛的。在使用正确的情况下，避孕的成功率按国际女性年平均数计算最高可达 99.95%。

（2）适应证：生育年龄的一般健康女性均可使用此避孕方式。由于含有雌激素，不适于产后 6 个月内，特别是以母乳喂养为主要哺乳方式的哺乳期女性。

（3）用法及注意事项：现代各种复方短效避孕药，雌激素均 ≤ 35 μg，属低剂量型。一般应在女性月经来潮的第一天即可开始使用，每晚 1 片，连服 21~22 天；若漏服，应于 24 h 内立即补服 1 片。一般可在停用药后 2~3 天发生撤退性出血，犹如月经来潮。若停药 7 天后尚无月经来潮，则在停药第 8 天晚开始继续服用第 2 周期的药物。若再次出现月经未来潮的情况，则应停药，明确原因，酌情处理。

2. 三相短效口服避孕药

（1）由炔雌醇（ethinylestradiol，EE）和左炔诺孕酮（levonorgestrel，LNG）组成。与普通单相片治疗比较，雌激素剂量水平变化差异不大，但在服药治疗周期过程中孕激素总量相对减少些；而且发生不良反应的概率更低。

（2）模仿正常女性月经周期中内源性雌、孕激素的水平变化。避孕机制与复方短效口服避孕药相同。

（3）用法同复方短效口服避孕药相同，从月经周期的第 1 天开始用药；若停药 7 天未发生撤退性出血，则自停药第 8 天开始服用下一周期的避孕药。

3. 速效避孕药（探亲避孕药）

（1）单方孕激素制剂，雌、孕激素复合制剂。

（2）服用时间一般不受患者经期天数限制，适用于短期探亲夫妇。

（3）主要的作用方式为：改变子宫内膜的形态与功能，达到干扰受精卵着床的目的。使宫颈黏液变黏稠，不利于精子穿透。在月经周期的前半期服药有抗排卵作用，后半期用药可干扰黄体功能。

（4）用法：强调按要求正确使用每一种探亲避孕药。"炔诺酮"每片规格为 5 mg；若探亲时间在 14 天以内，应于发生房事当晚及以后每晚均口服 1 片；若已服 14 天而探亲期未结束者，可改用 1 号或者 3 号短效避孕药直至探亲结束。"18 炔诺孕酮"，行房事前 1~2 天开始服用，服法同炔诺酮。

（5）目前较少使用。由于激素剂量一般较大，副作用常较明显，可以伴随有突破性出血、周期的紊乱、经期明显延长，常见引起的消化道副作用一般还有轻微恶心、呕吐、眩晕、乏力等。因多数症状不严重，大多可耐受，所以一般无须治疗。

4. 紧急避孕药

尽管我国目前已有安全高效实用的避孕方法，但目前仍有许多女性非计划受孕或意外妊娠的事件发生。这些非妊娠计划受孕或其他非意愿性妊娠也可能会增加意外妊娠的患病率和死亡率，尤其是在一个缺乏安全无痛流产服务或其他没有高质量产科医疗监护服务设施的地方。使用口服紧急避孕药则可阻止许多意外妊娠事故的发生。

（1）起效机制：其主要的机制是干扰正常的排卵。

（2）药品种类：左炔诺孕酮；复方口服避孕药（含左炔诺孕酮）；米非司酮；C53 号事后避孕药（双炔失碳酯）。前两种常用，后两类尚缺乏充足的证据定论。

（3）适应证：未及时采取避孕措施；未正确使用避孕措施；正确使用了避孕措施，但当时就发现避孕失败。

（4）服药时间：不受月经周期限制，不良反应发生率较高。

（5）用法：服用时间越早，效果越好。

1）左炔诺孕酮：性交后 72 h 内服用 1 片（0.75 mg），12 h 后重复 1 次。

2）复方左炔诺孕酮短效口服避孕药：性交后 72 h 内服 4 片（0.6 mg），12 h 后重复服用。

3）口服米非司酮：为抗孕激素受体的受体拮抗剂，性交后至少 72 h 内一次服用米非司酮 10 mg 或 25 mg，间隔性交 12 h 后需再服用一次米非司酮 10 mg 或 25 mg。

（6）紧急避孕药的有效性：左旋炔诺孕酮方法可帮助降低一半以上的女性妊娠的危险，在 1 次无保护性生活后最多可降低 80%~90% 的妊娠风险。UPA 方法和米非司酮方法要比左旋炔诺孕酮方法更好。用传统和短效口服避孕药混合配制成的口服紧急避孕药方法（"Yuzpe 方案"）避孕效果可能相对而言较低。

（7）紧急避孕药的安全性：目前研究认为使用紧急避孕药后不会发生导致临床上出现的某些严重医学并发症。服用本紧急避孕药治疗前均无须经过任何临床医学实验室检查试验或体外实验室检测。不良身体反应有可能发生包括月经期改变、恶心、头痛、腹痛、乳房部胀痛、眩晕症状和精神疲劳。

（8）注意事项和禁忌证：服用紧急口服避孕药期间没有特别医学禁忌证。若患者已初步确定已经妊娠则暂时不必要求再持续服用，因为一般紧急避孕药都对终止妊娠治疗无效。

（9）预防反复过量使用：紧急避孕药片可重复按需限量使用。若于 24 h 周期内有数次或进行数次无药物保护性生活，无须继续重复用药。紧急避孕药虽然使用相对方便，但鉴于其避孕成功率和副作用等，不建议作为常规避孕方法使用。

（10）服药后随访：服用紧急避孕药之后无须安排随访。但若服药后超过 3 周月经仍未来潮，则需注意排除是否妊娠的情况。

三、注射避孕针

目前应用的有单方孕激素制剂和复方雌、孕激素制剂。主要作用机制是抑制 FSH 的合成从而进一步阻断优势卵泡的形成，有效增强孕激素对预制排卵的作用，同时辅助预防不规则的阴道流血。

单方孕激素类常规使用后，第 1 年内的妊娠率约为 4%，由于药物不含雌激素，可用于哺乳期避孕以及不适用含雌激素避孕制剂的女性，但此类药容易发生月经紊乱。常规使用雌、孕激素的复方制剂后第 1 年内的妊娠率约为 3%，但发生月经紊乱的概率相对单方孕激素的药物较少。此类药的适应证与禁忌证与复方短效避孕药相仿，不适用于有不明原因的阴道流血、无法定期随访、注射困难及妊娠、未来 6 个月内有妊娠计划的女性。

复方制剂一般为每月肌内注射 1 次。甲羟孕酮每 3 个月注射 1 次。初次临床用药以后的近 3 个月都可能反复发生或月经周期很不规则或每次经量太多，可给予对症处理治疗，必要时亦可用复合雌激素类或其他短效避孕药调整。

四、缓释避孕系统

皮下埋植避孕剂是一种安全、高效、可逆的缓释避孕系统。单孕激素制剂通过多环节作用机制达到避孕目的。主要不良反应为不规则阴道出血，少数发生闭经。

左炔诺孕酮宫内缓释系统（Levonorgestrel-releasing intrauterine system，LNG-IUS），为单孕激素制剂。带器妊娠率低。其避孕效果可与输卵管绝育术相媲美。主要的不良反应为点滴出血和闭经。由于子宫腔局部的高孕激素状态能有效控制内膜增长，减少月经出血量，亦可缓解痛经，尤为适用于经量多和（或）痛经者。同时具有避孕和治疗作用。

阴道避孕环激素经阴道黏膜吸收释放进入血液。单方孕激素制剂的避孕原理同皮下埋植避孕剂；释放雌、孕激素的复方制剂，与成分配方相似的复方口服避孕药（COC）具有类似的安全性、药代特点、作用机制。自行放、取方便。

宫内节育器在剖宫产后 6 个月后放置；皮下埋植剂产后非哺乳女性任何时候均可使

用，而哺乳女性则建议于产后 6 周使用。

皮下埋植避孕方式的优势如下。

（1）高效：避孕有效率均＞99%。

（2）安全性良好：仅含孕激素，非宫腔操作，哺乳期和有雌激素禁忌的女性均可使用。

（3）长效：一次皮埋可持续 3~7 年。

（4）方法简便：药物有效期内无须采取任何其他的避孕方式，放置方法为非宫腔放置，埋植操作时间短、痛苦小。

（5）可逆：取出后能迅速恢复生育能力。

皮下埋植避孕的副作用如下。

（1）出血模式的改变：可能会出现点滴出血、月经不正常。

（2）激素相关副作用：头痛、体重增加、情绪的改变、面部出现痤疮、功能性卵巢囊肿（通常直径在 5 厘米以下，多数在 3~6 个月消失），这些副作用发生的概率比较低，并且大多数能够自行缓解。

皮下埋植剂放置的绝对禁忌证如下。

（1）妊娠或怀疑妊娠者。

（2）不明原因的不规则阴道出血者。

（3）母乳喂养，且产后＜6 周者。

（4）乳腺癌患者。

（5）急慢性肝炎、肾炎、肝肾功能异常者。

（6）肝硬化失代偿期、肝细胞腺瘤、肝癌患者。

（7）现患或是曾患缺血性心脏病、有脑卒中史者。

（8）急性深静脉血栓 / 肺栓塞患者，抗磷脂综合征患者。

（9）偏头痛伴有局灶性神经症状者，严重头痛者。

（10）糖尿病有并发症者。

（11）凝血功能障碍或严重贫血。

五、避孕贴剂

每周 1 片，连用 3 周，停药 1 周。我国目前尚无注册上市的避孕贴剂。

（张鹏、窦曦、郑兰英、万晓丽）

第二节　工具避孕

工具辅助避孕技术是通过利用辅助器具来使精子无法和卵子正常结合，或通过工具改变其子宫腔内环境从而达到节育目的方法。常用的避孕器具有阴茎套、女用避孕套及宫内节育器。

一、阴茎套

阴茎套即男用避孕套，为男性主要避孕工具，一次性使用，正确使用合适大小的阴茎套失败率仅为 5%~7%，还可有效防止性传播疾病，尤其适用于年轻、性活跃者。

二、阴道套

阴道套，即女性使用避孕套（female condom），目前我国尚无使用报道。

三、宫内节育器

宫内节育器（intrauterine device，IUD）是我国乃至全世界最广泛使用的避孕方式，也是我国育龄期女性的主要避孕措施。

1. 种类

宫内节育器可分为两大类。

（1）惰性宫内节育器：由惰性原料如金属、硅胶、塑料或尼龙等制成。

（2）活性宫内节育器：其内含有活性物质如铜、激素、药物及磁性物质等，避孕效果及副作用均优于惰性宫内节育器，避孕成功率可高达 90%，分为含铜（Cu）和含药（激素及药物）宫内节育器两大类。

1）含铜宫内节育器（表 50）：是指一类在子宫腔内能够持续释放具有生物活性、具备较强抗生育效能的铜离子（Cu^{2+}）的装置。其避孕效果与所释放的微量铜离子浓度呈正相关。

表 50　含铜宫内节育器分类

种类	形状	载体	放置年限
带铜 T 形宫内节育器（TCu-IUD）	"T"形，有尾丝	聚乙烯支架，在纵壁或横壁上绕有铜丝或铜套	5~7 年，带铜套者10~15 年

续表

种类	形状	载体	放置年限
带铜 V 形宫内节育器（VCu-IUD）	"V"形，有尾丝	不锈钢作"V"形支架，横臂或斜臂绕有铜丝	5~7 年
母体乐（MLCu-375）	伞状，具有可塑性	聚乙烯为支架，两弧形臂上各有 5 个可塑性小齿	5~8 年
宫铜宫内节育器	接近宫腔形态	不锈钢丝成螺旋状内置铜丝	20 年
爱母功能型宫内节育器（VCu-IUD）	"V"形	镍钛合金支架，"V"形末端压有铜粒	5~8 年
无支架的含铜宫内节育器（又称"吉妮环""吉娜环"）	丝状，有尾丝	尼龙线，6 个铜套串于一根尼龙线上，可固定于子宫肌层	10 年

2）药物或激素缓释宫内节育器（表 51）：左炔诺孕酮宫内节育器（levonorgestrel-releasing intrauterine device，LNG-IUD）、左炔诺孕酮宫内缓释节育系统（levonorgestrel-releasing intrauterine system，LNG-IUS）、吲哚美辛（前列腺素合成酶抑制剂）等，以减少疼痛和月经血量。

表 51　含药宫内节育器的分类

种类	形态	药物含量	放置时限
LNG-IUD、LNG-IUS	"T"形，有尾丝	型号一：支架尺寸为 32 mm×32 mm：左炔诺孕酮 52 mg，每天释放 20 μg 型号二：支架尺寸为 28 mm×30 mm，左炔诺孕酮 13.5 mg，每天释放 8~12 μg 吲哚美辛 25 mg	3 年或 5 年
活性 γ 型宫内节育器	"γ"型	吲哚美辛 25 mg	—
宫型和元宫型药铜宫内节育器	—	铜离子及吲哚美辛	—

2. 作用机制

（1）对人精子和卵胚胎组织的胚胎毒性影响：宫内节育器在宫腔内形成局部压迫，导致对胚胎有毒性作用的炎细胞产生。同时可诱导产生大量巨噬细胞覆盖于子宫内膜，影响受精卵着床，并能吞噬精子及影响胚胎发育。含铜 IUD 释放的铜离子其具有生物活性，可干扰精子的生存及其获能。细胞内的铜离子还可影响细胞内的 DNA 合成、糖原代谢等，影响受精卵及囊胚的发育。

（2）干扰受精卵着床：宫内节育器长期的异物刺激可诱导细胞发生慢性炎症反应，

从而促进前列腺素的合成、损伤子宫内膜及影响输卵管蠕动，最终影响受精卵的着床；宫内节育器可导致内膜压迫缺血、内膜环境改变，诱导细胞吞噬，致囊胚溶解吸收。

（3）含药宫内节育器的特殊避孕作用：LNG-IUD，主要为孕激素的作用：除抑制排卵外，孕激素可促使宫颈黏液增厚，影响精子通行。也可改变内膜环境：内膜细胞间质蜕膜化，炎性细胞浸润；含吲哚美辛宫内节育器：吲哚美辛可抑制内膜细胞合成前列腺素，具有减少节育器放置后出血的优点。

3. 宫内节育器的放置及取出（表 52）

表 52　宫内节育器的放置与取出

	宫内节育器放置	宫内节育器取出
适应证	凡育龄女性要求放置宫内节育器且无禁忌证，或要求紧急避孕并以此为长效避孕措施者均可给予放置	（1）放置期限已到者； （2）围绝经期闭经半年者或伴有月经紊乱者； （3）因不良反应治疗无效或出现并发症者； （4）计划妊娠者；改用其他避孕方法者； （5）避孕失败者
禁忌证	（1）月经过多（LNG-IUS 除外）、过频或不规则阴道出血，妊娠或可疑妊娠者； （2）生殖器炎症； （3）生殖器肿瘤； （4）子宫畸形； （5）子宫颈过松、重度陈旧性宫颈裂伤或子宫脱垂； （6）严重全身性疾病； （7）子宫腔小于 5.5 cm 或大于 9 cm； （8）人工流产后、产时或剖宫产时子宫收缩不良、术后出血、可疑残留或感染等； （9）铜过敏； （10）盆腔结核	（1）全身状况不良无法耐受或处于疾病的急性阶段者； （2）生殖器或盆腔急性感染者
手术时机	（1）月经干净后 3~7 天，含 LNG 的 IUD 应在月经开始的 7 天内放置； （2）人工流产后、中期引产术后 24 h 内清宫术后； （3）产后 42 天恶露净后、剖宫产后半年； （4）自然流产正常转经后、药物流产后恢复 2 次正常月经以后； （5）阴道正常分娩或剖宫产胎盘娩出后即时； （6）月经延期或哺乳期闭经排除妊娠后； （7）用于紧急避孕，在无保护性交后 5 天内	（1）一般以月经干净后 3~7 天为宜； （2）因子宫出血而需要取出者随时可取，同时酌情行诊断性刮宫； （3）与人工流产手术同时进行，如困难可在转经后再次操作； （4）带器异位妊娠者应在术前或出院前进行

续表

	宫内节育器放置	宫内节育器取出
手术步骤	（1）术前再次行妇科检查； （2）常规消毒后窥阴器暴露宫颈，再次消毒宫颈； （3）探针探查宫腔深度并记录； （4）用节育器放置器将其送入宫腔达宫底，带尾丝者需要留取 2 cm 尾丝； （5）观察出血、取出操作器械	（1）常规消毒后，节育器有尾丝者，用血管钳夹住尾丝轻轻牵引取出； （2）节育器无尾丝者，需遵循手术原则，宫颈钳夹住宫颈后以取环钩(钳)取出节育器取出； （3）取出困难者可在超声引导下操作； （4）必要时在宫腔镜或腹腔镜下取出
术后随访及注意事项	（1）术后 1 周内不宜过重体力劳作，2 周内禁性交及盆浴，3 个月内每次经期尤其伴有经量增多或经期腹痛时，注意有无节育器脱落； （2）定期进行随访，出现经期出血多、腹痛、发热等应及时就诊； （3）放置带尾丝的宫内节育器者，经期应避免使用阴道卫生用品	（1）术前行超声或 X 线检查，明确宫内节育器的类型、位置； （2）取环术时小心谨慎，避免盲目操作，损伤子宫壁； （3）节育器取出后检查其完整性，残留者可以行超声或盆腔 X 线检查确认，有继续避孕需求者需要尽快落实其他避孕措施

4. 不良反应

不良反应包括异常出血、腰腹痛、阴道分泌物增多、过敏。手术并发症包括感染、子宫损伤、残留、断裂、嵌顿、移位、异位、带器妊娠。

（张鹏、窦曦、郑兰英、万晓丽）

第三节　输卵管绝育术

经腹部或经阴道施行绝育手术是将输卵管切断、结扎、电凝、钳夹、环套、切除；或采用化学药物、高分子聚合物堵塞输卵管管腔，从而阻断精子与卵细胞相遇来达到绝育目的的方法。

输卵管绝育术是一种比较安全并且永久性的节育措施，并且可逆，对正常机体的生理功能一般无明显影响。

经腹输卵管结扎术及经腹腔镜输卵管结扎术如表53所示。

表53　经腹输卵管结扎术及经腹腔镜输卵管结扎术

	经腹输卵管结扎	经腹腔镜输卵管结扎
适应证	（1）自愿接受绝育手术且无禁忌证者； （2）患有严重全身疾病或严重遗传性疾病而不宜妊娠者	同前
禁忌证	（1）各种疾病的急性期； （2）全身情况不能耐受手术者，如心力衰竭、产后出血等； （3）腹部皮肤感染或患急、慢性盆腔感染； （4）患严重的神经病； （5）24 h内两次体温≥37.5℃者	主要为严重腹腔粘连、心肺功能不全、血流动力学异常、膈疝等，余同经腹输卵管结扎术
手术时机	（1）月经干净后3~7天，避免在月经后半期或经期； （2）早、中期妊娠人工流产术后，如无并发症，可在流产后48 h内实施； （3）顺产产后或剖宫产术中即时； （4）自然流产一般建议正常转经后、药物流产后月经正常复潮2次后； （5）哺乳期闭经排除妊娠； （6）宫内节育器取出术后，或其他盆腔手术	同经腹输卵管妊娠结扎术
并发症	（1）出血、血肿； （2）感染； （3）脏器损伤； （4）绝育失败	（1）术中、术后近期并发症：出血，环、夹脱落，手术失败，无法在腹腔镜下完成手术，更改手术途径，行开腹绝育术，皮下气肿、子宫穿孔、脏器或腹膜后血管损伤和感染； （2）远期并发症：月经改变并不常见，慢性盆腔痛、感染、手术失败再妊娠（包括宫内妊娠和异位妊娠）、粘连等，对症处理

（张鹏、窦曦、郑兰英、万晓丽）

第四节　人工流产

人工流产是指使用手术、药物或者是两者相结合的人工方法来终止妊娠。临床上主要应用于：①避孕失败所致的意外妊娠终止，作为对避孕失败患者的另外一种治疗补救性措施。②因医学原因暂时不宜再继续妊娠的情况，例如：合并或并发某种疾病（包括遗传性疾病等），围产保健、产前筛查及产前诊断提示胎儿发育异常（包括胎儿畸形）等的终止，作为治疗性流产的方法。需要根据产妇不同的妊娠期、适应证等选用不同的终止妊娠方法。终止早期妊娠的人工流产方法包括：手术流产（负压吸宫术和钳刮术）和药物流产。终止中期妊娠的人工流产常用方法包括：依沙吖啶羊膜腔内注射引产、米非司酮配伍前列腺素引产、水囊引产及剖宫取胎术等。

一、手术流产

1. 种类

（1）负压吸宫术：适用于妊娠 10 周内。

（2）钳刮术：适用于妊娠 10~14 周。

2. 适应证

（1）避孕失败并且要求终止妊娠者。

（2）因某种疾病（包括遗传性疾病）不宜再继续妊娠者。

3. 禁忌证

（1）各种疾病的急性发作期。

（2）生殖器炎症。

（3）全身状况无法耐受手术。

（4）术前发热。

4. 并发症

（1）子宫穿孔：是一种较为严重的并发症，但少见。妊娠子宫比较柔软，尤其是哺乳期子宫更为明显，易发生穿孔。另外，瘢痕子宫的妊娠、子宫口过分向前倾屈变形或子宫畸形妊娠等因素也易导致妊娠期子宫内壁穿孔。当器械深入宫腔后突然感"无底"或深度超过实际原有宫腔深度，或明显且剧烈牵拉痛等情况时，应高度考虑子宫损伤的可能。一旦可疑或诊断为子宫穿孔，应立即停止手术，严密观察患者的生命体征、腹膜刺激症状以及腹腔内出血的征象。根据具体情况，再酌情考虑胚胎的清除时机。发现内出血增多或者是疑有邻近脏器损伤的患者，应立即剖腹探查并进行有效处置。

（2）人工流产综合征：是指患者人工流产术中或手术结束时出现心动过缓、心律失常、血压下降、面色苍白、出汗、头晕、胸闷，甚至发生抽搐和晕厥的一系列症状。其主要原因是因由子宫颈和子宫受到机械性刺激所引起迷走神经反射所致；还与患者的精神紧张，不能耐受子宫颈的扩张、牵拉和持续较长时间及不恰当的过高的负压宫腔操作有关。术前预处理使子宫颈松弛可能减轻疼痛，手术者的规范和熟练的操作会有利于减少发生概率。当出现心率低于 60 次 / 分或上述症状时，皮下或静脉注射阿托品 0.5~1 mg 可有效控制。建立静脉通道，有利于救治。

（3）吸宫不全：是人工流产术后较为常见的一种并发症，是指部分妊娠组织物未被吸出而残留者，与操作者技术及子宫状态有关。常见症状有术后出血多，长时间阴道流血、或流血停止后再次出现流血。超声及 HCG 测定有助于诊断。吸宫不全未合并感染者可再次行刮宫术，刮出组织物送病理检查，术后需抗生素预防感染。吸宫不全伴有感染者，应先积极控制感染，再行刮宫术。

（4）漏吸：术前明确为宫内妊娠，但手术时未吸到胚胎组织，导致继续妊娠或胚胎停止发育。往往因胎囊过小、子宫过度屈曲或宫腔形态异常所致，亦可由子宫穿孔导致。一旦发现应再次手术。

（5）术中出血：多发生于妊娠月份较大、多次妊娠、或有多次人工流产史，以及胚囊着床异常的病例。主要原因为子宫收缩欠佳。可在扩张子宫颈后，宫颈注射缩宫素促使子宫收缩，同时尽快钳取或吸取绒毛或胚胎组织。对于使用缩宫素效果欠佳或出血较多者，可酌情使用卡前列甲酯、米索前列醇、益母草注射液等宫缩剂。注意除外子宫损伤和羊水栓塞。伴有剖宫产史的病例，须警惕可疑或明确的瘢痕妊娠的存在。

（6）术后感染：可诱发急性宫颈炎、子宫内膜炎、盆腔炎等，应积极予以抗生素治疗。

（7）栓塞：羊水栓塞偶可发生在早中期妊娠人工流产的钳刮术中，但较少见，主要原因为宫颈损伤、胎盘剥离时血窦开放，为羊水进入血液循环创造了条件或是不恰当应用催产素或大管径吸引管伴高负压的吸引亦可促使发生。一旦发生，应积极抗过敏、抗休克治疗。

二、药物流产

药物流产（medical abortion or medical termination）是指使用药物而非手术的方法终止妊娠。目前临床主要使用的药物为米非司酮配伍米索前列醇。米非司酮类固醇抗孕激素制剂，其通过与内源性孕激素竞争受体而达到抗孕激素、糖皮质激素作用。米索前列醇是前列腺素类似物，具有软化宫颈和兴奋子宫作用，两者配伍应用完全流产率达 90% 以上。药物流产应在具备抢救条件的区、县级及以上医疗服务机构进行，如急诊刮宫、吸氧、输液、输血。实施药物流产的医疗服务机构以及相关医务人员，必须依法获得专项服务执业许可。年龄＜ 18 岁或＞ 40 岁的孕妇要求药物终止妊娠，且无禁忌证，须住院实施。

1. 适应证

（1）确诊为正常宫内妊娠，停经天数（从末次月经第 1 天算起）不超过 49 天，超声检查胎囊平均直径≤ 25 mm，本人自愿要求使用药物终止妊娠的 18~40 岁健康女性。

（2）确诊为宫内妊娠。

（3）存在人工流产术高危因素，如瘢痕子宫、哺乳期、宫颈发育不良或严重骨盆畸形。

（4）有多次宫腔操作史，对手术有严重恐惧和顾虑心理，拒绝手术者。

2. 禁忌证

（1）米非司酮禁忌证者，如肝肾功能异常，肾上腺皮质功能不全、血液病、血栓性疾病等病史。

（2）有前列腺素类药物禁忌证，如心血管疾病、青光眼、哮喘、癫痫、结肠炎等。

（3）带器妊娠。

（4）异位妊娠。

（5）其他：长期服用抗结核、癫痫、抑郁、前列腺素药，易过敏体质等。

3. 给药方法

米非司酮可顿服和分服：顿服法为第 1 日一次性口服米非司酮 200 mg，分服法为用药第 1 天晨空腹服用米非司酮 50 mg，8~12 h 后再服用 25 mg；次日早、晚各一次服用米非司酮 25 mg；用药第 3 天晨起再服用米非司酮 25 mg，总量为 150 mg。于服药第 3 日早上口服米索前列醇 0.6 mg。每次给药前后至少空腹 1 h。2022 年 WHO 建议：d1 米非司酮 200 mg 顿服 +d3 米索前列醇 800 μg 阴道 / 口腔黏膜 / 舌下方式。

4. 常见副作用

恶心、呕吐、下腹痛和乏力。用药后留观 6 h 并严密随访，完全流产率可达 90%~95%。若药物流产失败，建议手术终止，有时引起不全流产，出血量多者需急诊刮宫。

三、依沙吖啶（利凡诺）中期引产

1. 适应证

（1）妊娠 14~24 周，要求终止妊娠而无禁忌证者。

（2）妊娠 4 个月以上的胎儿畸形或死胎等。

（3）因孕妇某种自身疾病不宜继续妊娠者。

（4）产前诊断有胎儿畸形者。

2. 绝对禁忌证

（1）凡全身或健康方面状态都较差而无法正常耐受术后者。

（2）凡肾、肝疾病且伴有明显肝、肾功能代偿不全。

（3）凡是各类全身疾病术后的急性时期。

（4）局部有严重急性女子生殖道炎症病灶或在穿刺病灶部位皮肤内有化脓性感染者。

（5）出现凝血机制功能障碍症状或全身有活动性出血休克倾向者。

（6）其他对依沙吖啶过敏者。

3. 相对禁忌证

（1）中央型胎盘的前置妊娠状态根据前置妊娠起始月份子宫的大小、临床生化表征、超声波影像学辅助检查方法等指标综合地评估，在同时具有胎盘介入治疗技术（子宫动脉栓塞）手术设备技术和相关人员条件以诊断及术后抢救的条件具备的相关医疗研究机构也可同时视为一种相对禁忌证。

（2）妊娠子宫体周围有较大术后瘢痕，宫颈上皮有较陈旧性裂伤，子宫颈电灼术、Leep 术中或输卵管锥切等术后，子宫附件发育功能不良者。

（3）孕妇术愈前或后 24 h 子宫内每周做 2 次（间隔 4 h）超声测量的体温，均为高于 37.5 ℃以上者。

4. 常用方法

剂量为 50~100 mg，羊膜腔内注射。

四、水囊引产术

将一无菌水囊经宫颈口放置入子宫壁与胎膜之间，囊内注入适量液体，原理是通过机械刺激使宫颈扩张并反射性使内源性前列腺素分泌增加，从而引起子宫收缩，促使胎儿及附属物排出的一种终止妊娠方法，称为水囊引产。尤其适用于伴有肝肾功能损害需要终止妊娠的病例。

1. 适应证

（1）妊娠 14~27 周要求终止妊娠且无禁忌证者。

（2）因孕妇某种自身疾病不宜继续妊娠者。

（3）产前诊断有胎儿畸形者。

2. 禁忌证

（1）生殖道急性炎症期间。

（2）子宫瘢痕妊娠。

（3）严重高血压、心脏病及其他内科疾病急性期。

（4）妊娠期间反复有阴道出血者疑似胎盘前置状态者或已确诊胎盘前置状态者。

（5）术前 24 h 内 2 次（间隔 4 h）测量体温，超过 37.5 ℃者。

五、经腹剖宫取胎术

剖宫取胎术用于妊娠 14~27 周的妊娠终止，因某些原因无法将胎儿及其附属物经阴道排出，经腹切开子宫取出胎儿。剖宫式取胎术的显著优点则是可保证产妇在很短时间内安全取出妊娠期胎儿，并还可保证进行结扎子宫输卵管。但是从手术范围、时间、出血量以及并发症几点综合分析来看，剖宫取胎对孕妇创伤较大，特别是远期并发症较多，影响健康，因此对于剖宫取胎术，需严格掌握适应证，充分综合评估后方可采用。目前主要应用于不能耐受各种引产方法的患者，或在引产过程中出现严重并发症，必须迅速结束分娩者。

1. 适应证

（1）用于其他引产方法失败，急需在短时间内终止妊娠者。

（2）经评估后，不适合使用其他引产方法者。

（3）已有子女，中期妊娠引产同时要求结扎输卵管，且无其他引产方法可以替代者。

（4）妊娠期已确诊胎盘前置状态（中央型）者，特别是考虑凶险性胎盘前置。

（5）胎盘早剥，伴有较多活动性出血或已形成胎盘面血肿，而短期内无法终止妊娠者。

（6）子宫壁有较大的瘢痕（如有既往剖宫产或子宫壁间较大或巨大肌瘤摘除术史），并距手术时间 < 6 个月者。

2. 禁忌证

（1）各种疾病的急性阶段。

（2）手术部位的皮肤有感染病灶者。

（3）身体虚弱不能耐受手术者，如心力衰竭等。

（4）24 h 内 2 次（间隔 4 h）测体温，均为 37.5 ℃以上者。

（张鹏、窦曦、郑兰英、万晓丽）

第五节　不孕症

一、定义

不孕不育的问题始终是生殖医学领域面临的重要挑战。不孕症（infertility）是一种严重的生殖健康障碍，其特征是夫妻双方在未采取避孕措施且有规律性生活至少 12 个月后，仍未能实现妊娠，这反映了生殖能力的降低。这种情况不仅可能加剧夫妻双方的心身压力，还可能对他们的家庭生活和个人生活造成影响。

不孕症诊断时机的确定：通常建议，若夫妻双方在未避孕且有规律性生活 1 年后仍未受孕，则可开始进行相关检查。然而，对于明确不孕原因的患者，则不需要考虑这一时间限制。年龄应作为女性生育力评估中的一个独立风险因素。对于年龄 ≥ 35 岁的女性，若其在 6 个月内未成功受孕，即可考虑进行生育力评估；而对于年龄 > 40 岁的女性，则建议立即进行评估。

不孕症根据病史可分为原发性不孕和继发性不孕两种情况。既往从未有过妊娠史，且未避孕却从未受孕者，为原发性不孕；既往有过妊娠史，而后在未避孕的情况下连续 12 个月未能再次受孕者，为继发性不孕。

二、病因

不孕症的病因复杂多样，可能涉及男性、女性乃至双方的生理、心理及环境等多方面因素。男性不育的主要病因包括精子数量减少、精子质量低下以及睾丸功能障碍等；而女性不孕则可能与排卵功能障碍、子宫内膜异常以及输卵管阻塞或通畅性不佳等问题有关。此外，夫妻双方的生活习惯、环境因素以及心理压力均可能成为不孕症的诱因。在女性不孕的诸多原因中，最为常见的是：卵巢功能减退伴无排卵（25%~35%），输卵管病变（20%~25%），子宫内膜异位症（10%~20%），子宫病变（如肌瘤、粘连等，5%~10%），以及不明原因不孕（unexplained infertility，UI）。不孕症是一种复杂的疾病，20%~30%的患者在排除其他诊断后，可考虑UI。

三、诊断

诊断不孕症需要进行全面检查和评估。病史询问是对有生育问题的夫妇进行诊断性检查的第一步，也是至关重要的一步。通过详细询问病史，即可对不孕症作出初步诊断。

不孕症的诊断要点在于明确病因。对于那些符合不孕症定义，有影响生育的病史（如月经稀发或闭经，已知或可疑的子宫、卵巢或盆腔病变，Ⅲ—Ⅳ期子宫内膜异位症，可疑的男性生育力低下等），或是女方年龄≥35岁的夫妇，建议双方同时就医，分别进行病史采集和体格检查。

不孕症的诊断流程如图16所示。

有多种辅助检查都可用于诊断不孕不育，但不是每位患者都需要完善所有检查。根

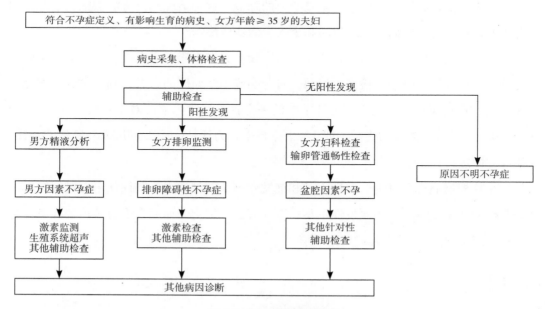

图16　不孕症的诊断流程

据病史收集和体格检查的结果，应按照个体情况来选择最合适的检查项目。同时，应优先进行不需要特殊护理的检查，而不是那些需要特殊护理的检查。推荐经阴道盆腔超声检查作为女性不孕症的常规检查。

需要完善的检查项目如下。

检测卵巢功能的方法包括：评估卵巢的基本生理状态、宫颈黏液、子宫内膜活组织，B超检查排卵状态，测定性激素浓度（包括抗米勒管激素浓度、卵泡刺激素、黄体生成素、催乳素、促甲状腺激素、类固醇激素 - 雌二醇和孕酮水平）。

检测输卵管通畅性的方法包括：子宫输卵管造影、子宫输卵管超声造影、宫腔镜联合亚甲蓝通液、输卵管镜检查。

子宫输卵管超声造影（hysterosalpingo-contrast sonography, HyCoSy）的优势显著，它能够提供更为精细的检查结果，实时观测输卵管的阻塞情况，有效避免血管弥散造成的干扰。此外，该技术还非常安全，操作迅速，副作用小。HyCoSy 已被证实为目前评估输卵管通畅性的最佳手段，不仅几乎无创，而且还具备一定的疏通粘连作用。因此，它已被广泛应用于临床。然而，其操作需要较高的临床技能，建议由经验丰富的专业人士来完成。

子宫输卵管造影或子宫输卵管超声造影前需要完善的实验室检查：血或尿人绒毛膜促性腺激素检查、血常规检查、白带常规检查、感染性疾病筛查。造影手术时机建议选择在卵泡期，最好是月经结束后 3~7 天内。在检查前，禁止性交。准备检查时，应签署相关知情同意书。

子宫输卵管造影和子宫输卵管超声造影的适应证及禁忌证如下。

适应证：①符合不孕症的诊断标准。②患有盆腔疾病，特别是输卵管病变导致的不孕症或复发性流产。③进行输卵管妊娠治疗后计划再次备孕。④输卵管手术治疗后效果评估。⑤生殖道畸形。⑥对于可能存在的子宫粘连、子宫黏膜下肌瘤、子宫瘢痕憩室等情况，应进行全面的诊断和评估，以确定是否可以进行辅助生育手术。

禁忌证：①患有严重的内、外生殖系统疾病，如急性、亚急性炎症等。②月经异常，如月经量过多或过少等。③月经周期内发生过性行为。④处于妊娠期。⑤接受过分娩、流产或刮除手术。⑥经检查，被证实为宫颈恶性肿瘤。⑦患有急性泌尿系统感染。⑧患有重度全身性疾病、甲状腺功能亢进、哮喘发作或对碘对比剂强烈敏感。

对于男性而言，在诊断不育症时，除了病史采集和体格检查，精液分析应作为常规检查。根据美国卫生与公共服务部的建议，诊断男性不育症所需的检查项目除了精液分析还包括：抗精子抗体检测、基因筛查（如囊性纤维化基因突变检测、染色体异常核型分析、Y染色体微缺失检测等）、激素水平测定（如LH、FSH、PRL、睾酮等）、精液白细胞计数、射精后尿液检查、阴囊/睾丸或直肠超声检查、睾丸活检、血管造影等。精液分析的检查时间应安排在禁欲后的2~7天，每次检查的禁欲时间应尽量保持一致，以确保检查结果具有参考价值。精液分析的参考值及分类如表54、表55所示。

表54 精液分析的参考值（WHO，1999）

项目	参考值
精液量	≥ 2.0 mL
pH	≥ 7.2
精子密度	$\geq 20 \times 10^6$/mL
精子总数	$\geq 40 \times 106$ 个/次
精子活力	射精后60 min内：向前运动（A+B级）$\geq 50\%$，或快速直线运动（A级）$\geq 25\%$
正常形态精子比例	$\geq 15\%$
精子存活率	$\geq 75\%$（染色排除法）
精液白细胞计数	$< 1 \times 10^6$/mL
免疫珠试验	$< 50\%$ 的活动精子附着免疫珠
混合抗球蛋白反应（mixed antiglobulin reaction，MAR）	$< 50\%$ 的活动精子附着粘连颗粒

表55 精液分析的分类（WHO，1999）

分类	定义
精子正常	一次性射出的精液在参考值范围内
少精症	精子密度低于参考值
弱精症	精子活力低于参考值

四、治疗

人类的生殖过程十分复杂，因此，探究不孕不育的原因显得尤为重要。对于已明确病因的患者，可以针对病因制订个体化治疗方案，以实现精准治疗和科学管理。临床上，女性不孕的常见因素主要包括卵巢功能异常（如无排卵、排卵过少、黄体功能不全等）、输卵管和子宫解剖结构异常、子宫内膜异位症等。此外，精子异常也会影响受孕。部分不孕症患者的病因尚不明确。

1. 多囊卵巢综合征（polycystic ovary syndrome，PCOS）导致的不孕症

采取有效的措施以改变患者的日常生活方式，如调节饮食、加强体育锻炼以及进行适度的心理和社会性干预，这是 PCOS 患者的首选治疗手段。这些措施可使患者获得规律的月经周期，恢复自主排卵，增强卵巢敏感性，改善卵母细胞质量，并有助于提升受孕成功率。若患者无明显排卵，可行促排卵治疗，等待自然受孕 6~9 个月仍未受孕者，可行体外受精（in vitro fertilization，IVF）治疗。

2. 不同 HyCoSy 检查结果的诊疗建议

双侧输卵管通畅的诊疗建议如图 17 所示。

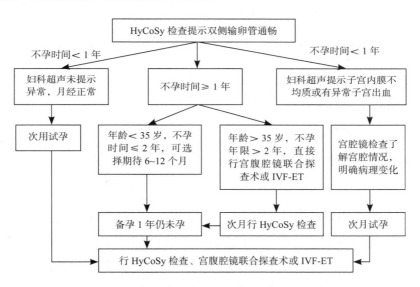

图 17　HyCoSy 检查提示双侧输卵管通畅的诊疗建议

双侧输卵管梗阻的诊疗建议如图 18 所示。

针对一侧输卵管梗阻或通而不畅的情况，诊疗建议需要综合考量不孕的持续时间以及卵巢的储备功能。其处理原则同 UI。对于具备手术指征且需要进一步治疗的患者，推荐住院手术治疗。

3. 宫腔因素（如子宫内膜息肉、子宫黏膜下肌瘤、子宫腔粘连、纵隔子宫、子宫畸形等）导致的不孕症

若怀疑宫腔因素为不孕症的诱因，应进行宫腔镜检查，明确是否存在宫腔病变。一

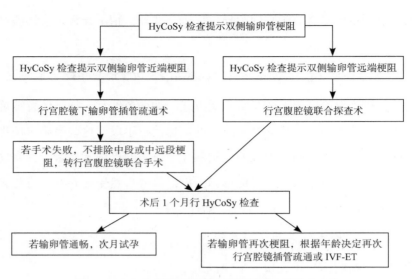

图 18　HyCoSy 检查提示双侧输卵管梗阻的诊疗建议

且确诊存在病变，应根据具体病情，通过宫腔镜手术进行宫腔整理和矫正，以清除病灶、恢复宫腔的正常形态，并判断预后。

4. 子宫内膜异位症导致的不孕症

详见本书第一部分的第九章。

5. 原因不明性不孕

原因不明性不孕（UI），其病因尚未明确，由于没有发现明确的、特定的生殖缺陷或功能损害，因此尚未形成统一的治疗策略。建议的治疗方法包括积极治疗和期待治疗。

积极治疗包括诱发排卵、人工授精、体外受精 - 胚胎移植、腹腔镜手术等。期待治疗是对 UI 夫妇的基本建议，但目前尚缺乏充分的循证医学证据来确定各年龄组女性具体的期待治疗时长。为了更好地管理 UI 的期待治疗方案，我们应特别关注年龄与不孕年限。对于年龄小于 35 岁且未出现卵巢功能衰退迹象的 UI 女性，可以给予 6~12 个月的期待治疗。若在此期间仍未受孕，则建议采取积极的治疗措施，如促排卵治疗、腹腔镜检查、辅助生殖技术等。对于年龄超过 35 岁且不孕史超过 3 年的 UI 夫妇，建议考虑尽早接受治疗。

6. 其他

手术主要是针对可能存在的盆腔粘连、子宫内膜异位症、输卵管阻塞等问题进行检查、修复和疏通。为了更准确地评估 UI 患者的不孕状况，推荐采用腹腔镜技术。若患者的不孕年限超过 3 年，则应适当放宽评估标准。此外，为了更好地控制病情，建议在手术前采取一系列措施，包括激素调节、药物调节、定期的性活动等。

7. 辅助生殖技术

体外受精 - 胚胎移植（in vitro fertilization-embryo transfer，IVF-ET）被视为多数不孕症患者的最终治疗。目前，尚缺乏充分证据来明确不同年龄组的 UI 患者选择 IVF-ET 治疗的年龄界值，因此，建议个性化管理。

（张鹏、窦曦、郑兰英、万晓丽）

第六节　辅助生殖技术

辅助生殖技术是指利用人工手段协助夫妻实现生育的方法。随着医学技术的不断进步，辅助生殖技术已成为解决不孕问题的重要手段之一。常见的辅助生殖技术包括体外受精、胚胎移植、卵子捐赠、精子捐赠等。这些技术的应用可以帮助那些因生理原因而无法自然受孕的夫妻实现生育愿望，同时也为一些不孕症患者提供了新的生育选择。随着新技术的不断涌现，辅助生殖技术的发展前景广阔。但这些技术犹如双刃剑，在造福人类的同时，也可能存在一些安全和伦理隐患，需要注意把握适应证并规范应用。

（张鹏、窦曦、郑兰英、万晓丽）

参考文献

［1］ 孔北华，马丁，段涛 . 妇产科学［M］.10 版 . 北京：人民卫生出版社，2024.
［2］ 复方口服避孕药临床应用中国专家共识专家组 . 复方口服避孕药临床应用中国专家共识
　　 ［J］. 中华妇产科杂志，2015，1（2）：81-91.
［3］ 中华医学会计划生育学分会，中国优生优育协会生育健康与出生缺陷防控专委会 . 早期
　　 妊娠手术流产围术期女性生育力保护中国专家共识（2023 年版）［J］. 中国实用妇科与
　　 产科杂志，2023，39（4）：440-444.
［4］ 中华医学会计划生育学分会 . 人工流产手术预防性抗菌药物应用的中国专家共识［J］.
　　 中国计划生育和妇产科，2019，11（8）：10-12.
［5］ 中华医学会计划生育学分会 . 不全流产保守治疗专家共识［J］. 中华生殖与避孕杂志，
　　 2019，39（5）：345-348.

［6］ Szamatowicz M，Szamatowicz J. Proven and unproven methods for diagnosis and treatment of infertility［J］. Adv Med Sci，2020，65（1）：93-96.

［7］ 徐丛剑，华克勤.实用妇产科学［M］.4 版.北京：人民卫生出版社，2018.

［8］ 陈子江，刘嘉茵，黄荷凤，等.不孕症诊断指南［J］.中华妇产科杂志，2019，54（8）：505-511.

［9］ 杨一华，黄国宁，孙海翔，等.不明原因不孕症诊断与治疗中国专家共识［J］.生殖医学杂志，2019，28（9）：984-992.

［10］ 多囊卵巢综合征相关不孕治疗及生育保护共识专家组，中华预防医学会生育力保护分会生殖内分泌生育保护学组.多囊卵巢综合征相关不孕治疗及生育保护共识［J］.生殖医学杂志，2020，29（7）：843-851.

［11］ 中华预防医学会生殖健康分会.输卵管性不孕全流程管理中国专家共识（2023 年版）［J］.中国实用妇科与产科杂志，2023，39（3）：318-324.

［12］ 燕晗，聂姬婵.妇女阴道微生物环境与不孕关系的 Meta 分析［J］.中国妇幼保健，2024，39（10）：1936-1940.

［13］ 张玲，黄惠，林津，等.子宫内膜异位症相关不孕患者胚胎移植策略的研究［J］.中国妇幼保健，2024，39（10）：1816-1819.

第十三章 妇科常规检查项目

第一节 宫颈癌筛查项目

宫颈癌是全球女性高发的恶性肿瘤，既往研究发现，人乳头瘤病毒感染，尤其是高危型 HPV 的持续感染是造成宫颈癌及癌前病变的主要原因。由于宫颈癌属于病因较明确且筛查普及的疾病，WHO 提出了一项将于 2030 年在全世界范围内消除宫颈癌的防控目标。宫颈癌的发生与高危 HPV 持续感染密切相关，因此早期检测 HPV 感染对宫颈癌的防控有着重大的意义。

（一）HPV 特性

HPV 是一种双链 DNA 病毒，有高度的宿主特异性，具有嗜黏膜和上皮细胞，在感染宫颈组织后，HPV 的 DNA 被转录且翻译出相应的蛋白，从而阻断细胞的凋亡、使细胞无限制增殖进而癌变。HPV 的主要传播途径为性传播，也存在其他传播途径如垂直传播和接触传播。大多数女性的 HPV 感染一般在 2 年内可自行清除，少部分持续感染可能导致宫颈癌的发生。

（二）HPV 与宫颈病变的关系

世界卫生组织在 2021 年发布的子宫颈癌筛查及癌前病变治疗指南以及我国卫生健康委宫颈癌筛查项目中推荐对 14 种高危 HPV 进行筛查，包括（HPV16、18、31、33、

35、39、45、51、52、56、58、59、66、68），高危型 HPV 持续感染与罹患子宫颈癌及癌前病变的风险密切相关。HPV16/18 持续感染增加了人群发生宫颈癌前病变以及罹患宫颈癌的风险，其感染率在宫颈鳞状细胞癌中占 84.5%，在宫颈高级别鳞状上皮内病变（high-grade squamous intraepithelial lesion，HSIL）中，HPV16/18 的感染率约 52%。

（三）HPV 核酸的检测

在我国的多中心随机对照研究及真实世界研究中，发现 HPV 核酸检测与细胞学检测相比有着更高的阴性预测值和更低的漏诊率，证明了 HPV 核酸检测在宫颈癌初步筛查中的有效性。并且研究发现 HPV 初筛相较于 HPV+ 细胞学筛查的联合筛查具有更好的获益风险比。目前无论国内外的专家共识或指南均推荐采用 HPV 核酸检测作为宫颈癌的首选初筛方式。检测目的不是诊断是否有 HPV 感染，而是预测是否存在子宫颈癌前病变或早期浸润癌。取样方式包括自取样和医生取样，自取样方法更加便捷、隐私、花费少，因此多个国家已将自取样纳入覆盖全民的筛查项目。目前我国普遍使用的是医生取样，如何在我国做好自取样的检测模式还仍需进一步的研究。

（四）宫颈细胞学检查

宫颈细胞学检查根据制片技术分为 2 种，即传统的巴氏涂片细胞学检查和液基细胞学（liquid-based cytology，LBC）检查。与传统的制片方法相比，液基制片改善了样本收集情况，去除了血液干扰，并使细胞均匀分布在玻片上。该技术还可用于自动阅片且一次取样和多次重复阅片通过这种技术制备的单层细胞涂片，不仅细胞和背景更加清晰，而且整体质量更为稳定，阅片更容易。此外，液基细胞学检查还能够实现自动阅片、一次取样、多次重复阅片。目前我国临床 90% 以上采用液基细胞学检查。细胞学检查与 HPV 核酸检测相比，其灵敏度更低，为 53%~81%，但其特异度高于 90%，因此细胞学检查可以作为即时风险评估的方式。但细胞学的结果受诸多因素的影响，如读片工作者的技术水平、取材、制片、患者个体情况等，即便如此在一些资源匮乏地区，在 HPV 被广泛应用之前，细胞学仍是一种重要的筛查方式。

（五）筛查方案

宫颈癌筛查的起始年龄为 25 岁，但若 25 岁以下的女性存在高危因素，如多个性伴侣、过早性生活、感染艾滋病、吸烟等高危因素者，建议于性生活开始 1 年内开始筛查并适当缩短筛查间隔时间。25~64 岁女性每 5 年 1 次单独 HPV 核酸的检测，或联合细胞学筛查；或每 3 年 1 次细胞学的筛查。65 岁以上的女性，若在过去 10 年内有连续 2 次的

HPV 筛查或联合筛查为阴性，并且最后一次筛查在 5 年之内；或者近 10 年内有连续 3 次的细胞学筛查且为阴性，并且既往无高危因素如持续性 HPV 感染或宫颈病变病史等，则可终止筛查，否则仍应继续筛查。

（许婷、周小玲、胡婷、万晓丽）

第二节　女性内分泌激素测定和功能试验

下丘脑 - 垂体 - 卵巢轴是女性生殖内分泌的调节中枢，通过促性腺激素释放激素（gonadotropin-releasing hormone，GnRH），促性腺激素：黄体生成素（luteinizing hormone，LH）和卵泡刺激素（follicle stimulating hormone，FSH），性激素：（雌激素、孕激素和雄激素）的互相调节和协调而发挥作用。测量各类激素的水平，有助于帮助疾病的诊断、治疗与预后的判断。激素测定通常通过抽取外周静脉血来进行，常用的检测方法包括气相色谱层析法、分光光度法、荧光分析法、酶联免疫吸附法以及放射免疫分析法等。近年来，无放射性核素标记的免疫化学发光法也逐渐获得了广泛的应用。

（一）促性腺激素释放激素

GnRH 是一种主要由下丘脑前部的视前区和内侧基底部的弓状核产生的十肽，直接通过垂体门静脉系统输送到腺垂体，调节垂体促性腺激素的合成和分泌。GnRH 的分泌呈脉冲式，从而促进 LH 和 FSH 的间歇性释放。由于 GnRH 在外周血中含量很少且半衰期短，故而很难直接测定，目前主要采用 GnRH 刺激试验或氯米芬试验来了解下丘脑及垂体的功能。人工合成的 GnRH-a（9 肽）比 GnRH（10 肽）的作用强 10 余倍，其对 LH 的促进作用高于 FSH。

1. GnRH 刺激试验及结果分析

当 LH、FSH 和雌激素水平均低落时，表示下丘脑 GnRH 不足或垂体分泌不足，可使用静脉注射 GnRH（10 肽）100 μg 试验，于上午 8 时静脉注射，分别于注射前和注射后的 15 min、30 min、60 min 以及 90 min 取血 2 mL 测定 FSH 和 LH 的水平。若使用 GnRH-a（9 肽）5 μg 试验，则取血时间延迟到 240 min。

（1）正常反应：LH 值上升 2~3 倍，高峰出现在 15~30 min（10 肽）或 60~12 min（9 肽），如青春期发育延迟。

（2）活跃反应：高峰值比基础值高 5 倍，如多囊卵巢综合征、卵巢功能不全等。

（3）延迟反应：高峰出现时间迟于正常反应时间，如下丘脑性闭经。

（4）低反应或无反应：LH 无改变或上升不到基础值的 2 倍，FSH 变化少，如席汉氏综合征、垂体手术、空蝶鞍综合征等各种原因导致的垂体功能减退。

需要注意的是 GnRH 刺激试验结果阴性时仍不能排除真性性早熟，需密切观察随访。

2. 氯米芬试验及意义

氯米芬又称克罗米芬，属于一种具有弱雌作用的雌激素拮抗剂其作用原理是在下丘脑与性腺激素（雌、雄激素）相结合时，阻断其负反馈作用，以此来促进下丘脑分泌释放 GnRH。氯米芬试验可以用于评估闭经患者下丘脑 - 垂体 - 卵巢轴的功能，鉴别下丘脑和垂体病变，有助于判断多囊卵巢综合征患者过多雄激素的来源。

（1）在撤退性出血后的第 5 天起，每天口服 100 mg 氯米芬，持续 5 天。服药后，LH 可增加约 85%，FSH 可增加约 50%。停药后，LH 与 FSH 会随即下降，需要在服药后的第 1 天、第 3 天和第 5 天分别检测 LH 和 FSH，并在第 3 周或经前抽血测孕酮。若停药后，LH 再次上升至排卵前水平，则视为诱发排卵成功，即排卵型反应。若停药后 20 天内 LH 未再上升，则视为无反应型。下丘脑病变的患者对氯米芬试验通常无反应，但对 GnRH 刺激试验有反应。

（2）若使用氯米芬试验能刺激排卵，则雄激素来自卵巢。使用 3 周期仍无效时再加用每天使用地塞米松抑制试验 0.5 mg，若抑制肾上腺而排卵，则雄激素来自肾上腺。

（二）垂体促性腺激素的测定

FSH 和 LH 是一种糖蛋白激素，由腺垂体的促性腺激素细胞分泌。在女性体内，LH 作用于卵巢的卵泡膜细胞，调节局部和外周的甾体激素，引起卵泡破裂和排卵。FSH 主要作用于卵巢的颗粒细胞，促进生殖细胞的发育和雄激素向雌激素的转化。

1. 参考范围（表 56、表 57）

表 56　FSH 参考范围

测定时期	参考范围（U/L）
卵泡期	1~9
黄体期	6~26
绝经期	30~118

表 57 LH 参考范围

测定时期	参考范围（U/L）
卵泡期	1~12
黄体期	16~104
绝经期	16~66

2. 临床应用

（1）卵巢早衰的诊断：当间隔 1 个月以上 2 次 FSH > 40 U/L 时，且伴有雌激素水平降低，可确诊卵巢早衰。

（2）区分真假性早熟：当 FSH 与 LH 持续处于较低水平且无周期性变化时通常为假性性早熟，当 FSH 与 LH 呈周期性变化时通常为真性性早熟。

（3）监测排卵：LH 峰值可协助判断排卵情况。

（4）鉴别闭经的原因：当 FSH 和 LH 持续处于较低水平时表明闭经原因在垂体或下丘脑，当 LH 和 FSH 大于正常参考值时表明闭经原因在卵巢或子宫。

（5）协助诊断多囊卵巢综合征：LH/FSH > 2 可协助诊断多囊卵巢综合征。

（三）催乳素测定

催乳素（prolactin，PRL）是一种由腺垂体产生分泌的激素，它除了能够促进性腺发育和泌乳，还能够发挥其他作用如细胞的增殖和分裂、免疫、应激等。

1. 参考范围（表 58）

表 58 不同时期血 PRL 参考范围

测定时期	参考范围（mmol/L）
非妊娠期	< 1.14
早期妊娠	< 3.64
中期妊娠	< 7.28
晚期妊娠	< 18.20

2. 临床应用

（1）PRL 升高可见于高催乳素血症、垂体催乳素瘤、甲状腺功能减退、性早熟、卵巢早衰、哺乳期、多囊卵巢综合征、药物因素（如大剂量雌激素、避孕药、利血平）等。

（2）PRL 降低可见于垂体功能减退、单纯性催乳素分泌缺乏症等。

（四）雌激素的测定

雌激素主要由卵巢产生，还可由肾上腺皮质、外周脂肪、胎盘等产生。雌激素分为雌酮（estrone，E1）、雌二醇（estradiol，E2）和雌三醇（estriol，E3），E2 活性最强，对维持女性第二性征和生殖功能有重要作用。在正常月经周期中，E2 随着周期而波动，卵泡早期最低，逐渐上升，随后在排卵前达高峰后逐渐下降，至排卵后达低点，随后又逐渐升高，在排卵后7~8天达第2个高峰，但低于第1个高峰，随后迅速降低至最低水平。

1. 参考范围（表59）

表 59　血 E2 参考范围

测定时期	参考范围（pmol/L）
青春前期	18.35~110.10
卵泡期	92.00~275.00
排卵期	734.00~2200.00
黄体期	367.00~1101.00
绝经后	< 100.00

2. 临床应用

（1）闭经原因的鉴别：若雌激素水平正常但闭经，则考虑子宫性闭经。若激素水平低下则考虑卵巢功能低下。

（2）协助诊断女性性早熟：临床多以 7 岁半前出现第二性征发育作为诊断性早熟的标准，血 E2 升高也被视为诊断性早熟的一项重要激素指标。

（3）卵泡发育的监测：在诱导排卵时，血 E2 是监测卵泡发育成熟的一项指标，用于指导用药及确定取卵时间。

（五）孕激素的测定

孕激素由卵巢、胎盘和肾上腺产生，亦随月经周期变化而波动，卵泡期水平最低，排卵后逐渐升高，在排卵后 6~8 天达最高水平，随后下降。孕激素可促进子宫内膜转化、促进腺泡发育、抑制子宫收缩。

1. 参考范围（表60）

表60　血孕激素参考范围

测定时期	参考范围（nmol/L）
卵泡期	< 3.2
黄体期	9.5~89.0
绝经后	< 2.2

2. 临床应用

（1）评估黄体功能：黄体功能不足时血孕激素水平低于正常黄体期的值；黄体萎缩不全时，月经来潮4~5天仍高于正常卵泡期的值。

（2）监测排卵：使用促排药物时，使用血孕激素水平评估促排卵效果，通常若 P > 15.9 nmol/L 时提示有排卵，若排除合并其他原因的不孕，需配合超声排除未破裂卵泡黄素化综合征。

（六）雄激素的测定

女性体内雄激素主要由卵巢及肾上腺皮质产生，雄激素分为睾酮及雄烯二酮，睾酮主要由雄烯二酮转化而来，绝经前卵巢是睾酮的主要来源，绝经后肾上腺皮质是睾酮的主要来源。

1. 参考范围（表61）

表61　血总睾酮参考范围

测定时期	参考范围（nmol/L）
卵泡期	< 1.4
排卵期	< 2.1
黄体期	< 1.7
绝经后	< 1.2

2. 临床应用

（1）多囊卵巢综合征的评估指标：多囊卵巢综合征患者多雄激素偏高，治疗后应下降，因此可作为疗效评估指标。

（2）卵巢肿瘤：部分卵巢肿瘤可能导致雄激素升高。

（3）鉴别两性畸形：女性假两性畸形睾酮水平在女性正常水平内，男性假两性畸形及女性真两性畸形时，血清睾酮水平处于男性正常范围内。

（许婷、周小玲、胡婷、万晓丽）

第三节　妇科肿瘤标志物检查与相关基因检测

（一）妇科常见肿瘤标志物

妇科肿瘤标志物（tumor marker，TM）是由肿瘤细胞产生的可在患者的血液、体液甚至排泄物中检测出的蛋白抗原和生物活性物质。TM有助于提示肿瘤的性质以及分化等，在疾病诊疗和判断预后方面起着重要的作用。

1. 糖类抗原125

糖类抗原125（carbohydrate antigen 125，CA125）是从上皮性卵巢癌抗原检测出可被单克隆抗体OC125结合的一种糖蛋白，它是胚胎发育期体腔上皮的衍生物，其在正常的卵巢组织中不表达，因此其作为上皮性卵巢肿瘤（浆液性肿瘤）特异性肿瘤标志物。CA125水平的升高通常早于卵巢肿瘤临床诊断1年以上，其升高提示潜在卵巢恶性肿瘤可能，对于CA125升高的患者，其上皮性卵巢癌早期检出率约为47%，晚期为80%~90%。故CA125可用于对女性附件占位的性质进行鉴别，尤其联合阴道超声或其他肿瘤标志物可提高其特异性，也可用于对有肿瘤家族史的高危女性进行早期筛查。约20%的卵巢癌CA125并不升高，且在一些疾病中，如子宫内膜炎、结核、肝硬化、腹膜炎也可升高，在月经后期及早中期妊娠也可升高，临床中需要鉴别血清中CA125的水平与肿瘤负荷显著相关，卵巢癌患者术前术后CA125水平的持续升高提示肿瘤预后不良。

2. 人附睾蛋白4

人附睾蛋白4（human epididymis protein 4，HE4）是继CA125后又一被高度认可的卵巢肿瘤标志物，在单一肿瘤标志物中，HE4的灵敏度高于CA125。在卵巢癌患者的术后监测和预后判定中，HE4优于CA125，变化幅度更大。93%卵巢癌患者血清中HE4过表达，100%的子宫内膜样癌患者血清中HE4过表达，所以HE4水平与子宫内膜癌的分期及分化也密切相关。肿瘤风险预测模型（risk of ovarian malignancy algorithm，ROMA）通过结合 CA125、HE4 以及女性的绝经状态来计算卵巢癌的风险指数。对于所有年龄段的女性而言，ROMA 在卵巢上皮性癌诊断中的特异度为 74.9%，灵敏度为 93.8%，阴性预测准确率高达 99%。

3. 鳞状细胞抗原

鳞状细胞抗原（squamous cell carcinoma antigen，SCC）是一种鳞状细胞肿瘤糖蛋白相关抗原，其从宫颈鳞状细胞癌中分离而得，28%~88% 的宫颈鳞状细胞癌患者血清 SCC 升高，SCC 的血清水平与肿瘤大小、基质浸润和疾病进展存在显著相关性。SCC 还可用于宫颈鳞状细胞癌的预后评估、疗效监测及复发监测。宫颈癌患者术后 SCC 的持续增长提示肿瘤复发，且 SCC 的升高先于影像学复发。

4. 癌胚抗原

癌胚抗原（carcinoembryonic antigen，CEA）是一个广谱型的肿瘤标志物，是内胚层细胞分化而来的癌细胞膜的结构蛋白，可见于多种妇科肿瘤、肠癌、肺癌以及一些非肿瘤性疾病，因此其特异性较差，需结合其他肿瘤标志物动态监测来观察疗效及病情变化。

5. 糖类抗原 199

糖类抗原 199（carbohydrate antigen 199，CA199）是一种胃肠道肿瘤相关抗原，在血清中它以唾液黏蛋白形式存在，在一些消化道肿瘤，如胰腺癌、肝癌、胃癌、肠癌等明显升高，在卵巢恶性肿瘤、宫颈癌、子宫内膜癌中也可升高。

6. 甲胎蛋白

甲胎蛋白（AFP），是由胚胎的卵黄囊和肝细胞产生的一种糖蛋白，其对原发性肝癌有显著的临床意义，而在卵巢恶性生殖细胞肿瘤及内胚窦瘤的诊疗过程中也有较高的临床价值。内胚窦瘤术后的患者 AFP 的升高可能预示着临床复发或转移。

（二）妇科肿瘤相关的原癌基因和抑癌基因检测

1. ras 基因

到目前为止，已经鉴定出 RAS 蛋白的 5 种亚型，分别是 H-RAS、K-RAS、N-RAS、M-RAS 和 R-RAS，其中 HRAS、KRAS 和 NRAS 蛋白具有约 85% 的氨基酸序列同源性，在细胞中广泛表达。ras 基因调节失常或基因突变与许多人类恶性肿瘤有关。目前已知的人类肿瘤中，有 30% 存在 ras 突变。各种癌症中 RAS 突变的发生情况包括：胰腺癌症占 57%、大肠癌占 35%、胆道癌 28%、小肠癌 17%、肺癌 16%、子宫内膜癌 15% 和卵巢癌占 14%。Ras 的突变导致以下几种下游信号如 AF-1/MAPK（丝裂原活化蛋白激酶）、PI3K 磷酸肌醇 -3 激酶（PI3K）/AKT、RalGEFs、Rac/Rho、BRAF（v-Raf 小鼠肉瘤病毒癌基因同源物 B）、MEK1（丝裂原活化蛋白激酶 1）、ERK（细胞外信号调节激酶）、PKB（蛋白激酶 B）和 PKC 不受控制地参与细胞的增殖途径。研究发现 ras 信号通路与激素信号系统存在相互影响作用，因此在激素依赖性肿瘤中，ras 起着重要的作用。近年来研究发现 K-ras 基因突变与卵巢肿瘤密切相关，主要存在于卵巢低级别浆液性肿瘤和交界性肿瘤中。在宫颈癌患者中存在 ras 基因突变者大多同时存在 Myc 基因扩增或过度表达。子宫内膜癌患者中，K-ras 基因的阳性表达率与组织学分级及分期有相关性，分期越晚、分级越差，其阳性表达率越高。

2. Myc 基因

Myc 基因属于原癌基因，参与细胞的增殖、分化及凋亡的调控，其扩增和重排是基因改变的常见原因。在多种妇科相关恶性肿瘤中，如宫颈恶性肿瘤、卵巢恶性肿瘤、子宫内膜癌等中均发现有 Myc 基因表达的异常，其中卵巢恶性肿瘤 20% 有过度表达，宫颈癌患者中 30% 有过度表达。Myc 基因亦可用作疗效的预测评估，异常的扩增意味着较差的预后。

3. HER2 基因

HER2 基因是由人表皮生长因子受体基因编码，具有氨基酸激酶的活性，可启动并激活细胞增殖和肿瘤发生的多种信号通路。卵巢癌、子宫内膜癌中均可见 HER2 的过度表达，在上皮性卵巢癌中 HER2 的异常表达预示着更短的总生存期，另外 HER2 还与卵巢癌铂敏感性相关。

4. P53 基因

P53 基因是一种抑癌基因，涉及基因修复、细胞周期调节和凋亡，其基因异常的表现方式有点突变、等位片段丢失、重排等。一半以上的卵巢恶性肿瘤合并有 P53 基因的缺陷，其中晚期患者远高于早期患者，组织类型主要是卵巢高级别浆液性癌。在子宫内膜癌中，这种异常表达通常与肿瘤的分期、分级等相关。

5. BRCA 基因

BRCA1 和 BRCA2 均为抑癌基因，对修复受损 DNA、调控细胞周期、基因转录、细胞凋亡等具有重要作用。在遗传性卵巢癌的基因诊断中，BRCA 基因诊断有着重要意义，一半以上的遗传性卵巢癌有着 BRCA 胚系突变。具有 BRCA 胚系突变的女性卵巢癌的发病风险明显增高，因此突变患者在完成生育后可考虑预防性切除双侧附件从而降低卵巢癌的发病风险。BRCA 基因在指导卵巢癌治疗上也有重要的价值，PARP 抑制剂的使用使得晚期卵巢癌的研究上取得了很好的效果。其作用原理是，PARP 可修复 DNA 单链，若 PARP 被抑制，则会启动 BRCA1/2 同源重组修复，若 BRCA1/2 也失活突变，则出现细胞致死。

6. PTEN 基因

PTEN 基因在 1997 年被发现，是一种抑癌基因，在子宫内膜癌中突变率最高，有抑制子宫内膜过度增生及癌变的作用。PTEN 可遏制细胞生长及促进细胞凋亡，当 PTEN 突变时可诱导细胞继续增殖、促进肿瘤的形成，故其低表达可能与子宫内膜癌的发生发展有关。但其是否与子宫内膜癌的分化、分期、浸润、转移等有关，目前仍在进一步研究中。

7. P16 基因

P16 基因是一种抑癌基因，其编码产物为 P16 蛋白，其通过对细胞增殖进行负调控从而来抑制细胞的增殖和分裂。研究发现 P16 表达可作为子宫内膜癌高危型的预后判断指标。

8. PD-1

PD-1 的编码基因在 1992 年首次被发现，主要表达于 B 细胞、T 细胞、NK 细胞、单核细胞、间充质干细胞等，参与细胞免疫的调节过程。PD-1 的过量表达与自身免疫性疾病、慢性病毒感染疾病以及肿瘤等因素所导致的机体免疫耐受、免疫细胞功能耗竭等密切相关。因此靶向 PD-1 抑制剂是抗肿瘤药物的研究热点。

（许婷、周小玲、胡婷、万晓丽）

第四节　输卵管通畅检查

我国不孕症的发生率为 5%~15%，输卵管因素占 25%~35%。造成输卵管性不孕的主要原因可能是盆腹腔感染、子宫内膜异位症、盆腹腔手术史等。根据输卵管梗阻部位分成可分为中近端梗阻、远端梗阻和全程梗阻。

目前输卵管通畅性的评估方法包括：子宫输卵管造影（hysterosalpingography，HSG）、子宫输卵管超声造影（hysterosalpingo-contrast sonography，HyCoSy）、宫腔镜下输卵管插管通液、腹腔镜下亚甲蓝通液、输卵管镜检查。

（一）子宫输卵管造影

HSG 是临床上常用的输卵管通畅性检查方式，此方法可以评估输卵管的通畅性、阻塞部位、粘连情况，同时间接评估输卵管的拾卵功能、蠕动情况及盆腔环境等。HSG 的敏感度为 94%，特异度为 92%。

1. 适应证

（1）经过检查确定为不孕症。

（2）高度怀疑为盆腔因素所致的不孕。

（3）生殖道发育畸形。

（4）异位妊娠后准备再次备孕前。

（5）既往已行输卵管手术后的评估。

（6）考虑宫腔粘连或剖宫产瘢痕憩室。

（7）实施辅助生殖技术前的检查。

2. 禁忌证

（1）生殖道的炎症。

（2）异常的子宫出血或阴道流血。

（3）近 1 次月经周期内有过性生活。

（4）可疑妊娠者。

（5）宫腔操作术后 6 周内。

（6）已确诊宫腔恶性肿瘤。

（7）急性泌尿系统感染者。

（8）不可耐受手术的全身性疾病。

（9）甲状腺功能亢进未稳定或哮喘发病期患者。

（10）明确的中重度造影剂过敏者。

3. 造影剂的选择

国内外均选择碘造影剂，造影剂分水溶性和脂溶性。水溶性造影剂代表药物为碘海醇、脂溶性造影剂多选用碘油。碘油与碘海醇相比，密度更高、图像更清晰，稳定性更好，缺点是诊断的信息量较碘水低。

4. 操作步骤

（1）术前准备。

（2）术前充分沟通，缓解患者紧张心理。

（3）签署知情同意书。

（4）建议术前排空膀胱、排便。

（5）如无禁忌，建议术前 15~30 min 可给予解痉药物，尽可能降低假性梗阻及人流综合征的发生，如肌内注射 0.5 mg 阿托品。

5. 造影过程

（1）患者取膀胱结石位，摄取盆腔平片，常规外阴及阴道消毒，铺无菌巾，双合诊明确子宫位置及大小。

（2）窥阴器充分暴露宫颈，再次消毒宫颈及阴道穹隆，插管。插管方式分为 2 种，宫颈管置管和宫腔置管。无论采取哪种插管方式，均应在插管前排空导管内的空气。两种方式各有利弊，宫颈管置管不用插入宫腔，优点是可减少组织挫伤和术后出血，更利于观察宫腔、输卵管的全貌，缺点是可能导致因对比剂外溢而发生宫腔输卵管显影不良，尤其是对于宫颈外口松弛的患者；宫腔置管是将导管置入宫腔后再推注造影剂，优点是插管成功率高，缺点是患者的疼痛感更强烈，生殖道损伤的风险更大，可能造成输卵管近端梗阻的假阳性。

（3）导管放置好后进行对比剂的推注，在推注对比剂时，速度不应过快，压力不宜太大，若宫腔完全充盈遇到阻力时，应稍作等待，当输卵管内有造影剂时再次推注，避免造成因痉挛而导致输卵管近端阻塞的假阳性。

（4）若使用碘油造影，则在 X 线透视下观察造影剂流经宫腔及输卵管情况并摄片，则在 24 h 后再次摄片以观察盆腔。若使用水剂造影剂，则应在注射后立即摄片，并观察造影剂流经情况。

（5）术后注意事项：嘱患者适当休息，避免剧烈活动至少 1 周；禁性生活及盆浴至少 2 周；造影当月需要避孕，待次月在医生指导下可试孕。

（二）子宫输卵管超声造影

近年来，子宫输卵管造影无论从造影剂还是技术层面均有逐步发展，HyCoSy 临床应用也有了突破性的进展，逐步成为评估输卵管通畅性的一线方式。与腹腔镜下输卵管通液术相比，其诊断符合率约为94%，敏感度为92%，特异度为91%。但对医生的技术要求较高，应由经验丰富的专家操作。

1. 适应证

（1）男方精液检查正常，女方可疑输卵管性不孕。

（2）人工授精前输卵管通畅性评估。

（3）各种输卵管手术或其他非手术治疗后的效果评估。

（4）既往有腹部手术史，可疑盆腔粘连者。

（5）输卵管妊娠经过治疗后的通畅性评估。

（6）盆腔炎性疾病或慢性盆腔痛病史。

（7）其他出于医学考虑需要检查输卵管通畅性的情况。

2. 禁忌证

（1）生殖器急性炎症。

（2）盆腔活动性结核。

（3）可疑生殖道肿瘤者。

（4）超声造影剂过敏者。

（5）妊娠或可疑妊娠。

（6）处于月经期或异常子宫出血。

（7）宫腔操作术后6周内。

（8）合并严重全身性疾病不能耐受检查者。

（三）宫腔镜下输卵管插管通液检查

宫腔镜下输卵管插管通液检查可以用于确认或排除输卵管近端的梗阻情况。

（四）腹腔镜直视下输卵管通液

腹腔镜直视下输卵管通液是评估输卵管通畅性最准确的方法，其准确率为90%~95%，因此被视为输卵管通畅性检查的金标准，但是有诸如属于创伤性手术、费用较高、操作复杂、需要住院等缺点故不作为首选，通常建议高度怀疑输卵管病变，或合并其他妇科疾病如子宫肌瘤、卵巢囊肿等患者采用，或经详细检查仍找不出不孕原因的患者使用。

（五）输卵管镜检查

输卵管镜检查是评估输卵管功能的补充手段，但因设备要求高等原因，临床应用较少。

（许婷、周小玲、胡婷、万晓丽）

参考文献

［1］ Bhatla N, Singhal S. Primary HPV screening for cervical cancer［J］. Best Pract Res Clin Obstet Gynaecol, 2020, 65: 98-108.

［2］ Belyaeva TA, Nicol C, Cesur O, et al. An RNA Aptamer Targets the PDZ-Binding Motif of the HPV16 E6 Oncoprotein［J］. Cancers（Basel）, 2014, 6（3）: 1553-1569.

［3］ Chen W, Zhang X, Molijn A, et al. Human papillomavirus type-distribution in cervical cancer in China: the importance of HPV 16 and 18［J］. Cancer Causes Control, 2009, 20（9）: 1705-1713.

［4］ Zhang J, Zhao Y, Dai Y, et al. Effectiveness of high-risk human papillomavirus testing for cervical cancer screening in China: a multicenter, open-label, randomized clinical trial［J］. JAMA Oncol, 2021, 7（2）: 263-270.

［5］ Zhao Y, Bao H, Ma L, et al. Real-world effectiveness of primary screening with high-risk human papillomavirus testing in the cervical cancer screening programme in China: a nationwide, population-based study［J］. BMC Med, 2021, 19（1）: 164.

［6］ Melnikow J, Henderson JT, Burda BU, et al. Screening for cervical cancer with high-risk human papillomavirus testing: updated evidence report and systematic review for the US preventive services task force［J］. JAMA, 2018, 320（7）: 687-705.

［7］ Dupont J, Tanwar MK, Thaler HT, et al. Early detection and prognosis of ovarian cancer using serum YKL-40［J］. J Clin Oncol, 2004, 22（16）: 3330-3339.

［8］ Buamah PK, Skillen AW. Serum CA 125 concentrations in patients with benign ovarian tumours［J］. J Surg Oncol, 1994, 56（2）: 71-74.

［9］ Takeda M, Sakuragi N, Okamoto K, et al. Preoperative serum SCC, CA125, and CA19-9 levels and lymph node status in squamous cell carcinoma of the uterine cervix［J］. Acta Obstet Gynecol Scand, 2002, 81（5）: 451-457.

［10］ Hatano Y, Hatano K, Tamada M, et al. A comprehensive review of ovarian serous carcinoma［J］. Adv Anat Pathol, 2019, 26（5）: 329-339.

［11］ Moon A. Differential functions of Ras for malignant phenotypic conversion［J］. Arch Pharm Res, 2006, 29（2）: 113-122.

［12］ Murugan AK, Grieco M, Tsuchida N. RAS mutations in human cancers: roles in precision medicine［J］. Semin Cancer Biol，2019，59：23-35.

［13］ Therachiyil L，Anand A，Azmi A，et al. Role of RAS signaling in ovarian cancer［J］. F1000Res，2022，11：1253.

［14］ 马宝镇，高全立. 抗 PD-1 及 PD-L1 在肿瘤治疗中的进展［J］. 中国免疫学杂志，2017，33（5）：796-800.

［15］ Briceag I，Costache A，Purcarea VL，et al. Fallopian tubes--literature review of anatomy and etiology in female infertility［J］. J Med Life，2015，8（2）：129-131.

［16］ Dreyer K，van Rijswijk J，Mijatovic V，et al. Oil-based or water-based contrast for hysterosalpingography in infertile women［J］. N Engl J Med，2017，376（21）：2043-2052.

［17］ Maheux-Lacroix S，Boutin A，Moore L，et al. Hysterosalpingosonography for diagnosing tubal occlusion in subfertile women：a systematic review protocol［J］. Syst Rev，2013，2：50.

［18］ 孔北华，马丁，段涛. 妇产科学［M］.10 版. 北京：人民卫生出版社，2024.

第十四章　妇产科常规内镜检查及手术操作

第一节　负压吸引术

负压吸引术是常用的人工终止妊娠方法之一。它作为避孕失败后妊娠的主要补救措施，也可用于因母/胎疾病需要终止妊娠者。

1. 适应证

因社会因素或母/胎疾病需要终止妊娠的妊娠 10 周内患者。

2. 禁忌证

（1）未经治疗的生殖道炎症。

（2）全身状况不宜手术。

（3）各种疾病的急性期。

（4）间隔 4 h 的两次术前体温均超过 37.5 ℃。

3. 术前常规检查

生命体征、心、肺及妇科查体；白带常规、血/尿妊娠试验、血常规、凝血功能、感染性标志物、心电图、妇科超声。

4. 操作过程如下

（1）操作前嘱患者排空膀胱（需要彩超监视下操作的患者则保持膀胱适当充盈），

取膀胱截石位，常规消毒、铺巾。

（2）双合诊检查子宫位置及大小等。

（3）再次消毒阴道、宫颈，窥阴器暴露宫颈。

（4）宫颈钳夹持并固定宫颈，小棉签消毒宫颈管下段，探针顺宫腔方向探查子宫位置及宫腔深度，扩宫棒逐步扩张宫颈。

（5）负压吸引宫腔各壁 1~2 圈，刮匙搔刮两侧宫角，低负压吸引宫腔 1 圈。

（6）再次探查宫腔深度（酌情选择）。

（7）检查宫内容物的绒毛情况（若未见绒毛需要及时处理，必要时超声监视下再次刮宫，组织送病理检查）。

5. 特殊注意事项

（1）严格执行无菌操作。因毗邻肛门、阴道皱褶较多等因素，外阴及阴道易"藏污纳垢"，大量研究已证实，术后子宫内膜炎是宫腔粘连等并发症的重要危险因素，因此，严格的无菌操作至关重要，如双合诊检查前后的反复消毒、双合诊检查后手套的更换等。

（2）规范负压吸引操作。为避免宫颈粘连/闭锁，吸管通过宫颈管时应避免带有负压（包括进入及退出宫腔）；为避免对子宫内膜的过度损伤，首次吸引宫内容物时负压多增加至 400~500 mmHg 即可，低负压一般取 200~300 mmHg，吸管及刮匙搔刮宫腔各壁时力度应适中。

（3）尽可能规避不全流产、漏吸。子宫曲度较大的患者，若吸管未达宫腔底部，则发生漏吸的概率增加。若子宫前屈显著，可嘱助手协助在耻骨联合上方、轻柔按压子宫，以利于宫腔各壁的吸引。术后的绒毛检查步骤亦至关重要。编者建议负压吸宫时逐步、依次变换位置，避免"跳跃式"吸引宫腔各壁，宫腔四个象限均有效、均衡吸引，尤其是宫腔两侧壁近宫底部位的吸引。

（4）预防性抗生素的应用及流产后关爱的执行。可降低宫腔粘连、不孕等并发症的发生，避免非计划再次妊娠及重复流产。

（任王静、罗芳、刘颖燕、万晓丽）

第二节 诊断性刮宫术

诊断性刮宫术是妇产科最常进行的操作之一，简称"诊刮"。它是在扩张器的辅助下将器械探入宫腔，以获取子宫内容物从而进行诊断或治疗。部分情况需对子宫颈管及宫腔情况分别进行评估，遂分步刮取子宫颈管及宫腔组织，该方式又称为分段诊断性刮宫术，简称"分段诊刮"。

1. 适应证

（1）异常子宫出血、绝经后出血、阴道排液或不孕症患者，需排除或证实子宫内膜病变。

（2）妊娠部位不明的少部分患者，需排除不全流产或异位妊娠。

（3）怀疑妊娠滋养细胞疾病患者。

（4）需判定出血来源于子宫颈或宫腔的患者可行分段诊刮。

2. 禁忌证

（1）急/亚急性阴道炎、宫颈炎或盆腔炎患者。

（2）严重全身性疾病急性期或心肺等功能较差而不能耐受手术患者。特别说明：当患者宫内残留物考虑是感染的根源时，尽早排空宫内残留物对清除感染尤为重要，在强有力抗感染同时建议尽早行刮宫术。

（3）当患者黏膜下肌瘤坏死所致宫腔积脓或宫颈管闭锁合并宫腔积脓时，宫颈扩张与刮宫术可作为移除感染源的治疗方式。

3. 术前常规检查

血常规、凝血功能、白带常规、感染性标志物、心电图；根据患者情况酌情考虑完善血/尿妊娠试验、血糖等项目。

4. 操作过程

（1）操作前嘱患者排空膀胱（需彩超监视下操作的患者则保持膀胱充盈），取膀胱截石位，常规消毒、铺巾。

（2）双合诊检查子宫位置及大小。

（3）再次消毒阴道及宫颈，窥阴器暴露宫颈。

（4）宫颈钳夹持并固定宫颈，探针探查子宫位置及宫腔深度，扩宫棒逐步扩张宫颈。

（5）刮匙刮取宫腔（根据诊疗需要选择普通刮匙或负压吸引器、部分或全面刮取宫腔）。

（6）再次探查宫腔深度（酌情选择）。

5. 特殊注意事项

（1）做好手术前的核对工作。包括患者信息、手术方式、适应证、禁忌证、相关辅助检查情况、进食情况、药物过敏史等。

（2）宫颈预处理。诊刮不需要常规进行宫颈预处理，但对于绝经后宫颈显著萎缩、有宫颈手术史、预计或已确定宫颈狭窄的患者，可考虑进行操作前的宫颈预处理，如使用间苯三酚注射液、米索前列醇片等。

（3）预防性抗生素。较多的指南并不推荐常规性使用预防性抗生素，但对于妊娠的患者行刮宫术推荐使用抗生素。

（4）宫颈扩张。对于宫颈狭窄或闭锁的患者，探针探查前应尽可能准确地判定子宫位置，必要时可考虑在彩超监视下进行；探查时应小心、稳妥地逐步施压压力，避免"假道"的产生；对于宫颈外口完全闭锁、金属探针不能探入的患者，可酌情考虑使用细棉签或大号注射器的针头以突破宫颈外口，但使用该方式突破宫颈外口后仍建议使用钝性探针来探查子宫颈管及宫腔，以避免尖锐物造成的"假道"；使用扩宫棒的目的是扩张宫颈，因此，理论上讲扩宫棒最粗处在达到宫颈内口的深度后即应停止继续探入，从而降低子宫穿孔的发生。

（5）分段诊刮。先用小刮匙搔刮宫颈管一圈，组织留检，再用探针探查宫腔，以避免子宫颈管组织被人为带入宫腔，从而影响结果判定。

（任王静、罗芳、刘颖燕、万晓丽）

第三节　后穹隆穿刺术

后穹隆穿刺术是指经阴道后穹隆穿刺抽取盆腔内液体。随着超声等影像学检查的发展，该操作在医疗实践中的应用有减少，但作为妇产科的一项基本手术操作，有必要在此予以阐述。

1. 适应证

（1）疑似异位妊娠、卵巢黄体囊肿破裂、盆腔炎性疾病患者的鉴别，穿刺抽液以了解积液的性质。

（2）盆腔脓肿的穿刺引流，超声引导下的介入治疗（如卵巢子宫内膜异位囊肿穿刺抽液并注药、输卵管妊娠部位注药治疗）、穿刺取卵（用于助孕）。

（3）位于直肠子宫陷凹的盆腔肿物，可考虑抽吸肿块内容物行细胞学检查或组织穿刺活检。特别说明：对于怀疑恶性肿瘤患者，人卫版《妇产科学》第 10 版供本科生用教材推荐可行经阴道后穹隆穿刺活检，但人卫版《妇产科学》第 4 版供研究生用教材却将此作为经阴道后穹隆穿刺的禁忌证，孰优孰劣尚无绝对定论。考虑到卵巢癌诊治的无瘤原则及微创原则，编者建议：对于怀疑卵巢恶性肿瘤的患者，若影像学等检查评估考虑可以达到满意减瘤术，则应避免经阴道后穹隆穿刺活检，因为肿块破裂可导致恶性细胞播散并影响预后；若影像学等检查评估考虑不能达到满意减瘤术，而患者直肠子宫陷凹又可扪及肿瘤结节，经阴道后穹隆穿刺活检不失为一种较优选择，因为相比腹腔镜下腹膜活检，其创伤更小、费用更低、恢复更快。

2. 禁忌证

（1）出血倾向。

（2）盆腔严重粘连，导致子宫后倾固定或疑有肠管与子宫后壁粘连。

（3）直肠子宫陷凹疑有囊肿、肿物或其他结构可能妨碍液体的抽取。

3. 操作过程

（1）嘱患者排空膀胱后取膀胱截石位，常规消毒、铺巾。

（2）再次双合诊检查，并评估子宫及直肠子宫陷凹情况。

（3）窥阴器暴露宫颈及阴道后穹隆，再次消毒。

（4）宫颈钳钳夹宫颈后唇，上提宫颈至合适位置以暴露阴道后穹隆。

（5）在阴道后穹隆合适位置刺入针头，以进行操作。

4. 特殊注意事项

（1）为有效获取盆腹腔内积液，操作前可嘱患者行走或端坐片刻，操作时最好将操作台的床头升高，以使积液集聚在直肠子宫陷凹。

（2）穿刺抽液位点一般选择在身体中线、宫颈与阴道后壁黏膜交界处的下方 1~2 cm 处。

（3）穿刺应快速、沉稳地刺入，刺入方向稍偏身体尾侧，深度一般为2~3 cm（不应超过4 cm）。

（任王静、罗芳、刘颖燕、万晓丽）

第四节　宫内节育器放置（取出）术

宫腔内放置宫内节育器是我国女性最常使用的避孕方法，近年来，药物缓释宫内节育器（左炔诺孕酮宫内缓释系统）亦广泛应用于子宫内膜增生、子宫腺肌病等疾病的治疗。宫内节育器相对安全高效，大部分患者耐受良好，宫内节育器放置（取出）作为妇科医生必备技能之一。

1. IUD放置的适应证

（1）自愿要求使用IUD避孕的育龄期女性。

（2）选择左炔诺孕酮宫内缓释系统治疗子宫内膜增生或子宫腺肌病等疾病的患者。

（3）要求紧急避孕并愿意继续以IUD避孕者。特别说明：人卫版《妇产科学》第10版供本科生用教材未推荐该适应证，而人卫版《妇产科学》第4版供研究生用教材、中华医学会计划生育学分会编著的临床诊疗指南与技术操作规范—计划生育分册2017修订版有推荐该适应证。

2. IUD放置的禁忌证

（1）妊娠或可疑妊娠。

（2）生殖道急/慢性炎症。

（3）近3个月内有异常子宫出血。

（4）子宫颈内口过松、重度裂伤或严重狭窄。

（5）重度子宫脱垂。

（6）生殖器官畸形（双子宫、纵隔子宫等）。

（7）子宫腔深度＞9 cm或＜5.5 cm（人工流产、阴道分娩或剖宫产后例外）。

（8）人工流产时子宫出血多，有感染或妊娠物残留可能。

（9）胎盘娩出后出血多或有潜在感染可能。

（10）合并较严重的全身急／慢性疾病。

（11）有铜过敏者不宜放置带铜 IUD。

（12）生殖器肿瘤。特别说明：人卫版《妇产科学》第 10 版供本科生用教材将此作为禁忌证，中华医学会计划生育学分会编著的临床诊疗指南与技术操作规范—计划生育分册 2017 修订版将此作为相对禁忌证，而人卫版《妇产科学》第 4 版供研究生用教材未有该项禁忌证。

3. IUD 放置的操作过程

（1）操作前嘱患者排空膀胱（需彩超监视下操作的患者则保持膀胱充盈），取膀胱截石位，常规消毒、铺巾。

（2）双合诊检查子宫位置、大小及附件情况。

（3）再次消毒阴道及宫颈，窥阴器暴露宫颈。

（4）宫颈钳夹持并固定宫颈，探针探查子宫位置及宫腔深度，扩宫棒逐步扩张宫颈至适宜尺寸。

（5）调整放置器弯曲弧度及宫内节育器拟置入深度，按照产品说明书、顺宫腔走行、轻柔置入放置器至适宜位置，之后缓慢上推内杆，退出套管。

（6）有节育器尾丝者可测量尾丝长度，以评估 IUD 是否放置到位。

4. IUD 取出的适应证

（1）不再有避孕或治疗需求。

（2）节育器有效期截止需更换。

（3）计划更改为其他方式避孕。

（4）围绝经期（最好已闭经 6 个月以上）。

（5）带器妊娠。

（6）异常子宫出血，由 IUD 或子宫内膜病变所致不能除外。

（7）出现 IUD 不良反应或并发症，保守治疗无效。

5. IUD 取出的禁忌证

（1）全身情况不佳或疾病急性期不适宜手术。

（2）急／亚急性生殖道炎症（部分患者亦可在积极抗感染的同时取出 IUD）。

6. 特殊注意事项

（1）把握好 IUD 放置时机。如非妊娠期患者，左炔诺孕酮宫内缓释系统多在月经量开始减少的经期放置，而其他 IUD 多在月经干净后数天内、未同房情况下放置（如果能合理排除妊娠，理论上讲也可在月经周期的任意时间放置 IUD）。

（2）困难 IUD 的放置。当患者存在宫颈狭窄、宫颈与阴道齐平、子宫曲度过大或含有子宫肌瘤时，IUD 的放置难度及风险增加，宫颈预处理、超声引导等处理方式则尤为重要。

（3）脑心综合征处理。该并发症是由于手术操作的刺激，导致迷走神经过度兴奋，反射性引起头晕、面色苍白、出冷汗、心动过缓或心律失常等表现，可伴有血压的降低，严重者危及生命。该并发症出现迅速，及时处理尤为重要，首要原则乃是停止手术刺激，取平卧位，静脉注射或皮下注射阿托品注射液 0.5~1 mg，必要时静脉补液及使用血管活性药。其中，阿托品注射液的正确使用尤为重要，首次给药建议一次性给足 0.5 mg，肥胖患者可考虑一次性给足 1 mg，因为低剂量的阿托品注射液存在效果不佳、更易导致心率减慢的不良反应。

（4）外院取环失败患者的处理。因患者在外院的取环过程不详，多有反复勾取均失败情况，子宫壁存在一定损伤可能，为避免子宫穿孔等并发症发生，经排除需积极处理的情况（如炎症等），建议间隔 1 个月后安排再次取环，并行彩超等检查以核实 IUD 情况。

（任王静、罗芳、刘颖燕、万晓丽）

第五节　宫腔镜检查术

宫腔镜检查作为妇科微创手术的重要组成之一，在较多妇科疾病的诊治中占据极其重要的作用。

1. 适应证

（1）异常子宫出血、绝经后出血、阴道异常排液或子宫内膜增厚，疑有或需排除子宫内膜病变。

（2）疑有宫腔内占位性病变、妊娠物残留、宫内异物、宫内节育器移位、宫腔粘连、子宫颈管异常或子宫畸形。

（3）不孕或反复流产。

（4）复杂的宫腔镜术后相关评估。

2. 绝对禁忌证

（1）急/亚急性生殖道炎症。

（2）全身情况不佳不能耐受手术者。

特别说明：中华医学会计划生育学分会编著的临床诊疗指南与技术操作规范—计划生育分册 2017 修订版将这两条亦作为相对禁忌证。

3. 相对禁忌证

（1）大量或活动性子宫腔出血。

（2）妊娠状态。

（3）近期有子宫手术或子宫穿孔史（3 个月内）。

（4）子宫颈癌。

（5）慢性盆腔炎。

（6）宫颈狭窄或有瘢痕，难以扩宫者。

（7）未经治疗的生殖道结核。

（8）术前有发热。

4. 操作过程

（1）操作前嘱患者排空膀胱，取膀胱截石位，常规消毒外阴、阴道及宫颈，铺巾。

（2）双合诊检查子宫位置、大小及附件情况。

（3）再次消毒阴道及宫颈，窥阴器暴露宫颈。

（4）宫颈钳夹持并固定宫颈，探针探查子宫位置及宫腔深度，扩宫棒逐步扩张宫颈至大于宫腔镜外鞘直径半号。

（5）启动膨宫机，排空灌流管内气体，将组装好的宫腔镜顺宫腔走行置入宫腔，依次观察宫腔各部位情况。

5. 特殊注意事项

（1）掌握设备使用技巧。如宫腔镜外鞘若呈椭圆形，为顺利进入宫腔，考虑宫颈分为前后唇，可将外鞘垂直于宫颈以利于进入；巧妙应用 30° 物镜的优势，旋转物镜的方向便可顺利观察到宫腔侧壁等部位的情况；避免将外鞘的出水口与灌流管误接，从而不能达到有效膨宫；不能消毒的摄像头常使用一次性无菌保护套来替代消毒，当保护套捆绑于物镜上时，建议将捆绑带有效捆绑两圈（因摄像头在使用中将产生热量，若捆绑一圈，物镜的液体极易流入摄像头，在高温下将产生水蒸气，从而会影响成像效果）；宫腔出血导致视野模糊的处理：针对宫腔出血偏多的患者，若在宫腔下段排液、冲洗宫腔，常不能达到满意的视野效果，根据"水往低处流、净水先净源"的原理，建议将物镜先深达宫底处，排出宫腔内液体后使出水口孔保持半开放状态，从而使宫腔在保持一定压力状态又不断有血性液体被排出，检查宫底及两侧宫角后逐步向下检查宫腔剩余部位，若效果仍不佳，必要时予以缩宫素促进子宫收缩及适当增加膨宫机设定的压力。

（2）液体过剩，又称"过度水化综合征"。单纯的宫腔镜检查发生液体过剩的概率极低，然而一旦发生，其危害较大，诊治不及时易危及生命。它是由于操作中机体吸收大量的灌流液导致容量超负荷、电解质或其他血液成分失衡及神经系统受影响等，表现为肺水肿、急性失代偿性心力衰竭、稀释性贫血、低钠血症、低渗透压、血糖异常、酸中毒、意识或视觉障碍、言语不清、昏迷等。其预防措施有：限制术前液体入量、尽量减少术中静脉滴注液体量、尽可能使用等渗电解质溶液、尽可能缩短手术时长、尽可能精准监测膨宫机出入量（达到一定阈值时暂停操作并评估液体有关并发症或给予一定的预处理，如利尿等）、尽可能以最低膨宫压进行手术操作（膨宫压略高于平均动脉压）。

（3）气体栓塞。它是一种较罕见但极其凶险的并发症，可导致呼气末二氧化碳分压下降、肺动脉高压、心律失常、心力衰竭、肺水肿等，预防措施有：物镜进入宫腔前，尽可能排空灌流管及物镜内的气体；患者保持平卧位或头高脚低仰卧位，避免使用头低脚高仰卧位（该体位使盆腔内静脉压力降低，宫腔内气体更易进入静脉）；减少宫腔镜进出宫腔的次数；维持宫腔内压力≥平均动脉压，但不超过 150 mmHg。

（任王静、罗芳、刘颖燕、万晓丽）

第六节　腹腔镜检查术

腹腔镜是妇科最常应用的一种内镜技术，具有创伤小、恢复快、美观、检查视野广等优势。

1.适应证

（1）急腹症（如怀疑异位妊娠、卵巢囊肿破裂、卵巢囊肿蒂扭转等）。

（2）怀疑有子宫内膜异位症、盆腔粘连或输卵管疾病的不孕症。

（3）不明原因的急/慢性腹痛或盆腔痛。

（4）不明原因的盆腹腔积液。

（5）其他需要腹腔镜检查以明确诊断或治疗的妇科疾病（如异位宫内节育器取出、盆腔包块等）。

2. 禁忌证

（1）严重的心脑血管疾病、肺功能不全或肝肾功能不全。

（2）严重的凝血功能障碍。

（3）较大的腹壁疝或膈疝。

（4）临床高度怀疑盆腹腔内广泛、严重粘连。

3. 有争议的禁忌证

腹腔内大出血。人卫版《妇产科学》第10版供本科生用教材将此作为腹腔镜禁忌证，人卫版《妇产科学》第4版供研究生用教材未将此作为腹腔镜禁忌证，中国优生科学协会肿瘤生殖学分会2019年编写的"输卵管妊娠诊治的中国专家共识"中提到"经腹手术适用于生命体征不稳定、有大量腹腔内出血、腹腔镜检查中视野受限者"，但其中的输卵管妊娠诊断流程图中又指出"对于生命体征不稳定患者，可选择腹腔镜检查或剖腹探查"。

4. 操作过程

（1）全身麻醉起效后取膀胱截石位，常规消毒、铺巾，视情况安置举宫器及导尿。

（2）取脐部穿刺孔，建立人工气腹。

（3）取头低臀高位，全面探查盆腹腔。

（4）根据术前谈话及术中情况进行相应的手术操作。

（5）冲洗盆腹腔，视情况注入防黏液，缝合穿刺孔。

5. 特殊注意事项

（1）穿刺孔的建立。应尽可能避免副损伤，如伤及腹腔内脏器及血管等，有术者习惯性应用气腹针建立人工气腹，该方式是否一定有助于降低副损伤尚无绝对定论。若患者既往有腹腔镜手术史，编者建议：谨慎起见、可尽量避开既往切口进行穿刺。对于多孔腹腔镜手术，其鞘卡的置入应尽可能旋转、稳定地进入腹腔，避免"刹不住车"式的猛然穿刺进入腹腔，否则，大血管或重要脏器的损伤极易发生。对于经脐单孔腹腔镜手术，应熟悉脐孔解剖，逐层进腹，若估测腹壁与腹腔内脏器有粘连或镜下操作有困难，脐部切口可适当延长，实践中可知：当脐部切口略延长，其操作便利性便可显著增加。

（2）熟悉腹腔镜能量设备的使用技巧。腹腔镜手术的准入开展，国家有明确的法规要求，术者需经过腹腔镜相关系统培训并考核合格。常用能量器械的使用技巧及注意事项均需全面掌握：对于单极电能量器械，俗称为电钩或电刀，在激发状态下需时刻注意刀头所在位置，避免误伤周围脏器；根据切割组织的情况，选择合适的功率，功率越大，其热传导越远、越迅速。对于双极电能量器械，亦需选择合适的功率，理想的组织电凝状态是"黄而不黑"，若选择的功率过大，所电凝的浅层组织很快便会焦黑，而深层组织未能充分电凝，这便存在止血不牢、后期出血等风险，犹如"烤红薯"一般原理，需要温火慢烤，才能达到黄而不焦、薯心熟透。为尽可能降低并发症及术后粘连的发生，解剖是基础，熟能生巧虽是关键，但术中的器械精准定位、少牵拉、少钳夹、避免在视野外激发能量器械等更是重中之重。

（3）尽可能遵循无菌、无瘤及"无绒"等原则。一台完美的手术，若上述原则执行不力，术后并发严重感染、短期内肿瘤广泛播散或持续性异位妊娠等，其结局是不幸的、不应该的，甚至是灾难性的。无菌操作涉及整个手术及护理团队，贯穿脐孔清洁、皮肤消毒等每一个过程与细节。无瘤原则贵在执行，包括术前的预判、术中器械（尽可能避免腔镜器械导致的肿瘤细胞污染）及取物袋的规范使用等，必要时果断中转开腹手术。持续性异位妊娠作为一种可防、可控的并发症，对于输卵管开窗取胚术的患者，理想的状态是用高压灌洗液将妊娠物从输卵管上去除，然而，高压灌洗设备并非完全可获取，部分妊娠物与输卵管粘连亦较紧密，水分离仍存在一定困难可能；部分持续性异位妊娠亦发生于输卵管切除的患者。编者建议：为降低持续性异位妊娠发生率，对于输卵管开窗取胚术的患者，输卵管膨大处应充分切开、彻底清除妊娠物，避免钝性挤压膨大输卵管的方式清除绒毛，切开输卵管膨大处前应将标本袋放置在其下方，避免绒毛散落盆腹腔而定植生长；即使是切除患侧输卵管，其标本亦需在标本袋内经腹取出；盆腹腔内所有褐色组织均建议予以清除，从而避免输卵管妊娠不全流产型的绒毛散落盆腹腔而未被清除。

（任王静、罗芳、刘颖燕、万晓丽）

第十五章　妇科手术一般护理常规

一、术前护理

1. 护理评估

（1）健康史。评估患者的病情、配合情况、文化程度、月经史、婚姻状况等。

（2）身心状况。观察患者生命体征、饮食、睡眠、大小便、用药情况、既往病史、过敏史等。

（3）风险评估。入院 2 h 之内完成各项风险因素的评估，包括日常生活能力评定、跌倒、压力性损伤、VTE 风险、营养状况、心情指数等。

2. 护理措施

（1）基础护理。做好入科环境介绍、医院规章制度、消防安全通道等告知；住院 3 天内，每天测量体温，脉搏，呼吸 4 次，正常 3 天后，改为每天 1 次；三天及以上无大便的患者要书写护理记录并汇报医生，必要时遵医嘱给予缓泻剂；协助患者做好晨晚间护理，保持床单元的整洁。

（2）心理护理。在做妇科手术的时候，容易让患者产生焦虑、害怕等不良的心态，患者还会对手术带来的一些个人、家庭和社会问题感到担忧。因此，护理人员应该站在关心和鼓励的立场上，向患者详细地介绍这次手术和麻醉的方法，术后可能发生的问题和需要注意的问题，取得患者及家属的配合，增强患者战胜疾病的信心，重建个人形象。

（3）检查患者在手术前的所有检查项目是否齐全，是否正常，如果有异常情况，要立即告知医生。

（4）术前1天根据手术情况遵医嘱配血、行耳穴治疗。

（5）有药物过敏史的患者，术前遵医嘱进行药物过敏试验。如结果为阳性反应，应汇报医生，告知患者，并书写护理记录。

（6）皮肤准备。手术当天根据患者的手术方式进行备皮，剃净手术部位汗毛及阴毛，范围为剑突下至两大腿上1/3前内侧及会阴部，两侧至腋后线，清洗脐部，必要时剔除阴毛。目前的意见是，尽量采用非侵入式的刮毛刀备皮，并且要将时间安排在临近手术的时候，这样可以避免在备皮的时候出现新的伤口，从而降低感染风险。

（7）阴道准备。对已婚且无明显阴道出血的患者，术中给予阴道灌洗和上药；使用阴道上栓剂进行治疗最好是在睡觉前或者是上药后平躺1 h，这样才能避免药物脱落，合并妊娠或出血者禁止阴道冲洗。

（8）肠道准备。手术前1天和前3天，可视患者的具体情况行肠道准备。紧急手术，如异位妊娠、黄体破裂、卵巢囊肿扭转等，不需要做肠道准备。术前指导患者服用复方聚乙二醇电解质散导泻，必要时在术前行清洁灌肠，要知晓患者的大便排出情况。

（9）手术前一天测量体温4次，注意患者的身体是否出现异常，例如是否有发热，上呼吸道感染，月经来潮等。

（10）嘱咐患者在手术之前要做好个人卫生工作，包括洗澡，剪指甲，清洁脐部，准备好护理垫和卫生纸。

（11）根据患者的睡眠情况，手术前一天晚上遵医嘱服用有助于睡眠的药物。

（12）手术当天早晨告知患者穿好手术衣裤，将假牙、发卡、手表、现金和贵重物品等交给家属保管，等待手术。

（13）手术当天遵医嘱备好术前用药、用物，监测生命体征。根据手术部位情况，配合医生对手术部位做好手术标识。

（14）做好患者身份识别查对，病房护士与手术室护士双人核对患者身份信息是否正确及术前带药等。

（15）指导患者做呼吸功能训练，教会患者正确地咳嗽，并告诉患者戒烟、戒酒的重要性及必要性。

（16）床上排便。根据患者的情况，指导患者在床上使用便盆排便。

（17）体位训练。指导患者床上翻身及调整体位的方法，以适应术后体位的变化带来的不适。

（18）饮食指导。根据患者病情，指导患者饮食，手术前禁食 8~12 h、禁饮 4~6 h；拟行妇科恶性肿瘤根治术、深部浸润型子宫内膜异位症、全盆底重建术患者，手术前 3 天开始吃少渣半流质食物，手术前一天晚上开始吃流食。

（19）肢体功能锻炼。以手术部位及方法为目标的肢体功能训练，引导患者进行功能锻炼。

（20）用药指导。做好患者住院期间用药宣教。

二、术后护理

1. 护理评估

（1）评估患者的麻醉方法，操作方法，手术过程等。

（2）评估患者的意识状况、生命体征和病情变化，观察创面敷料有无渗血，引流管的类型、位置、通畅情况，观察引流液的颜色、性质、量和皮肤的完整情况等。

（3）观察患者是否出现腹痛、发热、恶心、呕吐、腹胀、尿潴留等症状。

2. 护理措施

（1）床单元及物品准备。准备好麻醉床，并将心电监护仪，血压计，吸氧用物，沙袋，腹带等物品备好。

（2）患者返回病房后，与手术室护士查对患者信息后交接患者的生命体征、意识、皮肤、管道、伤口及出血情况等并在手术交接单上签字，与医师或麻醉师沟通，了解手术过程和术后护理。

（3）在麻醉未清醒状态下，患者可以取去枕平卧，头部向一侧，注意及时清理呼吸道分泌物，保持呼吸道畅通。对全身麻醉术后清醒的患者可采取有枕平卧位，再慢慢过渡到半卧位。注意要做好防护，比如上床挡，避免跌倒。

（4）严密监测生命体征。通常在术后每 1 h 进行一次血压、脉搏、呼吸的监测，待病情平稳后，再改为每 4 h 监测一次。心脏疾病和重度高血压疾病患者应该进行心电监测；每天测量四次体温。

（5）阴道出血的观察。观察伤口有无渗血，阴道出血情况及引流液的量、颜色、性状。如患者出现面色口唇苍白，烦躁不安，血压下降，出冷汗等症状，应警惕发生内出血或失血性休克，有异常情况立即通知医生进行紧急处理。

（6）要注意静脉输注通路的畅通，合理调整输注速度，注意不要扭曲尿管和引流管。

（7）疼痛护理。术后患者的伤口会出现疼痛的情况，需要了解患者疼痛的时间，部位，性质，规律，必要时可以在医生的指导下使用止痛药。

（8）术后遵医嘱为患者拔除尿管后，要嘱咐患者多喝水，注意排尿，询问有无尿路刺激症状，观察尿量、尿色及有无尿潴留情况，必要时重新安置导尿管。

（9）伤口护理。观察伤口敷料有无渗血或渗液，发现有渗血或渗液及时通知医生更换，并做好记录和交接班。

（10）引流管的护理。妇科术后常见的管道有腹腔引流管和（或）尿管。

1）保持引流管的通畅，避免压迫、折叠、扭曲和漏气，如无特殊情况，应定期挤压引流管，以避免发生堵塞。注意引流液的量，性质和颜色。

2）术后 24 h，如有引流量大于 100 mL 且为鲜红色，那么就有可能是发生了内出血，要及时向医生汇报，并且要保持静脉通路的畅通，如果需要的话，还可以通过测量腹围来判断有没有出血。每小时尿量最少 50 mL，如果尿量不足 30 mL，同时血压会慢慢降低，脉搏会变细，患者会感到烦躁，或者会有腰部疼痛，如果肛门下坠的感觉，应考虑有腹腔内出血，需要立即汇报医生。加强床旁交接班，明确引流位置及数量。

3）患者宜半卧位，将引流管固定在床旁，长短适宜。

4）防止感染。尽量使用有抗反流装置的引流袋，患者活动时，引流管的位置应低于耻骨水平，避免引流液反流引起逆行感染。严格无菌操作并准确计量。

5）保持会阴部清洁干燥，每日擦洗外阴至少两次，有血迹时随时擦洗。

（11）早期活动。术后指导患者尽早下床运动，以利于肠道功能的恢复，避免术后出现肠粘连及下肢静脉血栓等并发症。患者在手术 4~6 h 以后，如果患者的生命迹象比较稳定，可以在 4~6 h 内进行下床或半卧位，大多数患者在术后 24 h 内，全子宫切除术后 48 h，盆底重建术后 72 h 就可下床活动。年老体弱、重症患者，感染严重的患者可适当延长起床活动时间。运动时应根据患者身体的承受力，逐步加大活动量。并教育患者如何防止跌倒。对于放置引流管和骨盆内有化脓病变的患者，宜采用半坐式，这样既能有效地引流，又能避免感染的扩散。

（12）术后饮食。术后 6 h 内可以开始吃流质食物，根据医生的指示给予静脉输液，在肛门排气后，由半流食逐步向普食转变。涉及胃肠道手术的患者，在肛门排气后改为流质，半流质，逐渐过渡到普食，注意少食多餐；在胃肠道功能完全恢复之前饮食不要过油过饱，也不要进食牛奶、豆浆、糖水等容易产气的食物。手术前后禁食活血补品，如鹿茸、当归、人参、三七等。

（13）在患者痰多、咳嗽的时候，要让患者用腹带或者是用纱布包住腹部，并且教他们如何进行有效的咳嗽，如果需要的话，可以使用雾化吸入或者是祛痰的药物来帮助他们将痰液排出。60岁以上患者，交接班时应进行叩背，指导有效咳嗽排痰。

（14）留置尿管的患者，指导多饮水，要保持每天的尿量在1500 mL以上；术后每日至少进行尿道口护理2次，并观察阴道出血情况及阴道分泌物情况，嘱咐患者注意会阴部的卫生和经常更换内裤。

（15）保持床单元的整洁，减少探视；为患者创造一个安静舒适的疗养环境，有助于患者的术后恢复，减少医院的交叉感染。

（16）观察病情变化，预防术后并发症。

1）观察术后腹痛及阴道出血情况；对异位妊娠及黄体破裂的患者应密切注意生命体征的变化，包括面色、精神及腹痛的变化，以及有没有里急后重的感觉。

2）术后观察要点。观察生命体征，腹部体征，阴道出血，切口敷料有无渗血、渗液，疼痛等情况；注意腹腔引流管、阴道引流管、尿管是否通畅；注意观察是否出现腹腔内出血，盆腹腔内伤口残端出血、愈合不良，腹部切口出血，感染，愈合不良等情况。

3）淋巴回流障碍，多发生于恶性肿瘤根治术后，常见下肢大腿部、会阴部肿胀、疼痛、活动受限，宜抬高患肢，减少下肢的活动，会阴部用50%硫酸镁局部湿敷。

4）深静脉血栓栓塞症（VTE），多发生于恶性肿瘤根治术后、盆底重建术后等年龄大于60岁的患者，常见于下肢深静脉血栓（DVT），所以在手术之前要做好关于静脉血栓的健康教育，增强患者的预防意识，术后要增强患者的自主活动意识，指导患者进行肢体功能锻炼，并鼓励患者在术后早期活动，对预防VTE有着重要的作用。

（17）心理护理。术后应多关心患者，认真倾听患者的主诉，解释术后康复的注意事项，消除患者的不良情绪。

三、出院指导

患者出院后要注意调整好自己的情绪，进行适量的运动，避免着凉感冒。在饮食方面要以高蛋白、高维生素为主，多吃一些水果和蔬菜。出院后，如果有阴道出血量大，发热，伤口疼痛，红肿硬结等症状，需要及时就医。全子宫切除术后3个月、子宫肌瘤切除术及卵巢囊肿剔除术后1个月不能同房，不能盆浴。手术后2个月禁止从事繁重的工作。做完妇科手术后，应该在术后4~6周到医院复查。

四、主要护理诊断 / 问题

（1）有出血的风险，与手术有关。

（2）疼痛，与手术创伤有关。

（3）自理能力缺陷，与手术有关。

（4）有感染的风险，与术后机体抵抗力下降有关。

（5）深静脉血栓，潜在并发症，与手术及卧床休息有关。

（6）知识缺乏，与缺乏疾病相关知识有关。

（7）焦虑，与担心疾病预后有关。

（程晓妹、梁琼华）

第十六章　女性生殖系统炎症患者的护理

女性生殖系统炎症是妇科常见疾病，可发生于生殖系统任何部位。主要是局部症状，严重者可出现全身症状，甚至可引起败血症或感染性休克，严重影响女性健康。女性生殖系统炎症主要有外阴炎、前庭大腺炎、阴道炎、子宫颈炎、盆腔炎等。

一、护理

1. 护理评估

（1）健康史。询问患者的年龄、月经史、婚育史、哺乳史、生殖系统手术史、性生活史、既往病史等。宫腔手术后，产后和流产后有无感染病史，所采取的节育方法，个人卫生和经期卫生状况；发病后有无发热，寒战，腹痛，阴道分泌物的颜色及性质变化，排尿及排便情况有无变化；外阴有无痒、痛、肿、灼痛感等症状。

（2）身心状况。根据患者的病史，采用询问、观察等方法对患者的心理反应进行评估。对外阴，阴道分泌物，阴道出血，炎性扩散症状，全身症状及精神反应进行观察。

（3）风险评估。入院 2 h 之内完成各项风险因素的评估，包括跌倒、压力性损伤、VTE、日常生活能力评定等。

2. 护理措施

（1）一般护理。嘱咐患者注意休息，避免过度疲劳，急性炎性期间要卧床休息。指导患者多吃高热量，高蛋白和维生素的食物。发热时多饮水。

（2）合理用药。在治疗外阴瘙痒的过程中，尽量不要用力搔抓，也不要用热水烫洗，也不要涂抹有刺激性的药物，否则会加剧感染，扩大皮损的面积。绝经后女性因为雌激素分泌降低，阴道黏膜、皮肤干燥，阴道呈现碱性，组织萎缩，容易出现炎症，外阴瘙痒等症状，所以要在医护人员的指导下用一些含有激素类的药物来缓解症状。

（3）加强心理护理。生殖系统炎症一般都会有较大的心理压力，会出现焦虑、烦躁、紧张等情绪，要帮助患者树立信心，减轻心理压力。

（4）防止交叉感染及重复感染。在感染期间，要保持外阴清洁干燥，同时要用开水烫洗衣物，将衣物上的细菌和寄生虫杀死，避免再次发生感染。一些生殖系统的炎症需要夫妻两个人一起进行治疗，避免出现交叉感染的情况。

（5）防止院内感染。医院要严格执行消毒和隔离制度，每个人都要配备一套妇科检查用品，并对其进行严格的消毒。为患者诊治前后，医务工作者应彻底清洗双手，避免医源性感染。

（6）饮食指导。炎症的时候忌辛辣刺激的食物，发热的时候要多饮水，吃一些流食和蛋白质的食物。

（7）病情观察。观察患者的生命体征，观察阴道分泌物的量及性状，皮肤有无破溃充血、肿胀、用药情况等，注意患者的主诉并做好记录。

（8）适当休息。指导患者合理安排起居，不要过度劳累。

二、出院指导

（1）加强卫生宣教。建议女性在穿着棉质内衣时尽量避免局部不适。对患者进行有关女性天然防御系统的认识，讲解引起生殖系统炎症的病因和传播方式，指导患者在月经期，妊娠期，产前，产后及流产后的个人卫生，防止感染。

（2）性生活指导。在治疗的这段时间内不要同房，以免互相感染导致久治不愈。

（3）养成良好的卫生习惯。女性日常生活中不需要进行阴道灌洗，每天都可以用温开水冲洗会阴。在经期出血量过多的情况下，要及时更换会阴垫，保持外阴清洁干燥，穿着的内衣要通风透气，不能太紧，每天都要更换。

（4）普查普治。加强妇科疾病普查和防治工作，引导患者定期做好妇科检查，尽早地发现异常情况，并给予及时的治疗。

（5）指导用药。对于需要局部用药的患者，要耐心地教给患者会阴区域的清洁，以及如何自己用药。

三、主要护理诊断 / 问题

（1）皮肤完整性受损，与炎症导致的会阴部皮肤受损有关。

（2）性生活形态改变，与炎症导致性交痛，在治疗过程中不能同房有关。

（3）焦虑，与病程长、易复发、症状明显有关。

（4）睡眠形态紊乱，与伴有皮肤发痒的不适感或周围环境的变化有关。

（5）知识缺乏，与缺乏生殖系统炎症的相关知识有关。

（程晓妹、梁琼华）

第十七章　盆底功能障碍性疾病患者的护理

第一节　子宫脱垂患者的护理

子宫脱垂是指子宫从正常位置沿阴道下降，子宫颈外口达坐骨棘水平以下，甚至子宫全部脱出阴道口外，常伴有阴道前后壁膨出。主要是由于分娩损伤、先天性盆底组织发育不良或营养不良造成支撑器官周围的结缔组织减少，长期的腹压增加使生殖器官向下推移造成。

一、护理

1. 护理评估

（1）健康史。了解患者生产过程有无产程延长、阴道助产、盆底组织撕裂伤史，产褥期休息情况，有无长期腹压增高情况，如慢性咳嗽、盆腹腔肿瘤、便秘等。

（2）身心状况。观察患者有没有下腹坠胀、腰痛等症状，有无排尿困难、阴道肿物脱出等问题。当剧烈地下蹲或腹部压力升高时，上述症状是否会加重，是否存在尿失禁。观察子宫脱垂程度、宫颈及阴道壁有无溃疡、溃疡面大小及深度。了解患者对子宫脱垂的感受、疾病引发的心理问题、获得社会（家庭）支持的方式及程度。

（3）风险评估。入院 2 h 之内完成各项风险因素的评估，包括跌倒、压力性损伤、VTE 风险、营养状况、日常生活能力评定、心情指数等。

2. 护理措施

（1）心理护理。子宫脱垂患者常因病痛折磨而情绪烦躁，应加强对子宫脱垂相关疾病的认识及预后的教育；做好家属的工作，让家属多关心患者，帮助患者尽快恢复健康。

（2）要注意会阴部的卫生，要经常更换内裤，避免脱垂的子宫与内裤产生摩擦，引起溃疡，从而减少异常分泌物。

（3）术后应注意改善患者的一般状况、增加营养、卧床休息等。对原发性疾病应采取积极的措施，教患者做提肛运动，每天缩肛几次，每次 10~15 min，让盆底组织逐渐恢复张力。

（4）要学会控制增加腹压的因素，如慢性咳嗽、便秘等，还要注意不要久站，不要举起重物。

（5）子宫托治疗的护理。

1）介绍子宫托的使用方法，使患者掌握正确的放置，取出，清洗，消毒方法。

2）子宫托的使用方法。排空大小便、洗手，蹲下并双腿叉开；单手握住托柄，将托盘倾斜位置插入阴道口，将托把沿内侧推动至阴道上方，直至托盘触及宫颈口，屏住呼吸，降低子宫，并用手托起托把，托盘牢固贴于宫颈上；固定好后，托柄弯度朝前，对准耻骨弓的背面。

3）子宫托的取出方法。手指捏住子宫托柄，上、下、左、右轻轻摇动，等负压消失后向后外方牵拉，即可自阴道滑出；保持阴道清洁，月经期、妊娠期停止使用，生殖道急慢性炎症治愈后使用。

4）子宫托的大小应该以放置后增加腹压而不脱出、没有不适为宜。

5）局部溃疡者，用 1 ∶ 5000 高锰酸钾溶液坐浴。

6）放置前阴道应有一定水平的雌激素作用，如为绝经后女性，可使用普罗雌烯乳膏涂抹阴道壁，应从子宫托前 4~6 周开始使用。

7）每天早晨将子宫托放在阴道内，睡觉之前将其取出来进行消毒，以免时间太长对生殖道造成压力，造成糜烂和溃疡等。

8）上子宫托后第 1 个月、第 3 个月、第 6 个月各复查 1 次，以后 6 个月复查 1 次，必要时需更换型号，避免托盘嵌顿等情况。

（6）做好术前准备。

1）做好皮肤准备、配血、皮肤过敏试验、肠道准备、生命体征测量及交代术前注意事项。

2）阴道准备。术前5天予1∶5000高锰酸钾溶液坐浴，阴道灌洗后予普罗雌烯软膏涂抹阴道壁、子宫，或同时遵医嘱予雌激素口服，如局部有炎症，应积极治疗，可同时用抗生素软膏涂抹。

3）使用干净的卫生垫来支撑下坠的子宫，防止子宫和内衣之间的摩擦，从而减少不正常的分泌物。

4）做好术前检查，及时掌握检查结果。

5）手术前指导患者排空膀胱。

（7）术后护理措施。

1）活动。全子宫切除患者48 h内可下床活动；术后72 h内可下地活动。要注意患者的身体状况，如果出现乏力、出汗、晕厥等症状，要马上停止；避免增加腹部压力的行为，如咳嗽，便秘，长时间站立，下蹲，举重物等。

2）饮食与排便护理。①术后6 h可以饮水、吃流食，第二天早上可以吃流质，肛门排气后可以吃半流质，然后慢慢过渡到普食或者是治疗性饮食，要多吃一些高蛋白、高维生素、容易消化的食物，如鸡肉、鱼肉、蔬菜等。②开始进食的时候，一定要注意观察有没有腹胀、腹痛、呕吐等情况，如发现异常，应立即停止进食，复查腹平片，必要时可进行胃肠减压，延长禁食时间，行肠外营养支持等。③术后要保持大便通畅，可以使用开塞露塞肛，防止腹部压力升高，同时还要注意观察有没有阴道流血、便血等症状。

3）切口护理。观察伤口是否干净，有无肿胀，渗血，渗液，伤口是否愈合等。每天更换会阴切口敷料，保持会阴切口清洁、干燥。

4）阴道引流管护理。术后阴道内留置引流管1根，注意观察引流管有无脱出及引流液的量、颜色、性质，如有异常及时报告医生。

5）密切观察生命体征，注意疼痛，阴道分泌物的颜色，性质，数量等；在进行经阴道手术的时候，要经常在阴道内填塞纱条，以防止术后出血，同时要仔细观察纱条有没有渗血、脱出等情况，一旦发现异常情况，要及时向医生报告并进行处理。

（8）并发症护理。

1）出血。监测生命体征，观察切口敷料、引流液、疼痛及小便情况。

2）会阴部血肿形成。注意会阴部有无疼痛，里急后重，肛门痛等症状。

3）下肢静脉血栓形成。注意皮肤的温度，颜色，触觉，肢端动脉搏动，如有疼痛，应限制患肢活动，抬高下肢，向医生报告，必要时做下肢静脉超声检查。

4）排尿障碍。表现为张力性尿失禁、尿潴留。对于轻度障碍者，多因膀胱尿道水肿、炎症或痉挛引起，可延长留置尿管时间，消炎和物理治疗。对于张力性尿失禁的患者可选用增强逼尿肌收缩的药物，使用胆碱能受体激动剂如卡巴胆碱、溴吡斯的明等。以上处理无效，严重者则需行吊带松解术或行瘢痕松解术。

5）其他并发症。网片侵蚀和感染、肺炎、切口感染等。肺不张、肺炎患者，应鼓励有效咳嗽、深呼吸、术后早期活动；切口感染者，应注意观察切口周围皮肤有无红肿热痛等炎性反应，有无渗液、压痛等。

二、出院指导

（1）休息 3 个月，禁止盆浴，禁止同房，禁止剧烈运动，3 个月内不能做重体力劳动，也不能提举重物，也不能久站、下蹲、剧烈大笑、咳嗽等。

（2）保持外阴清洁，伤口干燥。

（3）加强营养，少量多餐，保持大便通畅。

（4）出现剧烈的腹部疼痛，阴道流血超过月经量，分泌物异常，排尿障碍，切口渗液，愈合不良等情况应立即到医院检查。

（5）术后要注意按时服药，坚持做盆底肌锻炼，养成良好的排便习惯。

（6）术后 1 个月复查 1 次，以后每 3 个月复查 1 次。使用宫托的患者在用药后的第 1 个月、第 3 个月和第 6 个月进行 1 次复查，之后的 3~6 个月进行 1 次复查，如果有必要的话，可以改变型号，防止托盘嵌顿。

三、主要护理诊断 / 问题

（1）皮肤完整性受损，与子宫脱垂和阴道前、后壁膨出有关。

（2）自我形象紊乱，与子宫脱垂或子宫将被切除有关。

（3）有感染的危险，与子宫脱垂有关。

（4）尿失禁 / 尿潴留，与脱出的子宫压迫膀胱颈有关。

（5）深静脉血栓，潜在并发症，与手术及术后卧床有关。

（程晓妹、梁琼华）

第二节 压力性尿失禁患者的护理

压力性尿失禁是指患者在打喷嚏、咳嗽或运动等腹压增高的情况下，出现不自主尿液渗漏的症状。年龄增长、生育次数增加、生产方式、腹腔压力增大、盆腔器官脱垂、遗传、肥胖、雌激素水平增高及重体力活动等因素均可增加压力性尿失禁的发生率。压力性尿失禁易导致会阴疼痛、妇科炎症，会阴部长期处于潮湿状态，造成皮肤瘙痒，容易并发泌尿系统感染，对肾功能也会造成损害，患者身体带有异味而被歧视，会给患者带来心理上的痛苦。

一、护理

1. 护理评估

（1）健康史。了解患者既往病史，包括是否有产程延长，难产，阴道分娩，盆底组织撕裂伤等。产后恢复体力劳动，有无慢性咳嗽，便秘等症状。

（2）身心状况。评估患者漏尿的程度及尿频尿急等症状。目的是了解患者对尿漏的感受，是否存在焦虑和抑郁情绪，获得的社会支持和对疾病的认识程度，对手术的接受程度等。

（3）风险评估。入院2 h之内完成各项风险危险因素的评估，包括跌倒、压力性损伤、VTE、营养状况、日常生活能力评定等。

2. 护理措施

（1）术前护理措施同妇科手术一般护理常规。

（2）术后护理。

1）病情观察。密切观察患者的生命体征，观察会阴部穿刺点渗血和渗液情况。

2）用药指导。雌激素替代疗法是一种激素替代疗法，该疗法是在手术后2周内使用，每周2次，用于阴道内涂抹雌激素霜，但已知或疑患过乳腺癌，或怀疑患有雌激素依赖性恶性肿瘤，以及未经明确诊断阴道流血者禁用。

3）盆底肌锻炼。主要用于轻度或中度尿失禁，也可用于子宫，膀胱，直肠等轻微脱垂术前后的辅助治疗。在训练前排空膀胱，患者可站位、坐位或卧位，双膝并拢，臀部肌肉用力，有意识地将肛门、会阴和尿道的肌肉收缩，使盆底肌向上提，同时保持大腿和腹肌的松弛。坚持3 s，放松2~6 s，持续15~30 min，一天3次，或每天做150~200次，持续 8 周以上或更长。

4）排尿指导。建议患者尽早排尿，以免膀胱过度充盈，造成膀胱麻痹，影响排尿。拔尿管后要多喝水，以增强排尿反射，促进膀胱功能的恢复。

5）并发症的观察及护理。常见的并发症有出血、膀胱损伤、感染。术后应密切观察患者的生命体征，注意会阴切口渗血及阴道出血，做好会阴护理和尿管护理，每日两次，指导患者多饮水，观察尿量、尿色。

6）心理护理。讲解疾病相关知识和术后注意事项，多关心患者，倾听患者的主诉。

二、出院指导

（1）3 个月之内不能同房，不能盆浴，也不能做重体力劳动，不能提重物，也不能久站久坐，不能用力下蹲、咳嗽、大笑等会增加腹压的行为。

（2）按时到医院复查，确定伤口已经愈合后才可以同房。

（3）平时注意要多吃高蛋白、高维生素的食物，多吃蔬菜水果，避免便秘。

（4）会阴部伤口保持清洁干燥，勤换内裤，多饮水，加强排尿训练。

三、主要护理诊断 / 问题

（1）自我形象紊乱，与漏尿导致精神紧张有关。

（2）皮肤完整性受损，与漏尿有关。

（3）社交孤独，与长时间漏尿、拒绝社交有关。

（4）焦虑，与疾病有关。

（程晓妹、梁琼华）

第十八章　外阴恶性肿瘤患者的护理

外阴恶性肿瘤占妇科恶性肿瘤的 3%~5%，最常见的是外阴鳞状细胞癌，大约 90% 的外阴恶性病变发生在 60 岁以上的女性身上。患者主要表现为外阴瘙痒、外阴白色病灶、外阴结节、肿块等，病情严重时可伴有阴道或外阴出血。如果继发感染，则会出现脓性排液。肿瘤可以发生于外阴的任何部位，尤其是大阴唇。晚期出现不规则的肿块，伴或不伴破溃或乳头状肿瘤。

一、护理

1. 护理评估

（1）健康史。女性外阴恶性肿瘤是一种妇科常见的恶性肿瘤，主要发生在 60 岁以上的老年女性身上。询问患者是否存在无法解释的外阴瘙痒史，外阴赘生物史等情况。

（2）身心评估。外阴恶性肿瘤是一种恶性的恶性肿瘤，患者常感到悲伤、害怕和绝望；患者可能出现低自尊和自我形象障碍等心理问题，比如外阴部手术会影响到身体的完整性。

（3）风险评估。入院 2 h 之内完成各项风险危险因素的评估，包括跌倒、压力性损伤、VTE、营养状况、日常生活能力评定等。

2. 护理措施

（1）皮肤护理。

1）对伴有溃疡和糜烂的患者要注意外阴卫生，每天用无菌生理盐水冲洗及 0.1% 安多福消毒剂进行 2 次消毒。早晨和睡觉前用 1 ∶ 5000 高锰酸钾坐浴。

2）指导患者勤修指甲，勤洗手，穿干净宽松的内裤，勤换内裤。

3）做好手术前的护理工作，防止皮肤擦伤和感染的发生。备皮区域：耻骨联合上方 10 厘米，下至会阴、肛周、腹股沟、大腿内侧 1/3。在准备好的皮肤之后，要把皮肤洗干净。

（2）心理护理。外阴恶性肿瘤症的患者都会出现紧张、害怕、沮丧、焦虑的心理状态，所以护士要热情地接待患者，用温柔的、鼓舞的语言来给予患者精神上的支持。并且根据患者的心理承受力，对患者进行讲解，介绍典型病例、手术方式、术前和术后的注意事项，让患者积极地配合治疗，同时取得家属的配合。

（3）做好术前准备。

1）备皮、配血、皮试、阴道灌洗上药、监测生命体征、导尿及交代术前注意事项（包括禁食禁饮时间，口服泻药的方法等）。

2）胃肠道准备。术前 3 天进食无渣半流饮食，遵医嘱予肠道抗生素口服，术前晚、术日晨予清洁灌肠。

3）做好术前检查，及时掌握检查结果。

（4）良好的睡眠需要创造一个安静的睡眠环境，必要时遵医嘱服用安眠药帮助入睡。

（5）老年、消瘦患者备气垫床。

（6）锻炼术后体位（平卧，外展，不能侧卧），盆底肌功能锻炼，深呼吸，有效咳嗽，翻身拍背，使用便器等。

（7）术后下肢外展屈膝体位，腘窝处垫软枕，可抬高下肢 10~20 cm，不能侧卧位，这样会造成伤口压迫，影响移植皮瓣的血液供应，如果有需要，可以使用支架或者是采取四肢悬吊的姿势，在活动关节时，应避免蒂部扭曲压迫，并避免硬物撞击。

（8）移植皮瓣的护理。

1）术后 72 h，每隔 30~60 min 观察皮瓣颜色、温度、质地、毛细血管充盈情况，有无皮肤、皮下坏死情况，可用血流多普勒超声检测仪监测，皮肤温度计测温（温度应控制在 33~35 ℃，如低于 31 ℃或低于健侧 3 ℃以上，提示有血管危象）、用指压或棉签轻压皮瓣的方法（施压后皮瓣局部立刻变苍白，松开后转红润）及用针轻刺皮瓣表面的方法进行观察，如出现质地变硬、皮纹消失、局部肿胀、毛细血管充盈反应差等，可能是血管危象，应通知医生及时处理。

2）注意保暖，防止体温过低引起的局部血管痉挛。可以按照医嘱使用鹅颈灯，在离皮瓣区 40 cm 的地方持续恒温照射，并且要根据皮肤的温度来调整距离，防止烫伤造成坏死。要注意保护隐私。

（9）切口护理。

1）阴道切口的护理：术后阴道塞油纱、碘仿纱，24~48 h 内取出时检查数量，防止阴道粘连。

2）外阴切口：术后采用无菌敷料加压包扎会阴部，保持外阴清洁干燥，每日换药，术后第二天可以在医生的指导下进行红外灯照射，从术后第五天开始间断拆线。同时还要注意会阴部位的敷料有没有脱落，伤口有没有渗血、渗液、红、肿、热、痛、愈合情况以及阴道分泌物等情况，如果发现异常，及时报告医生。

3）腹股沟切口：术后进行加压包扎，在切口上方放 1 个 0.5 kg 的沙袋，让伤口保持干净干燥，同时注意切口有没有渗血、渗液、红、肿、热、痛以及皮肤的颜色，有没有出现皮肤、皮下组织的坏死情况。

4）术后应用凡士林油纱、无菌棉、无菌纱布包裹右股前外侧植皮区及大腿内侧供皮区。

（10）疼痛的护理。会阴部有丰富的神经末梢，对于各种刺激都比较敏感，所以在术前，要教给患者如何评估疼痛，在手术后要根据患者的疼痛程度，遵医嘱给患者服用止痛药，观察患者的镇痛效果。

（11）饮食与排便护理。

1）饮食规律。肛门排气以后可以吃流质食物，术后 1 周之内可以吃无渣或者少渣的半流质食物，排便以后可以吃普食或者是治疗食物，不能吃油腻、过饱的食物，也不能进食牛奶、豆浆、糖水等易产气的食物及鹿茸、党参等。

2）多吃一些高蛋白质和维生素的食物，比如蒸鸡蛋，鸡汤，橘子汁等。

3）开始进食的时候，要观察吃完以后有没有腹胀、腹痛、呕吐的情况。如发现异常，应立即停止进食，复查腹部平片，必要时给予胃肠道减压、延长禁食时间、进行肠外营养支持等措施。

4）大便护理：嘱患者口服 5 mg 洛哌丁胺。排便以后要多吃一些高纤维的食物，多吃一些乳果糖、液状石蜡、果导片等，防止便秘。每次排便后用 0.1% 安多福消毒液擦洗外阴，用 1：5000 高锰酸钾溶液坐浴，减少污染的机会。

（12）引流管护理。

1）将引流管固定在切口以下 20~30 cm 处，保持引流管通畅，每天定时 3 次挤压引流管。教会患者翻身及下床活动，避免引流袋高于切口，避免牵拉，脱出。

2）观察引流口情况，观察引流物的数量、性质和颜色，并做好记录。

3）持续负压吸引引流，使腹股沟引流管通畅。

（13）留置尿管护理。

1）留置膀胱造瘘管，妥善固定，引流袋置于低位，保持通畅。教会患者翻身，下床活动时防止引流袋高于切口、牵拉、脱出的方法。

2）保持会阴部清洁，每次排尿后均进行会阴擦洗。

3）观察尿色、量、质，每天更换引流袋，发现异常及时报告并做好记录。

4）预防尿路感染。嘱患者多饮水，若发生尿路感染时，遵医嘱予 0.02% 呋喃西林液冲洗膀胱。

5）膀胱功能锻炼。一般术后留置尿管 8~10 天，于术后 5~7 天，采集尿标本进行尿常规、尿培养化验，若结果无异常，可进行膀胱功能锻炼。

（14）加强基础护理。

1）加强室内通风，控制探视人数，每天用紫外线灯进行 1 h 的消毒。

2）保持床上卫生，一周两次换被服。

3）做好个人卫生。

4）做好皮肤护理，防止压力性损伤的发生，每隔 15 min 给腿按摩一次，并穿弹力袜，预防下肢静脉血栓形成，肩胛骨、骶尾等骨突部位垫软枕，每隔 2 h 复查一次。

二、出院指导

（1）休息与活动休息 3~6 个月，术后 6 个月内禁盆浴、避免重体力劳动、剧烈运动、游泳。

（2）做完手术后要注意外阴的清洁，每天用高锰酸钾溶液坐浴，禁止性生活，具体恢复性生活时间可以根据患者的复查情况来定。

（3）饮食鼓励进食高热量、高蛋白、富含维生素易消化的食物，1 个月内忌油腻、辛辣过饱，忌鹿茸、党参、田七等活血补品。

（4）鼓励患者以乐观的心态对待病情。

（5）出现阴道分泌物异常、切口渗液、愈合不良等现象立即返院。

（6）定期随访，术后 1 个月、3 个月、6 个月各 1 次，以后每半年 1 次，2 年后每年 1 次，随访 5 年。

（7）说明定期随访的重要意义，放疗后 2 年内复发率约 80%，5 年内约 90%。在确诊为宫颈、阴道病变及高危型 HPV 感染时，应高度重视与外阴上皮内瘤样病变（VIN）及外阴恶性肿瘤的发生。80% 以上的 VIN 患者不接受治疗后会发展为浸润癌。

三、主要护理诊断／问题

（1）疼痛，与手术伤口有关。

（2）有感染的危险，与患者年龄大，抵抗力弱，手术创伤大，留置尿管时间长有关。

（3）自我形象紊乱，与外阴形态改变有关。

（4）自理能力部分缺陷，与手术伤口及静脉滴注、安置尿管有关。

（5）深静脉血栓，潜在并发症，与手术及术后卧床休息有关。

（程晓妹、梁琼华）

第十九章 生殖内分泌疾病患者的护理

功能失调性子宫出血（dysfunctional uterine bleeding，DUB），简称"功血"，是由于生殖内分泌轴功能紊乱引起的异常子宫出血，而全身及内外生殖器官无器质性病变存在。功血可发生于月经初潮至绝经期间的任何年龄。

一、护理

1. 护理评估

（1）健康史。询问患者年龄、月经史、婚育史、既往史、有无慢性病史、营养及环境改变的因素。

（2）身心评估。评估患者的心理状况及营养状况，是否存在肥胖，贫血，出血，紫癜，黄疸及其他疾病。观察并询问患者的心理顾虑，了解患者对疾病的恐惧感，并对其焦虑程度进行评估。

（3）观察要点。

1）观察患者生命体征，尤其是患者突然大量出血，警惕有无失血性休克。

2）观察阴道出血情况，准确评估阴道出血量，有无超出月经量；

（4）风险评估。入院2 h之内完成各项风险危险因素的评估，包括跌倒、压力性损伤、VTE、营养状况、日常生活能力评定等。

2. 护理措施

（1）心理护理。做好心理护理和健康教育工作，消除患者的紧张情绪，使其更好地配合治疗。

（2）维持正常血容量。观察和记录患者的生命体征和出入量，嘱咐患者保留好会阴垫和内裤，以便对失血量进行更精确地估算。定时查房，指导患者卧床休息，减少活动，避免因失血过多而导致晕厥。

（3）做好外阴的清洁和干燥的护理，同时要注意观察患者的体温、脉搏、子宫体压痛等体征，同时还要注意白细胞的计数和分型。如有需要，请按医生指示使用抗生素。

（4）做好大出血患者的护理工作，包括静脉通道的建立、配血、输血、准确记录出入量、做好相关检查、遵医嘱使用止血药等，必要时手术治疗。

（5）在治疗使用性激素类药的过程中，一定要严格按照医生的指示用药，按时按量用药，不能随意停服或漏服。减药要在医生的指导下进行，并注意观察效果。

（6）刮宫术后的护理。卧床 1~2 h，遵医嘱应用抗生素，防止感染。监测生命体征及阴道出血情况。

（7）补充营养。患者的身体抵抗力比较低，需要补充一些营养，比如猪肝、鱼肉、豆角、蛋黄、菠菜、胡萝卜等。

（8）病情观察。观察阴道流血量、性质及颜色，观察生命体征、面色等。

（9）指导患者早下床活动，预防深静脉血栓及肠粘连的发生。但贫血严重患者，应注意防跌倒。

二、出院指导

（1）注意休息，出血量多者应卧床休息，避免过度疲劳和剧烈运动。

（2）多吃含铁，蛋白质，维生素的食物，加强营养。

（3）性激素要按时按量服用，如果在治疗过程中出现了不规则的出血、腹痛等症状，要及时到医院就诊。

（4）注意会阴的卫生，经常更换会阴垫及内裤。

三、主要护理诊断／问题

（1）有体液不足的危险，与长时间出血、贫血有关。

（2）有感染的危险，与长时间出血、贫血有关。

（3）生活自理能力部分缺陷，与出血期间卧床休息有关。

（4）知识缺乏，与缺乏疾病相关知识有关。

（5）焦虑，与长时间的出血有关。

（程晓妹、梁琼华）

第二十章　妊娠滋养细胞疾病患者的护理

第一节　葡萄胎患者的护理

葡萄胎指的是妊娠后胎盘绒毛滋养细胞增生，间质高度水肿，形成一串水泡，其形状与葡萄较为相似，所以又叫葡萄胎，葡萄胎有两种，一种是完全性葡萄胎，另一种是部分性葡萄胎。葡萄胎属于良性滋养细胞疾病，其病变的特点是局限于子宫腔内，不侵入肌层，也不发生转移。

一、护理

1. 护理评估

（1）健康史。询问患者的月经史，生育史，本次妊娠的反应，有无剧吐，阴道流血等。如果发现有出血，要注意观察出血量，出血的性质，出血的时间，以及有没有水泡样的东西被排出。向患者及其家庭成员询问过去的病史，其中包括滋养细胞病的病史。

（2）身心评估。了解子宫大小、质地，有无黄素囊肿，腹部检查确定是否可扪及胎体。评估了解患者及家属对疾病的反应，对此次妊娠的期望程度及可能产生的心理问题。

（3）风险评估。入院2 h之内完成各项风险危险因素的评估，包括跌倒、压力性损伤、VTE、营养状况、日常生活能力评定等。

2. 护理措施

（1）做好患者的心理护理，护士要了解患者病情，了解患者的心理状况，积极主动地与他们沟通，了解他们内心的真实想法，对那些焦虑、抑郁情绪比较严重的患者，要积极地引导他们，让他们用科学的方式来疏导他们的不良情绪。

（2）葡萄胎患者一旦被诊断为葡萄胎，必须尽快进行清宫手术。术前常规备血，预防术中大出血。

（3）术前遵医嘱建立有效的静脉通路。

（4）患者膀胱排空后进入手术室，对外阴和阴道进行常规消毒。

（5）在术中要密切观察患者的脉搏、面色、神志等情况，避免出现血性休克，同时要对患者进行血压监测，并将各项抢救用品和药物都准备好。

（6）术后指导患者进食高蛋白、富含维生素 A、易消化的食物，指导患者适当活动。

（7）术后注意观察阴道出血及腹痛情况，必要时遵医嘱给予缩宫剂或止血药物。

（8）保持会阴清洁，每天冲洗外阴 1~2 次。

（9）密切注意温度的变化，尽早发现感染迹象，在医生的指导下使用抗菌药物。

（10）并发症的观察。主要并发症是子宫穿孔。密切观察患者生命体征，有无持续性腹痛、恶心、呕吐、面色发白等症状，如有以上表现，应及时汇报医生。

二、出院指导

（1）指导患者清宫术后 1 个月内禁止性生活及盆浴，预防生殖道上行性感染。

（2）为患者讲解定期随访意义，定期复查血 HCG，术后患者每周 1 次复查 HCG，直到连续 3 次为阴性；此后每月 1 次，共计 6 个月；此后，每隔 2 个月进行 1 次连续 6 个月的检查，直到 HCG 为阴性为止，共计 1 年。

（3）指导患者随访期间必须严格避孕 1~2 年。可以选择使用避孕套或者是口服避孕药来进行避孕。不选用宫内节育器，以免混淆子宫出血的原因或造成穿孔。定期做妇科检查、盆腔 B 超、X 线胸片等检查，看有没有异常出血，有没有咳嗽、咯血等。

三、主要护理诊断／问题

（1）焦虑，与担心清宫术及预后有关。

（2）有感染的危险，与长期阴道流血及有创操作有关。

（3）自尊紊乱，与分娩的期望得不到满足及对将来妊娠担心有关。

（程晓妹、梁琼华）

第二节　妊娠滋养细胞肿瘤患者的护理

妊娠滋养细胞肿瘤是滋养细胞的恶性病变，包括侵蚀性葡萄胎、绒毛膜癌和胎盘部位滋养细胞肿瘤。60% 的妊娠滋养细胞肿瘤是继发葡萄胎妊娠，30% 继发自然流产，10% 继发于足月或异位妊娠。

一、护理

1. 护理评估

（1）健康史。了解患者及其家庭成员的既往病史，如滋养细胞疾病史、用药史和药物过敏史等。

（2）身心状况评估。了解患者的病情、意识、合作程度、自理能力程度及阴道流血情况。评估患者及家属对疾病的反应，有无恐惧的症状及其程度。

（3）风险评估。入院 2 h 之内完成各项风险危险因素的评估，包括跌倒、压力性损伤、VTE、营养状况、日常生活能力评定、心情指数等。

2. 护理措施

（1）心理护理。评估患者及其家庭成员对疾病的心理反应，使其宣泄痛苦和失落；详细地向患者解释其担忧的问题，以缓解其心理压力，增强患者及其家属战胜疾病的信心。

（2）严密观察病情。密切注意患者的腹部疼痛和阴道出血，并将出血量记录下来，如果出血时间过长的话，在与医生进行抢救同时密切监测患者的血压、脉搏和呼吸，并及时为手术做好准备。

（3）做好治疗配合工作，接受化疗者按照化疗患者的常规护理方式进行护理，受术者按照妇科术前、术后护理的常规方式进行护理。

（4）减轻患者的不适，针对疼痛和化疗副作用，积极采取措施缓解症状，最大限度地满足患者的合理需求。

（5）对转移患者的护理。

1）脑转移患者的护理。

瘤栓期护理：①脑转移患者应该住在单人间，房间的温度、湿度要合适，还要有专人负责，让病房变暗，保持安静，减少外界因素对患者的刺激。②在病房里要准备好开口器、简易呼吸器、喉镜、甘露醇、安定、地塞米松等抢救用品和药品。③加强日常护理，每 15~30 min 巡视一次患者，密切关注患者的生命体征和主诉。

脑瘤期护理：①患者进入脑瘤期时，由于肿瘤压迫可造成患者突然抽搐。抽搐时立即用开口器，取下假牙，遵医嘱给予地西泮 10 mg 静脉推注。②抽搐后患者常出现恶心、呕吐，为防止患者吸入呕吐物，应平卧头偏向一侧，定时吸痰，保持呼吸道的通畅。③严格记录患者的出入量，观察有无大小便失禁情况。为避免尿潴留，可保留尿管。④对昏迷患者进行常规昏迷护理，密切观察生命体征变化，做好日常生活护理、皮肤护理和口腔护理。

2）阴道转移患者的护理。

预防出血：①阴道转移患者应及时应用氟尿嘧啶化疗，以便转移结节尽快消失。②平时要做好大出血的抢救准备工作，包括准备好填塞包（内有弯盘、可拆成上下两叶的阴道窥器、阴道钳、阴道拉钩、宫纱、方纱及棉球若干）、止血药物等。③阴道转移患者需要卧床休息，护士应做好日常护理工作，满足患者的基本生理需求。④避免出现便秘、尿潴留、剧烈咳嗽、呕吐等增加腹压的因素，这些都是需要积极地治疗的，避免由于腹压升高而导致转移瘤破溃出血。⑤尽量避免做阴道检查，也不要做盆腔检查。如果一定要做检查，一定要先做指检，动作要轻柔，避免在操作中碰破结节引起出血，对有阴道转移的患者不能做阴道冲洗。⑥加强交接班，密切观察转移效果。

大出血抢救：①阴道转移患者大出血时，立即将患者抬上平车推入治疗室，并用双拳用力压迫腹主动脉以达到紧急止血目的（出血多，病情紧急时可在床边抢救）。通知医生，建立有效的静脉通路，准备填塞用物。②填塞时要密切观察患者的一般情况，特别是血压、脉搏、呼吸及面色的变化，以便及早发现休克迹象，及时抢救。③立即取静脉血，并通知血库配血。④填塞完毕后，患者需在治疗室观察 30 min，确认无出血后再送患者返回病房。

填塞后护理：①做好患者的心理护理，患者阴道出血最常见的症状是紧张、焦虑、害怕再次出血。护理人员应多和患者交流，关心患者，了解患者的需求，及时解除患者的心理障碍，使患者能主动进行配合治疗。②填塞后要卧床休息，因为阴道填塞后阴道压力增加，会对直肠产生压力，因此要向患者解释，避免患者频繁坐起排便，造成填塞纱条脱落。③在进行阴道填塞后，患者要吃少渣食物，保证排便通畅，避免便秘。便秘患者可以在医生的指导下服用缓泻剂，也可以用 1% 肥皂水或者开塞露低压洗肠。当患者出现呕吐或咳嗽时，应立即给予有效治疗。④加强巡视，注意阴道填塞纱条是否有渗血现象，如渗血较多，应及时报告医师，必要时再行填塞。⑤为了防止患者排尿时阴道填塞纱条脱落，造成纱条被尿液污染，应留置导尿管。安置尿管时，做到无菌操作，避免逆行感染。⑥每天用 0.5% 的碘伏擦拭外阴，注意不能用水冲洗，清洗时要轻柔，同时注意阴道填塞纱条有无渗血、渗液、异味，及时发现感染征兆。⑦注意体温。⑧每 24 h 更换一次阴道填塞纱条，更换纱条时应做好抢救准备。阴道填塞纱条长期不更换会引起感染。

3）肺转移患者的护理。

①卧床休息，呼吸困难患者取半卧位、吸氧。②在医师指导下给予镇静、化疗。③大量咯血会导致患者出现窒息、休克，甚至死亡，如果出现这种情况，要立即让患者头低侧卧位，保持呼吸道通畅，同时轻轻拍打背部，将积血排出。同时迅速通知医生，配合医生做好止血和抗休克治疗。

二、出院指导

注意外阴清洁，预防感染，节制性生活，做好避孕指导，化疗停止 1 年后方可妊娠。出院后定时随访，2 年内的随访同葡萄胎患者。

三、主要护理诊断/问题

（1）出血，潜在并发症，与阴道转移结节破溃有关。

（2）感染，与阴道出血和（或）阴道填塞和（或）保留尿管有关。

（3）自理能力部分缺陷，与卧床有关。

（4）角色紊乱，与较长时间住院和接受化疗有关。

（5）焦虑，与担心疾病的预后有关。

（6）知识缺乏，与缺乏疾病相关知识有关。

（程晓妹、梁琼华）

第二十一章 静脉血栓栓塞症的预防及护理

静脉血栓栓塞症（venous thromboembolism，VTE）包括深静脉血栓形成（deep venous thrombosis，DVT）和肺栓塞（pulmonary embolism，PE），是指血液在静脉血管内异常凝结，导致血管不同程度地堵塞。VTE 具有发病率高、死亡率高、漏诊率高的特点。由于女性盆腔特殊解剖结构：静脉密集、静脉管壁薄、缺乏静脉瓣，术中截石卧位，以及肥胖、高龄等个体因素，导致妇科手术患者围手术期 VTE 发生率高于其他腹部盆腔手术。相关研究显示，肿瘤患者 VTE 发生率是非肿瘤患者的 9 倍，而肿瘤患者合并 VTE 在 6 个月内死亡风险为 94%。静脉血栓栓塞症是妇科恶性肿瘤患者严重且常见的并发症之一，也是除肿瘤本身因素外导致患者死亡的最主要原因，而护理人员对静脉血栓的预防发挥着不可忽视的作用，通过有计划、有步骤的系统护理干预可有效降低静脉血栓的发生。

一、VTE 的预防

1. 护理评估

（1）评估患者的病情、配合情况、心理状况。

（2）观察患者的生命体征，饮食情况，睡眠情况，排便习惯，原发病用药情况，既往病史等。

（3）风险评估。入院 2 h 之内完成各项风险评估，包括跌倒、压力性损伤、营养状况、日常生活能力评定等。VTE 风险评估采用 Caprini 静脉血栓评估量表对所有入院患者进行评估，根据分数分为非常低危、低危、中危和高危四个风险等级，根据患者的病情变化进行动态评估。

2. 护理措施

（1）术前护理。

1）根据患者的 VTE 风险评估等级进行预防性护理，通过视频宣教、VTE 预防手册、手腕带床头标识等来加强患者或家属对 VTE 预防相关知识的重视。癌症、老年患者、手术时间较长患者术前发放梯度加压弹力袜，术晨指导患者穿梯度加压弹力袜上手术。

2）术前饮食。指导患者进食高纤维素且低脂肪含量饮食，避免高胆固醇饮食，日饮水量控制在 1500~2000 mL，维持水电解质平衡，降低血液黏稠度；灌肠后及时、适量补充液体及电解质，防止血液浓缩；术前指导患者训练腓肠肌挤压、踝泵运动、膝关节屈伸等，促进下肢静脉血液回流，有效降低静脉血栓发生风险。

3）术前在采取药物进行预防时，应首先判断有无出血风险，有出血风险者不可药物预防，术前 3 天禁止使用低分子肝素、阿司匹林等药物。

（2）术后护理，同妇科手术一般护理常规。

1）术后 VTE 低危患者指导患者尽早下床活动，不能下床的患者指导床上活动，行跖屈、踝关节背伸、屈膝、股四头肌等长收缩等主被动功能训练，并逐渐过渡为正常运动，促进静脉血液回流。

2）VTE 中度危险患者在低危干预基础上联合应用间歇充气加压泵和梯度加压弹力袜干预。术前 1 天或手术日至可下床活动或至出院期间穿着长度为脚踝至大腿部位的下肢静脉梯度减压弹力袜能够改善静脉瓣功能，加快下肢静脉血回流，降低静脉血栓发生率，且使用弹力袜者静脉血栓发生风险较未使用者低 68%；但心力衰竭、外周神经病变、皮肤移植、下肢动脉缺血性疾病、严重皮肤病、皮肤完整性受损等患者不宜使用。间歇充气加压利用间歇气压装置模拟肌肉舒张及收缩，加压时促使血流到达下肢深静脉系统，减压时促使血流充分回流，可加快血液循环，降低静脉血栓发生率，且国外有指南建议每天使用时间应在 18 h 以上。心力衰竭、既往有静脉血栓史、合并感染、肢体反应迟钝者不宜使用。

3）VTE 高危患者在物理锻炼的同时联合药物预防，首选肝素类药物，常见的有低分子肝素、普通肝素、磺达肝葵钠，药物治疗时要密切关注皮肤黏膜、齿龈有无出血，有无鼻出血、血尿等情况。活动性出血、活动性消化道溃疡、恶性高血压、细菌性心内膜炎、严重肝肾功能不全、既往有肝素诱发的血小板减少症、对肝素过敏者等是肝素类药物治疗的禁忌证。VTE 中高危患者床头、腕带粘贴 VTE 预防标识并做好健康宣教。

4）饮食。病情允许情况下指导患者每日饮水量应在 1500~2000 mL 以上，进食高维生素、高蛋白食物，在肛门没有排气之前，不能进食牛奶、豆浆、含糖类等有气体的食品。

5）病情观察。避免在下肢或患肢进行静脉穿刺，严密监测患者的生命体征，皮肤黏膜有无出血、阴道流血情况等，有异常及时汇报医生。

二、VTE 的护理

1. 非手术治疗的护理

（1）卧床休息。急性期患者尽可能卧床休息 10~14 天，尽量不要在床上做太多的运动，避免按摩患肢，以防血栓脱落。

（2）抬高患肢。患肢应该高出心脏水平 20~30 cm，促进血流回流，防止静脉淤血，也可以减少下肢的静脉压力，减少水肿和疼痛。

（3）病情观察。观察患肢足背动脉搏动和皮肤温度情况，每日测量并记录患肢不同平面的周径。

（4）饮食。指导患者进食低脂、富含高纤维素的食物，保持大便通畅。指导患者戒烟。

（5）并发症的观察。

1）出血的观察。抗凝期间定期检查凝血时间和凝血酶原时间，判断有无出血倾向。

2）肺动脉栓塞的观察。如果患者表现出胸痛、呼吸困难、血压降低等症状，就有可能是肺动脉栓塞，要马上让患者平躺，不要做深呼吸、咳嗽、剧烈翻动，并给予高浓度的氧气吸入，及时向医生汇报，给予积极的帮助。

2. 肺栓塞的护理

（1）适宜的治疗、休息环境。将患者安排在舒适、安静的病房，并保持安静，空气清新。给患者提供很好的休养和治疗条件。

（2）绝对卧床休息。尤其是在下肢出现血栓的情况下，如果有下肢深静脉血栓形成的患者，更要注意避免运动引起的静脉血栓脱落，导致再次肺栓塞。让患者卧床休息两到三周，并保持大便通畅。

（3）镇痛。有一些患者，尤其是肺梗死患者，可表现为胸痛。如果胸痛轻，患者可以忍受，可以不做任何治疗，但是如果胸痛严重，影响了呼吸，就应该给予止痛治疗，避免胸部疼痛影响患者的呼吸。

（4）吸氧。为了改善患者因缺氧导致的通气过度，建议采用面罩给氧，一般3~5 L/min。对于严重呼吸衰竭患者，采用气管内插管进行机械通气时，应避免进行气管切开术，以免抗凝或溶栓引起局部大出血。

（5）严密监测生命体征。如有变化及时汇报医生并处理。定期进行动脉血气和心电图的检查，注意病情的发展，动脉血气分析中的各种参数都会有所改善，心电图也会有相应的变化。

（6）观察用药反应。需要注意观察患者有没有出血的可能，常见的情况就是牙龈出血、咯血、尿血、便血等症状。

（7）心理护理。由于发生VTE病死率高，预后较差，增加患者的住院时间，护理人员应加强与患者的交流和沟通，认真听取患者的主诉，向患者解释病情，建立良好的护患关系，消除患者的消极情绪。

三、出院指导

指导患者戒烟戒酒，禁饮浓茶、咖啡等，避免久站久坐，每天饮水量2000 mL以上，低脂、低糖、高维生素饮食，增加运动量。加强功能锻炼，促进静脉回流。发生深静脉血栓患者应注意卧床休息，抬高患肢，禁止按摩，用药期间注意观察有无出血倾向，定时复查。

四、主要护理诊断 / 问题

（1）肺栓塞，与手术有关。

（2）自理能力缺陷，与患者卧床休息有关。

（3）疼痛，与手术创伤有关。

（4）出血，潜在并发症，与使用抗凝药物有关。

（5）知识缺乏，与缺乏VTE预防相关知识有关。

（6）焦虑，与疾病及担心预后有关。

（程晓妹、梁琼华）

第二十二章　妇科围术期患者加速康复护理

加速康复外科（Enhanced Recovery After Surgery，ERAS）理念是通过医疗、麻醉、护理等多学科协作，基于循证医学采取一系列围术期优化处理措施，以减轻患者术后疼痛，减少术后并发症，缩短住院时间，促进患者早日康复，提高患者满意度。妇科围手术期患者的加速康复护理主要包括术前、术后的护理。

一、加速康复护理

1. 护理评估

（1）评估患者的病情、配合情况、心理状况、对疾病及 ERAS 相关知识的掌握情况。

（2）观察患者的生命体征，饮食情况，睡眠情况，排便情况，原发病及用药情况，既往病史等。

（3）风险评估。入院 2 h 之内完成各项风险危险因素的评估，包括跌倒、压力性损伤、VTE、营养状况、心情指数、日常生活能力评定等。

2. 护理措施

（1）术前护理。

1）入院介绍。向患者介绍病区环境、住院安全、主管医生和护士、探视陪伴制度、暂时离院制度、订餐、医生查房时间、公众号等。

2）术前健康宣教。健康宣教的形式包括观看视频、一对一交流、公众号等。

①疼痛宣教。告知患者我科是加速康复标准化病房，医护团队会采取多模式的镇痛

方案来帮助解决疼痛问题；指导并教会患者学习疼痛数字评分法，告知患者合理使用止痛药物不会成瘾，疼痛时应告诉医生护士。②活动宣教。术前指导患者戒烟戒酒；行呼吸训练功能锻炼改善肺功能：吹气球、呼气训练，每天 3 次，每次 20~30 min，咳嗽咳痰：按深呼吸法先深吸一口气，然后稍微屏住呼吸，然后轻轻咳嗽两声，然后再次收缩腹部或者是用双手按住上腹，然后用力把痰吐出来，在休息 2~3 次之后或呼吸恢复后再继续进行；指导患者观看并学习踝泵运动操、防跌倒措施促进早日康复；指导备口香糖，术后咀嚼口香糖可促进胃肠蠕动。③饮食宣教。术前合理膳食、增强营养有助于提高机体对手术的应激，有利于术后康复。存在营养风险的患者，可给予营养支持，首选口服营养补充，当口服不能满足营养时可静脉营养支持治疗。术前 6 h 禁止进入固体食物；术前 2 h 禁止流质食物，引导患者适当饮用含糖类饮料如脉动，糖尿患者除外。④心理护理。向患者耐心讲解手术方式、手术预后等。向患者解释腹腔镜微创手术及 ERAS 理念的优点，减少患者紧张情绪。指导患者放松训练：看电视、听音乐、和家属或病友聊天。指导患者完善术前检查，讲解术前准备注意事项，睡前使用镇静药。

3）术前准备。其余同妇科手术一般护理常规。

（2）术后护理。

1）早期活动。指导患者早期下床活动可以促进康复。

①术后 2 h 进行踝泵运动（足踝部内外翻，屈伸，环转运动，每次练习 4 min，每天 12 次）。家属协助下肢被动活动（行下肢按摩：挤压腓肠肌从上到下，由轻到重挤压，频率 40 次 / 分，5~10 分 / 次）。②术后 6 h 指导并协助床上活动，根据手术及耐受情况逐步过渡到协助床边坐、床旁站立、搀扶下床边站、行走，注意防跌倒。③ VTE 中、高危患者根据患者情况行空气压力波及药物治疗预防。④指导患者行呼吸功能锻炼，协助患者咳嗽排痰，必要时行雾化治疗。

2）疼痛护理。结合患者的表述评估疼痛分值，鼓励患者有疼痛感受时及时告诉医生护士。

①指导患者及家属正确翻身、咳嗽，减轻疼痛。②指导管道固定的方法，带有管道时翻身、下床避免牵拉管道的注意事项，减少管道牵拉带来的疼痛。③术后常规使用止痛药和止吐药。④对使用止痛泵的患者进行相关宣教。⑤告知患者腹腔镜手术后肩背部会有些酸痛，术后常规吸氧可促进残留二氧化碳的排出，缓解酸痛，一般 2~3 天可以自行缓解，如果没有缓解请及时告知医生护士。

3）饮食指导。术后 6~8 h 试饮温水，如无特殊反应可根据耐受情况进食流质、半流质如鸡蛋羹、瘦肉糜、鱼泥等高蛋白、易消化的食物，肛门未排气前禁食奶制品、豆制品、甜食等产气食物，循序渐进，逐步过渡。麻醉清醒后即可咀嚼口香糖（老年人可不做）促进胃肠蠕动；在指导下早期活动可促进胃肠蠕动，恢复食欲。营养高风险患者请营养科会诊后给予营养支持治疗。

4）心理护理。①术后可根据患者的情况再次对患者进行心情指数的评估，根据评估情况对患者进行心理干预。②睡前可根据患者睡眠情况使用镇静药物。③有尿管的患者尽早拔除尿管，观察排尿情况。④腹腔引流管根据患者情况尽早拔除。⑤指导患者进行放松训练听音乐看电视等，分散注意力。告知患者保持乐观的心态积极面对疾病有助于康复。

二、出院指导

患者出院后要注意调整好自己的情绪，进行适量的运动，避免着凉感冒。在饮食方面要以高蛋白、高维生素为主，多吃一些水果和蔬菜。在住院疗养的过程中，如果有阴道出血量多、发热、伤口疼痛、红肿硬结等症状，需要及时就医。术后1个月不能同房，不能盆浴。术后2个月禁止从事繁重的工作。做完妇科手术后，应该在4~6周后再到医院复查。

三、主要护理诊断／问题

（1）有出血的风险，与手术有关。

（2）舒适度的改变，与手术有关。

（3）有感染的危险，与术后机体抵抗力下降有关。

（4）深静脉血栓，潜在并发症，与手术及卧床休息有关。

（5）知识缺乏，与缺乏 ETAS 相关知识有关。

（6）焦虑，与担心疾病预后有关。

（程晓妹、梁琼华）

第二部分
产科篇

第一章　妊娠并发症

第一节　妊娠期恶心呕吐及妊娠剧吐

妊娠期恶心呕吐（nausea and vomiting of pregnancy，NVP）是停经 6~8 周左右出现的一种最常见的早孕反应，发生率约 70%，通常在 12 周左右自行消失，无须特殊治疗，其中 0.3%~10.8% 的孕妇进展为妊娠剧吐（hyperemesis gravidarum，HG），表现为严重持续的恶心、呕吐，进食困难或无法进食，导致短时间内体重下降幅度大于 5%、脱水、酮症、电解质紊乱甚至酸中毒，需要住院进行规范治。不同地区及种族之间 HG 的发病率存在差异。HG 已成为早期妊娠仅次于早产最常见的入院原因，除了严重影响孕妇身心健康，还给家庭社会带来了沉重的经济负担。

一、NVP 及 HG 的定义及概述

妊娠期恶心呕吐是妊娠期一种常见的症状，NVP 通常定义为在妊娠前 3 个月（通常在妊娠 6~8 周时）出现的恶心、呕吐和（或）干呕症状，无其他原因引起的食欲下降等不适，大多数无须就医特殊处理，一般妊娠 12 周左右可自行缓解。妊娠剧吐在各国没有统一的定义，但它通常被视为 NVP 的严重形式。

HG 在 2015 年的"妊娠剧吐的诊断及临床处理专家共识"被定义为"早期妊娠孕妇出现严重持续的恶心、呕吐引起脱水、酮症甚至酸中毒，需要住院治疗"，其中是否

需要住院治疗现已被作为 HG 的重要依据之一。

2018 年，由美国妇产科医师协会（American College of Obstetricians and Gynecologists，ACOG）颁布的"妊娠期恶心呕吐诊治指南"中期妊娠恶心呕吐量化表（pregnancy-unique quantifi-cation of emesis and nausea，PUQE），将生活质量评分系统纳入，成为改良版 PUQE 量表，用以评估早期妊娠呕吐和恶心的严重程度（表 62）。PUQE 量表简易可行、易量化，利用这些指标来跟踪 NVP 症状的严重程度，作为确定适当治疗和治疗效果评估的指标，具有重要的临床意义。目前 PUQE 量表已越来越多地用于研究妊娠期恶心呕吐及妊娠剧吐的病理生理学、心理社会方面和治疗干预等方面，并已被纳入世界各地的许多临床相关指南中。

表 62　改良版妊娠期恶心和呕吐量化表

（1）一般而言，每天有多少次感到恶心或反胃？
从不计 1 分，≤ 1 h 计 2 分，2~3 h 计 3 分，4~6 h 计 4 分，> 6 h 计 5 分
（2）一般而言，每天会呕吐几次？
从不计 1 分，1~2 次计 2 分，3~4 次计 3 分，5~6 次计 4 分，≥ 7 次计 5 分
（3）一般而言，每天会干呕几次？
从不计 1 分，1~2 次计 2 分，3~4 次计 3 分，5~6 次计 4 分，≥ 7 次计 5 分
总分（将各项分数相加）：轻度 NVP ≤ 6，中度 NVP 7~12，严重 NVP ≥ 13

二、NVP 及 HG 的发病机制

既往认为 NVP 及 HG 的病因仍不清楚。但近年来探索 NVP 及 HG 的发病机制已成为国内外研究的热点，并取得了一定的进展，Bustos 等人在最近的一篇综述中讨论了 NVP 及 HG 可能是多因素作用的结果，可能与遗传易感性，内分泌和胃肠道因素、幽门螺杆菌感染等有关，目前已有证据支持这些因素不是相互排斥的，许多因素都牵涉其中，而且涉及胎盘介导、生殖激素与胃肠道疾病运动障碍，罕见病例中伴有血清素和甲状腺激素参与。

（一）内分泌因素

近年来学者们发现 NVP 及 HG 的发生与体内的人绒毛膜性腺激素（HCG）、雌孕激素、甲状腺激素、TNF-α 等多种激素水平的改变有关。

1. 人绒毛膜性腺激素

人绒毛膜性腺激素是一种由胎盘滋养层分泌的妊娠激素，与胎儿生长和各种胎盘、子宫和胎儿功能有关。目前 HCG 已被广泛认为是 NVP 和 HG 发病机制中的重要因素。HCG 在早期妊娠上调，同时出现 NVP 和 HG 症状。妊娠期出现 NVP 及 HG 的时间与 HCG 妊娠期达到峰值的时间基本都是在妊娠 9~12 周之间，且 HCG 的上升及下降与 NVP 及 HG 产生和消失的时间高度一致。

2. 雌孕激素

研究发现，在 HG 患者中总雌二醇及孕激素水平更高，提示 HG 的发生可能与体内过高的雌孕激素水平有关。患有 NVP 或 HG 的女性在服用含有雌激素和孕酮两种激素组合的避孕药时更容易感到恶心。这种影响的机制尚不清楚，但雌孕激素水平可能与正常的 TH1-to-TH2 转换诱导对胎儿抗原的免疫耐受有关，并在早期妊娠的维持中发挥作用，在妊娠期间胃肠道运动减弱和胃节律异常中均有参与作用。

3. 甲状腺激素（thyroid hormone）

妊娠是一种高代谢状态,因为胎儿越来越需要健康的母亲来满足其生长发育的需求。为了满足这种需要，母亲的甲状腺功能通常会提高。在高达 70% 的 NVP 和 HG 患者中，会有一过性甲状腺功能亢进的表现，表明 NVP 及 HG 与甲状腺功能障碍存在关联。

4. 肿瘤坏死因子 α（tumor necrosis factor-α，TNF-α）

一些研究人员还发现 HG 患者的 TNF-α 是 NVP 和 HG 发病机制中的一个因素。HG 患者 TNF-α 水平明显升高，这些激素都是由胎盘的合体滋养细胞合成，通过参与 HCG 的产生和释放的调节影响 HG 的发生。

（二）遗传易感性

早在 20 世纪 90 年代就有学者发现 NVP 的发生可能与遗传有关。来自挪威一项针对双胞胎人群妊娠并发症和结局的流行病学的调查研究发现，母体遗传学似乎是 NVP 的危险因素。大家系研究显示 HG 女性的女儿发生 HG 的风险是正常人的 3 倍，姐妹患有 HG 的女性风险增加 17 倍；母系或父系遗传概率均等。

一项双胞胎研究估计 NVP 遗传率为 73%，而持续时间和严重程度的变化＞ 50%。同卵双胞胎母亲在妊娠期使用缓解恶心症状的药物数量比异卵双胞胎母亲在妊娠期使用得多。此外，母亲在妊娠期出现恶心的女性报告的恶心程度更高，单卵双胎的患病率比双卵双胎的高 2 倍。近年来，随着精准医疗及分子医学水平的进步，HG 的发病机制及遗传易感性有了更多的新发现。患有 HG 的孕妇一级亲属发病率更高，此研究为 NVP 及 HG 的遗传因素提供了强有力的初步证据。另一研究表明，患有 HG 的女性，其子代出现 HG 的风险增加 3 倍。NVP 的发生率似乎也因种族而异，与欧洲、美洲印第安人和爱斯基摩人相比，印度、巴基斯坦、亚洲、新西兰的女性患病率更高。

（三）基因研究

随着精准医学时代的到来，我们可以更深入地从分子和基因层面解决发病机制。一项对 53000 名欧洲裔女性全基因组关联性研究，结果表明编码 GDF15 的基因可能是 HG 和 NVP 的遗传风险因子。他们报告了两个全基因组意义的位点：chr19p13.11 和 chr4q12，分别包含 GDF15 基因（编码生长 / 分化因子 15，growth differentiation factor 15，GDF15）和 IGFBP7 基因（编码胰岛素样生长因子结合蛋白 7，encoding insulin-like growth factor-binding protein 7，IGFBP7），两者中，GDF15 最受研究人员的关注。

GDF15，又称"巨噬细胞抑制因子 1（MIC-1）"，属于应激反应蛋白的一种，是转化生长因子 - β 超家族的成员，它定位于合体滋养细胞和蜕膜，分泌于膀胱、前列腺、胃和十二指肠，特别是胎盘。具有调解新陈代谢、抗炎、修复血管内皮、抗凋亡等多种生物学作用，作为 NVP 和 HG 的遗传危险因素，既往研究发现早期妊娠患者血清中的 GDF15 水平明显上升，该物质可以抑制母体促炎细胞因子的产生，具有促进胎盘的形成，维持妊娠状态的作用。

除 GDF15 之外，全基因组关联研究还发现了额外的位点，包括一个邻近编码胰岛素样生长因子结合蛋白 7（IGFBP7）的非编码区。IGFBP7 可以直接与胰岛素样生长因子 1 受体（IGF1R）的细胞外的结构域相互作用并阻止 IGF-1/2 受体结合来减弱各种细胞系中 IGF1R 的激活，并抑制下游信号传导，从而抑制蛋白质合成、细胞生长和存活。IGFBP7 参与妊娠子宫胚胎的着床和子宫内膜的蜕膜化，与 GDF15 一样，胚胎着床后水平上调，在发育中的胎盘中高表达，是恶病质的生物标志物。

（四）胎盘因素

胎儿的生长取决于功能良好的胎盘和子宫内合适的环境，胎盘重量被认为反映了胎盘的功能。一项挪威基于人群的出生队列的研究表明，胎盘重量与出生体重比（PW/BW）与成人健康之间存在联系。例如葡萄胎可导致严重恶心呕吐；输卵管妊娠的恒河猴仅有胎盘没有胚胎或羊膜出现 NVP；NVP 较少见于高龄女性、单胎妊娠女性和吸烟者，这些群体胎盘相对较小；怀有女胎的 HG 女性在胎盘重量和出生体重之比增加（＞

90%）的风险更高，提示胎盘大小在 HG 中发挥了重要作用；三种风险基因（GDF15，IGFBP7 和 PGR）在胎盘表达提示胎盘中的母体蜕膜成分可能参与了 NVP/HG 发病机制。从理论上讲，一个较大的胎盘产生更多的 GDF15、IGFBP7 和 PGR 等蛋白质可能加重 NVP。其他证据表明，代孕女性所怀胎儿的生物学母亲患 HG，但代孕女性无 HG，说明胎儿因素对 HG 不重要；生物学父亲的改变不影响或最小限度地影响 HG 复发，暗示父系基因在胎儿或胎盘表达对 HG 发生的次要作用。

（五）幽门螺杆菌感染

近年来，许多学者已经关注到幽门螺杆菌（*helicobacter pylori*，HP）感染与 HG 发病的存在潜在关联，但是 HP 感染对 HG 女性的临床意义一直存在争议，结论不一致。HP 感染可能会加剧 NVP 或 HG 的症状，但在妊娠前根除 HP 感染是否可以显著降低 HG 风险尚不清楚。因此，HP 根除治疗及其对 NVP 症状严重程度的影响可能会成为未来研究的方向，是目前国内外研究的热点问题。

（六）社会心理因素

迄今为止，已有多项研究表明不良心理因素与 NVP 及 HG 相关。可能的不良心理因素包括抑郁、焦虑、情绪障碍和压力。研究发现，HG 患者的抑郁风险增加了 76 倍，因此在对 HG 进行药物治疗的同时，还应考虑对这些患者进行精神评估。

三、NVP 及 HG 对母儿的影响

（一）NVP 及 HG 对母体的影响

NVP 及 HG 可能导致长期营养缺乏。报道最多的是维生素 B_1（硫胺）缺乏，导致韦尼克脑病、共济失调、眼疾以及精神状态的改变，可以通过补充维生素 B_1 预防。硫胺在大脑的碳水化合物代谢中起重要作用，对神经功能至关重要，硫胺的需求量在妊娠期增加超过 45%，因此妊娠期如不食用富含硫胺素的食物（如牛肉、猪肉和鸡蛋）或含有硫胺维生素可能对母亲造成永久性的神经损伤。NVP/HG 可能导致电解质失衡，出现低钾血症和低钠血症，心律失常等，还可能导致长期压力（如创伤后压力综合征）、产前抑郁症等。一项探索性研究发现产后与 HG 相关风险增加的疾病包括 7 种常见疾病（如焦虑和蛀牙）和 50 种罕见疾病（如血栓、肌无力等）相关；自身免疫性疾病、乳腺癌和甲状腺癌风险增加（结论不一致），未发现 HG 与随后心血管疾病有关联。总之，

NVP 及 HG 可能对母体产生近期及远期的影响，影响其身心健康。今后仍需更多的研究来验证目前研究结果中尚有争议的部分。

（二）NVP 及 HG 对胎儿及妊娠结局的影响

虽有证据表明，NVP 导致的妊娠期恶心呕吐可能属于一种保护机制，与良好的妊娠结局有关，可以降低流产率、畸形率和早产率。但 HG 的围产期不良妊娠结局增加，如低出生体重、胎龄小和早产。较差的围产期结局尤其容易发生在妊娠期体重增加很少或症状持续到中期妊娠的孕妇，这表明严重的营养不良会阻碍胎儿生长，增加围产期不良结局的风险。有证据表明，受 HG 影响的妊娠中严重营养不足可导致不良的胎儿结局，甚至 50% 受韦尼克脑病影响的妊娠中，因硫胺素缺乏症继发胎儿死亡的报道。此外，HG 继发的母体维生素缺乏对发育中的胎儿也有直接影响。一项迄今为止最大的队列研究（> 800 万例样本）表明因 HG 入院的孕妇更容易发生剖宫产、早产，小于胎龄儿和低出生体重概率更高。

四、临床表现及特殊并发症

（一）临床表现

多数 HG 的典型表现为妊娠 6~8 周出血逐渐加重并发展为恶心、呕吐，妊娠 8~10 周甚至可能因持续性呕吐而出现无法进食、脱水、电解质紊乱等严重情况。若体重下降幅度超过发病前的 5%，则会出现明显消瘦、皮肤干燥、口唇干裂、眼球凹陷、极度疲乏等症状。此时，肝肾功可能出现明显损害，如黄疸、转氨酶、肌酐、胆红素等的升高，严重者可能出现韦尼克脑病，极为严重者出现嗜睡、意识模糊、谵妄等症状，甚至导致昏迷、死亡。

（二）特殊并发症

1. 甲状腺功能亢进

60%~70% 的 HG 女性可能出现一过性的甲状腺功能亢进，一般无须使用抗甲状腺药物。对于原发性甲亢的患者在妊娠后很少出现呕吐，但应在妊娠 20 周复查甲状腺功能，此时甲状腺激素水平通常会恢复正常。

2. 韦尼克脑病

为严重呕吐引起维生素 B_1 严重缺乏所致。一般在 HG 持续 3 周后发病。主要表现为眼球震颤、视力障碍、步态和站立姿势受影响，部分患者可能出现木僵或者昏迷。需要特别注意的是，虽然 HG 患者的韦尼克脑病的发病率为 10% 左右，但未经规范治疗的死亡率可高达 50%，经规范治疗后的死亡率仍可达 10%。

五、诊断及鉴别诊断

NVP 严重程度采用 PUQE 量表问卷，包括恶心持续时间、呕吐次数、干呕发生率和总体生活质量。过去 24 h 评分系统：≤ 6 轻度，7~12 中度，≥ 13 严重。

妊娠剧吐（HG）为排除性诊断，临床医师应仔细询问病史，排除可能引起呕吐的一些其他疾病，如胃肠道感染伴 / 不伴腹泻、胆囊炎、胰腺炎伴腹痛（血浆淀粉酶水平升高达正常值 5~10 倍）、胆道蛔虫、尿路感染伴排尿困难或腰部疼痛、病毒性肝炎出现血清肝炎标志物阳性和（或）肝酶水平显著升高等。

各项辅助检查对 HG 患者来说可以协助了解病情。

（一）尿液检查

饥饿状态下脂肪代谢的中间产物酮体聚积，尿酮体检测阳性。但尿酮体不是脱水的指标，不应用于评估症状的严重程度。尿液检查需测定尿酮体、尿量、尿比重、中段尿细菌培养以排除泌尿系统感染。

（二）血液检查

测定血常规、肝肾功、电解质、动脉血气等评估病情严重程度。部分 HG 的孕妇会出现肝酶的升高，但通常不超过正常上限值的 4 倍或 300 U/L；血浆淀粉酶和脂肪酶水平升高可达正常值 5 倍；血清胆红素水平升高，但不超过 4 mg/dL（1 mg/dL=17.1 μmol/L）；若肾功能不全则出现尿素氮、肌酐水平升高；血清钾、钠、氯水平降低，呈代谢性低氯性碱中毒；因血液浓缩致血红蛋白水平升高，可达 150 g/L 以上，红细胞比容达 45% 以上；动脉血气分析可发现二氧化碳结合力下降至 < 22 mmol/L，通常在纠正脱水、恢复进食后二氧化碳结合力迅速恢复正常。

（三）超声检查

早期妊娠应进行彩超及时检查，排除多胎妊娠、滋养细胞疾病等。

（四）眼底检查

妊娠剧吐严重者可出现视神经炎及视网膜出血，必要时推荐进行眼底筛查。

六、治疗

持续性呕吐合并酮症的 HG 孕妇需要住院治疗，包括静脉补液、纠正脱水及电解质紊乱、补充多种维生素、合理使用止吐药物、防治并发症。

（一）一般处理及心理支持治疗

早期妊娠孕妇鼓励少量多餐，两餐之间饮水、应进食清淡干燥及高蛋白的食物，避免早晨空腹。尽量避免接触容易诱发呕吐的气味、食品或添加剂。医务人员和家属应积极关注其心理状况，尽早予以心理疏导，妊娠剧吐经积极治疗后（一般 2~3 天），病情多会迅速好转，给予其鼓励及信心。

（二）纠正脱水及电解质紊乱

（1）每天静脉滴注 3000 mL 左右的液体，其中加入维生素 B_6 100 mg、维生素 B_1 100 mg、维生素 C2~3 g，连续输液至少 3 天（视呕吐缓解程度和进食情况而定），维持每天尿量 ≥ 1000 mL。可按照葡萄糖 4~5 g+ 胰岛素 1 U+10% KCl 1.0~1.5 g 配成极化液输注补充能量，但应注意先补充维生素 B_1 后再输注葡萄糖，以防止发生 Wernicke 脑病。若是常规治疗无效，可考虑鼻胃管肠内营养，肠外静脉营养等。

（2）一般补钾 3~4 g/d，严重低钾血症时可补钾至 6~8 g/d。注意补钾的速度及浓度，注意观察尿量，原则上每 500 mL 尿量补钾 1 g 较为安全，同时监测血清钾水平和心电图，酌情调整剂量。若有代谢性酸中毒，可根据血二氧化碳水平适当补充碳酸氢钠或乳酸钠溶液，常用量为 125~250 mL/ 次。

（三）止吐治疗

止吐药物的安全性：由于妊娠剧吐发生于早期妊娠，正值胎儿最易致畸的敏感时期，因而止吐药物的安全性备受关注，妊娠剧吐常见止吐药物如表 63 所示。

1. 维生素 B_6 或维生素 B_6- 多西拉敏复合制剂

研究证实，孕期妊娠的妊娠剧吐应用维生素 B_6 或维生素 B_6- 多西拉敏复合制剂安全、有效，推荐作为一线用药。多西拉敏 / 维生素 B_6 缓释剂是唯一获得英国批准的 NVP 治疗方法，可用于轻中度 NVP 孕妇的一线治疗。据报道，与安慰剂相比，该药物使用后 PUQE 评分有更大改善，幸福感也有所提高。但我国目前尚无多西拉敏。

表 63　妊娠剧吐常用止吐药

药物类别	妊娠期应用安全性	副作用	备注
维生素 B₆	整个妊娠期可安全使用	—	—
维生素 B₆+ 多西拉敏缓释剂	整个妊娠期可安全使用	—	2013 年通过 FDA 认证，推荐作为一线用药
抗组胺药	—	镇静	—
多西拉敏	整个妊娠期可安全使用	—	我国目前尚无此药
苯海拉明	妊娠期使用安全；可能轻微增加腭裂风险；在早产分娩前 2 周使用可能对早产儿有毒性作用	—	—
茶苯海明	在早产分娩前使用可能增加早产儿视网膜病变风险	—	—
吩噻嗪药物	—	锥体外系体征、镇静	—
异丙嗪	对胚胎可能有轻微的影响，但证据不充分	—	口服，也可直肠内给药，肌内注射效果更佳；静脉应用可能会造成严重软组织损伤
多巴胺拮抗剂	—	镇静、抗胆碱能作用	—
甲氧氯普胺	整个妊娠期均可使用，没有证据显示对胚胎、胎儿、新生儿有不良影响。	迟发性运动功能障碍	连续用药超 12 周可能增加迟发性运动障碍风险
5- 羟色胺 3 型受体拮抗剂	—	便秘、腹泻、头痛、疲倦	—
昂丹司琼	胎儿安全性证据有限，对孕妇有潜在的严重胎儿心律失常风险	轻度镇静，头痛	单次剂量不超过 16 mg
糖皮质激素	胎儿唇裂风险	—	常规止吐方案无效时方可考虑应用，并避免妊娠 10 周前应用

注：FDA 表示美国食品药品监督管理局。

2. 甲氧氯普胺（其他名称：胃复安）

研究证实，早期妊娠应用甲氧氯普胺并未增加出生缺陷（包括神经管畸形、大血管转位、室间隔缺损、房间隔缺损、法洛四联症、主动脉缩窄、唇裂、腭裂、肛门闭锁或狭窄、肢体短小）、自然流产、早产、围产儿死亡的发生风险，新生儿出生体质量与正常对照组相比没有显著差异。

3. 昂丹司琼（其他名称：恩丹西酮）

昂丹司琼为 5- 羟色胺 3 型受体拮抗剂，迄今最大样本量（60 余万例）的单胎妊娠、早期妊娠孕妇应用昂丹司琼的安全性研究显示，该药未增加自然流产、胎死宫内、新生儿出生缺陷、早产、新生儿低出生体质量及小于胎龄儿的发生风险，但也有报道与胎儿唇裂有关，应权衡利弊使用。另一方面，昂丹司琼有增加患者心脏 QT 间期延长引发尖端扭转型室性心动过速的潜在风险，故 FDA 建议单次使用剂量不应超过 16 mg，有 QT 间期延长、心功能衰竭、低钾血症、低镁血症等个人及家族史的患者在使用昂丹司琼时，应监测电解质及心电图。

4. 异丙嗪

异丙嗪的止吐疗效与甲氧氯普胺基本相似，但其副作用发生率较高。此外，有文献报道，早期妊娠应用异丙嗪止吐虽然未增加出生缺陷率发生率，但在晚期妊娠持续使用可致新生儿发生戒断效应和锥体外系反应。

5. 类固醇激素

类固醇激素用于严重、难治性 HG 的辅助治疗。研究报道，甲基强的松龙可缓解妊娠剧吐的症状，但鉴于早期妊娠应用与胎儿唇裂相关，应避免在妊娠 10 周前作为一线用药，且仅作为顽固性妊娠剧吐患者的最后止吐方案，并与止吐药联合使用。

（四）中药治疗

多采用中药内服、穴位贴敷及针刺耳穴等其他疗法治疗妊娠剧吐等，对比总结出中医药治疗妊娠剧吐疗效显著，安全性高。中医适宜技术在妊娠剧吐中的疗效已得到许多临床研究的验证，且其操作简单易掌握，既增强患者治疗的依从性、提高疾病的治愈率，亦可降低其复发率。然而，妊娠剧吐的中医证候诊断标准尚未统一，且关于中医药治疗妊娠剧吐的相关作用机制的研究甚少，临床仍需继续扩大样本量，为中医临床辨证、组方用药、针灸及其他疗法提供新的方向及靶点。

七、预后和预防

就大多数妊娠剧吐患者而言，经过积极正确的治疗，HG 孕妇的病情会很快得以改善并随着孕周的增大而自然消退，总体而言，母儿预后良好。

有研究报道，早期妊娠发生妊娠剧吐的孕妇发生子痫前期的风险轻微升高，中期妊娠（12~21周）因妊娠剧吐入院者，妊娠37周前发生子痫前期的风险上升2倍，胎盘早剥风险增高3倍，小于胎龄儿风险增高39%，提示中期妊娠仍然持续剧吐可能与胎盘功能异常有关。

妊娠剧吐的治疗始于预防，重于预防。研究发现，受孕时服用复合维生素可能减少因呕吐需要的医疗处理，因此，我们推荐妊娠前3个月服用复合维生素，可能降低妊娠剧吐的发生率及其严重程度。

（许洪梅）

第二节　流产

一、定义

自然流产（spontaneous abortion，SA）是妇科和产科领域中频繁发生的一种妊娠期问题。在我国，如果妊娠期未达到28周且胎儿体重低于1000 g，此种情况便归类为自然流产。

自然流产根据临床过程分为先兆流产、难免流产、不全流产、完全流产、稽留流产、感染性流产、复发性流产。

先兆流产：发生在妊娠的前28周，通常表现为阴道轻微出血，色泽多为暗红或带血的白带，未伴有胚胎或胎盘组织排出。此时患者可能伴有间歇性的下腹部疼痛或腰背痛。妇科检查发现宫颈口闭合，胎膜完整，子宫大小与停经期相符。多数情况下，通过适当休息和治疗，症状可以缓解，妊娠可以继续。

难免流产：在先兆流产的基础上，阴道出血量增加并可能伴有加剧的阵发性下腹痛，或出现胎膜破裂的迹象。妇科检查表明，宫颈口开始扩张，宫颈口可见胚胎组织或羊膜囊的阻塞，子宫大小基本与停经周数相符或略有缩小。

不全流产：部分胚胎或胎盘组织已从宫腔排出，但仍有部分残留在宫腔或卡在宫颈口。这种情况下，子宫收缩可能受到影响，引发出血，严重时可能导致休克。妇科检查显示宫颈口已扩张，宫颈口有堵塞的妊娠物并伴有持续出血，此时子宫体积通常小于应有的停经周数。

完全流产：所有的妊娠物已完全从宫腔排出，阴道出血和腹痛逐渐停止。妇科检查发现宫颈口已闭合，子宫大小几乎恢复正常。

稽留流产：这是一种特殊类型的流产，其中死亡的胚胎或胎儿在宫内停留，未能及时自然排出。

复发性流产：指在妊娠的前 28 周内，连续两次或两次以上发生自然流产的情况。

二、病因

分为胚胎因素、母体因素、父亲因素、环境因素，母体免疫学因素（包括自身免疫及同种免疫）、与易栓因素（包括遗传性及获得性易栓症）、女性生殖道解剖结构异常及内分泌异常是 SA 最重要的病因，而亲代的染色体异常等仅占 SA 少部分原因。

免疫因素：分为自身免疫性因素及同种免疫，常见的与 SA 等不良妊娠有关的自身免疫性疾病主要包括抗磷脂综合征、系统性红斑狼疮、未分化结缔组织病、类风湿关节炎和系统性硬化症等，有许多证据表明不明原因重复自然流产（RSA）的发病因素与母 - 胎免疫耐受失衡具有相关性，因此，不明原因 RSA 也可以称为同种免疫型 RSA。

易栓症：遗传性易栓症是一类因为凝血因子或纤维蛋白溶解活性基因异常而导致的遗传性疾病，使得患者更易形成血栓。此类疾病通常涉及的缺陷包括蛋白 C、蛋白 S 及抗凝血酶（抗 AT）等抗凝蛋白的不足，以及遗传性高同型半胱氨酸血症、凝血因子 V Leiden 基因的变异和凝血酶原基因的改变。遗传性易栓症与深静脉血栓形成及晚期妊娠的胎儿损失有着密切联系，而其与早期重复自然流产的关联则尚未明确。

染色体异常：胚胎或胎儿染色体异常是早期流产最常见的原因，染色体异常包括数目异常和结构异常，前者以三体综合征最多见，常见的有 13- 三体、16- 三体、18- 三体、21- 三体和 22- 三体，其次为 X 单体，三倍体及四倍体少见；后者引起流产并不常见，主要有平衡移位、倒置、缺失和重叠及嵌合体等。

母体因素：孕妇在妊娠期可能因多种原因面临流产的风险。首先，全身性疾病，如重度感染、高热引发的疾病、严重的贫血、心脏功能衰竭、凝血障碍、慢性消耗性病症、肝肾功能不良或高血压等，均可能影响胚胎的正常发育，从而导致流产。此外，TORCH 感染（TORCH infection）亦是常见的感染性流产原因之一。生殖系统异常也是导致流产的重要因素。例如，子宫的结构异常，包括子宫发育不全、双子宫、双角子宫、单角子宫或带隔子宫等，以及子宫肌瘤（特别是黏膜下肌瘤和部分壁间肌瘤）、子宫腺肌病、子宫内膜粘连等，这些问题都可能干扰胚胎在子宫内的正常着床与发育。内分泌系统的失调，如黄体功能不足、高催乳素血症、多囊卵巢综合征、甲状腺功能减退或糖尿病血糖控制不当等，同样可导致妊娠期不稳定，增加流产的风险。此外，强烈的精神或身体应激，包括手术干预、腹部受到重击、频繁的性活动或极端的心理压力（如焦虑、恐惧、悲伤等）都有可能触发流产。不良生活习惯，如过度吸烟、酗酒、过量摄入咖啡或滥用毒品（例如海洛因等）也是引发流产的风险因素。了解这些风险因素有助于孕妇在医生的指导下采取适当的预防措施，以维护妊娠期健康。

男性因素：应询问患者的配偶是否有不良生活习惯如吸烟、饮酒等，平素运动量及体重是否超重等，可建议保持良好的生活习惯及作息等。

三、诊断流程

问诊：若患者出现早孕反应或阴道流血、腹痛等症状，应考虑转诊给有 SA 专业知识的临床医生行专科评估，包括病史（有无停经史、反复流产史；有无早孕反应、阴道流血；有无阴道排液及妊娠物排出）、查体（宫颈口是否扩张；有无妊娠物堵塞宫颈口；子宫大小与停经周数是否相符）、辅助检查（超声检查；尿血 HCG 测定；孕酮测定）等。围绕 SA 相关伴随症状详细展开询问，询问患者有无停经史、反复流产史；询问有无早孕反应、阴道流血，阴道流血量以及持续时间；询问有无阴道排液以及妊娠物排出：询问有无腹痛，腹痛部位、性质、程度；询问有无发热：询问阴道分泌物性状以及有无臭味等。一般情况下 SA 的症状常表现为停经后阴道流血和腹痛。孕妇的多种疾病状态都与流产有关，如内分泌疾病、心血管疾病以及代谢紊乱。孕妇高龄也是流产高危因素，年龄大于 35 岁的高龄孕妇常与染色体异常密切相关。此外，一些药物、吸烟、饮酒等也会增加畸形和流产的风险。查体时可见宫颈口扩张，常见羊膜囊膨出、妊娠物堵塞宫颈口等。大小与停经周数不符，可伴随压痛等。

辅助检查：对所有存在流产临床表现的妊娠患者首选 B 超检查，可确认妊娠囊的位置、形态以及有无胎心搏动，确认妊娠部位和胚胎是否存活，以指导正确的治疗方法。妊娠 8 周前，选择经阴道超声检查更为准确。也需通过尿及血 HCG 测定判断是否妊娠，往往血 HCG 更为敏感，正常妊娠 6~8 周，血 HCG 数值每日增长约为 66%，若增长速度缓慢往往提示妊娠预后不良。发生流产的患者血清孕酮水平低于未发生流产妊娠女性和正常妊娠女性。因体内孕酮呈脉冲式分泌，血孕酮的测定值波动程度很大，对临床的指导意义不大。若彩超提示妊娠囊的位置下移或位置异常，往往预后不良。

四、诊断标准

自然流产的诊断标准如表 64 所示，各型流产鉴别如表 65 所示。

表 64　自然流产的诊断标准

病史
患者有停经史，表现为停经后阴道流血和腹痛
查体
患者宫颈口扩张，子宫及双附件区可能存在压痛
辅助检查
一旦通过超声确诊宫内妊娠，若再次复查超声没有提示宫内妊娠或先前所见胎心消失，则诊断为 SA

表 65　各型流产鉴别

类型	病史		妇科检查		
	出血量	下腹痛	组织排出	宫颈口	子宫大小
先兆流产	少	无或轻	无	闭合	与妊娠周数相符
难免流产	中→多	加剧	无	扩张	相符或略小
不全流产	少→多	减轻	部分排出	扩张或有组织物堵塞	小于妊娠周数
完全流产	少→无	无	全部排出	闭合	正常或略大
稽留流产	少→无	无或轻	无	闭合	小于妊娠周数

五、治疗方式

早期 SA，可行期待治疗。如果无特殊异常临床表现，无须采取特殊治疗措施，仅一般对症处理；RSA 患者应针对病因给予相应处理。如果患者仅存在 1 次 SA 病史，再次妊娠时，如果无特殊异常临床表现，无须采取特殊治疗措施，仅一般对症处理即可；但是，RSA 患者因其再发风险很高，应针对病因给予相应处理。针对于先兆流产，先兆流产的孕妇需要适当休息、严禁性生活，补充营养物质如维生素 E、复合维生素、叶酸等，积极控制基础疾病，进行保胎治疗。无论是早期先兆流产还是晚期先兆流产，建议首选口服用药如地屈孕酮，但是妊娠剧吐者需谨慎使用，此外，阴道出血量不多时也可以选择阴道用孕酮，如微粒化孕酮或孕酮阴道缓释凝胶。出血时间较长者可予以选择对胎儿毒性作用小的抗生素预防感染，动态监测血常规、C反应蛋白等。早期先兆流产若用药后症状明显改善甚至消失，复查B超提示胚胎存活可继续妊娠时可继续使用1~2周药物后停药。晚期先兆流产可用药至症状及体征消失后1~2周，有复发性流产史的可用药至28周，如果治疗过程中，临床症状加重，血HCG水平持续不升或者下降、B超检查提示流产不可避免，应停药并终止妊娠，若阴道流血增多，阵发性腹痛加剧，若流产难以避免，可考虑尽早终止妊娠。

针对于不全流产，未合并感染者，可立即行清宫术；合并感染者，出血少或无明显出血应该先控制感染，严密监测体温，抗生素治疗3~5天后若无发热可行清宫术；若感染重合并阴道出血多，应抗感染及止血同时立即安排行清宫术，仔细检查刮出组织必要时可送病理检查及细菌培养，术后继续促进子宫收缩止血，予以抗生素抗感染治疗直到体温连续三天正常，可定期复查B超，若出院后阴道流血增多、出现下腹痛及分泌物增多、发热等不适及时就诊。

针对于完全流产，如果患者完全流产的症状全部消失，超声检查证实宫腔内无残留妊娠物，且没有发现感染的征象，则不需要进行特殊处理。若出现感染征象如下腹痛、发热等则需抗生素抗感染治疗。

针对于稽留流产，以药物引产或刮宫术为主，由于胎盘组织机化，与子宫壁紧密粘连，可使刮宫困难。稽留流产可引起凝血功能障碍，可术前完善血常规血小板计数及凝血功能，并备血及签署输血同意书做好输血准备。可予以米非司酮＋米索前列醇联合用药后行刮宫术，复查B超确认有无残留，部分患者流产时间长且合并阴道流血，可予以抗生素预防感染。对于凝血功能异常患者可予以纠正凝血功能后再行刮宫，可能发生术中及术后出血、子宫穿孔、宫颈损伤、妊娠物残留、感染还可能发生宫腔粘连导致将来不能受孕等。由胎儿染色体异常引起的稽留流产目前没有有效的预防措施，但是多次发生稽留流产的夫妇在妊娠前进行染色体检查，可能降低其发生的可能性。

针对复发性流产，病因多样，主要治疗方法如下：①染色体异常：夫妻双方的染色体异常会提升RSA等不良妊娠的风险，其中胚胎的染色体异常在所有流产中所占比例超过50%。建议在计划妊娠前进行遗传咨询，评估妊娠的可行性。即使夫妻一方或双方存在染色体结构异常，仍有生育健康婴儿的可能性，但其胎儿可能继承异常染色体，故需在中期妊娠进行产前诊断。②解剖异常：根据国内专家共识，对于伴有双角子宫或鞍状子宫的 RSA 患者，推荐进行子宫矫形手术。若 RSA 患者的子宫明显存在纵隔，可通过宫腔镜进行切除。而对于单角子宫的 RSA 患者，目前尚无有效的手术治疗方法，需要在妊娠期进行密切监护，以便及时处理可能出现的并发症。对于宫腔粘连患者，应采用宫腔镜进行粘连松解手术。对于位于宫腔下的肌瘤，应通过宫腔镜进行摘除，而影响妊娠的肌壁间肌瘤可考虑进行剔除手术。对于确诊宫颈机能不全的患者，在妊娠期应选定适宜时间进行子宫颈环扎手术。最佳手术时机是在之前流产发生的孕周之前，通常在妊娠 12~16 周实施。③对于那些没有明显子宫颈机能不全症状的反复自然流产患者，特别是经历过多次刮宫手术或宫腔镜检查的患者，其发生宫颈机能不全的风险较高。因此，从妊娠 12 周开始，需对这些患者的子宫颈功能进行动态监测，每 4 周进行 1 次，如有必要，监测频率可以增加到每 1~2 周 1 次，以便及时发现问题并进行处理。④对于妊娠期间出现无痛性子宫颈扩张的患者，应尽快进行紧急子宫颈环扎术，以最大程度延长妊娠期。对于内分泌异常的患者，RSA 患者若伴有内分泌功能异常，妊娠前需积极调整，恢复内分泌功能至正常水平，并在妊娠期加强监测，一旦发现任何异常，应立即进行对症处理。关于感染因素的治疗，虽然与晚期流产、胎膜早破及早产等有密切关联，但对于早期 RSA 病因的筛查价值目前仍有争议。国内专家共识建议，对于有生殖道感染的 RSA 患者，应在妊娠前针对性治疗病原体，控制感染后再考虑受孕。

六、预防与康复

对于经历过反复自然流产的女性，在妊娠期间需进行严密的随访与监控，这不仅涉及母体健康，还包括胚胎及胎儿的成长。除了标准的产前检查，根据母体的病情，还应特别监测一些关键生物指标，以便能够适时调整治疗策略。早期妊娠，流产风险较高，此时采用超声波检查是评估早期妊娠结局的首选方法。关于早期妊娠的血液 HCG 检测，应当注意其主要用途是评估绒毛组织的活性，而与妊娠最终结果并无直接联系。早期妊娠（特别是妊娠前 10 周），孕激素主要由卵巢分泌，表现为脉冲式释放且波动较大，因此，监测血清孕酮水平并不是预测妊娠结局的有效手段。

（龙超）

第三节　妊娠期高血压疾病

妊娠期高血压疾病（hypertensive disorder of pregnancy，HDP），是妊娠期特有的疾病，包括妊娠高血压、子痫前期、子痫、慢性高血压并发子痫前期以及妊娠合并原发性高血压。其中妊娠高血压、子痫前期和子痫以往统称为妊娠高血压综合征。我国发病率为 9.4%~10.4%，国外报道 7%~12%。本病命名强调生育年龄女性发生高血压、蛋白尿症状与妊娠之间的因果关系。多数病例在妊娠期出现一过性高血压、蛋白尿症状，分娩后随即消失。该病严重影响母儿安全，是影响孕产妇及围生儿发病率及死亡率的主要原因。

一、病因

妊娠期高血压疾病的发病原因至今尚未阐明，但是，在临床工作中确实发现有些因素与妊娠期高血压疾病的发病密切相关，称之为易发因素。其易发因素及主要病因学说如下。

（一）易发因素

依据流行病学调查发现妊娠期高血压疾病可能与以下因素有关：未产、多胎妊娠、前次妊娠先兆子痫、慢性高血压、妊娠前糖尿病、妊娠期糖尿病、血栓形成倾向、系统性红斑狼疮、妊娠前体重指数大于 $30\,kg/m^2$、抗磷脂抗体综合征、产妇年龄 35 岁或以上、肾脏疾病、辅助生殖技术、阻塞性睡眠呼吸暂停。

（二）病因学说

（1）子宫螺旋小动脉重铸不足。

（2）炎症免疫过度激活。

（3）血管内皮细胞受损。

（4）遗传因素。

（5）营养缺乏。

（6）胰岛素抵抗。

（三）病理生理变化

基本病变：全身小动脉痉挛，呈阵发性、节段性、交替性。

小动脉痉挛→内皮细胞损伤→血管通透性增加→血压上升、蛋白尿、水肿、血液浓缩。

小动脉痉挛→全身各器官缺血、缺氧。

小动脉痉挛→胎盘绒毛退行性变、出血、梗死→宫内生长受限、胎盘早剥。

主要脏器病理生理变化如表 66 所示。

表 66　主要脏器病理组织学变化

脏器	病理组织学变化
脑	缺血、水肿、出血、血栓形成、脑软化
心	缺血、水肿、出血、坏死、血管内栓塞
肾	内皮肿胀、脂质、纤维素样沉积、梗死
肝	缺血、坏死、门静脉周围出血
胎盘	动脉硬化、栓塞、蜕膜坏死出血、胎盘早剥

二、分类及临床表现

妊娠期高血压疾病分类及临床表现如表 67 所示。

表 67　妊娠期高血压疾病分类及临床表现

分类		临床表现
妊娠高血压		BP ≥ 140/90 mmHg，妊娠期首次出现，并于产后 12 周恢复正常；尿蛋白（-）；可有上腹部不适或血小板减少，产后方可确诊
子痫前期	轻度	BP ≥ 140/90 mmHg，妊娠 20 周以后出现；尿蛋白 ≥ 300 mg/24 h 或（＋），可伴有上腹不适、头痛等症状
	重度	BP ≥ 160/110 mmHg，尿蛋白 ≥ 2 g/24 h 或（＋＋）；血肌酐 > 106 μmol/L；血小板 < 100 × 10^9/L；微血管病性溶血（血 LDH 升高）；ALT 或 AST 升高；持续性头痛或其他脑神经或视觉障碍；持续性上腹不适
	子痫	子痫前期孕妇抽搐不能用其他原因解释
	慢性高血压并发子痫前期	高血压孕妇妊娠 20 周以前无尿蛋白，若出现尿蛋白 300 mg/24 h；高血压；孕妇妊娠 20 周前突然尿蛋白增加，血压进一步升高或血小板 < 100 × 10^9/L
	妊娠合并慢性高血压	妊娠前或妊娠 20 周前 BP ≥ 140/90 mmHg，但妊娠无明显加重；或妊娠 20 周后首次诊断高血压并持续到产后 12 周以后

如果子痫前期发生在妊娠 34 周之前，则为早发型。如果发生在妊娠 34 周或之后，则为晚发型。相关研究表明，与早发型疾病相比，晚发型先兆子痫与围产期死亡率和严重新生儿发病率显著较高相关。

子痫是妊娠期高血压疾病的惊厥表现，也是该疾病最严重的表现之一。子痫是指在没有其他病因（如癫痫、脑动脉缺血和梗死、颅内出血或吸毒）的情况下新发的强直阵挛性、局灶性或多灶性癫痫发作。子痫是产妇死亡的重要原因，尤其是在资源匮乏的环境中。子痫发作可能导致严重的产妇缺氧、创伤和吸入性肺炎。虽然残留的神经损伤很少见，但一些女性可能会出现短期和长期后果，如记忆力和认知功能受损，尤其是在反复子痫发作或未纠正的严重高血压导致细胞毒性脑水肿或梗死后。子痫发作的潜在机制尚不清楚。有证据表明，血压升高会导致脑循环系统的自动调节功能崩溃，从而导致脑灌注不足或灌注过度、内皮功能障碍和水肿。子痫可发生在产前、分娩期间或产后。90% 以上的病例发生在妊娠 28 周或以后。多达 44% 的子痫病例发生在产后期间。在子痫发作之前，最常见的体征和症状是血压升高、头痛、视力变化以及右上象限和上腹部疼痛。多达 25% 的子痫女性没有报告先前的症状。子痫发作过程中可能发生唇舌咬伤、吸入性肺炎及坠地损伤等。

先兆子痫和子痫都可能与可逆性后部脑病综合征（posterior reversible encephalopathy syndrome，PRES）的发生有关，即血管源性脑水肿和局灶性神经功能缺损的发生。PRES 涉及到大脑枕叶的病理改变，主要表现为视力发生变化，包括暗点、幻觉、复视和视力模糊等，PRES 的体征和症状可通过治疗逆转，但也可能出现永久缺陷。

三、诊断及鉴别诊断

（一）病史

了解患者有无妊娠期高血压疾病危险因素如表 68 所示。

表 68　妊娠期高血压疾病危险因素

风险分级	危险因素
高风险	先兆子痫病史
	多胎妊娠
	慢性高血压
	糖尿病，1 型或 2 型肾脏疾病
	自身免疫性疾病

续表

风险分级	危险因素
中风险	未产妇
	BMI $> 30 \ kg/m^2$
	先兆子痫家族史（一级亲属）
	社会经济地位低
	年龄 ≥ 35 岁
	个人史因素（既往低出生体重或小于胎龄分娩、既往不良妊娠结局、距上次妊娠间隔 > 10 年）
低风险	既往单纯的足月分娩

（二）症状与分类的关系

（1）血压较基础血压升高 30/15 mmHg，但低于 140/90 mmHg 时不作为诊断依据，须严密观察。

（2）血压升高以舒张压或收缩压高者为标准，出现 2 次以上。

（3）水肿对判断病情轻重和预后关系较小，不作为诊断依据。

（4）子痫可以发生于不断加重的重度子痫前期，也可发生于血压升高不显著、无蛋白尿或水肿的病例。

（三）查体

腹部检查可能显示触痛，尤其是继发于肝脏受累的右上象限。下肢水肿常见于正常妊娠和并发先兆子痫的妊娠。水肿严重程度的记录非常重要，因为外周水肿的快速增加可能是先兆子痫发展的标志。应该进行全面的神经系统检查。伴或不伴阵挛的反射亢进是中枢神经系统兴奋性的指标。

（四）辅助检查

（1）妊娠出现高血压时，应注意血常规、尿常规、肝肾功能、血脂、凝血、心电图、产科超声检查。尤其是对于妊娠 20 周后才开始进行产前检查的孕妇，应注意了解和排除孕妇的基础疾病和慢性高血压，注意血脂、血糖水平，甲状腺功能、凝血功能等的检查或复查，注意动态血压监测，注意眼底改变或超声心动图检查。

（2）出现子痫前期及子痫时，视病情发展和诊治需要在上述基础上应酌情增加以下检查，排查自身免疫性疾病、高凝状况检查、血电解质、眼底检查、超声等影像学检查肝、肾等器官及胸腹水情况、动脉血气分析、心脏彩超及心功能检测、超声检查和监测胎儿生长发育指标、头颅 CT 或 MRI 检查。并注意依据病情动态检查。

（五）鉴别诊断

（1）慢性高血压。慢性高血压的主要病理变化包括血管病性高血压，慢性高血压、肾血管性高血压。

（2）内分泌性高血压常见糖尿病、原发性醛固酮病、嗜铬细胞瘤。

（3）结缔组织疾病常见于狼疮、硬皮病及多囊肾等。

四、并发症

（1）对孕产妇的危害。母体并发症包括肺水肿、心肌梗死、脑卒中、急性呼吸窘迫综合征、凝血功能障碍、肾衰竭和视网膜损伤。如果存在先前存在的疾病，这些并发症更有可能发生。

（2）对胎儿的危害。重度先兆子痫对由于胎盘供血不足、胎儿窘迫、胎儿生长受限、早产、低出生体重、死胎、新生儿死亡的发生率增加，围生儿死亡率可高达 15%~30%。

（3）孕妇因抽搐可出现窒息、骨折、自伤。可发生肺水肿、急性心力衰竭、急性肾功能不全、脑疝、脑卒中、吸入性肺炎、胎盘早剥、胎儿窘迫、胎死宫内等。

五、治疗

（一）门诊与住院管理

门诊管理仅适用于妊娠期高血压疾病无严重特征的女性，需要经常对胎儿和母体进行评估。对于有严重特征的女性和需要坚持经常监测的女性，则需要住院治疗。管理过程中需注意血压监测，血压袖带太小或太大都可能导致错误的评估。为了减少不准确的读数，应使用合适尺寸的袖带（长度为上臂周长的 1.5 倍或袖带的气囊环绕手臂的 80% 或更多）。在休息 10 min 或更长时间后，患者应保持直立姿势，使用合适大小的袖带测量血压。对于住院的患者，可以在患者坐直或左侧侧卧位时测量血压，患者的手臂在心脏水平。在测量前 30 min 内，患者不应使用烟草或咖啡因，因为这些药物会暂时导致血压升高。

如果选择门诊管理，则需要经常对胎儿和母亲进行评估。对于患有妊娠期高血压疾病但无严重特征的女性，建议在妊娠 37~38 周内进行期待治疗，在此期间建议频繁进行胎儿和母亲评估。胎儿监测包括妊娠期间每 3~4 周进行一次超声检查以确定胎儿生长情况，以及每周至少评估一次羊水量。此外，建议对无严重特征的妊娠期高血压疾病每周进行一到两次产前检查。母亲评估主要包括对病情的发展或恶化进行频繁评估。对于患有妊娠高血压疾病但无严重特征的女性，建议每周评估血小板计数、血清肌酐和肝酶水平。此外，对于患有妊娠高血压的女性，建议每周评估一次蛋白尿。然而，如果担心疾病进展，则应尽早重复这些测试。此外，注意询问患者有无严重特征的先兆子痫的症状（例如严重头痛、视力变化、上腹痛和呼吸短促）。建议结合连续测量血压和症状评估，患者应每周至少一次到门诊就诊。

（二）产时管理

除了适当的分娩管理外，分娩期间对患有妊娠期高血压疾病的女性进行管理的两个主要目标是：①预防子痫发生。②控制高血压。

1. 预防子痫

硫酸镁在减少子痫发生率方面比苯妥英钠、地西泮或尼莫地平（临床神经学中用于减少脑血管痉挛的钙通道阻滞剂）更有效，应被视为产时和产后预防子痫的首选药物。苯二氮䓬类药物和苯妥英钠仅在抗子痫治疗或硫酸镁禁忌或无法使用时（重症肌无力、低钙血症、中重度肾功能衰竭、心肌缺血、心脏传导阻滞或心肌炎）才考虑。关于硫酸镁的理想剂量仍然缺乏数据。通常情况下镁离子中毒与血浆浓度相关，但输注速度越高，毒性的可能性就越大，但临床上有效预防子痫的准确镁浓度尚未确定。即使镁达到治疗水平，也可能会有子痫发作。硫酸镁作用机制如图 19、图 20 所示。

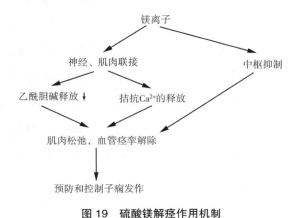

图 19　硫酸镁解痉作用机制

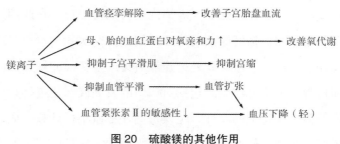

图 20 硫酸镁的其他作用

更复杂的方面是，产前比产后达到稳定的镁离子水平更慢。较大的分布容积和较高的体重指数也会影响达到足够循环水平所需的剂量和持续时间。据报道，对于高 BMI（尤其是大于 35 kg/m²）的患者，当静脉注射负荷剂量为 4.5 g，随后使用 1.8 g/h 时，产前镁水平可能在开始输注后长达 18 h 内保持低于治疗水平。然而，在对用于安胎的硫酸镁随机研究进行的系统评估中，超过 2 g/h 的输注速度与围产期死亡率增加相关。这些数据可能被认为支持目前普遍首选的治疗方案（在 20~30 min 内静脉给予 4~6 g 负荷剂量，然后维持 1~2 g/h）。对于需要剖宫产（临产前）的女性，最好在术前开始输注，并在手术过程中以及术后 24 h 内继续输注。对于阴道分娩的女性，输液应在产后持续24 h。

如果建立静脉通路有困难，可通过肌内注射硫酸镁，最初 10 g 作为负荷剂量（每个臀部肌内注射 5 g），随后每 4 h 5 g。由于肌内注射有疼痛，也有建议可将药物与1 mL 2% 赛洛卡因溶液混合。肌内注射的不良反应发生率也较高。硫酸镁的副作用（呼吸抑制和心脏骤停）主要来自其作为平滑肌松弛剂的作用。当血清镁浓度为 9 mg/dL 时，深部腱反射消失，当浓度为 12 mg/dL 时，会发生呼吸抑制，当浓度为 30 mg/dL 时，会发生心脏骤停。因此，只要存在深腱反射，就可以避免更严重的毒性。由于硫酸镁几乎全部通过尿液排出，因此除了监测呼吸状态和腱反射外，测量尿量也应成为临床监测的一部分。如果肾功能受损，血清镁水平会迅速升高，这使患者面临严重不良反应的风险。在肾功能障碍的情况下，需要每 4 h 实验室测定一次血清镁水平。如果血清镁水平超过 9.6 mg/dL，应停止输注，并每隔 2 h 测定血清镁水平。当血清镁水平降至低于 8.4 mg/dL 时，可以以较低的速率重新开始输注。有即将发生呼吸抑制风险的患者视情况必要时采用气管插管并紧急纠正，用 10% 葡萄糖酸钙溶液 10 mL 静脉注射 3 min 以上，同时静脉注射速尿以加快尿排泄速度。

2. 控制血压

治疗严重高血压的目的是预防充血性心力衰竭、心肌缺血、肾损伤或衰竭以及缺血性或出血性脑血管事件。对于急性发作的严重高血压（收缩压 ≥ 160 mmHg 或舒张压 ≥ 110 mmHg，或两者兼有）且已确认持续（15 min 或以上），应尽快开始抗高血压治疗。现有文献建议应在 30~60 min 内给药。然而，建议在符合急性发作严重高血压的标准后尽快进行抗高血压治疗。静脉注射拉贝洛尔和口服硝苯地平是用于此目的最常用的两种药物。针对严重高血压需要肠外抗高血压治疗来紧急控制血压，而口服降压药物可用于继续期待治疗。妊娠期可用口服降压药物如表 69 所示。

表 69　妊娠期控制血压的口服药物

药物	FDA 妊娠类别	作用机制	剂量	副作用
拉贝洛尔	C	非选择性 β - 受体阻滞剂	200~1200 mg/d，分 2~3 次服用	支气管痉挛（哮喘和 COPD 慎用）、低血压、胎儿心动过缓
硝苯地平	C	钙通道阻滞剂	30~120 mg/d	头痛、潮红、外周水肿
甲基多巴	B	α-2 激动剂	500~3000 mg/d，分 2 次服用	肝功能异常、抑郁
氢氯噻嗪	C	利尿剂	12.5~25 mg/d	容量不足、低钾血症
美托洛尔	C	选择性 β-1 阻滞剂	25~200 mg/d，分 2 次服用	与拉贝洛尔相同
肼苯哒嗪	C	外周血管扩张剂	50~300 mg/d，分 2~4 次服用	低血压、胎儿血小板减少症

注：COPD：慢性阻塞性肺疾病；FDA：美国食品药品监督管理局；A 类：对照研究显示没有风险；B 类：没有证据表明对人类有风险；C 类：不能排除风险；D 类：风险的积极证据；X 类：妊娠期禁用。

3. 监测病情进展

由于妊娠高血压或无严重特征的子痫前期的临床病情可在分娩过程中演变，所有妊娠高血压或无严重特征的子痫前期女性在分娩时必须进行监测，以便早期发现病情进展为严重疾病。包括在分娩前和分娩期间以及分娩后立即监测血压和观察症状。如果子痫前期进展严重，应开始采用硫酸镁治疗。

（三）终止妊娠时机

患者分娩方式及终止妊娠时机应根据孕周及病情进行综合判断，具体分娩时机如表 70 所示。

表 70　妊娠期高血压疾病终止妊娠时机

时期		处理
妊娠高血压、病情未达重度的子痫前期		至妊娠 37 周终止妊娠
重度妊娠高血压及重度子痫前期	妊娠不足 26 周	经治疗病情危重者建议终止妊娠
	妊娠 26 周至不满 28 周	根据母儿情况及当地医疗机构的诊治能力决定是否可以行期待治疗，如病情不稳定，经积极治疗病情仍加重，应终止妊娠
	妊娠 28 周至 34 周	如病情稳定，可以考虑期待治疗，并建议转至具备早产儿救治能力的医疗机构
	妊娠超过 34 周	存在威胁母儿的严重并发症和危及生命者，应考虑终止妊娠；病情稳定但存在胎儿生长受限伴有脐血流异常及羊水过少者，考虑终止妊娠；仅表现为胎儿生长受限而无胎盘脐血流改变也无羊水过少者，需要在严密监测母儿的情况下才能考虑期待治疗；仅尿蛋白 > 2 g/24 h，而无其他重度子痫前期特征，可以实施严密监测下的期待治疗，尿蛋白 > 2 g/24 h 不是单纯决定终止妊娠的指标
	子痫	控制病情后即可考虑终止妊娠

（四）麻醉注意事项

在过去的几十年里，随着技术的进步，区域麻醉已成为重度子痫前期女性和子痫的分娩麻醉的首选技术。在既往的研究中硬膜外麻醉与剖宫产、肺水肿、低血压或肾衰竭的发生率增加无关。在一项随机试验中比较脊髓或硬膜外麻醉对有严重特征的先兆子痫女性的影响时，脊髓组低血压的发生率更高（51% 对 23%），但容易治疗且持续时间短（小于 1 min）。与区域麻醉相比，全身麻醉对孕妇的风险更大，因为有误吸、咽部水肿导致插管失败以及插管和拔管期间全身和颅内压增高继发脑卒中的风险。然而，若孕妇在存在凝血功能障碍的情况下，由于可能出现出血性并发症，神经轴麻醉和镇痛是禁忌的。血小板减少症也会增加硬膜外血肿的风险。关于血小板计数和神经轴麻醉的安全下限尚无共识。结合对医学文献的系统回顾，发现血小板计数超过 70×10^9/L 的产妇因神经轴麻醉而发生硬膜外血肿的风险非常低（小于 0.2%）。且只要血小板水平稳定，没有其他获得性或先天性凝血病变，血小板功能正常，并且患者未接受任何抗血小板或抗凝治疗，硬膜外血肿的风险非常低。

硫酸镁的使用在麻醉中具有重要意义，因为它延长了非去极化肌肉松弛剂的持续时间。然而，需要剖宫产的先兆子痫女性应在分娩过程中继续输注硫酸镁。这一建议是基于观察到硫酸镁的半衰期为 5 h，并且在剖宫产前停止输注硫酸镁只能最低限度地降低分娩时的镁浓度，但同时可能增加子痫发作的风险。具有严重特征的先兆子痫女性剖宫产仍有发生子痫的风险。全身麻醉诱导和分娩应激甚至可能降低子痫发作阈值，如果在分娩过程中停止输注硫酸镁，可能会增加产后初期发生子痫的可能性。

（五）产后监测

产妇在产科可能会出现的持续性或加重性高血压。临床医生应当要提高认识，加强对产妇的健康教育，使产妇在产后发现子痫、高血压性脑病、肺水肿或脑卒中的症状时能够寻求医疗建议。大多数产后出现子痫和脑卒中的女性在发病前数小时或数天就有这些症状。产后使用的一些常用药物和物质可能通过以下三种主要机制加重高血压：体液潴留、拟交感神经激活和直接收缩血管。特别值得关注的是非甾体抗炎药（nonsteroidal anti-inflammatory drug，NSAID），它经常被用作产后镇痛药。这些药物会降低前列腺素，导致血管舒张功能缺乏和钠潴留的增加。但非甾体抗炎药应优先于阿片类镇痛药；然而，患有慢性高血压的女性在服用这些药物时，理论上可能需要加强血压监测和调整治疗方案。总的来说，目前研究数据支持在产后血压存在问题患者中安全使用非甾体抗炎药。

（六）子痫

处理子痫女性的最初步骤是基本的支持措施，如呼救、预防产妇受伤、侧卧位、预防误吸、给氧和监测包括血氧饱和度在内的生命体征。直到后来才注意到硫酸镁的使用。大多数子痫发作是自限性的。硫酸镁不是用来阻止子痫发作，而是用来防止反复抽搐。

在子痫发作期间，通常有延长的胎儿心率减慢，甚至胎儿心动过缓，有时子宫收缩力和张力增加。子痫发作后，由于母体缺氧，监测胎儿心率可出现反复减速、胎心过快和变异减少。然而，只有在母体血流动力学稳定，抽搐控制后，才能进行分娩。相关研究（包括来自发展中国家的数据）表明使用硫酸镁可显著降低复发性子痫发作和与子痫相关的孕产妇死亡率。肌肉或静脉注射硫酸镁优于苯妥英钠、地西泮或冬眠药物（通常是氯丙嗪、异丙嗪和哌替啶）。因此，这些数据支持使用硫酸镁作为预防子痫女性复发性子痫发作的首选药物。在极少数情况下，极度激动的患者，静脉滴注氯硝西泮 1 mg，地西泮 10 mg 或咪达唑仑可用于镇静，以方便静脉滴注管道和尿管的安置，以及血液采集。这些药物应谨慎使用，仅在绝对必要时使用，因为它们会抑制孕产妇喉反射，增加误吸的风险，也可能抑制呼吸中枢，导致呼吸暂停。患有子痫的女性应及时分娩。然而，子痫本身并不是剖宫产的指征。一旦患者病情稳定，分娩方法应部分取决于诸如胎龄、胎位和宫颈检查结果等因素。在妊娠少于 30 周的情况下，引产的失败率很高。患者未处于活跃期，Bishop 评分不理想。在这些情况下，最好选择剖宫产，不要再拖延。然而，即使在子痫发作后，在分娩中取得充分进展的患者也可以允许继续分娩。

（七）预防

（1）低剂量阿司匹林对预防高危女性先兆子痫有一定作用，阿司匹林预防先兆子痫的机制被认为是通过环氧合酶的乙酰化恢复前列环素 - 血栓素 A2 平衡，从而限制血栓素 A2 的形成。ACOG 建议先兆子痫高危女性在妊娠早期开始服用 60 mg 至 80 mg 阿司匹林。在先兆子痫高危孕妇中使用阿司匹林与安慰剂的研究中，对 1620 名受试者每天服用 150 mg 的阿司匹林与安慰剂进行了比较。对于接受阿司匹林治疗的女性，子痫前期的发生率为 1.6%，而安慰剂组为 4.3%。ISHP 建议先兆子痫高危女性在妊娠 16 周之前，每天服用 150 mg 阿司匹林。

（2）产前保健，合理饮食与休息、补钙、维生素 E、维生素 C。

（3）开展妊娠期高血压疾病的预测。

（4）建立健全三级围产保健机构。

（八）HELLP 综合征

HELLP 综合征（hemolysis，elevated liver function and low platelet count syndrome，HELLP syndrome）是子痫前期的一种严重形式，具有典型的实验室三联征。H（溶血）代表微血管病性溶血性贫血；EL（肝酶升高）用于肝酶病理性增加，LP（血小板计数低）用于血小板减少症。

1. 病因

HELLP 综合征的确切病因尚不完全清楚。目前的假说包括基因突变（母体和胎儿）和炎症起源。HELLP 综合征意味着早期妊娠胎盘受损，与肝脏和凝血级联受累有关。最近的研究集中在胎盘来源的炎性细胞因子的意义和免疫适应不良在 HELLP 发病机制中的作用。

2. 病理

先兆子痫的病因尚不清楚；在注定要发生先兆子痫的妊娠中，血管舒张、抗聚集和血管收缩、聚集物质之间存在失衡。导致节段性血管痉挛，血管收缩和内皮功能障碍进一步增加，随后是血小板黏附和聚集增加，以及凝血酶诱导的血管内凝血激活，纤维蛋白沉积在毛细血管和连续的微循环障碍。如果内皮功能障碍增加和血管内凝血激活的恶性循环不停止，弥散性血管内凝血（disseminated intravascular coagulation，DIC）可在几小时内发生，导致严重的耗血性凝血功能障碍，并伴有致命性出血并发症和多器官衰竭。

3. 临床表现

该疾病最显著的临床症状是右上腹或上腹疼痛，其中 20% 至 40% 的患者上腹疼痛可能先于实验室结果异常表现几天。45% 至 86% 的患者主诉恶心或呕吐。高达 20% 的 HELLP 综合征患者没有高血压，15% 的患者没有或仅有极少的蛋白尿，15% 的患者既没有高血压，也没有明显的蛋白尿。其他临床表现包括体重过度增长，脉压差增大，眼部病变，如：皮质盲、视网膜剥离及玻璃体出血。

4. 诊断及鉴别诊断

（1）诊断注意要点。

肝酶异常升高定义为高于平均值 3 个标准差。HELLP 综合征 AST 和 ALT 的增加通常不像急性肝炎那么明显，在血小板下降之前。血小板的动态下降表明疾病的进展，如进行性血管内消耗反应。同时，尽管血小板减少的程度与先兆子痫症状的临床程度之间最初往往没有一定的相关性，但与肝酶升高程度密切相关。根据血小板减少的程度，密西西比三重分类系统见表 70。相关研究发现血小板最低点预计在产后平均 23~29 h 内，且血小板计数在产后 6~11 天内可恢复正常。分娩后 96 h 内血小板没有增加，表明该病处于严重的失代偿病程，并有多器官衰竭的风险，在这种情况下，建议进行血浆置换术。

（2）田纳西州分类系统及密西西比州三级分类系统（表 71）。

田纳西州分类系统：①血小板 $< 100 \times 10^9$/L。②LDH > 600 U/L。③AST ≥ 70 U/L。④具有上述 3 个表现中的 2 个。

表 71　密西西比州三级分类系统

分类	指标
1 级	血小板 $< 50 \times 10^9$/L
	AST 或 ALT ≥ 70 U/L
	LDH ≥ 600 U/L
2 级	血小板 50×10^9~100×10^9/L
	AST 或 ALT ≥ 70 U/L
	LDH ≥ 600 U/L

续表

分类	指标
3级	血小板 $100 \times 10^9 \sim 150 \times 10^9 /L$
	AST 或 ALT ≥ 40 U/L
	LDH ≥ 600 U/L

（3）鉴别诊断如表72所示。

表72　HELLP 综合征鉴别诊断

诊断点	HELLP 综合征	血栓性血小板减少性紫癜	溶血性尿毒症性综合征	妊娠急性脂肪肝
主要损害部位	肝脏	神经系统	肾脏	肝脏
妊娠期	中、晚期	中期	产后	晚期
血小板	↓	↓	↓	正常或↓
PT/APTT	正常	正常	正常	↓
肝酶	↑	正常	正常	正常
溶血	+	+	+	+ 或 −
血糖	正常	正常	正常	↓
纤维蛋白原	正常	正常	正常	↓↓
肌酐	正常或↑	↑	↑	↑

注：PT 为凝血酶原时间，APTT 为活化部分凝血活酶时间。

5. 治疗

（1）有指征地输注血小板和使用肾上腺皮质激素。

根据血小板计数及风险因素评估治疗方案。①血小板计数 $> 50 \times 10^9 /L$ 且不存在过度失血或血小板功能异常时，不建议预防性输注血小板或剖宫产术前输注血小板。②血小板计数 $< 50 \times 10^9 /L$ 可考虑肾上腺皮质激素治疗。③血小板计数 $< 50 \times 10^9 /L$ 且血小板计数迅速下降或者存在凝血功能障碍时应考虑备血，包括血小板。④血小板计数 $< 20 \times 10^9 /L$ 时阴道分娩前强烈建议输注血小板，剖宫产术前建议输注血小板。

（2）适时终止妊娠。

①大多数 HELLP 综合征孕妇推荐积极治疗后终止妊娠，若胎儿不成熟且母儿病情稳定的情况下方可在三级医疗机构进行期待治疗。②分娩方式：HELLP 综合征孕妇可

酌情放宽剖宫产术的指征。③请麻醉医师定夺。血小板计数 $> 75 \times 10^9/L$，如无凝血功能障碍和进行性血小板计数下降，可以区域麻醉。

（3）其他治疗。

①对症治疗，多学科管理。②根据病情采用血浆置换和血液透析。③强化重症管理。

（杨锐）

第四节　妊娠期肝内胆汁淤积症

妊娠期肝内胆汁淤积症（intrahepatic cholestasis of pregnancy，ICP）是一种特有的产科妊娠期并发症，常发生于中晚期妊娠，其临床特征是皮肤瘙痒，常见于手掌和足底，以夜间为甚，且多在分娩后迅速消退；其实验室检查异常为血清总胆汁酸（total bile acid，TBA）水平升高，在分娩后血清总胆汁酸可迅速降至正常水平。ICP 对母体是一种良性疾病，但血清胆汁酸可通过胎盘屏障并在胎儿体内及羊水中聚集，可导致死胎、羊水胎粪污染和早产等严重并发症。目前我国已经在 ICP 的诊治中积累了丰富的临床经验，今年由中华医学会更新发布了《妊娠期肝内胆汁淤积症临床诊治和管理指南（2024版）》，需要基层医院对此进一步学习和掌握。

一、病因

病因目前尚未明确，病可能与雌激素、遗传、免疫及环境等因素相关。

1. 雌激素

ICP 多发生在中晚期妊娠、多胎妊娠、卵巢过度刺激病史及既往使用口服避孕药者，研究表明，以上均为高雌激素水平。雌激素可使 Na^+-K^+-ATP 酶活性下降，导致胆汁酸代谢障碍；或使肝细胞膜中胆固醇与磷脂比例上升，胆汁流出受阻；或作用于肝细胞表面的雌激素受体，改变肝细胞蛋白质合成，导致胆汁回流增加。

2. 遗传和环境因素

流行病学研究发现，ICP 发病率与季节有关，冬季高于夏季。此外，ICP 发病率也有显著的地域区别、家族聚集性和复发性，这些现象表明 ICP 可能与遗传和环境有一定关系。

二、高危因素

ICP 发病有明显的地域和种族差异，世界各地的 ICP 发病率有很大差异，从 < 1% 到 27.6% 不等。中国以四川、重庆等长江流域地区发病率最高，2000 年，四川大学华西第二医院住院孕产妇中，ICP 孕妇的占比达 6.0%；2020 年的研究显示，中国 ICP 的发病率为 6.06%。ICP 的高危因素包括孕妇年龄（< 25 岁或 > 35 岁）、妊娠前 BMI（过低或过高）、多胎妊娠、体外受精、剖宫产史、≥ 2 次流产史、乙型肝炎 表面抗原阳性、妊娠期高血压疾病、血小板减少症、高脂血症、妊娠期糖尿病以及既往有肝胆疾病史等。建议临床医师排查 ICP 的高危因素，尤其是在 ICP 高发地区；做好妊娠期宣教、妊娠期保健与评估，监测妊娠期血压、血糖、体重增长出现异常等情况，及时发现和控制高危因素。

三、对母儿的影响

1. 对孕妇的影响

ICP 患者伴发明显的脂肪痢时，脂溶性维生素 K 的吸收减少，导致血液内维生素 K 减少，可导致凝血功能异常，从而引起产后出血。

2. 对胎儿及新生儿的影响

ICP 可导致严重的围产儿并发症，包括胎儿窘 迫、羊水胎粪污染、死胎、早产（包括治疗性和自发性）等。ICP 孕妇死胎的发生率显著高于非 ICP 孕妇。ICP 孕妇死胎的发生与孕妇血清 TBA 水平有关。

2019 年的一项研究证实，与非 ICP 孕妇相比，血清 TBA 水平为 10~39 μmol/L 组与 40~99 μmol/L 组死胎的发生率并无显著差异，而 ≥ 100 μmol/L 组死胎的发生率显著升高，达 3.44%（R^2=30.50，95%CI 为 8.83~105.30）。自发性早产孕妇瘙痒症状会更早出现，并且自发性早产的发生率随着孕妇血清 TBA 水平的升 高而增高，TBA 水平 10~39 μmol/L 和 40~99 μmol/L 时早产的发生率分别为 5.4% 和 8.6%，而 TBA ≥ 100 μmol/L 时早产的发生率显著升高达 18.2%。因此死胎和早产的发生风险与血清 TBA 水平有关，当孕妇血清 TBA ≥ 100 μmol//L 时，死胎和早产的发生风险显著升高。此外，尚有不能预测的突发的新生儿颅内出血等。

四、临床表现

ICP 最初的主要症状为发生在中晚期妊娠（通常在妊娠 30 周以后）的皮肤瘙痒。

常见部位是手掌和足底，但也可能出现在身体其他部位，如脐周及四肢、躯干、颜面部；皮肤瘙痒常于夜间加剧，可能导致失眠、易怒，甚至抑郁。ICP 引起的皮肤瘙痒除了出现皮肤抓痕外，通常无皮疹，但严重的瘙痒可导致皮肤结节性痒疹，可能被误诊为皮疹，瘙痒症状多于分娩后 24~48 h 缓解。此外，皮肤瘙痒发生后的 2~4 周内，部分 ICP 孕妇可出现轻度黄疸，但发生率报道不一，10%~15%。其他少见症状包括腹痛、恶心、呕吐、食欲不振、脂肪泻等。ICP 的临床症状于分娩后 1~3 周内自行消退，这更是 ICP 的临床特点。

五、诊断

根据典型临床症状和实验室检查，ICP 诊断并不困难。但需排除其他导致肝功能异常及皮肤瘙痒的疾病。

1. 临床表现

中晚期妊娠出现皮肤瘙痒，常见部位是手掌和足底，夜间为甚，少数人有黄疸、脂肪痢等不适，在终止妊娠后皮肤瘙痒症状即迅速消失。

2. 实验室检查

（1）血清胆汁酸测定：血清总胆汁酸（total bile acid，TBA）测定是诊断 ICP 最主要的实验室证据，也是评估 ICP 病情及药物治疗效果的重要参考指标。《妊娠期肝内胆汁淤积症临床诊治和管理指南（2024 版）》推荐将空腹血清 TBA $\geq$ 10 μmol/L 或餐后血清 TBA $\geq$ 19 μmol/L 作为 ICP 的诊断标准。

（2）肝功能测定：大多数 ICP 患者的门冬氨酸转氢酶（AST）、丙氨酸转氨酶（ALT）水平可有轻至中度升高，为正常水平的 2~10 倍，一般不超过 1000 U/L，ALT 较 AST 更敏感；部分患者 γ 谷氨酰转移酶（GGT）升高和胆红素水平升高，血清胆红素水平的升高以直接胆红素为主。终止妊娠后肝功能多在 4~6 周恢复正常。血清转氨酶可作为 ICP 诊断的生化参考指标，但不是诊断 ICP 的必要标准。

（3）病毒学检查：诊断 ICP 应首先排除病毒感染，众所周知，各种肝炎病毒亦可导致肝功能的损害。因此需先行检查排除肝炎病毒、EB 病毒及巨细胞病毒感染，以及自身免疫性肝炎等。

（4）肝脏及胆囊超声：急性脂肪肝、胆道结石、肝胆肿瘤可致肝脏损害，表现为肝功能异常及黄疸等，建议行检查排除有无肝脏及胆囊的相关基础疾病；而 ICP 患者肝脏并无特异性改变。

3. ICP 的分度

ICP 进行分度有助于改善围产儿预后。根据孕妇血清 TBA 水平将 ICP 分为轻度、重度和极重度。

（1）轻度 ICP：空腹血清 TBA 水平为 10~39 μmol/L 或餐后血清 TBA 水平为 19~39 μmol/L，临床症状以皮肤瘙痒为主，无明显其他症状。

（2）重度 ICP：血清 TBA 水平为 40~99 μmol/L；血清胆红素水平升高；轻度 ICP 且伴有其他情况，如多胎妊娠、子痫前期、复发性 ICP、曾因 ICP 致围产儿死亡者等情况之一者；早发型 ICP，《妊娠期肝内胆汁淤积症临床诊治和管理指南（2024 版）》推荐将妊娠 28 周设定为诊断早发型 ICP 的时间节点。

（3）极重度 ICP：血清 TBA 水平 ≥ 100 μmol/L。

六、鉴别诊断

ICP 需与非胆汁淤积引起的瘙痒性疾病相鉴别，如妊娠特应性皮炎、过敏反应、尿毒症性瘙痒等。早期妊娠 ICP 应与妊娠剧吐和药物性肝损害相鉴别，中晚期妊娠 ICP 应与病毒性肝炎、自身免疫性肝炎、肝胆石症、肝胆肿瘤、急性脂肪肝、子痫前期和 HELLP 综合征等相鉴别。

七、治疗

治疗目标是缓解瘙痒症状，改善肝功能，降低血胆汁酸水平，延长孕周，改善妊娠结局。

（1）一般处理：因皮肤瘙痒导致夜间休息差者，可予以镇静药物。《妊娠期肝内胆汁淤积症临床诊治和管理指南（2024 版）》推荐，轻度 ICP 每 1~2 周复查 1 次 TBA 水平直至分娩；重度和极重度 ICP 每周复查 1 次 TBA 水平直至分娩。

（2）胎儿监测：建议通过胎动、电子胎心监护（EFM）及超声检查监测胎儿宫内情况，胎儿监测并不能减少死胎的发生，但可以较早地发现胎儿宫内异常情况。胎动是评估胎儿宫内状态最简便的方法，胎动减少、消失等是胎儿宫内缺氧的危险信号，应及时就诊。妊娠 32 周起可每周检查无应激试验（NST）。测定胎儿脐动脉血流收缩期与舒张期比值（S/D 值）对预测围产儿预后有一定意义。产科超声用于监测胎儿生长情况以及胎心监护不确定时的胎儿生物物理评分。

（3）降胆汁酸治疗。

一线用药：熊去氧胆酸（ursodeoxycholic acid，UDCA） UDCA是一种天然亲水性胆汁酸，仅占人体生理胆汁酸的3%~5%；从病理生理学的角度，UDCA可改善胆汁淤积，包括通过抑制内源性疏水性胆汁酸的分泌以降低其水平；通过上调肝脏代谢酶和胆汁酸转运蛋白增加胆汁酸的排泄等。常用剂量为每日1000 mg或为10~15 mg/（kg·d），可分为每天2~3次给药。若用药2周后症状或生化结果仍无改善，可调整药物剂量，最大剂量可达到21 mg/（kg·d）。

二线用药或联合用药：谷胱甘肽前体S-腺苷甲硫氨酸（Sadenosylmethionine，SAMe）也可考虑作为ICP的治疗药物。SAMe通过影响肝细胞膜的构成及流动性，可增强激素代谢产物的甲基化和胆汁排泄。剂量为静脉滴注1 g/d，疗程12~14天；口服500 mg，2次/天。对于已使用最大剂量UDCA治疗后仍然瘙痒难耐的孕妇，可考虑加用SAMe治疗。

（4）辅助治疗。

促胎肺成熟：妊娠37周前终止妊娠者，应给予促进胎肺成熟治疗。

改善瘙痒症状：炉甘石液、薄荷类、抗组胺药物对瘙痒有缓解作用。

预防产后出血：当伴明显的脂肪痢或凝血酶原时间延长时，可补充维生素K，每天5~10 mg，口服或肌内注射。

（5）产科处理。

ICP孕妇会发生突发的不可预测的胎死宫内，因此选择最佳的分娩方式和时机，获得良好的围产结局是对ICP妊娠期管理的最终目的。关于ICP终止妊娠的时机需考虑孕周、病情严重程度及治疗效果等综合判断，遵循个体化评估的原则。

终止妊娠时机：ICP孕妇的终止妊娠时机应综合考虑孕妇TBA水平、孕周、生育史、既往ICP病史和死胎史、产前检查结果、发病孕周等因素。①轻度ICP孕妇于妊娠38~40周告知孕妇继续妊娠或终止妊娠的风险，孕妇权衡利弊后尽可能于妊娠39周后终止妊娠。②重度ICP孕妇于妊娠36~38周终止妊娠。③极重度ICP孕妇于妊娠36周终止妊娠。当存在以下情况时，可考虑妊娠35~36周终止妊娠：①剧烈瘙痒且药物治疗无效。②肝功能持续恶化。③既往有ICP导致妊娠36周前死胎史。妊娠37周前终止妊娠者，应给予促进胎儿肺成熟治疗。

终止妊娠方式：ICP不是剖宫产术指征，建议计划性催引产和阴道分娩终止妊娠。在催引产前可先完善催产素激惹试验（oxytocin challenge test，OCT）评估胎儿宫内耐缺氧能力，产程中应密切监测胎心及宫缩等情况，做好新生儿窒息复苏准备，若出现可疑胎儿宫内窘迫应适当放宽剖宫产指征，行剖宫产术终止妊娠。对于重度和极重度ICP，阴道分娩时应密切胎儿监护，必要时持续电子胎心监护，当电子胎心监护反复出现异常时，可放宽剖宫产术指征。ICP 孕妇阴道分娩和分娩镇痛均按照相应指南执行。

八、产后随访

ICP 孕妇通常在分娩后数日瘙痒症状消失，同时血清 TBA 水平和其他肝功能指标逐渐恢复正常。分娩后应检测产妇血清 TBA 水平和肝功能指标，如果产后 6 周未恢复正常，应转诊肝脏专科医师以评估是否存在潜在肝胆疾病。鉴于雌激素与 ICP 的发病有关，ICP 孕妇产后应谨慎使用雌孕激素复合的避孕药，以避免 ICP 的复发。美国疾病控制与预防中心认为，对于有雌孕激素避孕药相关 ICP 病史或胆汁淤积史的女性，可选择单纯孕激素避孕药，以降低胆汁淤积复发的风险。ICP 孕妇再次妊娠临床大数据回顾性研究证实，ICP 孕妇再次妊娠时复发率高，尤其是早发型 ICP 及重度 ICP 的复发率更高；复发性 ICP 的发病孕周更早、病情更重、妊娠结局更差。《妊娠期肝内胆汁淤积症临床诊治和管理指南（2024 版）》推荐，既往有 ICP 病史者再次妊娠需警惕 ICP 复发；妊娠早期应检测 TBA、肝功能等指标。一旦确诊，应尽早进行妊娠期监测和管理。

（辜莉）

第五节　早产

早产作为产科常见的并发症，在临床中越来越受到关注，据统计早产每年可导致310 万新生儿死亡，已成为新生儿死亡的首要原因。在基层医院早产儿的救治能力有限，早产儿的死亡率相对更高。早产的发生机制仍不明确，它是一种多因素的综合征，可能与妊娠期生活环境，孕妇的心理健康、遗传以及内分泌等多方面因素有关，也有部分早产是特发性的。

一、早产的定义以及分类

早产的上限规定为妊娠小于 37 周的分娩，这是全球统一的标准。而早产的下限设置各不相同，受到经济水平、文化教育、医疗水平以及新生儿的救治能力不同而不同，有些发达国家采用妊娠满 20 周，有些国家采用 24 周或者 26 周，我国幅员辽阔，各地的早产儿救治能力发展参差不齐，有些地区救治早产儿水平已达到发达国家水平，但有些地区仍需要继续提升。目前我国早产下限采用的是中华医学会妇产科学分会产科学组在 2024 年发表的《早产临床防治指南》中的标准，即妊娠满 28 周或新生儿出生体重 ≥ 1000 g。同时最新指南根据早产孕周进一步将早产分为超早产（妊娠 < 28 周分娩）、极早产（妊娠 28~32 周的分娩）、中期早产（妊娠 32~34 周的分娩）、晚期早产（妊娠 34~37 周的分娩）。不同孕周早产率不同，目前四种早产的构成比约为：晚期早产占70%，中期早产占 13%，极早产占 12%，超早产占 5%。目前统计我国的早产率约为 6.4%，基层医院的早产率更高。

早产分为两大类，分别是自发性早产和治疗性早产。自发性早产是多种因素综合作用的结果，危险因素尚不完全明确。2023 年我国一项单胎妊娠自发性早产的影响因素研究表明，单胎妊娠自发性早产的因素可能是孕妇生育年龄、人工流产次数、妊娠期合并症（高血压、糖尿病等）、妊娠并发症（胎膜早破）以及宫颈管长度。治疗性早产是因为妊娠合并症和（或）并发症危及母胎安全，为了保障孕妇及胎儿的安全，人为采取措施提前终止妊娠而出现的早产。近年来，我国治疗性早产数量逐渐上升，其中妊娠期高血压疾病产生的治疗性早产占比最大。而治疗性早产的高危因素主要是孕妇妊娠前BMI、分娩孕周、孕产次、人工流产次数等。

二、早产的高危因素

高危因素主要分为两大类，一是母体因素，另一是医源性因素。

1. 母体因素

（1）孕妇年龄（< 17 岁或 > 35 岁）。

（2）孕妇不良嗜好：抽烟或者吸毒。

（3）孕妇过度消瘦或肥胖，体质量指数（BMI）< 18.5 kg/m^2 或 > 28.0 kg/m^2。

（4）孕妇心理因素：承受巨大的心理压力。

（5）孕妇社会经济地位低下。

（6）孕妇未定期产检或未产检。

2. 医源性因素

（1）孕妇阴道分泌物中查见胎儿纤维粘连蛋白。

（2）阴道超声检查：中期妊娠宫颈长度缩短（< 25 mm）者。

（3）孕妇有晚期流产和（或）早产史。

（4）生殖道和（或）泌尿道感染者。

（5）子宫颈机能不全者（宫颈手术史或原发性宫颈机能不全者）。

（6）子宫形态异常者。

（7）孕妇通过辅助生殖助孕。

（8）多胎妊娠。

（9）胎儿发育异常或者羊水量异常。

（10）妊娠间隔时间短者。妊娠间隔时间小于 18 个月，早产风险较高。

（11）妊娠期出现合并症或者并发症。

（12）出现早产征象者，如阴道流血。

三、早产的筛查与预测

早产的高危因素多，病因不明确，可能同时出现多种因素混合影响，至今仍然没有一种方法能够对早产进行准确的预测。目前预防早产有临床应用价值的指标，不管是物理指标或者生化指标，各有其不同的灵敏度和特异度，很少有能够达到有临床应用价值的指标。

在临床中，首先我们得判断哪些人是早产的高危人群。像上述所写的具有高危因素的人群，比如既往有早产史、子宫颈手术史、人工流产次数大于 2 次、自身有子宫畸形、本次妊娠为多胎妊娠等孕妇，我们产检过程中需要进行早产筛查。其中，既往自发性早产史是最大的危险因素，复发概率为 31.6%。所以，对于高危人群进行有效的筛查，必要时进行有效的治疗，从而改善早产结局。

医院中常用于筛查早产的指标主要有经阴道超声测量子宫颈长度（CL）、子宫颈阴道分泌物中的胎儿纤维粘连蛋白（fetal fibronectin，fFN）；同时还有国内外报道的磷酸化胰岛素样生长因子结合蛋白 1（phosphorylated insulin-like growth factor binding protein，phIGFBP-1）、胎盘 α 微球蛋白 1（placental alpha microglobulin 1，PAMG-1）。

1. 经阴道超声测量子宫颈长度

1986 年，迈克尔斯等人首次提出 CL 与早产的发生相关，目前经阴道超声测量子宫颈长度仍是临床中最常用的预防早产的办法。不管是单胎还是双胎，高危早产宫颈长度的截断值均是 25 mm。CL 越短，早产风险越大。单胎妊娠经阴道超声评估时间在妊娠

16~24 周之间，双胎妊娠则提前至妊娠 14 周开始。而没有早产症状的孕妇，常规宫颈长度的筛查也不建议超过妊娠 24 周，因为早产的治疗通常在妊娠 24 周之前进行。

2. 子宫颈阴道分泌物中的胎儿纤维粘连蛋白

1991 年，洛克伍德等首次提出中晚期妊娠子宫颈阴道分泌物中的 fFN 可以识别具有早产高风险的孕妇，随后 fFN 被美国食品药品监督管理局（Food and Drug Administration，FDA）批准用于早产的预测。fFN 在早中期妊娠浓度很低，随着预产期的临近，浓度升高。fFN 在绒毛膜和蜕膜界面发生炎症或机械破坏时，能在宫颈阴道阴道分泌物查见，因此与早产的风险有关。但存在阴道流血、消毒液、性交等因素时，fFN 的检测结果会受其影响，因而检测时应避免。

国外相关指南指出，单独使用一种检测方法预测早产的准确度较低，建议可将经阴道超声测量子宫颈的长度与生物标志物相结合的方法以提高预测早产的能力。当与经阴道超声测量子宫颈的长度联合使用时，fFN 可能对 CL 为 20~29 mm 的孕妇最有用，试验阴性可能不需要治疗，而试验阳性则表明需要干预。

四、早产的诊断

早产临产：妊娠 28~37 周，出现规律宫缩伴宫颈管进行性缩短，宫口扩张。规律宫缩是指每 20 min 出现 4 次宫缩，或每 60 min 出现 8 次宫缩，宫颈管进行性缩短是指宫颈缩短 ≥ 80%。

先兆早产：妊娠 28~37 周，出现上述规律宫缩，但宫口未扩张，经阴道超声测量宫颈长度 ≤ 20 mm。

五、早产的预防措施

1. 一级预防

一级预防主要是针对具有母体高危因素的人群而采取的初级措施。政府及妇幼系统多部门协作，进行健康宣传，提倡适龄生育，开展教育宣讲，针对高危人群进行相应的指导。纠正不良习惯，戒烟戒酒、合理膳食、适当运动等，保持正常的体质量指数；同时开展心理评估，有抑郁及焦虑的人群进行心理干预，避免在妊娠期加重病情。

2. 二级预防

二级预防主要针对妊娠期具有高危因素的孕妇，同时根据其妊娠期症状及检查结果，进行早期识别，早期处理。初次产检详细询问病史，排查出高危人群；后续产检中针对高危人群制订相应的个体化产检方案。在高危孕妇未出现早产症状前，有效采取预防措施，比如使用孕激素治疗、子宫颈环扎术、子宫托、抗生素的使用等。

（1）孕激素的使用。

目前我国使用预防早产的孕激素根据用药途径不同可分为三类：口服、阴道给药以及肌内注射。口服的孕激素给药方便，但可能伴随一些副作用，比如头晕、阴道干涩等，该种方式在临床应用广泛。阴道给药的孕激素，主要用于出现宫颈缩短时，可减缓子宫颈缩短的速度。肌内注射的孕激素是 17-α-羟基孕酮己酸酯（17-OHPC，简称"17P"），17P 是目前唯一获得 FDA 批准用于预防复发性早产的药物。但近年来的研究提出了相反的结果，目前 17P 在我国没有广泛使用，是因为它在预防早产方面的有效性缺乏循证医学证据，同时使用方式复杂。

对有早产或晚期流产史者，推荐妊娠 16 周开始阴道用微粒化孕酮 200 mg/d，或阴道用孕酮凝胶 90 mg/d，至妊娠 36 周。对于无早产史，但妊娠 24 周前经阴道 超声检查发现子宫颈缩短（CL ≤ 25 mm）者，推荐阴道 用微粒化孕酮 200 mg/d，或阴道用孕酮凝胶 90 mg/d，至妊娠 36 周。

在双胎早产预防性治疗中，指南推荐妊娠 16~24 周阴道超声提示宫颈长度 ≤ 25 mm 的孕妇，每日可阴道使用孕酮 400 mg 预防自发性早产。

（2）子宫颈环扎术。

孕妇出现子宫颈机能不全（cervical incompetence，CIC）时，子宫颈环扎术是针对 CIC 唯一有效的术式。宫颈环扎术已被证明能降低高风险人群中反复自发性早产的风险，但机制尚不完全清楚。子宫颈环扎术根据手术路径不同、手术时机不同、紧急程度不同而分类不同。临床中，根据孕妇的病史、症状及确诊时间，选择个体化的治疗方案。不管哪种方案，均力求环扎部位尽量高位。国外有研究表明，与低位和高位阴道环扎术相比，经腹部宫颈环扎术更能减少既往阴道环扎术失败的女性的自发性早产和妊娠丢失。对于既往有经阴道环扎失败史的女性，在接下来的妊娠中，接受阴道环扎手术的女性宫颈随时间缩短并呈漏斗状，而接受经腹环扎手术的女性宫颈长度得以维持。妊娠前进行的经腹环扎手术比妊娠后手术的宫颈长度更长。

宫颈长度测量通常用于监测高风险女性。当在妊娠 16~24 周测得 CL < 25 mm 时：①既往有自发性早产史或晚期流产史的孕产妇，需要告知患者目前存在的风险，结合其偏好选择预防性子宫颈环扎术或预防性阴道孕酮。②既往有未足月胎膜早破史或子宫颈

手术史，建议行预防性子宫颈环扎术。

对于双胎妊娠，目前国际上使用子宫颈环扎术预防早产的研究仍不一致。我国指南推荐宫颈长度＜ 15 mm 或宫颈扩张＞ 10 mm 的双胎孕妇进行宫颈环扎术能获得较大收益。

（3）子宫托。

子宫托目前在预防早产中使用较少，它通过改变子宫颈的朝向来减轻宫颈内口受到的压力，从而预防及减缓早产。但在目前研究表明使用子宫托对于降低早期早产率并没有明显效果。

（4）抗生素的使用。

炎症和感染是早产发病原因中重要的因素。在妊娠期间需警惕泌尿生殖道的感染。当出现阴道分泌物异常时，研究表明使用抗生素可降低自发性早产率和低出生体质量率。

（5）阿司匹林的应用。

经过多项国内外的试验及研究表明，在早产高发地区，妊娠 12 周后可给予低剂量阿司匹林口服，预防早产。

3. 三级预防

当早产不可避免时，积极采取措施延长孕周，争取促肺成熟时间以及早产儿转运时间。目前我国早产药物主要是宫缩抑制剂的使用、硫酸镁保护胎儿脑神经、抗生素的使用以及糖皮质激素促进肺成熟。

六、早产的治疗

1. 宫缩抑制剂的使用

（1）适应证：只适用于延长孕周对于母胎有益的情况下。有严重妊娠期合并症和（或）并发症时禁止使用，包括重度子痫前期、子痫、死胎、宫内感染、严重胎儿畸形等禁用宫缩抑制剂。

（2）目的：防止即刻早产，为促肺成熟以及早产儿转运争取时间。

（3）分类：①钙通道阻滞剂：基层医院常用的是硝苯地平，硝苯地平通过选择性地抑制钙离子内流，使细胞质内的钙减少，松弛子宫平滑肌，有效地减少宫缩。有研究表明，硝苯地平能有效减少宫缩，治疗早产，给药途径方便并且不良反应少，对孕妇及新生儿无明显不良影响，可作为治疗早产的首选药物。常用的给药途径是口服，起始剂量设定为 20 mg。随后，需要根据宫缩的具体情况适时调整剂量，每次剂量为 10~20 mg，每 6~8 h 给药一次。用药过程中，需要监测孕妇血压，防止出现低血压、头晕等不适。同时有文献报道，避免使用硝苯地平与硫酸镁联合使用，因其可能出现低血压、低血钙和心脏抑制风险。②前列腺素抑制剂：常用药物为吲哚美辛，可经直肠给药，也可经口服给药。起始剂量通常为 50~100 mg，之后每 6 h 追加 25 mg，持续用药时间为 48~72 h。该药物的作用机制是抑制环氧合酶的活性，进而减少花生四烯酸向前列腺素的转化，从而达到抑制子宫收缩的效果。该药物具有穿透胎盘的能力，若长期大剂量使用，可能会导致妊娠 32 周后的胎儿出现动脉导管提前闭合的情况，进而引发肺动脉高压。因此，建议仅在妊娠 32 周前的阶段内选用此药物。吲哚美辛还能减少胎儿肾脏血流量，造成羊水减少，使用药物期间需要监测羊水量。孕妇可能出现胃肠道反应，比如恶心、胃食管反流、胃痛等。③ β_2 肾上腺素受体激动剂：常用药物为利托君，其起始剂量设定为 50~100 μg/min，静脉滴注。之后，每 10 min 可适当增加剂量 50 μg/min，直至宫缩完全停止，但需要注意，最大使用剂量不应超过 350 μg/min，且持续用药时间总计不超过 48 h。利托君通过与 β_2 肾上腺素受体结合而发挥作用，有效降低子宫平滑肌的收缩能力，减少宫缩，从而达到保胎的效果。然而，该药物受体选择性相对较弱，在兴奋 β_2 肾上腺素受体的同时，也会刺激 β_1 肾上腺素受体，因此孕妇在用药期间可能出现心率加快、血糖上升、血钾水平下降等明显副作用，严重时甚至可能导致肺水肿、心力衰竭等危及母儿生命的状况。在用药过程中，医护人员就需要严密监测孕妇的不适感受及心率变化，并严格控制液体摄入量，每日不超过 2000 mL，以预防肺水肿的发生。若孕妇出现心率加快，且心率超过 120 次 / 分，应适当减缓输液速度或停止用药。若心率超过 140 次 / 分，或伴有胸痛症状，应立即停药，并采取必要的医疗措施。一项 Cochrane 研究文献报道利托君使用时长在 48 h 内可以降低 33% 的早产风险，然而延长使用至 7 天早产风险仅降低 37%，因此延长利托君的使用时间并没有能更多地降低早产风险，反而可能引起孕妇及胎儿的不良反应。文献报道，该药物可以透过胎盘，直接刺激胎儿心肌引起心动过速，尤其是孕妇伴有高血糖情况下，诱导新生儿高胰岛素血症和低血糖反应，目前对于胎儿这些不良反应的远期临床意义尚不清楚。故妊娠合并心脏病、高血压、未控制的糖尿病、重度子痫前期、双胎妊娠的患者慎用或禁用。④缩宫素受体拮抗剂：主要是阿托西班，通过可逆性竞争性结合子宫缩宫素受体，使得子宫平滑肌的收缩和兴奋作用降低，达到抑制宫缩的效果。且研究表明药物透过胎盘相对较少，未证实对胎儿安全存在危险。既往临床上使用阿托西班，因为价格昂贵，大部分患者放弃使用，近年来药物价格大幅度下降，成为更多患者的选择。该药物的起始剂量为 6.75 g，快速静脉推注，随后以 18 mg/h 滴速静脉滴注，持续 3 h，接着以 6 mg/h 滴速缓慢静脉滴注，持续 45 h。

2. 硫酸镁的使用

硫酸镁是一种在临床中使用很久的药物，既往常常用于抑制宫缩，防治早产。近年来不断有研究表明硫酸镁对于早产本身的治疗没有明显效果，但可以降低早产儿脑瘫发生率以及脑瘫的严重程度。动物实验也说明镁离子可以通过胎盘和血脑屏障发挥胎儿神经系统保护作用。目前研究表明，硫酸镁可降低早产儿的脑瘫风险并减轻其严重程度。因此，建议对于预计将在 34 周前早产的孕妇，常规使用硫酸镁作为胎儿中枢神经系统的保护剂。初始负荷剂量为 4 g，静脉注射，持续 20~30 min，随后以 1 g/h 滴速静脉滴注，持续 24 h 或直至分娩发生；若 24 h 后仍未分娩，可停止使用硫酸镁；而当产程再次启动时，可考虑重复使用。最新研究显示，大剂量的镁离子可直接作用于子宫平滑肌，通过拮抗钙离子来抑制钙离子对肌细胞的收缩活性，从而抑制子宫收缩，但一般用药时间不建议超过 48 h。

3. 糖皮质激素的使用

2017 年我国早产儿呼吸窘迫综合征（respiratory distress syndrome，RDS）流行病调查协作组对于早产儿的研究指出，胎龄 32 周前使用糖皮质激素后早产儿 RDS 发生率和死亡率均明显低于未使用组，因此，使用糖皮质激素在一定程度上可以改善早产儿的预后。建议对孕周小、胎儿体质量偏轻、胎儿生长受限伴有早产风险的孕妇应积极给予糖皮质激素治疗。

目前有效的糖皮质激素主要有地塞米松及倍他米松。基层医院使用较多的是地塞米松，对于妊娠小于 34 周的孕妇，若预估将在 1 周内发生早产或已进入早产临产阶段，推荐给予一个疗程的治疗。若在接受治疗后超过 1~2 周仍未分娩，且再次面临小于 34 周的早产风险，可考虑给予第二个疗程的治疗，但通常不建议实施第三个或更多疗程的治疗。对于妊娠 34~36 周的孕妇，应在充分尊重并获取患者及其家属的知情同意后，考虑使用此类治疗。用法：倍他米松 12 mg，肌内注射，每 24 h 重复 1 次，共 2 次；地塞米松 6 mg，肌内注射，每 12 h 重复 1 次，共 4 次。若孕妇已进入临产阶段，无法完成整个疗程，也应立即开始药物治疗，并持续至分娩。

4. 抗生素的使用

国内外研究表明，抗生素使用推荐于胎膜早破及有 B 族链球菌感染的早产，并不作为常规推荐预防使用。不推荐使用抗生素预防胎膜完整的自发性早产。

七、早产的产时处理及分娩方式

基层医院救治早产儿能力有限，对于孕周 < 32 周的早产儿更需要转诊至有救治能力的医疗机构分娩，早期识别早产的表现尽早使用预防早产药物，为转运及促胎肺成熟赢得时间，提高早产儿的存活能力。如已出现早产临产，产程中严密监测胎心，早期识别胎儿宫内窘迫，尽早处理；可实施椎管内麻醉行镇痛分娩；尽可能阴道分娩，根据胎位、产程中的情况决定是否实施剖宫产。不常规进行会阴侧切，不支持没有指针的产钳等阴道助产。有研究表明，早产儿出生后脐带挤压与延迟断脐均可升高早产儿生后血压、血红蛋白水平，降低氧疗率，且未明显增加不良结局。脐带挤压是指待胎儿娩出后，断脐前将脐带内的血液缓慢地挤压流向早产儿腹部，再行脐带结扎。而延迟断脐可延长30~120 s 再断脐带。对于胎龄 28~36 周的早产儿，紧急情况下可选择用脐带挤压来进行胎盘输血。

（曾亚敏）

第六节　妊娠期急性脂肪肝

妊娠期急性脂肪肝（acute fatty liver of pregnancy，AFLP）是妊娠期一种罕见的肝脏疾病，发病率极低，1 ：20000~1 ：7000，常常于晚期妊娠及分娩初期发病，出现明显的消化道症状、肝功能异常甚至急性肝功能衰竭和凝血功能障碍，可对母儿生命安全造成严重威胁，主要特点为起病急、病情重、进展快、诊断困难，并伴随严重的母儿合并症，因此母儿死亡率一直居高不下。近些年来，随着医学诊疗的进步，以及产科高危妊娠的早期识别、早期诊断、早期处理的意识不断增强，还有医疗机构内多学科团队的共同诊疗模式的不断深入，该病母儿死亡率较前明显下降。

一、妊娠期急性脂肪肝（AFLP）的病因

目前 AFLP 发病的确切机制尚不明确，但据相关研究，主要病因可能与胎儿脂肪酸氧化缺陷（fatty acid oxidation defects，FAOD）、妊娠激素水平变化、氧化应激、某些病原微生物的感染等因素相关。此外，多胎妊娠、初产妇及胎儿性别为男性的孕妇中AFLP 发病率增加，妊娠期高血压疾病和胎儿生长受限是中国人群发生 AFLP 的危险

因素。

1. 胎儿脂肪酸氧化缺陷（fatty acid oxidation defects，FAOD）

妊娠期急性脂肪肝（AFLP）与胎儿脂肪酸氧化酶（FAOD）相关，FAOD 可能由多种遗传和获得性因素诱发。其中，胎儿的长链 3- 羟基酰基辅酶 A 脱氢酶（long chain 3 hydroxyl coenzyme A dehydrogenase，LCHAD）缺乏最常与 AFLP 有关，同时 LCHAD 缺乏症也是 AFLP 被研究的最多危险因素之一。胎儿纯合子 LCHAD 缺乏导致无法对脂肪酸进行线粒体 β- 氧化，导致从胎儿循环到母体循环的长链 3- 羟基脂肪酸的积累。胎儿杂合子 LCHAD 状态的母体因素、胎盘释放长链 3- 羟基脂肪酸、妊娠期脂肪酸产生增加以及母体脂肪酸 β- 氧化减少（尤其是在晚期妊娠）也可能有助于 AFLP 的发病机制。LCHAD 引起母体肝细胞线粒体中的脂肪酸积累产生活性氧和微泡性脂肪浸润，活性氧（reactive oxygen species，ROS）自由基激活炎症反应、肝细胞坏死，最终引起 AFLP。此外，编码线粒体功能蛋白的某些基因突变以及参与脂肪酸氧化的其他酶缺乏，可能是引起 AFLP 发展的原因。

2. 妊娠期激素水平变化

女性妊娠期激素的变化可能会改变线粒体氧化能力，母体激素敏感性脂肪酶（存在于脂肪组织、肾上腺、性腺、心脏和骨骼肌中）的活性会增加，再加上妊娠期胰岛素抵抗，导致母体血液中被分解为游离脂肪酸的甘油三酯水平增加。这些游离脂肪酸被胎儿和胎盘代谢，但代谢受阻时，代谢的中间产物可能在胎盘和母体血液中积累，随着毒性代谢中间产物在母体肝细胞中积累，脂肪酸及其代谢物在母体血液中的积累所产生的脂肪毒性创造了 ROS 增加的环境，导致母体急性肝功能衰竭，这可能表现为 AFLP。如果患者在此基础上，又存在感染、子痫前期等高危因素，则较容易诱发 AFLP 的发生。

3. 氧化应激

AFLP 的一个重要发病机制是活性氧介导的线粒体凋亡。AFLP 患者体内脂肪酸水平升高，肝细胞摄取脂肪酸过多，ROS 的过量表达会触发线粒体 DNA 突变，从而导致肝细胞凋亡。

二、妊娠期急性脂肪肝（AFLP）临床表现及筛查

1. AFLP 的临床症状

多数发生在晚期妊娠，表现为恶心、呕吐，上腹部不适，进行性黄疸甚至出现烦渴

或多尿等，其中最突出的特征是持续的厌食、恶心、呕吐和腹痛，通常持续数天。病情继续进展可累及身体的多个器官系统，出现低血糖、凝血功能异常、肺水肿、肝肾衰竭、腹腔积液、意识障碍、肝性脑病等。可发生胎儿窘迫甚至死胎。

2. 辅助检查

（1）实验室检查：白血病计数升高、血小板计数减少、转氨酶升高、高胆红素血症（出现胆酶分离现象）、PT延长或凝血功能障碍、血氨升高、血肌酐升高、血糖异常（常表现为低血糖）

（2）影像学检查：超声可发现弥漫性肝实质回声增强，CT检查提示密度降低，脂肪变性，也有部分患者可见腹水。但部分早期患者影像学改变不明显，影像学检查有一定假阴性率，其主要意义在于排除其他肝脏疾病。

（3）肝穿刺活检：表现为弥漫性的肝细胞小泡样脂肪变性，炎症及坏死不明显。

3. AFLP的筛查

妊娠期急性脂肪肝临床管理指南建议高危孕妇在妊娠35~37周时门诊产检筛查，指南推荐将血常规、肝功能和凝血功能检查作为门诊筛查的一线指标，对门诊首次筛查可疑的孕妇宜尽快再次进行上述指标的复查，尽早识别AFLP。

三、妊娠期急性脂肪肝（AFLP）的诊断及鉴别诊断

1. AFLP的诊断

AFLP的诊断以临床诊断及实验室检查为主，但需排除重型肝炎、药物性肝损伤等。肝穿刺活检是诊断AFLP的标准，但为有创性操作，临床很少使用，故不作为必需的诊断依据。目前临床上常使用2002年推出的Swansea标准进行诊断。Swansea诊断标准包括4个方面（临床症状、生化指标、超声检查、肝组织活检），14个条目（表73），符合6个及以上的条目诊断为AFLP。

表73 Swansea 诊断标准

类别	诊断标准
临床症状	呕吐
	腹痛
	烦渴或多尿
	肝性脑病

类别	诊断标准
生化指标	胆红素 > 14 μmol/L（0.8 mg/dL）
	血糖 < 4 mmol/L（72 mg/dL）
	尿酸 > 340 μmol/L（5.7 mg/dL）
	白细胞计数 > 11 × 10⁹/L
	转氨酶 > 42 U/L
	血氨 > 47 μmol/L（27.5 mg/dL）
	血清肌酐 > 150 μmol/L（1.7 mg/dL）
	PT > 14 s 或 APTT > 34 s
超声检查	腹水或明亮肝
肝组织活检	微泡性脂肪变性

注：表中所有指标的异常以检测实验室所定标准进行界定，符合 6 个及以上的条目诊断为 AFLP；AFLP 表示妊娠期急性脂肪肝；PT 表示凝血酶原时间；APTT 表示部分凝血活酶时间。

2.AFLP 的鉴别诊断

（1）病毒性肝炎：血清病毒标志物为阳性，转氨酶水平更高。

（2）HELLP 综合征：有子痫前期史，且无明显氮质血症的表现。

（3）妊娠期肝内胆汁淤积症：以皮肤瘙痒为主要表现，血清胆汁酸升高，但无明显消化道症状及凝血功能障碍。

四、妊娠期急性脂肪肝（AFLP）的处理

妊娠期急性脂肪肝一旦确诊，应当加强支持治疗，维持内环境稳定，尽快终止妊娠。

1. 产科处理

尽快终止妊娠是改善母儿预后的关键。但应考虑每个病例的分娩时间和方法，尽管对最佳分娩方法尚未达成共识，但一旦诊断为妊娠急性脂肪肝，应及时安全地分娩胎儿。阴道试产适用于病情相对较稳定、已临产、无胎儿窘迫征象者、估计短时间能阴道分娩，或者对于伴有严重凝血功能异常的 AFLP 孕妇可考虑经阴道分娩。若估计在短时间内无法经阴道分娩或子宫颈条件不良者应积极改善凝血功能后，尽快剖宫产终止妊娠。术前建立快速反应多学科团队，包括但不限于产科、新生儿科、麻醉科、ICU、感染科、输血科、检验科等相关科室。将肝功能、凝血功能、分娩紧急性及全身情况作为麻醉选择

的主要考虑因素，同时也应考虑到与急性肝衰竭相关的并发症。制订产科管理计划时要考虑的因素包括孕妇疾病的严重程度和相关其他合并症、胎儿状态、实验室指标、孕妇既往病史、分娩进展和术者经验等，最终由相关科室共同评估和制订 AFLP 孕妇的手术及麻醉方案。

2. 对症支持处理

（1）维持内环境稳定，补充能量及蛋白质。

（2）监测血糖情况，防止低血糖发生。

（3）纠正凝血功能异常，预防产后出血。

（4）预防感染，合理使用肝肾毒性低的抗生素。

（5）多学科协作，采用血液制品、人工肝、静脉滤过等方法防治肝性脑病、肾衰竭、感染等并发症。

（6）AFLP 的发病机制与肝细胞大量坏死导致各种毒素积累、必需因子合成减少和内毒素诱导的细胞因子风暴后的急性肝衰竭有关。人工肝的作用被认为是通过去除循环内毒素，替代正常的凝血因子和蛋白质，中断凝血功能障碍，并最终改善肝功能来实现的。重症 AFLP 孕妇人工肝治疗的应用指征：中枢神经系统障碍加重，如出现感知异常或者昏迷；持续的凝血功能障碍，需要持续输注大量的血浆、红细胞或者冷沉淀；严重的肾功能障碍导致水电解质紊乱；心肺功能进行性下降；持续的体液紊乱，包括大量腹水、水肿、少尿或无尿和（或）体液超负荷。达到以上一项情况时，即应立即开始人工肝治疗。

五、妊娠期急性脂肪肝（AFLP）的预后

AFLP 是一种胎源性疾病，妊娠终止前病情无法缓解，属于产后自限性疾病。大部分 AFLP 患者的临床症状及各项实验室指标，如血常规、肝肾功能和凝血功能等可在产后数周后逐渐恢复正常，一般不留后遗症，但围产期应警惕并发症的发生，部分 AFLP 患者在终止妊娠后可能出现病情进一步加重，甚至危及患者生命。常见并发症包括急性肾功能不全、凝血功能障碍及多器官功能衰竭，若发生多器官功能衰竭，多数预后不良。

随着对妊娠期急性脂肪肝病理生理学认识的进步，对高危患者的检测可能会得到改善，并有助于早期识别和积极干预，从而改善母体和胎儿的结局。早期诊断和转诊至经验丰富的三级医疗机构有助于改善管理，降低发病率和死亡率。产科和麻醉管理策略需要个体化考虑患者身体素质、合并症、临床病程和预期的疾病轨迹。因此，对

AFLP 孕妇如何有效地进行个体化管理十分重要，其关键是对疾病进展及转归的提前预测，这也有利于我们后续的诊断及治疗。同时建议将术后凝血酶原活动度（prothrombin activity，PTA）、血清总胆红素（total bilirubin，TBil）、血小板计数、血清肌酐作为评估 AFLP 孕妇预后重要指标。对于术后上述指标持续异常或终止妊娠 1 周后仍无恢复趋势的 AFLP 孕妇应当纳入预后不良的重点人群进行 MDT 共同评估，条件适合者可进行肝移植治疗。

（许洪梅）

第七节　过期妊娠

一、定义

过期妊娠（postterm pregnancy）：凡是月经周期规则者，妊娠达到或者超过 42 周但未临产即称为过期妊娠。如果初产妇发生过期妊娠后，其胎儿死亡概率较经产妇危险性更高，严重者可导致胎儿窘迫、羊水量减少、分娩困难及产道损伤等不可预估风险存在，医患双方均应引起高度重视，患方积极就医诊疗，医方应尽职尽责维护母儿安全。

二、病因

目前病因暂不明确，可能与头盆不称、内源性前列腺素、雌激素水平不足、孕激素过多、妊娠末期胎儿肾上腺皮质功能低下或者遗传因素等有关。

1. 胎盘因素

常见的有胎盘功能正常者、胎盘功能减退者。

2. 胎儿因素

正常生长者占大多数，如巨大儿。生长障碍者，因胎盘功能异常导致胎儿不再增长，而呈"小老人"外貌，如胎儿过熟综合征，典型表现为皮肤干燥、松弛、起皱、脱皮，其中脱皮主要以四肢掌心明显；身体瘦长、胎脂消失、皮下脂肪减少，主要为消耗状，头发浓密，指（趾）甲长；新生儿睁眼、异常警觉和焦虑等。胎儿生长受限者，小样儿与过期儿共存，更为增加围产期新生儿死亡率。

3. 羊水因素

妊娠周期大于等于 42 周后，羊水量急剧减少，如果 38 周时羊水约 1000 mL，40 周时羊水约 800 mL，而 42 周时羊水骤减约为 300 mL。此时羊水粪染率明显增高，胎儿宫内窘迫占比数也明显增加。

三、对母体和围产儿的影响

1. 对母体的影响

产程延长、难产率增加，中转剖宫产手术占比增加，母体产伤及感染病率也明显增加。

2. 对围产儿的影响

常见的胎儿过熟综合征、急慢性胎儿宫内窘迫、胎儿胎粪吸入综合征、新生儿窒息、新生儿吸入性肺炎、围产儿局部或者全身感染等患病率均明显增加。

四、诊断

按照末次月经或者早期妊娠彩超核实孕周即可，关键须确定胎盘功能正常与否。该诊断明确，无须鉴别。

五、处理原则

根据宫内胎儿安危状态、胎儿大小、宫颈 Bishop 评分等因素，选择合适的分娩方式，尽量以母胎安全为主。

六、治疗方式

1. 促进宫颈成熟

评估胎儿无高危因素且可经过阴道试产者，但宫颈 Bishop 评分低，与患方充分沟通后选择合适的促宫颈成熟药物。（目前常见的促进宫颈成熟药物有：米索前列醇片剂，米索前列醇阴道片，地诺前列酮栓，宫颈双球囊等）

2. 引产方式

临床上待自然或者药物干预后宫颈成熟（即宫颈 Bishop 评分大于等于 7 分），便可以开始引产处理，常用的方式有低剂量缩宫素诱发宫缩直至临产，或者酌情可先人工破膜后再次根据产程进展情况予以缩宫素处理。

3. 产程处理

产程开始后，采取产妇左侧卧位（病情允许情况下，也可因产妇个人采取其他舒适体位），间断吸氧；产程中建议连续电子胎心监护，注意胎心变化和产程进展评估，建议必要时根据母体或者胎儿情况积极转为剖宫产手术。

4. 手术处理

对于过期妊娠，当评估胎盘功能减退、宫内胎儿储备能力下降、母体合并症多等多因素时，结合当地医疗设备及条件等因素，可酌情适当放宽剖宫产手术指征。

5. 围手术期提示

胎儿娩出前，临床医师应评估胎儿产后需要抢救的风险因素，并结合当地产科诊疗条件，必须要时积极请求儿科医师协助新生儿处理，评估风险过高时，如果孕妇情况允许可以尽早转院，以尽力追求母儿平安最大化。

（韩振文）

参考文献

［1］ Fejzo MS，Trovik J，Grooten IJ，et al. Nausea and vomiting of pregnancy and hyperemesis gravidarum［J］. Nat Rev Dis Primers，2019，5（1）：62.

［2］ McParlin C，O'Donnell A，Robson SC，et al. Treatments for hyperemesis gravidarum and nausea and vomiting in pregnancy：a systematic review［J］. JAMA，2016，316（13）：1392-1401.

［3］ Matthews A，Haas DM，O'Mathúna DP，et al. Interventions for nausea and vomiting in early pregnancy［J］. Cochrane Database Syst Rev，2015，2015（9）：CD007575.

［4］ 中华医学会妇产科学分会产科学组. 妊娠剧吐的诊断及临床处理专家共识（2015）［J］. 中华妇产科杂志，2015，50（11）：801-804.

［5］ Erick M，Cox JT，Mogensen KM. ACOG practice bulletin 189：nausea and vomiting of pregnancy［J］. Obstet Gynecol，2018，131（5）：935.

［6］ Bustos M，Venkataramanan R，Caritis S. Nausea and vomiting of pregnancy - What's new?［J］. Auton Neurosci，2017，202：62-72.

［7］ Patil CL，Abrams ET，Steinmetz AR，et al. Appetite sensations and nausea and vomiting in pregnancy：an overview of the explanations［J］. Ecol Food Nutr，2012，51（5）：394-417.

［8］ Derbent AU，Yanik FF，Simavli S，et al. First trimester maternal serum PAPP-A and free β -HCG levels in hyperemesis gravidarum［J］. Prenat Diagn，2011，31（5）：450-453.

［9］ Sanu O，Lamont RF. Hyperemesis gravidarum：pathogenesis and the use of antiemetic agents［J］. Expert Opin Pharmacother，2011，12（5）：737-748.

［10］ Zhang C，Kaye JA，Cai Z，et al. Area postrema cell types that mediate nausea-associated behaviors［J］. Neuron，2021，109（3）：461-472.

［11］ Tareen AK，Baseer A，Jaffry HF，et al. Thyroid hormone in hyperemesis gravidarum［J］. J Obstet Gynaecol（Tokyo 1995），1995，21（5）：497-501.

［12］ Yoneyama Y，Suzuki S，Sawa R，et al. Plasma adenosine concentrations increase in women with hyperemesis gravidarum［J］. Clin Chim Acta，2005，352（1-2）：75-79.

［13］ Corey LA，Berg K，Solaas MH，et al. The epidemiology of pregnancy complications and outcome in a Norwegian twin population［J］. Obstet Gynecol，1992，80（6）：989-994.

［14］ Colodro-Conde L，Jern P，Johansson A，et al. Nausea and vomiting during pregnancy is highly heritable［J］. Behav Genet，2016，46（4）：481-491.

［15］ Fejzo MS，Ingles SA，Wilson M，et al. High prevalence of severe nausea and vomiting of pregnancy and hyperemesis gravidarum among relatives of affected individuals［J］. Eur J Obstet Gynecol Reprod Biol，2008，141（1）：13-17.

［16］ London V，Grube S，Sherer DM，et al. Hyperemesis gravidarum：a review of recent literature［J］. Pharmacology，2017，100（3-4）：161-171.

［17］ Fejzo MS，Sazonova OV，Sathirapongsasuti JF，et al. Placenta and appetite genes GDF15 and IGFBP7 are associated with hyperemesis gravidarum［J］. Nat Commun，2018，9（1）：1178.

［18］ Marjono AB，Brown DA，Horton KE，et al. Macrophage inhibitory cytokine-1 in gestational tissues and maternal serum in normal and pre-eclamptic pregnancy［J］. Placenta，2003，24（1）：100-106.

［19］ Oh Y，Nagalla SR，Yamanaka Y，et al. Synthesis and characterization of insulin-like growth factor-binding protein（IGFBP）-7.Recombinant human mac25 protein specifically binds IGF-I and -II［J］. J Biol Chem，1996，271（48）：30322-30325.

［20］ Liu ZK，Wang RC，Han BC，et al. A novel role of IGFBP7 in mouse uterus：regulating uterine receptivity through Th1/Th2 lymphocyte balance and decidualization［J］. PLoS One，2012，7（9）：e45224.

［21］ Vandraas KF，Vikanes ÅV，Støer NC，et al. Is hyperemesis gravidarum associated with placental weight and the placental weight-to-birth weight ratio? A population-based Norwegian cohort study［J］. Placenta，2013，34（11）：990-994.

［22］ Niebyl JR. Clinical practice. Nausea and vomiting in pregnancy［J］. N Engl J Med，2010，363（16）：1544-1550.

［23］ Uguz F，Gezginc K，Kayhan F，et al. Is hyperemesis gravidarum associated with mood，anxiety and personality disorders：a case-control study［J］. Gen Hosp Psychiatry，2012，34（4）

398-402.

［24］ Hizli D，Kamalak Z，Kosus A，et al. Hyperemesis gravidarum and depression in pregnancy：
is there an association? ［J］. J Psychosom Obstet Gynaecol，2012，33（4）：171-175.

［25］ Sinha S，Kataria A，Kolla BP，et al. Wernicke encephalopathy-clinical pearls ［J］. Mayo
Clin Proc，2019，94（6）：1065-1072.

［26］ Ayyavoo A，Derraik JG，Hofman PL，et al. Severe hyperemesis gravidarum is associated
with reduced insulin sensitivity in the offspring in childhood ［J］. J Clin Endocrinol Metab，
2013，98（8）：3263-3268.

［27］ Koren G，Madjunkova S，Maltepe C. The protective effects of nausea and vomiting of
pregnancy against adverse fetal outcome--a systematic review ［J］. Reprod Toxicol，2014，
47：77-80.

［28］ Roseboom TJ，Ravelli AC，van der Post JA，et al. Maternal characteristics largely explain
poor pregnancy outcome after hyperemesis gravidarum ［J］. Eur J Obstet Gynecol Reprod
Biol，2011，156（1）：56-59.

［29］ Oudman E，Wijnia JW，Oey M，et al. Wernicke's encephalopathy in hyperemesis gravidarum：
a systematic review ［J］. Eur J Obstet Gynecol Reprod Biol，2019，236：84-93.

［30］ Lane AS，Stallworth JL，Eichelberger KY，et al. Vitamin K deficiency embryopathy from
hyperemesis gravidarum ［J］. Case Rep Obstet Gynecol，2015，2015：324173.

［31］ Fiaschi L，Nelson-Piercy C，Gibson J，et al. Adverse maternal and birth outcomes in women
admitted to hospital for hyperemesis gravidarum：a population-based cohort study ［J］.
Paediatr Perinat Epidemiol，2018，32（1）：40-51.

［32］ Nelson-Piercy C，Dean C，Shehmar M，et al. The management of nausea and vomiting
in pregnancy and hyperemesis gravidarum （green-top guideline No. 69）［J］. BJOG，
2024，131（7）：e1-e30.

［33］ Tamay AG，Kuşçu NK. Hyperemesis gravidarum：current aspect ［J］. J Obstet Gynaecol，
2011，31（8）：708-712.

［34］ 余文婷，吴飞华，蔡方敏. 中医适宜技术在妊娠剧吐中的应用 ［J］. 中国民族民间医药，
2022，31（22）：56-59.

［35］ 自然流产诊治中国专家共识编写组. 自然流产诊治中国专家共识（2020年版）［J］. 中
国实用妇科与产科杂志，2020，36（11）：1082-1090.

［36］ 孔北华，马丁，段涛. 妇产科学 ［M］.10版. 北京：人民卫生出版社，2024.

［37］ 李春，黄菊芳. 米非司酮配伍米索前列醇治疗稽留流产101例临床观察 ［J］. 中国医药，
2007，2（4）：244-245.

［38］ 低分子肝素防治自然流产中国专家共识编写组. 低分子肝素防治自然流产中国专家共识
［J］. 中华生殖与避孕杂志，2018，38（9）：701-708.

［39］ Magnus MC，Morken NH，Wensaas KA，et al. Risk of miscarriage in women with chronic
diseases in Norway：a registry linkage study ［J］. PLoS Med，2021，18（5）：e1003603.

［40］ 中华医学会妇产科学分会产科学组. 复发性流产诊治的专家共识 ［J］. 中华妇产科杂志，

2016，（1）：3-9.

[41] Sperling JD，Dahlke JD，Gonzalez JM. Cerclage use：a review of 3 national guidelines［J］. Obstet Gynecol Surv，2017，72（4）：235-241.

[42] 王琪，李平，张卫社 . 妊娠期高血压疾病的管理进展［J］. 实用妇产科杂志，2023，39（10）：756-759.

[43] Wu P，Green M，Myers JE. Hypertensive disorders of pregnancy［J］. BMJ，2023，381：e071653.

[44] 杨甜，姚强 . 2022 年加拿大妇产医师协会第 426 号临床指南：妊娠期高血压疾病的诊断、预测、预防和管理要点解读［J］. 中国计划生育和妇产科，2023，15（6）：3-5.

[45] 中华医学会妇产科学分会妊娠期高血压疾病学组 . 妊娠期高血压疾病诊治指南（2020）［J］. 中华妇产科杂志，2020，55（4）：227-238.

[46] Wilkerson RG，Ogunbodede AC. Hypertensive disorders of pregnancy［J］. Emerg Med Clin North Am，2019，37（2）：301-316.

[47] Newman C，Petruzzi V，Ramirez PT，et al. Hypertensive disorders of pregnancy［J］. Methodist Debakey Cardiovasc J，2024，20（2）：4-12.

[48] Sibai BM，Stella CL. Diagnosis and management of atypical preeclampsia-eclampsia［J］. Am J Obstet Gynecol，2009，200（5）：481.

[49] Berhan Y，Berhan A. Should magnesium sulfate be administered to women with mild pre-eclampsia? A systematic review of published reports on eclampsia［J］. J Obstet Gynaecol Res，2015，41（6）：831-842.

[50] Raman R，Devaramane R，Jagadish GM，et al. Various imaging manifestations of posterior reversible encephalopathy syndrome（PRES）on magnetic resonance imaging（MRI）［J］. Pol J Radiol，2017，82：64-70.

[51] Pickering TG，Hall JE，Appel LJ，et al. Recommendations for blood pressure measurement in humans and experimental animals：part 1：blood pressure measurement in humans：a statement for professionals from the Subcommittee of Professional and Public Education of the American Heart Association Council on High Blood Pressure Research［J］. Circulation，2005，111（5）：697-716.

[52] Duley L，Henderson-Smart DJ，Walker GJ，et al. Magnesium sulphate versus diazepam for eclampsia［J］. Cochrane Database Syst Rev，2010，2010（12）：CD000127.

[53] Altman D，Carroli G，Duley L，et al. Do women with pre-eclampsia，and their babies，benefit from magnesium sulphate? The magpie trial：a randomised placebo-controlled trial［J］. Lancet，2002，359（9321）：1877-1890.

[54] Dayicioglu V，Sahinoglu Z，Kol E，et al. The use of standard dose of magnesium sulphate in prophylaxis of eclamptic seizures：do body mass index alterations have any effect on success?［J］. Hypertens Pregnancy，2003，22（3）：257-265.

[55] Crowther CA，Brown J，McKinlay CJ，et al. Magnesium sulphate for preventing preterm birth in threatened preterm labour［J］. Cochrane Database Syst Rev，2014，2014（8）：

CD001060.

[56] Damron DP. Selective magnesium sulfate prophylaxis for the prevention of eclampsia in women with gestational hypertension [J]. Obstet Gynecol, 2007, 109（1）: 201.

[57] Alexander JM, McIntire DD, Leveno KJ, et al. Selective magnesium sulfate prophylaxis for the prevention of eclampsia in women with gestational hypertension [J]. Obstet Gynecol, 2006, 108（4）: 826-832.

[58] Aya AGM, Vialles N, Tanoubi I, et al. Spinal anesthesia-induced hypotension: a risk comparison between patients with severe preeclampsia and healthy women undergoing preterm cesarean delivery [J]. Anesth Analg, 2005, 101（3）: 869-875.

[59] Huang CJ, Fan YC, Tsai PS. Differential impacts of modes of anaesthesia on the risk of stroke among preeclamptic women who undergo caesarean delivery: a population-based study [J]. Br J Anaesth, 2010, 105（6）: 818-826.

[60] Lee LO, Bateman BT, Kheterpal S, et al. Risk of epidural hematoma after neuraxial techniques in thrombocytopenic parturients: a report from the multicenter perioperative outcomes group [J]. Anesthesiology, 2017, 126（6）: 1053-1063.

[61] van Veen JJ, Nokes TJ, Makris M. The risk of spinal haematoma following neuraxial anaesthesia or lumbar puncture in thrombocytopenic individuals [J]. Br J Haematol, 2010, 148（1）: 15-25.

[62] Febres-Cordero DA, Young BC. Hypertensive disorders of pregnancy [J]. Neoreviews, 2021, 22（11）: e760-e766.

[63] Al-Safi Z, Imudia AN, Filetti LC, et al. Delayed postpartum preeclampsia and eclampsia: demographics, clinical course, and complications [J]. Obstet Gynecol, 2011, 118（5）: 1102-1107.

[64] Filetti LC, Imudia AN, Al-Safi Z, et al. New onset delayed postpartum preeclampsia: different disorders? [J]. J Matern Fetal Neonatal Med, 2012, 25（7）: 957-960.

[65] Duley L, Gülmezoglu AM, Chou D. Magnesium sulphate versus lytic cocktail for eclampsia [J]. Cochrane Database Syst Rev, 2010, 2010（9）: CD002960.

[66] Cadavid AP. Aspirin: the mechanism of action revisited in the context of pregnancy complications [J]. Front Immunol, 2017, 8: 261.

[67] Rolnik DL, Wright D, Poon LC, et al. Aspirin versus placebo in pregnancies at high risk for preterm preeclampsia [J]. N Engl J Med, 2017, 377（7）: 613-622.

[68] Abildgaard U, Heimdal K. Pathogenesis of the syndrome of hemolysis, elevated liver enzymes, and low platelet count（HELLP）: a review [J]. Eur J Obstet Gynecol Reprod Biol, 2013, 166（2）: 117-123.

[69] Petca A, Miron BC, Pacu I, et al. HELLP syndrome-holistic insight into pathophysiology [J]. Medicina（Kaunas）, 2022, 58（2）: 326.

[70] Adorno M, Maher-Griffiths C, Grush Abadie HR. HELLP syndrome [J]. Crit Care Nurs Clin North Am, 2022, 34（3）: 277-288.

［71］ Arigita Lastra M，Martínez Fernández GS. Síndrome HELLP：controversias y pronóstico［J］. Hipertens Riesgo Vasc，2020，37（4）：147-151.

［72］ Magann EF，Martin JN Jr. Twelve steps to optimal management of HELLP syndrome［J］. Clin Obstet Gynecol，1999，42（3）：532-550.

［73］ Bacq Y，Sapey T，Bréchot MC，et al. Intrahepatic cholestasis of pregnancy：a French prospective study［J］. Hepatology，1997，26（2）：358-364.

［74］ Rioseco AJ，Ivankovic MB，Manzur A，et al. Intrahepatic cholestasis of pregnancy：a retrospective case-control study of perinatal outcome［J］. Am J Obstet Gynecol，1994，170（3）：890-895.

［75］ Geenes V，Williamson C. Intrahepatic cholestasis of pregnancy［J］. World J Gastroenterol，2009，15（17）：2049-2066.

［76］ Riely CA，Bacq Y. Intrahepatic cholestasis of pregnancy［J］. Clin Liver Dis，2004，8（1）：167-176.

［77］ 艾瑛，刘淑芸，姚强. 妊娠肝内胆汁淤积症1241例发病特点分析［J］. 中华妇产科杂志，2004，39（4）：217-220.

［78］ Gao XX，Ye MY，Liu Y，et al. Prevalence and risk factors of intrahepatic cholestasis of pregnancy in a Chinese population［J］. Sci Rep，2020，10（1）：16307.

［79］ Brouwers L，Koster MP，Page-Christiaens GC，et al. Intrahepatic cholestasis of pregnancy：maternal and fetal outcomes associated with elevated bile acid levels［J］. Am J Obstet Gynecol，2015，212（1）：100.

［80］ Kawakita T，Parikh LI，Ramsey PS，et al. Predictors of adverse neonatal outcomes in intrahepatic cholestasis of pregnancy［J］. Am J Obstet Gynecol，2015，213（4）：570.

［81］ Ovadia C，Seed PT，Sklavounos A，et al. Association of adverse perinatal outcomes of intrahepatic cholestasis of pregnancy with biochemical markers：results of aggregate and individual patient data meta-analyses［J］. Lancet，2019，393（10174）：899-909.

［82］ Di Mascio D，Quist-Nelson J，Riegel M，et al. Perinatal death by bile acid levels in intrahepatic cholestasis of pregnancy：a systematic review［J］. J Matern Fetal Neonatal Med，2021，34（21）：3614-3622.

［83］ Kenyon AP，Tribe RM，Nelson-Piercy C，et al. Pruritus in pregnancy：a study of anatomical distribution and prevalence in relation to the development of obstetric cholestasis［J］. Obstet Med，2010，3（1）：25-29.

［84］ Ambros-Rudolph CM，Glatz M，Trauner M，et al. The importance of serum bile acid level analysis and treatment with ursodeoxycholic acid in intrahepatic cholestasis of pregnancy：a case series from central Europe［J］. Arch Dermatol，2007，143（6）：757-62.

［85］ 中华医学会妇产科学分会产科学组. 妊娠期肝内胆汁淤积症诊疗指南（2015）［J］. 临床肝胆病杂志，2015，31（10）：1575-1578.

［86］ Piechota J，Jelski W. Intrahepatic cholestasis in pregnancy：review of the literature［J］. J Clin Med，2020，9（5）：1361.

［87］ Beuers U，Trauner M，Jansen P，et al. New paradigms in the treatment of hepatic cholestasis：from UDCA to FXR，PXR and beyond［J］. J Hepatol，2015，62（1 Suppl）：S25-S37.

［88］ Diken Z，Usta IM，Nassar AH. A clinical approach to intrahepatic cholestasis of pregnancy［J］. Am J Perinatol，2014，31（1）：1-8.

［89］ Bacq Y，le Besco M，Lecuyer AI，et al. Ursodeoxycholic acid therapy in intrahepatic cholestasis of pregnancy：results in real-world conditions and factors predictive of response to treatment［J］. Dig Liver Dis，2017，49（1）：63-69.

［90］ Ozkan S，Ceylan Y，Ozkan OV，et al. Review of a challenging clinical issue：intrahepatic cholestasis of pregnancy［J］. World J Gastroenterol，2015，21（23）：7134-7141.

［91］ Curtis KM，Tepper NK，Jatlaoui TC，et al. U.S. medical eligibility criteria for contraceptive use，2016［J］. MMWR Recomm Rep，2016，65（3）：1-103.

［92］ Wang T，Zhou W，Jiang R，et al. Predictive factors associated with disease recurrence in patients with severe intrahepatic cholestasis of pregnancy：a retrospective study of 118 cases［J］. J Matern Fetal Neonatal Med，2022，35（25）：6807-6814.

［93］ 冉雨鑫，尹楠林，漆洪波. 早产发病机制的新进展［J］. 实用妇产科杂志，2019，35（7）：481-483.

［94］ 中华医学会妇产科学分会产科学组. 早产临床防治指南（2024版）［J］. 中华妇产科杂志，2024，59（4）：257-269.

［95］ 李明阳，王淑霞，马明艳，等. 2000-2017年中国5岁以下儿童死亡率变化趋势及死因研究［J］. 现代预防医学，2021，48（3）：389-392，397.

［96］ 陈桂儿，周金英. 单胎妊娠自发性早产的影响因素研究［J］. 预防医学，2024，36（3）：251-254.

［97］ 李丹，鲍晨怡，刘兴会. 早产高危人群管理［J］. 实用妇产科杂志，2019，35（7）：483-486.

［98］ 赵姗姗，王子莲. 早产预测的最佳选择［J］. 实用妇产科杂志，2019，35（7）：486-489.

［99］ Kekki M，Kurki T，Kärkkäinen T，et al. Insulin-like growth factor-binding protein-1 in cervical secretion as a predictor of preterm delivery［J］. Acta Obstet Gynecol Scand，2001，80（6）：546-551.

［100］ Lee SM，Romero R，Park JW，et al. The clinical significance of a positive Amnisure test in women with preterm labor and intact membranes［J］. J Matern Fetal Neonatal Med，2012，25（9）：1690-1698.

［101］ Michaels WH，Montgomery C，Karo J，et al. Ultrasound differentiation of the competent from the incompetent cervix：prevention of preterm delivery［J］. Am J Obstet Gynecol，1986，154（3）：537-546.

［102］ 中国妇幼保健协会双胎妊娠专业委员会. 双胎早产诊治及保健指南（2020年版）［J］. 中国实用妇科与产科杂志，2020，36（10）：949-956.

［103］ Lockwood CJ，Senyei AE，Dische MR，et al. Fetal fibronectin in cervical and vaginal secretions as a predictor of preterm delivery [J]. N Engl J Med, 1991, 325 (10): 669-674.

[104] Di Renzo GC, Cabero Roura L, Facchinetti F, et al. Preterm labor and birth management: recommendations from the European association of perinatal medicine [J]. J Matern Fetal Neonatal Med, 2017, 30 (17): 2011-2030.

[105] 中国妇幼保健协会宫内疾病防治专委会. 子宫颈机能不全临床诊治中国专家共识（2023年版）[J]. 中国实用妇科与产科杂志, 2023, 39 (2): 175-179.

[106] Thornton J. Cervical Pessary and Spontaneous Preterm Birth [J]. JAMA, 2018, 319 (17): 1821.

[107] 吕小珍. 硝苯地平对早产的治疗效果 [J]. 中国实用医刊, 2016, (2): 96-97.

[108] Hanley M, Sayres L, Reiff ES, et al. Tocolysis: a review of the literature [J]. Obstet Gynecol Surv, 2019, 74 (1): 50-55.

[109] 鲁巧珍, 李锐, 蔡成, 等. 脐带挤压和延迟断脐对早产儿出生1周内临床结局的影响 [J]. 实用临床医药杂志, 2022, 26 (15): 134-138.

[110] Ibdah JA. Acute fatty liver of pregnancy: an update on pathogenesis and clinical implications [J]. World J Gastroenterol, 2006, 12 (46): 7397-404.

[111] Gibson JE. Teratology studies in mice with 2-sec-butyl-4, 6-dinitrophenol (dinoseb) [J]. Food Cosmet Toxicol, 1973, 11 (1): 31-43.

[112] Kushner T, Tholey D, Dodge J, et al. Outcomes of liver transplantation for acute fatty liver disease of pregnancy [J]. Am J Transplant, 2019, 19 (7): 2101-2107.

[113] Anon B, Barbet C, Gendrot C, et al. Stéatose hépatique aiguë gravidique et bêta-oxydation mitochondriale des acides gras: conséquences pour l'enfant [J]. Arch Pediatr, 2017, 24 (8): 777-782.

[114] Brady CW. Liver disease in pregnancy: what's new [J]. Hepatol Commun, 2020, 4 (2): 145-156.

[115] Ramanathan R, Ibdah JA. Mitochondrial dysfunction and acute fatty liver of pregnancy [J]. Int J Mol Sci, 2022, 23 (7): 3595.

[116] Liu J, Ghaziani TT, Wolf JL. Acute fatty liver disease of pregnancy: updates in pathogenesis, diagnosis, and management [J]. Am J Gastroenterol, 2017, 112 (6): 838-846.

[117] 李传胜, 王雪晴, 熊号峰, 等. 妊娠急性脂肪肝Swansea诊断标准与国内诊断标准一致性研究 [J]. 中国肝脏病杂志（电子版）, 2019, 11 (4): 73-76.

[118] 许议丹, 严振涛, 王妍萱, 等. 妊娠期急性脂肪肝的发病机制、诊断及治疗研究进展 [J]. 新乡医学院学报, 2022, 39 (11): 1087-1091.

[119] 王飞飞, 王涛, 魏素梅, 等. 3例无明显临床症状的妊娠期急性脂肪肝病案分析 [J]. 川北医学院学报, 2021, 36 (2): 250-252.

[120] 中华医学会妇产科学分会产科学组. 妊娠期急性脂肪肝临床管理指南（2022）[J]. 临床肝胆病杂志, 2022, 38 (4): 776-783.

[121] Ch'ng CL, Morgan M, Hainsworth I, et al. Prospective study of liver dysfunction in

pregnancy in Southwest Wales［J］. Gut，2002，51（6）：876-880.

［122］ Wu Z，Huang P，Gong Y，et al. Treating acute fatty liver of pregnancy with artificial liver support therapy：systematic review［J］. Medicine（Baltimore），2018，97（38）：e12473.

［123］ 侯红瑛. 血浆置换在妊娠期急性脂肪肝中的应用［J］. 中华产科急救电子杂志，2014，（3）：180-182.

［124］ Naoum EE，Leffert LR，Chitilian HV，et al. Acute fatty liver of pregnancy：pathophysiology，anesthetic implications，and obstetrical management［J］. Anesthesiology，2019，130（3）：446-461.

［125］ 杨慧霞，狄文. 妇产科学［M］. 北京：人民卫生出版社，2016.

［126］ 黄秋梅. 微量米索前列醇在足月胎膜早破及过期妊娠中的临床效果［J］. 母婴世界，2023，（27）：73-75.

［127］ 韦兰艳. 子宫颈扩张球囊导管联合缩宫素用于过期妊娠引产的临床价值［J］. 实用妇科内分泌电子杂志，2023，10（5）：24-26.

第二章　妊娠合并内外科疾病

第一节　妊娠合并心脏病

妊娠合并心脏病（cardiac disease in pregnancy）是指在妊娠期间，孕妇原本存在的心脏病或因妊娠而诱发的心脏病变。其发生率为 1%~4%，居我国孕产妇死因第二位，非直接产科死因第一位。因为心血管症状与正常妊娠的症状重叠可能会导致诊断和后续护理的延误，因此严重威胁着母子的生命安全与健康。妊娠期严重的早发性高血压会增加女性在分娩期间或分娩后发生心脏损害的风险。妊娠合并高血压时，心肌梗死和心力衰竭的发生率分别比健康妊娠时高 13 倍和 8 倍。

一、病因

妊娠是一种自然的压力测试，因为心血管系统经历了结构和血流动力学的适应，以维持高负荷。对于心脏功能正常的女性，这些变化通常是能够适应的。然而，对于心脏病患者，这些变化可能会加重心脏负担，导致心功能不全或其他心脏相关并发症。妊娠期正常妊娠血流动力学变化如表 74 所示。

表 74　正常妊娠血流动力学变化

时期	心输出量	心率	血压	血浆量
早期妊娠	5%~10% ↑	3%~5% ↑	10% ↓	↑

时期	心输出量	心率	血压	血浆量
中期妊娠	35%~45% ↑↑	10%~15% ↑	5% ↓	40%~50% ↑↑
晚期妊娠	—	15%~20% ↑	5% ↑	—
第一产程	30% ↑	子宫收缩期间:	子宫收缩期间:	↑
第二产程	—	40%~50% ↑	SBP 15%~25% ↑ DBP 10%~15% ↑	↑↑
产后早期	立即达到60%~80% ↑↑↑，然后在产后1个小时内迅速下降	产后24 h内5%~10% ↓，产后6周内持续下降	产后48 h内SBP 5%~10% ↓，产后3~6天可能会上升	↑↑↑（由于自体输血500 mL）
产后3~6个月	恢复到妊娠前数值	恢复到妊娠前数值	恢复到妊娠前数值	恢复到妊娠前数值

注：SBP 为 systolic blood pressure，收缩压；DBP 为 diastolic blood pressure，舒张压；↓表示下降幅度 < 30%，↑表示上升幅度 < 30%，↑↑表示上升幅度30%~50%，↑↑↑表示上升幅度 > 50%。

除了以上血流动力学变化以外，妊娠期血液、凝血和代谢变化也是心血管风险的重要因素。虽然妊娠期红细胞生成增强使红细胞质量增加20%~30%，但这种增加比例低于血浆容量的增加，导致血液稀释引起生理性贫血。且严重的贫血可能与心力衰竭和心肌缺血有关。妊娠与生理和解剖变化相关，这些变化会增加血栓栓塞的风险，包括高凝性、静脉淤滞、静脉流出减少、下腔静脉和盆腔静脉受到子宫扩大的压迫以及活动能力下降，这些变化的总体影响是血栓形成与血栓栓塞的风险增加。从代谢的角度来看，妊娠是一个分解代谢状态，导致胰岛素抵抗和动脉粥样硬化脂质特征，血清脂肪酸升高。

二、妊娠合并心脏病的种类

（一）结构异常性心脏病

1. 先天性心脏病

先天性心脏病是指在胎儿时期发育异常的心血管畸形。这些异常可能由于胎儿心脏发育过程中的各种因素引起，如遗传因素、环境因素、母亲在妊娠期的感染或服用某些药物等。先天性心脏病包括多种心脏结构病变。许多先天性心脏病患者在妊娠期需要额外的专门护理。需要定期随访，随访频率取决于疾病类型和患者对妊娠的反应。有高危病变的患者，例如与肺动脉高压相关的患者（例如艾森曼格综合征）、严重左心梗阻、严重心室功能不全、发绀、Fontan 循环衰竭以及与复杂心律失常相关的病变，建议避免妊娠或在妊娠前进行手术矫正，以降低未来妊娠的风险。应讨论母亲先天性心脏病对胎儿的影响，包括潜在的遗传因素。此外，某些遗传性疾病与先天性心脏病有关（例如努南综合征、唐氏综合征、霍尔特 - 奥拉姆综合征、22q11 微缺失），因此建议妊娠前进行遗传咨询和检测。女性患有先天性心脏病应提示胎儿超声心动图检查，相反，胎儿或新生儿的先天性心脏病的鉴定可能提示父母进行先天性心脏病筛查。

2. 非先天性瓣膜病

非先天性瓣膜疾病（例如风湿性心瓣膜病、二尖瓣脱垂、生物瓣膜或与感染性心内膜炎相关的瓣膜疾病）需要专门评估。对于中度至重度瓣膜疾病（例如瓣膜狭窄或严重反流）、相关心室功能障碍或肺动脉高压的患者，通常建议进行经胸超声心动图和运动负荷试验。患有无症状瓣膜疾病的女性应接受心脏病专家的监测，并且在妊娠期可能需要额外的检查或护理。

3. 心肌病

妊娠相关心肌病的病因包括获得性和遗传性疾病，如围产期心肌病（peripartum cardiomyopathy，PPCM）、中毒性心肌病、肥厚型心肌病（hypertrophic cardiomyopathy，HCM）和扩张型心肌病（dilated cardiomyopathy，DCM）、Takotsubo。虽然罕见，但它们可能会导致妊娠期严重并发症。对患有心肌病的孕妇的评估和处理取决于临床环境。然而，所有管理都需要联合的多学科团队，结合超声心动图、心肌酶、和胎儿超声等进行诊治。结构性心脏病及妊娠风险如表 75 所示。

表 75　结构性心脏病及妊娠风险

类型		分类	妊娠风险
先天性心脏病	左→右分流	房间隔缺损	耐受妊娠好
		室间隔缺损	
		动脉导管未闭	
	右→左分流	艾森曼格综合征	避孕或终止妊娠
		法洛四联症	
	无分流	肺动脉瓣狭窄	耐受妊娠好
		主动脉缩窄	避孕或者终止妊娠
		马方综合征	

类型	分类	妊娠风险
风湿性心脏病	二尖瓣狭窄	轻型：能耐受妊娠、分娩
		重型：肺动脉高压、心力衰竭
	二尖瓣关闭不全	单纯二尖瓣关闭不全
		多能耐受妊娠、分娩
	主动脉瓣狭窄	轻型：能耐受妊娠、分娩
		重型：可发生心力衰竭，甚至死亡
	主动脉瓣关闭不全	多能耐受妊娠、分娩
妊娠期心肌炎	急性心肌炎	多能耐受妊娠、分娩
	慢性心肌炎	避孕或终止妊娠

4. 功能异常性心脏病

妊娠合并功能异常性心脏病是指因心电传导、起搏点异常等导致的心律异常，主要包括快速性心律失常及缓慢性心律失常。

（二）妊娠特有的心脏病

1. 围生期心肌病

围生期心肌病是指既往无心血管病史的孕妇，妊娠末期或分娩后几个月继发于左心室收缩功能障碍，即左室射血分数（left ventricular ejection fraction，LVEF）< 45% 的心力衰竭，并排除导致心力衰竭的其他原因。先兆子痫、多产和高龄产妇是高危发患者群。其确切病因尚不完全清楚，可能与低硒水平、潜伏病毒感染重新激活、压力 - 激活的细胞因子、炎症、自身免疫反应、对血流动力学应激和不平衡氧化应激的病理反应等因素有关。

2. 妊娠期高血压心脏病

妊娠期高血压心脏病是指既往无心脏病史的妊娠期高血压疾病的孕妇，由于妊娠期生理改变及多种因素的作用下出现心脏负担加重而导致的疾病。妊娠合并高血压疾病是妊娠期间常见的并发症之一，该疾病长期持续状态下会导致心血管结构和功能会发生有害变化，压力超负荷和旁分泌或自分泌因素导致心肌损伤和心脏纤维化的发展以及动脉系统、右心房、右心室、左心房和左心室的改变，这些可能导致高血压心脏病。严重时可诱发以左心力衰竭为主的全心力衰竭。

三、临床表现

（一）正常妊娠与妊娠合并潜在心脏病的症状和体征

由于妊娠本身可出现一系列酷似心脏病的症状和体征，如心悸、气短、呼吸困难、水肿、乏力、心动过速等。妊娠还可使原有心脏病的某些体征发生变化，增加了心脏病诊断的难度。

如何区分正常妊娠的常见体征和症状与异常和表明潜在心脏病的体征和症状如表76所示。

表 76　正常妊娠与妊娠合并潜在心脏病的症状和体征

状态	正常	警告	危急
护理及评估	常规护理	非紧急评估	妊娠心脏病团队及时评估
CVD 的历史	无	无	是
自我报告的症状	无或轻度	是	是
呼吸短促	不干扰日常生活中的活动	新发哮喘，持续咳嗽，中重度阻塞性睡眠呼吸暂停	休息时或夜间阵发性呼吸困难，双侧胸部畸形
胸痛或心悸	反流相关，数秒后自行消退	非典型自限性事件，无头晕或轻度头晕	静止状态或轻微活动
晕厥	长期站立或脱水状态时出现	血管迷走神经性晕厥	无端出现
疲劳	轻微	轻度或中度	重度
心率（次/分）	＜90	90~119	≥120
收缩压（mmHg）	120~139	140~159	≥160 或出现症状
呼吸频率（次/分）	12~15	16~25	≥25
血氧饱和度（%）	＞97	95~97	＜95（除非为慢性）
颈静脉压	不可见	不可见	锁骨上方＞2 cm 可见
心	S3，几乎听不见的柔软收缩期杂音	S3，收缩期杂音	收缩期杂音大，S4 舒张期杂音
肺	清音	清音	喘息音，破裂音
水肿	轻度	中度	重度

注：CVD：cardiovascular disease，心血管疾病。

（二）主要严重并发症

1. 心力衰竭

心力衰竭是指心脏因疾病、过劳、排血功能减弱，以致排血量不能满足器官及组织代谢的需要，主要表现为呼吸困难、喘息、水肿等。妊娠期因原有心脏疾病、心脏负荷加重、感染等因素也会诱发心力衰竭。妊娠期心力衰竭类型及临床表现如表77所示。

表 77　妊娠期心力衰竭类型及临床表现

类型	临床表现
左心力衰竭	左心室排血减少（乏力），肺循环淤血（呼吸困难：劳力性呼吸困难、端坐呼吸、夜间阵发性呼吸困难）
右心力衰竭	右心室排血减少，体循环淤血（食欲不振、恶心、呕吐、少尿、水肿）
全心力衰竭	心排血量减少，以体循环淤血为主
急性心力衰竭	排血减少，肺循环淤血，血压↓↓
慢性心力衰竭	发病缓慢，代偿充分，血压正常

2. 肺动脉高压

肺动脉高压（pulmonary hypertension，PH）是一种以肺循环闭塞性血管病变为特征的疾病，最终可导致右心力衰竭竭和死亡。肺动脉高压的诊断标准是在海平面状态下通过右心导管检查评估静息时平均肺动脉压（mPAP）≥ 25 mmHg（1 mmHg=0.133 kPa）。虽然现如今妊娠似乎更安全，但患 PH 的女性死亡率仍然很高。因此，仍然建议此类患者避免妊娠，并且在妊娠时应讨论终止妊娠的问题。肺动脉高压危象、肺血栓形成和右心力衰竭是最常见的死亡原因。即使在妊娠前症状很少的患者中也可能发生这种情况。患者应在妊娠期间进行连续超声心动图检查，特别注意监测右心室功能和肺动脉压力。妊娠期间心输出量增加以及分娩后体液转移对肺动脉高压固定且升高的患者的产妇死亡率和发病率构成严重威胁，通常在妊娠20~24周、分娩期间以及产后2个月内观察到母胎发病率和死亡率增加。尽管近几十年来女性肺动脉高压的预后有所改善，但这种情况仍然与高死亡率相关，并被归类为风险级别 WHO 分类中的Ⅳ级。

3. 恶性心律失常

恶性心律失常是指心脏在节律、频率、激动次序和传导速度异常的基础上引起严重血流动力学后果的心律失常，临床表现为心、脑、肾等重要器官供血不足，是孕产妇发生心源性休克和猝死的主要原因。妊娠期多发生于患有结构性心脏病的女性身上。如阵发性室上性心动过速、尖端扭转型室性心动过速、心室扑动、心室颤动、预激综合征伴快速性心律失常、房室传导阻滞等。妊娠期出现恶性心律失常时首先明确心律失常的类型，积极完善血生化检测、心电图、动态心电图及心脏彩超等相关检查，寻找发病诱因，明确母儿情况。根据孕周、孕妇及胎儿情况决定治疗方案。同时防治恶性心律失常导致的并发症，在使用具有妊娠期潜在毒副作用药物时医患双方应权衡利弊。

4.感染性心内膜炎

感染性心内膜炎（infective endocarditis，IE）定义为原生或人工心脏瓣膜、心内膜表面或留置心脏装置的感染。IE主要由细菌引起如金黄色葡萄球菌、草绿色链球菌，也可因真菌引起，真菌性心内膜炎，通常为念珠菌或曲霉菌，罕见但往往致命。其他病原微生物如病毒、立克次体同样可导致IE。妊娠期不明原因败血症或存在危险因素的发热的孕妇都应考虑IE。

对疑似感染性心内膜炎患者的初步临床评估包括评估危险因素以及寻找支持性病史和检查结果。IE应与未妊娠患者的治疗方法相同抗生素的使用应遵循指南，以培养和抗生素敏感性结果为指导，考虑抗生素对胎儿的潜在毒性作用，妊娠3个月期间可使用的抗生素有青霉素、氨苄西林、阿莫西林、达托霉素、红霉素、美洛西林、苯唑西林和头孢菌素，氨基糖苷类及四环素类药物对胎儿都有一定的风险。并结合产科、新生儿科、心内科、心胸外科医生和传染病专家等的意见，鉴于胎儿固有的风险，妊娠期做出瓣膜手术的决策尤其困难。对于因急性反流而导致心源性休克或难治性心力衰竭，必须进行紧急手术。当需要手术治疗不受控制的感染或预防栓塞时，应采取个体化方法权衡手术对胎儿的风险以及单纯药物治疗下母体并发症的风险。如有可能，应在手术前分娩出可存活的胎儿。

四、诊断及鉴别诊断

（一）诊断

详细询问病史至关重要，重点关注与妊娠生理变化相关的症状和体征的特征。健康孕妇可能会出现劳力性呼吸困难、疲劳和心悸。体检时常见下肢水肿和颈静脉怒张。心脏听诊时，部分孕妇可听到射血性收缩期杂音、第三音和房室舒张期杂音。因而诊断时应注意下列有意义的依据。

（1）妊娠前有心悸、气短心力衰竭史、风湿热史，体检、心电图、X线曾诊断器质性心脏病。

（2）心功能异常症状，如劳力性呼吸困难、夜间端坐呼吸、咯血、经常胸闷胸痛等。

（3）查体发绀、持续性颈静脉怒张。2级以上舒张期或3级以上粗糙全收缩期杂音。心包摩擦音、舒张期奔马律、交替脉等。

（二）鉴别诊断

1. 胸膜炎症

胸膜炎症也可有胸痛等表现，按压时疼痛明显。结合症状及体格检查、超声等检查发现心脏无功能、血管改变，可协助诊断。

2. 肺部疾病

肺部疾病如慢性阻塞性肺疾病、呼吸衰竭等，也可表现为呼吸困难、胸痛、头晕、水肿等表现，通过体格检查及胸部CT、肺功能、血气分析等可明确诊断。

五、辅助检查

（一）血生化检测

心肌酶学包括肌酸激酶（creatine kinase，CK）、肌酸激酶同工酶MB（creatine kinase isoenzyme MB，CK-MB）和心肌肌钙蛋白（cardiac troponin，CTn）水平升高是心肌损伤的标志。脑钠肽已被证明有助于排除孕妇的心脏病。然而，妊娠期脑钠肽水平的变化及其对患有心脏病的孕妇的预后影响仍然有争议。临床中还需根据病情完善血常规、血气分析、电解质、肝肾功能、凝血功能、D-二聚体等检查。

（二）心电图

大多数孕妇心电图正常，但妊娠子宫抬高膈肌可导致电轴左偏15°~20°。其他可能的非病理性心电图表现包括短暂性ST段和T波变化、Ⅲ导联中的Q波和倒置T波、aVF导联中的衰减Q波以及V1、V2和偶尔V3中的倒置T波等。在病理状态下心电图会提示心律失常、心肌缺血、心肌梗死等。

（三）超声心动图

超声心动图是评估妊娠期心脏功能的金标准。经食管超声心动图可辅助用于怀疑主动脉夹层、人工瓣膜功能障碍以及血栓时进行诊断。

（四）影像学检查

根据孕妇情况酌情使用影像学检查，尽管在妊娠期胎儿对于辐射更敏感，但受子宫保护的胎儿所接触的剂量往往低于母亲所接受的剂量，辐射剂量和胎龄也是影响因素。如果病情允许的话，此类检查应推迟到妊娠 12 周（主要器官形成期）之后。目前暂无证据表明 < 50 mGy 的剂量与流产、先天畸形、生长受限或精神问题的风险增加相关。胸部 X 线检查胎儿受到的剂量 < 0.01 mGy，但即便如此，只有在没有其他检查可以明确母亲症状的病因的情况下才应进行 X 线检查。计算机断层扫描很少用于诊断妊娠合并心脏病，并且考虑到所需的高辐射剂量，不推荐使用。心脏磁共振成像对母亲和胎儿都是相对安全的，并且可用于表征复杂的心脏病和主动脉疾病。检查中暴露于钆对胎儿的风险尚不清楚，因此不推荐使用钆造影剂。

六、心功能分级

妊娠期心功能 NYHA 分级及客观评估如表 78 所示。

表 78　心功能分级及客观评估

分级	功能状态	分期	客观评估
I	体力活动不受限制。一般体力活动不会引起过度疲劳、心悸、呼吸困难或心绞痛	A 期	有心力衰竭的高危因素，但没有器质性心脏病或心力衰竭症状
II	体力活动轻度受限。休息时无症状，一般体力活动即引起上述症状	B 期	有器质性心脏病，但没有心力衰竭症状
III	体力活动明显受限。休息时无症状，轻微活动即引起上述症状	C 期	有器质性心脏病，且目前或以往有心力衰竭症状
IV	体力活动功能完全丧失。休息时有症状，活动时加重	D 期	有需要特殊干预治疗的难治性心力衰竭

七、患者耐受能力的判断

（1）可以妊娠：心功能 I—II 级、无心力衰竭史、无其他并发症。

（2）不宜妊娠：心功能 II—IV 级、有心力衰竭史、有肺动脉高压、右向左分流、严重心律失常、风湿热活动期、心脏病并发细菌性心内膜炎、心肌炎遗留有严重心律不齐、围生期心肌病遗留心脏扩大，上述患者妊娠期极易发生心力衰竭。

八、治疗

（一）可以妊娠的心脏病患者的处理

1.妊娠前准备和指导

（1）妊娠前咨询：所有患有已知心脏疾病并希望妊娠的女性都应该进行妊娠前咨询，孕产妇的知情决定至关重要，针对不同病情的女性建立个体化管理，同时还要考虑到不同地区的医疗条件，妊娠期的状况，女性的情感和文化背景、心理问题和道德挑战。特别是对于有妊娠高危或存在妊娠禁忌证的患者，应从小就讨论妊娠的风险以及仔细计划妊娠的必要性。

（2）妊娠前心脏病治疗：对于可以进行心脏病矫治手术的患者，建议在妊娠前进行介入封堵术、射频消融术、瓣膜置换术等手术治疗，待产科医生、心脏外科医生、介入心脏病专家、影像学专家评估病情及心脏功能能够适应妊娠后再考虑妊娠。

2.妊娠期保健

（1）妊娠期风险评估：至少应进行心电图、超声心动图和运动测试。如果出现主动脉病变，需要通过 CT 或 MRI 进行完整的主动脉成像，并进行产前咨询。峰值心率和峰值摄氧量均可预测妊娠期母体心脏事件。妊娠期运动能力 > 80% 与良好的妊娠结局相关。必须讨论几个方面，包括长期预后、生育率和流产率、先天性疾病复发的风险、药物治疗、估计的孕产妇风险和结果、预期的胎儿结果以及妊娠护理和分娩计划。应制订多学科管理计划并与患者讨论。此外，关注超重、吸烟和饮酒等不健康习惯也很重要，因为这些会对孕产妇和胎儿的结局产生明显影响。妊娠期是非常适合培养健康生活方式（如戒烟）的时期。

（2）遗传咨询：与没有心脏病的父母相比，患有心脏病的父母遗传心脏缺陷的风险显著增加，风险约为 1%。遗传率根据父母心脏病的类型在 3% 至 50% 之间变化。父母患有常染色体显性疾病，例如马方综合征、肥厚型心肌病（hypertrophic cardiomyopathy，HCM）或长 QT 综合征（long-QT syndrome，LQTS）的遗传风险为 50%。最终表型还将由不完全外显率和多效性效应决定，并且可能会有显著差异。对于以多基因方式遗传的缺陷，复发风险的定义不太明确。心肌病基因检测不适用于扩张型心肌病的产前诊断，除非在详细的临床和家庭评估后在专家团队中选择疾病或高风险情况。

（3）产前诊断：对于那些已确定遗传缺陷（染色体缺陷，如插入／缺失／易位或单基因缺陷）的患者来说，产前基因检测的选择越来越多。对每个家庭注意采取个性化的方法，以确保在当地道德和法律框架内对产前诊断检测进行自主选择和知情同意。

（4）产前检查的次数：根据妊娠风险分级及心功能评估，分级Ⅰ—Ⅱ级，功能Ⅰ级的患者，产前检查次数同正常产检。而依据风险分级及心功能评估发生孕产妇不良结局概率增加者，则增加产检频率。

（5）产前检查项目：①产前检查内容：临床医师应获取详细的病史，包括家族史和任何当前的心血管症状、体格检查和病历审查，包括之前的心血管检查和干预措施。定期行血常规、心肌酶、BNP、血气分析、电解质、凝血功能、超声心动图等检查评估病情变化情况。②由产科医生、心脏外科医生、介入心脏病专家、影像学专家、急诊医生、重症监护医生、新生儿科医生、遗传学家、心理健康专家等共同评估心脏病的严重程度及心功能。③妊娠风险分级Ⅰ—Ⅱ级，建议转诊至二、三级妇产科专科医院，二级及以上综合性医院，Ⅲ级风险孕妇建议转诊至三级妇产科专科医院，三级及以上综合性医院。Ⅳ风险孕妇建议转诊至有良好心脏专科的三级甲等综合性医院，综合实力强的心脏监护中心。

3. 胎儿监测

（1）胎儿心脏病的筛查：在妊娠12周左右测量胎儿颈后透明层厚度以筛查胎儿染色体异常，也可筛查部分胎儿先天性心脏病。12周超声检查的敏感性和特异性为85%（95%CI 78%~90%）和99%（95%CI 98%~100%）胎儿颈后透明层厚度正常的先天性心脏病发病率约为1/1000。重大畸形的早期诊断可以让父母考虑所有选择，包括终止妊娠。所有患有先天性心脏病的女性都应在妊娠19~22周接受胎儿超声心动图检查，妊娠期行胎儿心脏超声及产前诊断明确胎儿是否存在先天性心脏病。当怀疑胎儿心脏异常时，必须获得完整的胎儿超声心动图，详细了解家族史，母亲病史及服用可能致畸的药物，胎儿核型（例如22q11.2缺失并伴有圆锥干异常）。转诊至胎儿医学专家、儿科心脏病专家、遗传学家和新生儿专家，并在可提供新生儿心脏护理的机构分娩。发现严重复杂心脏畸形，可以尽早终止妊娠。

（2）胎儿并发症：常见的胎儿并发症有早产、流产、胎儿发育畸形、胎儿生长受限、胎儿宫内窘迫等。①胎儿生长发育的监测：胎儿超声观察胎儿生长、是否存在胎儿畸形、羊水量、脐血流情况，胎心监护评估胎儿宫内情况等。②药物影响：一些心脏病患者在妊娠期需要药物治疗，可以改用更安全的替代药物，尽量避免使用对胎儿产生不良影响的药物，例如血管紧张素转换酶抑制剂、血管紧张素受体阻滞剂和醛固酮拮抗剂等。在妊娠期间必须要使用致畸风险的药物控制病情时，例如对机械瓣膜假体患者使用华法林。在这些情况下妊娠心脏团队的专家应与患者一起审查药物风险、益处和替代治疗方案，并在病历中记录讨论和建议内容，密切观察胎儿生长发育情况。

4. 终止妊娠

终止妊娠的时机如表 79 所示。

表 79　不同心脏病风险分级及终止妊娠时机

风险分级	心功能	心脏严重并发症	建议终止孕周	医疗水平优良单位
Ⅰ—Ⅱ	Ⅰ	无	足月	—
Ⅲ	Ⅰ	无	34~35 周	37 周
Ⅳ且坚持继续妊娠	Ⅰ—Ⅱ	无	32~34 周	适当延长孕周
Ⅴ且拒绝终止	Ⅰ—Ⅱ	无	适时终止妊娠	—

注：心功能Ⅲ/Ⅴ或出现心脏严重并发症者，应对症处理并及时终止妊娠。

（二）不宜继续妊娠的心脏病患者的处理

心脏病妊娠风险分级Ⅳ—Ⅴ级者属妊娠高风险，有高危病变的患者，例如与肺动脉高压相关的患者（例如艾森曼格综合征）、严重左心梗阻、严重心室功能不全、发绀、Fontan 循环衰竭以及与复杂心律失常相关的病变，建议避免受孕或在妊娠前进行手术矫正，以降低未来妊娠的风险。先前患有扩张型心肌病的女性在妊娠期发生主要不良心血管事件（主要是心力衰竭）的比率很高（25%~40%）。如果患有严重心脏病，包括射血分数低于 30% 或Ⅲ/Ⅳ级心力衰竭、严重瓣膜狭窄、主动脉直径超过 45 mm 的马方氏综合征、二叶式主动脉，应建议患者避免妊娠或考虑人工流产。终止妊娠的方法根据心脏病严重程度和心功能而定，重度肺动脉高压、严重瓣膜狭窄、严重心脏泵功能减退、心功能≥Ⅲ级者，剖腹取胎术较为安全。

（三）围分娩期的处理

1. 晚期妊娠终止妊娠方法的选择

（1）经阴道分娩：心脏病妊娠风险分级Ⅰ—Ⅱ级且心功能Ⅰ级者，通常可耐受经阴道分娩，阴道分娩可减少失血、降低感染、静脉血栓形成和栓塞的风险。心脏病患者阴道分娩可实施硬膜外分娩镇痛，硬膜外分娩镇痛可显著减少心血管事件。分娩过程中需要心电监护，严密监测患者的自觉症状、心肺情况，避免产程过长；根据潜在的心脏病变，可以使用产钳或胎头吸引辅助分娩来进一步缩短第二产程；结构异常性心脏病者，围分娩期预防性使用抗生素。

（2）剖宫产术终止妊娠：对于具备产科指征、服用口服抗凝剂临产的患者、患有侵袭性主动脉病变的患者以及急性顽固性心力衰竭患者，心脏病妊娠风险分级≥Ⅲ级且心功能≥Ⅱ级者，行剖宫产术终止妊娠。

2. 围手术期的注意事项

（1）手术时机：剖宫产术以择期手术为宜。

（2）术前准备：孕妇34周前终止妊娠者使用皮质类固醇以促进胎儿肺成熟；结构异常性心脏病者，剖宫产术终止妊娠前预防性应用抗生素1~2天；对于正在接受预防性低分子肝素治疗的女性，至少术前12 h停止低分子肝素治疗，对于采用调整剂量方案的患者，建议间隔24 h。接受抗凝治疗的女性在计划分娩时，需将华法林或低分子量肝素转换为半衰期较短的普通肝素，以减少出血风险。

（3）术中监护：术中严密监测母亲血压、心率、氧饱和度、尿量、动脉血气。对于患有更严重心脏病的女性，动脉导管可以提供更准确的数据。儿娩出后腹部沙袋加压，防止腹压骤降而导致的回心血量减少。可以使用少量缩宫素静脉滴注，以减少产后出血风险，避免使用麦角新碱和前列腺素类似物。

（4）术后监护：继续心电监护；限制每天的液体入量和静脉滴注速度；对无明显低血容量因素（大出血、严重脱水、大汗淋漓等）的患者，每天入量一般宜在1000~2000 mL，保持每天出入量负平衡约500 mL/d。产后3天，病情稳定逐渐过渡到出入量平衡。结构异常性心脏病者，术后继续使用抗生素预防感染5~10天。

（5）围死期剖宫产

如果发生严重危及生命的孕产妇事件，应考虑立即分娩。分娩的目的是提高母亲成功复苏的机会，其次是提高胎儿的存活率。分娩应在心脏骤停后4 min内进行。

（四）产褥期

患有心脏病的女性在产褥期早期（产后前7天）和产后6个月内出现并发症的风险很高。如高血压、出血和感染。因此需要延长监护时间，特别是对于有心源性肺水肿和心律失常风险或并发产科或手术并发症的患者。采用血氧饱和度监测、肺部听诊、液体平衡记录来仔细、频繁地监测心血管疾病的体征和症状。如果在监护过程中的任何时间出现与已知疾病或新发、获得性孕产妇心脏病相关的孕产妇并发症，应尽早与心脏病专家会诊，并尽可能将患者转移到医疗水平更高的机构。

（杨锐）

第二节　妊娠期高血糖

一、定义

妊娠期高血糖，包括妊娠前糖尿病合并妊娠（pregestational diabetes mellitus，PGDM）、糖尿病前期和妊娠期糖尿病（gestational diabetes mellitus，GDM）。

妊娠前糖尿病，又称"糖尿病合并妊娠"，可能在妊娠前已确诊或在妊娠期首次被诊断因胰岛功能异常导致的血糖异常增高。

妊娠期糖尿病指的是妊娠前没有糖尿病，在妊娠期，由于各种随孕周增加不断分泌的妊娠相关激素产生抵抗胰岛素的作用，使胰岛的功能受限，从而导致血糖升高，形成所谓的妊娠期糖尿病。

二、病因

糖尿病（diabetes mellitus，DM）是一组代谢性疾病，是由于胰岛素分泌受损、胰岛素作用缺陷而导致的高血糖，这两个因素经常同时存在于同一患者中。

胰岛素分泌受损是指自身免疫功能异常导致胰岛 β 细胞被破坏，导致胰岛素分泌减少。部分胰岛素绝对缺乏患者并没有自身免疫性证据，也没有 β 细胞破坏的其他明确原因。美国糖尿病协会将其称为"特发性"或"1B 型"糖尿病。

胰岛素抵抗是指对内源性和(或)外源性胰岛素的血糖反应低于正常水平。常见病因：肥胖，应激（由过度分泌的胰岛素反调节激素所致，如氢化可的松、生长激素、儿茶酚胺和胰高血糖素），药物（如糖皮质激素、HIV 抗反转录病毒药物、口服避孕药）；妊娠（胎盘催乳素），脂肪营养不良，胰岛素抗体，胰岛素信号传导通路遗传缺陷 –A 型胰岛素抵抗，抗胰岛素受体的自身抗体阻滞 -B 型胰岛素抵抗。

妊娠期胎盘可分泌胰岛素拮抗激素（如雌激素、催乳素、人胎盘生乳素、氢化可的松和孕酮），从而导致胰岛素抵抗；当孕妇的胰岛素分泌功能不足以克服这种胰岛素抵抗以及生长变化的母体和胎儿所需能量增长时，则会发生妊娠期糖尿病。

三、高危因素

GDM 的高危因素如下。

（1）妊娠前超重、肥胖。

（2）年龄 ≥ 35 岁。

（3）高糖、高脂饮食。

（4）妊娠期缺乏运动。

（5）妊娠期体重增长过快。

（6）妊娠前多囊卵巢综合征。

（7）有糖尿病史、妊娠糖尿病病史及糖尿病家族史。

（8）有异常妊娠分娩史（巨大儿、胎儿畸形、流产史等）。

（9）妊娠期反复出现阴道炎或泌尿系统感染。

（10）早期妊娠尿糖，或空腹尿糖呈阳性。

四、临床表现

妊娠期有三多症状（多饮、多食、多尿），本次妊娠并发羊水过多或者巨大儿者，应警惕合并糖尿病的可能，但大多数妊娠期高血糖患者无明显的临床表现。

五、并发症

（1）妊娠期高血糖对孕妇的危害包括自然流产、妊娠期高血压疾病、羊水过多、产程延长、产后出血、手术产等发生的风险增加。

（2）妊娠期高血糖对胎儿的危害主要有出生缺陷、死胎、巨大儿、胎儿生长受限、新生儿低血糖、新生儿高胆红素血症和新生儿呼吸窘迫综合征（neonatal respiratory distress syndrome，NRDS）等发生的风险增加。

（3）子代发生肥胖、罹患 2 型糖尿病及各种代谢性疾病和心血管疾病的风险明显增加。

六、分类

妊娠期高血糖分类如图 21 所示。

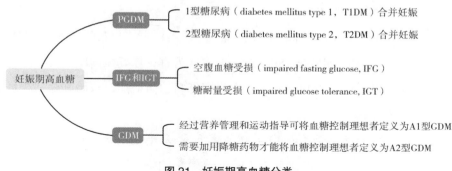

图 21　妊娠期高血糖分类

七、诊断

PGDM：任意时间满足以下任意一点即可：① FPG ≥ 7.0 mmol/L（空腹 8 h 以上但不适宜空腹过久）。②伴有典型的高血糖或高血糖危象症状，同时任意血糖 ≥ 11.1 mmol/L。

IFG 和 IGT：早期妊娠，满足以下任意一点即可：IFG FGP 5.6~5.9 mmol/L；IGT 75g OGTT 餐后 2 h 血糖 7.8~11.1 mmol/L。

GDM：妊娠 24~28 周行 75 g OGTT 检查作为 GDM 的诊断方法。空腹、口服葡萄糖后 1 h、2 h 的血糖阈值分别为 5.1 mmol/L、10.0 mmol/L、8.5 mmol/L，任何一个时间点血糖值达到或超过上述标准即诊断为 GDM。

八、治疗

妊娠期高血糖患者约 80% 通过饮食及运动管理，血糖能得到很好的控制，母儿结局良好。

早期妊娠筛查出 IFG 和 IGT 后均应按照 GDM 管理，进行饮食及运动指导，并监测血糖，可不用再查 OGTT。

建议 PGDM 孕妇妊娠前或早期妊娠改用胰岛素控制血糖，GDM 孕妇饮食加运动管理血糖不达标，或调整饮食后出现饥饿性酮症、增加热量摄入血糖又超过妊娠期控制标准者，应及时加用胰岛素治疗。

九、饮食管理

应根据妊娠前饮食习惯、喜好进行个体化评估，纠正不良饮食及作息习惯。推荐多样化的膳食方案及规律的作息时间。

妊娠期高血糖孕妇应控制每日总能量摄入，早期妊娠不低于 1600 kcal/d（1 kcal=4.184 kJ），中晚期妊娠 1800~2200 kcal/d 为宜；伴妊娠前肥胖者应适当减少能量摄入，但早期妊娠不低于 1600 kcal/d，中晚期妊娠适当增加，双胎妊娠适当增加。具体可根据以下公式计算。

$$每日所需的总热量（kcal）= 理想体重 \times 每千克体重需要的热量$$

$$理想体重（kg）= 身高 -105$$

根据计算所得总能量，再进行食物种类分配，如图 22、表 80 所示。

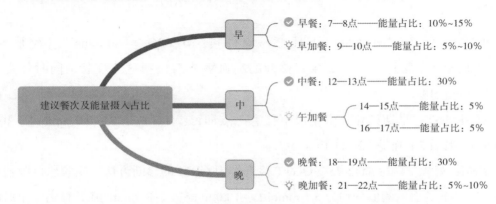

图 22　妊娠期高血糖的建议餐次及能量摄入占比

表 80　妊娠期高血糖每天饮食推荐

食物种类	推荐每日能量摄入总量及食物交换份			
	1600 kcal	1800 kcal	2000 kcal	2200 kcal
谷薯类	800（9）	900（10）	920（10）	1000（11）
蔬菜类	90（1）	90（1）	140（1.5）	200（2）
水果类	90（1）	90（1）	90（1）	100（1）
奶制品	180（2）	270（3）	270（3）	270（3）
肉蛋豆类	270（3）	270（3）	360（4）	360（4）
油、坚果类	170（2）	180（2）	220（2.5）	270（3）
合计	1600（18）	1800（20）	2000（22）	2200（24）

应注意：①推荐每日摄入的碳水化合物不低于 175 g，摄入量占总热量的 50%~60%；蛋白质不应低于 71 g；饱和脂肪酸不超过总能量摄入的 7%；禁止摄入反式

脂肪酸；推荐每日摄入 28 g 膳食纤维。②应优先选择多样化、血糖生成指数（glycemic index，GI）较低、对血糖影响较小的食物。③对于妊娠前肥胖的女性，应减少妊娠前 30% 的总热量摄入，但早期妊娠摄入量不应低于 1600 kcal/d，晚期妊娠不低于 1800 kcal/d。

妊娠期高血糖孕妇应根据妊娠前 BMI 制订妊娠期的增重目标，如表 81 所示。

表 81　我国不同孕前 BMI 孕妇的推荐妊娠期增重目标

妊娠前 BMI（kg/m²）	总增长范围（kg）	早期妊娠增长（kg）	中晚期妊娠周体重增长中位数（范围）（kg）
低体重（< 18.5）	11.0~16.0	≤ 2.0	0.46（0.37~0.56）
正常体重（18.5~23.9）	8.0~14.0	≤ 2.0	0.37（0.26~0.48）
超重（24.0~27.9）	7.0~11.0	≤ 2.0	0.30（0.22~0.37）
肥胖（≥ 28.0）	≤ 9.0	≤ 2.0	≤ 0.30

注：BMI 表示体质指数。

十、运动指导与管理

妊娠期合理的运动形式应能维持孕妇体重的合理增长且不引起胎儿宫内窘迫和宫缩，过度的运动量可能引起胎儿生长受限、流产、早产、胎儿宫内窘迫等不良后果。

无运动禁忌证的孕妇，1 周中至少 5 天每天进行 30 min 中等强度的运动，妊娠前无规律运动的孕妇，妊娠期运动时应由低强度开始，循序渐进。

推荐的运动形式包括步行、快走、游泳、固定式自行车运动、瑜伽、慢跑和力量训练。妊娠期应避免引起静脉回流减少和低血压的体位，如仰卧位运动。

妊娠期应避免的运动形式还包括易引起摔倒、外伤或者碰撞的运动，如接触性运动（如冰球、拳击、足球和篮球等）和一些高风险运动（如滑雪、冲浪、越野自行车、骑马等）。妊娠期间，尤其是早期妊娠，还应避免引起母体体温过高的运动，如高温瑜伽或普拉提。

需要注意的是，当孕妇在运动过程中出现任何不适，都应停止运动并就医。此外，对于需要使用胰岛素治疗的孕妇，需警惕运动引起低血糖的发生，应注意避免低血糖反应和延迟性低血糖。避免清晨空腹未注射胰岛素之前进行运动。血糖水平 < 3.3 mmol/L 或 > 13.9 mmol/L 的孕妇，应停止运动并检测尿酮体。

运动的禁忌证包括严重心脏或呼吸系统疾病、子宫颈机能不全、多胎妊娠（三胎及以上）、前置胎盘（妊娠 28 周后）、持续阴道流血、先兆早产、胎膜早破、妊娠期高血压疾病控制不理想（包括妊娠合并慢性高血压者血压水平控制不理想及重度子痫前期者病情控制不理想）、重度贫血、甲状腺疾病控制不理想、胎儿生长受限等。此外，当孕妇妊娠期运动时出现以下情况时，应停止运动：阴道流血、规律并有痛觉的宫缩、阴道流液、呼吸困难、头晕、头痛、胸痛、肌肉无力影响平衡等。

血糖控制目标：妊娠期高血糖孕妇都应监测空腹、餐前及餐后 2 h 血糖，目标值如表 82 所示。

表 82　血糖控制目标

时间项目	空腹血糖	餐前血糖	餐后 1 h 血糖	餐后 2 h 及睡前血糖	糖化血红蛋白
PGDM 备孕	3.9~6.1	—	—	4.4~7.8	< 6.5%
PGDM 妊娠期	3.9~5.3	3.9~5.3	6.1~7.8	5.6~7.1	< 6%
GDM 妊娠期	3.9~5.3	3.9~5.3	6.1~7.8	5.6~6.7	< 5.5%
产后	3.9~7.0	—	—	4.4~7.8	—

妊娠期若有低血糖倾向，HbA1c 的控制目标可适当放宽至 7% 以内。

妊娠期未常规建议监测餐后 1 h 血糖，若患者血糖控制不稳定时可加测，不做常规建议。

十一、降糖药物治疗

胰岛素是妊娠期控制血糖首选药物。

使用指征：建议 PGDM 孕妇妊娠前或早期妊娠改用胰岛素控制血糖，GDM 孕妇饮食加运动管理血糖不达标，或调整饮食后出现饥饿性酮症、增加热量摄入血糖又超过妊娠期控制标准者，应及时加用胰岛素治疗。

使用原则：建议选择"三短一长"，即三餐前选择短效或超短效胰岛素，睡前选择长效胰岛素。

空腹血糖或餐前血糖高的孕妇，选择睡前皮下注射长效胰岛素，或早餐前和睡前两次中效胰岛素。

餐后血糖高的孕妇，选择餐前皮下注射短效或超短效胰岛素。

妊娠合并 T1DM 或者少数合并 T2DM 血糖控制不理想的孕妇，可考虑使用胰岛素泵控制血糖。

胰岛素添加和调整的原则：根据血糖监测的结果，选择个体化的胰岛素治疗方案。依据血糖控制的靶目标，结合孕妇体重，按照每 2~4 U 胰岛素降低 1 mmol/L 血糖的原则进行调整。

十二、分娩期和围手术期胰岛素的使用

手术前后、产程中、产后非正常饮食期间停用皮下注射胰岛素，改用胰岛素静脉滴注，避免出现高血糖或低血糖。

手术前、产程中或术中每 1~2 h 必须测定血糖水平，根据血糖水平维持低剂量胰岛素静脉滴注。

择期手术者前 1 天睡前正常使用中、长效胰岛素；手术日停用早餐前的胰岛素；给予静脉内滴注 10%GS。

特别注意：①清晨高血糖产生的原因有三方面：夜间胰岛素作用不足、黎明现象和 Somogyi 现象。前两种情况必须在睡前增加中效胰岛素的用量，而 Somogyi 现象应减少睡前中效胰岛素的用量。②中、晚期妊娠胰岛素需要量有不同程度的增加；妊娠 32~36 周达到高峰，妊娠 36 周后用量可能会有下降，应及时调整。③针对妊娠合并 T2DM 孕妇和 A2 型 GDM 孕妇的妊娠期胰岛素添加应考虑胰岛素抵抗等因素，增加胰岛素的剂量但降糖效果不明显的情况下，可以加用药物，如二甲双胍以减少胰岛素抵抗。④二甲双胍禁用于妊娠合并 T1DM、肝肾功能不全、心力衰竭、糖尿病酮症酸中毒和急性感染的孕妇等。

十三、妊娠期高血糖孕妇的分娩时机

GDM A1 孕妇血糖控制良好者，推荐在妊娠 40~41 周终止妊娠。

A2 型 GDMA2 血糖控制良好者，推荐在妊娠 $39~39^{+6}$ 周终止妊娠。

PGDM 血糖控制满意且无其他母儿合并症者，推荐在妊娠 39^{+6} 周终止妊娠。

PGDM 伴血管病变、血糖控制不佳或有不良产史者，终止妊娠时机应个体化处理。

十四、新生儿的处理

糖尿病母亲的新生儿是发生低血糖的高危儿，应注意低血糖症状。

喂养时间：出生后 30~60 min 初次喂养，至少 2~3 h 喂养 1 次。

血糖监测：初次喂养后（出生后 1.5 h 内）；出生后 24 h 内每 3~6 h 检测 1 次喂养前血糖。

血糖监测目标值：出生后 4 h 内血糖水平 ≥ 2.2 mmol/L，24 h 内血糖水平 ≥ 2.6 mmol/L。

处理原则：①血糖水平低于目标值 + 低血糖症状，转儿科治疗。②无低血糖症状 + 血糖水平低于目标值，立即给予高浓度葡萄糖并喂食母乳或配方奶，30 min 后复测血糖。③复测达到目标值，此后按正常流程监测。④如仍低于目标值，重复上一过程，30 min 复测血糖仍低于目标值，转儿科治疗。

十五、产后管理与随访

提倡母乳喂养，增加母乳喂养的次数以及延长母乳喂养的时间，均有助于预防 GDM 产妇未来患 T2DM。哺乳期间可以应用二甲双胍控制血糖。

GDM 产妇的初次随访于产后 6 周进行，常规行 75 g OGTT。结果正常者，推荐此后每 1~3 年进行血糖检测，诊断标准参照 ADA 非妊娠期诊断标准，产后随访时发现有糖尿病前期的女性，建议至内分泌专科就诊，采取必要的预防措施。

十六、GDM 的预防

联合饮食和运动管理可能对 GDM 的预防存在一定的益处；肌醇或维生素 D 的补充对 GDM 预防可能有一定的益处；二甲双胍对于肥胖孕妇具有一定的预防 GDM 发生的作用，但早期妊娠应停用。妊娠期低维生素 D 水平显著增加 GDM 的发生风险。此外，GDM 相关的健康饮食模式包括绿叶蔬菜、家禽、鱼类、地中海饮食以及坚果和膳食纤维，不健康饮食模式包括大量食用含糖饮料、油炸食品、动物脂肪、精制谷物、糖果、薯条等；不吸烟、健康饮食以及每周 ≥ 150 min 的中等至高强度运动，可以使 GDM 的发生降低 41%。

妊娠 15 周前应针对糖代谢异常高风险人群（详见高危因素）进行筛查，筛查标准为空腹血糖（FPG 6.1~6.9 mmol/L）或糖化血红蛋白（HbA1c）5.9%~6.4%，应尽早识别尽早治疗。同时，糖代谢异常高风险人群应在 24~28 周进行 GDM 筛查。

（李群）

第三节　妊娠合并病毒性肝炎

妊娠期女性并发症中最常见的肝脏疾病是病毒性肝炎。孕妇肝炎的发病率是非孕妇的 6 倍，而孕妇重症肝炎的发病率是非孕妇的 66 倍。妊娠合并病毒性肝炎的总体发病率为 0.8%~17.8%，我国是乙肝的高发国家，而妊娠合并病毒性肝炎具有重症化倾向，所以，对病毒性肝炎进行早期诊断、规范化治疗，以及有效阻断母婴传播，对于优生优育具有重要意义。

一、病毒性肝炎的定义及分类

病毒性肝炎是由肝炎病毒引起的以肝脏病变为主的传染病。致病病毒包括甲（hepatitis A virus，HAV）、乙（hepatitis B virus，HBV）、丙（hepatitis C virus，HCV）、丁（hepatitis D virus，HDV）及戊型（hepatitis E vitus，HEV）5 种肝炎病毒。除乙型肝炎病毒为 DNA 病毒外，其余均为 RNA 病毒。其中乙肝和丙肝更为常见，是肝硬化、肝癌的重要病因之一。近年来，又发现庚型肝炎病毒及输血传播肝炎病毒，但这两种病毒的致病性尚未明确。

二、对母体及围产儿的影响

1. 对母体的影响

早期妊娠可以加重早孕反应，晚期妊娠可能增加子痫前期发病率，病情严重者可能会影响凝血功能，导致产后出血。晚期妊娠合并肝炎易发展为重型肝炎，导致孕产妇死亡概率增加。

2. 对围产儿的影响

妊娠合并病毒性肝炎可以导致流产、早产、死产和新生儿死亡的发生率增加。肝功能发生异常时，围产儿死亡率高达 4.6%。围产儿由于免疫功能尚未发育完全，此时若感染肝炎病毒，部分患儿会转为慢性病毒携带状态，随着年龄的增长，以后发生肝脏疾病，如肝硬化、肝癌等可能性增加。

三、传播途径

1. HAV

甲肝是通过消化道传播，目前还没有母婴传播的报道。但由于分娩的特殊性，此过程中，新生儿可因吸入羊水、胎粪以及接触母亲血液导致感染。HAV 感染可产生终身免疫，通过接种疫苗可预防感染。

2. HBV

乙肝的传播方式存在地区差异：母婴传播（宫内传播、产时传播及产后传播）是高流行地区的主要传播方式，水平传播（特别是在儿童早期）是中度流行地区的传播方式，而性传播及不安全注射是低流行地区成人的主要传播途径。

3. HCV

丙肝主要是经血液、无保护性行为、不安全注射及围产期传播。晚期妊娠患HCV，母婴传播发生概率会增加。

4. HDV

丁型肝炎病毒为缺陷病毒，需要依赖乙型肝炎病毒的存在，丁肝患者均为 HDV 与HBV 双重感染。

5. HEV

戊肝常通过消化道传播，也可以通过输血及母婴传播。

四、病毒性肝炎的诊断

（一）病史及临床表现

（1）既往与病毒性肝炎患者有密切接触史，或 6 个月内有接受过输血、注射血液制品等情况。

（2）出现一些消化道症状，如恶心、呕吐，继而出现畏寒、发热，部分患者可出现皮肤巩膜黄染、尿色深黄，可触及肝大，肝区有叩击痛等，这些症状不能用其他原因解释的。

（3）体征：皮肤、巩膜黄染，尿色变深，早、中期妊娠可触及肿大的肝脏，晚期妊娠肝脏如能被触及则为异常。

（4）病毒性肝炎的平均潜伏期，一般甲肝为 28 天（15~50 天），乙肝为 60 天（40~90 天），丙肝为 30~60 天，丁肝为 4~20 周，戊肝为 40 天（3~8 周）。

（二）实验室检测

（1）相应肝炎病毒血清学抗原抗体检测出现阳性。

（2）ALT、AST 升高，其中 ALT 是反应肝细胞损伤程度最常用的敏感指标。总胆红素升高在预后评估上较 ALT 及 AST 更有价值；胆红素持续上升而转氨酶下降，称为"胆酶分离"，提示重型肝炎的肝细胞坏死严重，预后不良。PTA 的正常值为 80%~100%，＜ 40% 是诊断重型肝炎的重要指标之一，PTA 是判断病情严重程度和预后的主要指标，较转氨酶及胆红素更具有重要的临床意义。

（3）各病原学检查如下：①甲型肝炎病毒：检测血清 HAV 抗体及血清 HAV-RNA。HAV-IgM 阳性代表近期感染，HAV-IgG 在急性期后期和恢复期出现，属于保护性抗体。②乙型肝炎病毒：检测血清中 HBV 标志物。HBsAg：HBV 感染特异性标志物，见于乙型肝炎患者或无症状携带者；HBsAb：曾感染 HBV 或已接种乙肝疫苗，已产生免疫力；HBeAg：血中有 HBV 复制，其滴度反映传染性强弱；HBeAb：血中 HBV 复制趋于停止，传染性减低；HBeAb-IgM：HBV 复制阶段，出现于肝炎早期；HBeAb-IgG：主要见于肝炎恢复期或慢性感染。③丙型肝炎病毒：单项 HCV 抗体阳性多为既往感染，不作为抗病毒治疗的证据。④丁型肝炎病毒：HDV 是一种缺陷的嗜肝 RNA 病毒，需依赖 HBV 的存在而复制和表达，伴随 HBV 引起肝炎。需同时检测血清中 HDV 抗体和乙型肝炎血清学标志物。⑤戊型肝炎病毒：由于 HEV 抗原检测困难，而抗体出现较晚，在疾病急性期有时难以诊断，即使抗体阴性也不能排除诊断，需反复检测。

（三）影像学检测

主要是超声检查，必要时可行 MRI 检查，目的在于观察肝脏大小，有无出现腹腔积液、肝脏脂肪变性、肝硬化等表现。

（四）妊娠合并重型肝炎的诊断要点

（1）消化道症状严重。

（2）血清总胆红素＞ 171 μmol/L（10 mg/dL），或黄疸迅速加深，每日上升 17.1 μmol/L。

（3）凝血功能障碍，全身有出血倾向，PTA ＜ 40%。

（4）肝脏缩小，出现肝臭气味，肝功能明显异常。

（5）肝性脑病。

（6）肝肾综合征。

当出现以下三点即可临床诊断为重型肝炎。

（1）出现乏力、食欲缺乏、恶心呕吐等症状。

（2）PTA ＜ 40%。

（3）血清总胆红素＞ 171 μmol/L。

五、鉴别诊断

（1）妊娠期肝内胆汁淤积症（ICP）：以中晚期妊娠发生皮肤瘙痒及胆汁酸升高为特点。转氨酶可轻至中度升高、胆红素可正常或升高，血清病毒学检测阴性。临床症状及肝功能异常于分娩后数日或数周内迅速消失或恢复正常。

（2）妊娠期急性脂肪肝（AFLP）：常见于晚期妊娠，疾病进展快、病情重、死亡率高，起病时常有上腹部疼痛、恶心、呕吐等消化道症状，进一步发展为急性肝功能衰竭，与妊娠合并重型肝炎较难鉴别。鉴别要点有：①AFLP肝炎标志物一般为阴性。②重型肝炎转氨酶水平更高。③AFLP患者尿胆红素阴性，而重型肝炎的患者尿胆红素阳性。④AFLP终止妊娠后1周左右病情常趋于稳定并好转，重型肝炎恢复较慢，病程甚至可长达数月。

（3）HELLP综合征：在妊娠期高血压疾病的基础上发生，以肝酶升高、血管内溶血、血小板减少为特征的综合征，终止妊娠后病情可迅速好转。

（4）妊娠剧吐导致的肝损害：早期妊娠出现食欲减退、恶心呕吐、严重者可有肝功能轻度异常。经过纠正水电解质及酸碱平衡紊乱后，病情好转，肝功能可恢复，无黄疸出现。

（5）药物性肝损害：既往曾服用过损害肝脏的药物，如氯丙嗪、异丙嗪等，停药后多可恢复正常。

六、治疗

（一）妊娠前处理

对于肝炎病毒感染者，妊娠前需要评估其肝脏健康情况，积极完善肝功能、病毒检查、血清HBV DNA检测及肝脏超声检查等检查，并联合多学科会诊全面地评估母体情况，若已经存在肝功能损伤，应积极治疗后再备孕，避免妊娠期肝功能损伤加重。患者最佳受孕时机是肝功能正常、血清HBV DNA低水平、肝脏超声无特殊改变。若有抗病毒治疗指征，可采用干扰素或核苷类药物治疗，应用干扰素治疗的女性，停药后6个月可考虑妊娠；口服核苷类药物需要长时间治疗，最好应用替诺福韦或替比夫定，可以延续至妊娠期使用。

（二）妊娠期处理

对于已妊娠的感染者，要注意休息，清淡饮食。早期妊娠首次就诊应积极全面检查肝病相关指标，按照规范进行治疗，多次评估妊娠风险，慎重决定是否继续妊娠。因病毒性肝炎是终身性疾病，放弃妊娠后无法确保下次妊娠的病情变化。中晚期妊娠感染肝炎的孕妇发生流产、早产、产后出血、胎儿窘迫、胎死宫内、死产、新生儿死亡及败血症等疾病的概率均高于正常孕妇，这可能与肝炎病毒对胎盘的感染引起胎盘绒毛血管病变有关。因此中晚期妊娠应该适当缩短产检间隔时间，积极予以抗炎、保肝、必要时抗病毒等治疗。常用护肝药物有葡醛内酯、多烯磷脂酰胆碱、腺苷蛋氨酸、还原型谷胱甘肽注射液、门冬氨酸钾镁等。主要作用在于减轻免疫反应损伤，协助转化有害代谢产物，改善肝脏循环，有助于肝功能恢复。

（三）分娩期处理

非重型肝炎可阴道分娩，分娩前数日肌内注射维生素 K_1，每日 20~40 mg。根据患者血常规、凝血、铁蛋白等相关因子个体化进行备血、合血。尽可能缩短第二产程，预防产程延长或停滞，整个产程应防止产道损伤和胎盘残留，减少出血风险。由于肝脏疾病对凝血功能的影响，可在胎肩娩出后立即使用缩宫素预防产后出血。

（四）产褥期处理

注意休息和护肝治疗。应用对肝损害较小的广谱抗生素预防或控制感染。对 HBsAg 阳性母亲的新生儿，经过主动及被动免疫后，不管孕妇 HBeAg 阳性还是阴性，其新生儿都可以母乳喂养，无须检测乳汁中有无 HBV DNA。因病情严重不宜哺乳者应尽早回奶。回奶禁用雌激素等对肝脏有损害的药物，可选择口服生麦芽或乳房外敷芒硝。

（五）重型肝炎的处理

1. 保肝治疗

主要目的是保肝退黄，可采用高血糖素 - 胰岛素 - 葡萄糖联合应用，高血糖素 1~2 mg、胰岛素 6~12 U 溶于 10% 葡萄糖液 500 mL 内静脉滴注，每日 1 次，2~3 周为一疗程，可以促进肝细胞再生。人血白蛋白可促进肝细胞再生，改善低蛋白血症，每次 10~20 g，每周 1~2 次。输注新鲜血浆 200~400 mL，每周 2~4 次，能促进肝细胞再生并补充凝血因子。门冬氨酸钾镁可促进肝细胞再生，降低胆红素，使黄疸消退，40 mL/d 加于 10% 葡萄糖溶液 500 mL 缓慢滴注，高钾血症患者慎用。

2. 防治肝性脑病

主要为去除诱因，蛋白质摄入量每日应 < 0.5 g/kg，增加碳水化合物，减少肠道氨

等毒性产物，控制血氨。保持大便通畅，口服新霉素或甲硝唑可抑制肠内细菌繁殖，减少氨等有毒物质的形成和吸收。醋谷胺 600 mg 溶于 5% 葡萄糖溶液或精氨酸 15~20 g/d 静滴，降低血糖、改善脑功能。六合氨基酸注射液 250 mL 静脉滴注，1~2 次 / 天，补充支链氨基酸，调整血清氨基酸比值，使肝性脑病患者清醒。适当限制补液量，控制在每天 1500 mL 以内。有脑水肿者，可适当使用甘露醇。

3. 防治凝血功能障碍

可以输注新鲜冰冻血浆、纤维蛋白原、冷沉淀等纠正凝血功能。

4. 防治肾衰竭

严格限制入量，一般每日入液量为 500 mL 加上前 1 日尿量。呋塞米 60~80 mg 静脉注射，必要时 2~4 h 重复 1 次，2~3 次无效后停用，同时监测血钾浓度，防止高血钾。可使用多巴胺扩血管，改善肾血流，剂量为 20~80 mg。避免应用对肾脏有损害的药物，若急性肾衰竭患者大量使用利尿剂后仍无尿并出现高钾血症、肺水肿时应考虑血液透析。

5. 防止感染

重型肝炎患者易发生胆道、腹腔、肺部等部位的细菌感染。注意无菌操作、口腔护理、会阴擦洗等护理，预防感染，有计划逐步升级强有力的广谱抗生素，最初可选用二、三代头孢，使用广谱抗生素 2 周以上需经验性使用抗真菌药物。

6. 产科处理

需要根据患者病情及孕周大小来决定终止妊娠时机。

（1）早期妊娠：经内科治疗后积极行人工流产。

（2）中期妊娠：①若已发生流产、死胎等，内科积极治疗改善凝血功能后引产。②若无流产、死胎等，经内科积极治疗同时评估，病情好转可适时终止妊娠；病情恶化者应在短期治疗（1~2 天）改善凝血功能后引产。

（3）晚期妊娠：尽早终止妊娠，分娩方式以剖宫产为宜。重型肝炎患者产后出血的发生率高，不仅加重肝损害，而且可能直接导致患者死亡。如病情允许，建议术前积极纠正凝血功能障碍，完善相关科室会诊后进行手术，必要时行次全子宫切除术。

七、肝炎病毒的母婴传播阻断

（一）甲型肝炎

接触 HAV 后，孕妇应于 7 日内肌内注射丙种球蛋白 2~3 mL。新生儿出生时及出生后 1 周各注射 1 次丙种球蛋白可预防感染。甲型肝炎急性期禁止哺乳。

（二）乙型肝炎

HBV 母婴传播的阻断措施如下。

（1）应筛查夫妇双方的 HBsAg。

（2）当 HBV DNA 载量 ≥ 200000 IU/mL，推荐在妊娠 24~28 周开始给予替诺福韦、替比夫定或拉米夫定进行抗病毒治疗，无须联合用药，可减少 HBV 母婴传播。

（3）妊娠期首次诊断慢性乙型肝炎的患者治疗适应证：①对于 HBV DNA 阳性，ALT 持续异常（高于正常值上限），建议抗病毒治疗。②对于 HBV DNA 阳性者，无论血清 ALT 水平高低，只要符合下列情况之一，建议抗病毒治疗：有乙型肝炎肝硬化家族史或肝细胞癌家族史；年龄 > 30 岁；无创指标或肝组织学检查提示肝脏存在明显炎症（G ≥ 2）或纤维化（F ≥ 2）；HBV 相关肝外表现等。

（4）分娩时应尽量避免产程延长、软产道裂伤和羊水吸入。

（5）产后新生儿尽早联合应用乙型肝炎免疫球蛋白（hepatitis B immunoglobulin，HBIG）和乙型肝炎疫苗可有效阻断母婴传播（表 83）。

表 83　新生儿 HBV 免疫预防方案

母亲 HBsAg	新生儿足月或早产但出生体重 ≥ 2000 g			新生儿早产且出生体重 < 2000 g		
	乙型肝炎疫苗（10 μg/0.5 mL）	HBIG（100 IU）	乙型肝炎随访	乙型肝炎疫苗（10 μg/0.5 mL）	HBIG（100 IU）	乙型肝炎随访
阴性	3 针：0、1、6 方案	不需要	不需要	3 针：出生后第 1 针，间隔 1 个月第 2 针，再间隔 5 个月第 3 针	不需要	不需要
阳性	3 针：0、1、6 方案（出生后 12 h 内第 1 针，越早越好）	必需，出生后 12 h 内（越早越好）。按时接种第 2 针疫苗者，无须重复使用；第 2 针疫苗延迟接种超过 1 个月者，需要重复使用 1 次	最后 1 针乙肝疫苗接种后 1~2 个月	4 针：出生 12 h 内第 1 针，3~4 周第 2 针，间隔 1 个月第 3 针，再间隔 5 个月第 4 针	必需，出生后 12 h 内（越早越好）。极早或极低体重早产儿，1 月龄左右可重复 1 次	最后 1 针乙型肝炎疫苗接种后 1~2 个月

孕妇 HBsAg 阳性，只要新生儿身体状况稳定，需尽快注射第 1 针乙型肝炎疫苗，如需抢救或情况不佳，待病情稳定 1 周后接种；孕妇 HBsAg 阳性，不论新生儿状况如何（包括抢救），必须在 12 h 内注射 HBIG，且越快越好；孕妇 HBsAg 阴性，新生儿

出生体重＜2000 g，待体量达到 2000 g 时接种第 1 针乙型肝炎疫苗，若出院时体重仍未达 2000 g，在出院前接种第 1 针；孕妇 HBsAg 阳性，新生儿情况稳定，无须等待体重达 2000 g，需尽快接种第 1 针乙型肝炎疫苗。

新生儿随访：①表面抗原阴性且表面抗体阴性（或 HBsAb＜10 mIU/mL），建议按 0、1、6 免疫程序再次接种乙型肝炎疫苗。②表面抗原阴性且表面抗体阳性（或 HBsAb＞10 mIU/mL），产生抗体，母婴传播阻断成功。③表面抗原阳性，母婴传播阻断失败可能，转入有条件的机构或科室监测、诊断、治疗。

（三）丙型肝炎

目前尚无特异的免疫方法。建议最好在妊娠前进行 HCV 感染的筛查，如果抗 HCV 及 HCV RNA 均为阳性，则治愈后再考虑妊娠。若在妊娠期感染 HCV，可以考虑继续妊娠，在分娩后或哺乳期结束后行抗病毒治疗。HCV 感染者可以进行母乳喂养，但如果出现乳头出血或皲裂，则不能母乳喂养。

（蒲玲、王旭）

第四节　妊娠合并性传播疾病

一、妊娠合并 HIV 感染的诊治

（一）概述

获得性免疫缺陷综合征（acquired immunodeficiency syndrome，AIDS，简称"艾滋病"）是由一种 RNA 反转录病毒—人类免疫缺陷病毒（human immunodeficiency virus，HIV）感染引起，包括 HIV-1 和 HIV-2。世界范围大部分病例由 HIV-1 引起，HIV-2 主要集中在非洲西部地区。HIV 主要侵犯人体免疫系统，其显著特征在于 CD4$^+$ T 淋巴细胞数量的持续下降，引发严重的免疫缺陷，使得患者易受到多种机会性感染和肿瘤的侵袭，最终导致死亡。

（二）传播途径

艾滋病的传染源是 HIV 感染者和艾滋病患者。HIV 主要存在于传染源各种体液中，如血液、胸腔积液、腹水、精液、阴道分泌物、脑脊液、羊水和乳汁等。性传播为主要的传播途径。病毒还可以通过血液及血液制品传播、母婴传播（包括宫内感染、分娩时和哺乳传播）。传播 HIV 的主要决定因素是血浆 HIV 病毒载量。

（三）临床表现

HIV 从感染到出现临床症状，潜伏期平均为 3~6 周。急性 HIV 感染症状与许多其他病毒感染综合征相似，通常持续 1~3 周可自行缓解，临床症状轻微。一般症状包括发热、咽痛、盗汗、恶心、呕吐、咽痛、肌痛、关节疼痛、腹泻、皮疹、淋巴结肿大和神经系统症状。在症状消退后，进入到无症状期，持续时间一般为 4~8 年，CD4$^+$T 细胞计数逐渐下降，最终进入 AIDS 期（HIV 感染后的终末阶段）。多数患者出现 CD4$^+$T 细胞计数 < 350/μL，部分甚至 < 200/μL，此期主要临床表现为艾滋病相关症状、体征及各种机会性感染（如肺孢子菌肺炎、结核病、NTM 感染、脑弓形虫病、巨细胞病毒感染、单纯疱疹和水痘 - 带状疱疹病毒感染、真菌感染等）和肿瘤（如卡波西肉瘤、淋巴瘤、肝癌、肺癌、宫颈癌等）。感染途径、病毒致病性、最初病毒定植和宿主免疫状态均影响疾病进展快慢。

（四）诊断

HIV/AIDS 诊断需综合分析流行病学史、临床表现和实验室检查等，慎重做出诊断。HIV 的确诊主要依赖于抗体和病原学检测。对于急性期和婴幼儿感染，流行病学史是重要的参考依据。而 HIV 感染的分期诊断则主要依据 CD4$^+$T 淋巴细胞检测和患者的临床表现。AIDS 的指征性疾病是诊断 AIDS 的关键依据。

符合以下任一条件者，即可诊断为 HIV 感染：① HIV 抗体筛查试验阳性和 HIV 补充试验为阳性（核酸定性检测阳性或核酸定量 > 1000 copies/mL）。②存在流行病学史或 AIDS 相关临床表现，且两次 HIV 核酸检测均为阳性。③ HIV 分离试验阳性。

（五）治疗

HIV 阳性的备孕女性均应接受抗反转录病毒治疗（antiretroviral therapy，ART）治疗，并在受孕前将血浆病毒载量降至低于检测水平。

对于所有感染 HIV 的孕妇，无论 CD4$^+$T 细胞计数、HIV RNA 水平、临床分期如何，为降低抗病毒药物耐药性，建议尽早终身使用 ART，以减少围产期 HIV 垂直传播风险。坚持治疗很重要，与非妊娠成人相比，孕妇需用至少三种抗病毒药，首选包含多替拉韦或拉替拉韦的三联 ART 方案。

根据《中国艾滋病诊疗指南（2024 年版）》，HIV 感染孕产妇 ART 推荐方案如表 84 所示。妊娠前已接受 DTG/3TC 方案的 HIV 感染者，若病毒持续被抑制，可考虑维持原方案并加强监测，或调整为孕妇首选的 ART；对于晚期妊娠启动 ART 的 HIV 感染者推荐使用多替拉韦；当患者基线病毒载量超过 1×10^5 copies/mL、CD4$^+$ T 淋巴细胞计数 < 200/μL，不宜使用利匹韦林；依非韦伦可应用于妊娠各个阶段；LPV/r 可能会有明显消化道反应，且有增加早产和低体重儿的风险；ART 治疗中的孕妇，若依从性良好且产前病毒载量低于 50 copies/mL，可继续原方案，否则，酌情调整抗病毒治疗用药方案。

表 84　HIV 感染孕产妇 ART 方案

项目	2 种 NRTIs	第三类药物
首选方案	FTC/TDF（或 TDF+3TC，或 FTC/TAF，或 TAF+3TC，或 ABC/3TC，或 ABC+3TC）	+DTG（或 RAL）
替代方案	FTC/TDF（或 TDF+3TC，或 FTC/TAF，或 TAF+3TC，或 ABC/3TC，或 ABC+3TC，或 AZT/3TC，或 AZT+3TC）	+EFV（或 RPV，或 LPV/r）

注意事项：①在分娩结束后，HIV 感染产妇无须停药，继续进行抗病毒治疗。原方案若检测不到 HIV RNA，可继续使用，若半年内病毒未受抑制，应行耐药检测并换药。②使用 TDF 前需评估肾脏功能（肌酐清除率 < 1.0 mL/s 时应避免使用）。孕产妇血红蛋白 < 90 g/L 或中性粒细胞 < 0.75 × 10^9/L 时，建议避免或停用 AZT。③整合酶抑制剂应当选择可应用于孕产妇的整合酶抑制剂。④治疗过程中出现特殊问题，可根据实际情况调整用药方案，必要时转上级抗病毒治疗定点医疗机构处置。

（六）新生儿预防用药

依据孕产妇 ART、实验室检测等情况进行风险评估，将 HIV 感染孕产妇所生儿童分为高暴露风险儿童和普通暴露风险儿童，具体分类定义及治疗方案如表 85 所示。

表 85　HIV 感染孕产妇所生儿童的服药方案

分类	定义	治疗时机	治疗药物	疗程
高暴露风险儿童	（1）妊娠期 ART 没有达到长期病毒学抑制（晚期妊娠期病毒载量 > 50 copies/mL）；（2）HIV 感染孕产妇无晚期妊娠病毒载量检测结果，妊娠期 ART 治疗时间 < 12 周；（3）产时发现孕产妇 HIV 初筛试验阳性	出生后尽早（6 h 内）	三联抗病毒药物：出生后 2 周内予以 AZT+3TC+NVP，出生后 2~6 周予以 AZT+3TC+LPV/r	6 周
普通暴露风险儿童	不符合以上条件者（孕产妇已接受 ART，依从性好，且达到长期病毒学抑制）	出生后尽早（6 h 内）	NVP 或 AZT 混悬液	4 周

如孕产妇已临产即将分娩，但未确定是否感染HIV时，应采用快速检测法进行筛查（要求30 min内出检测结果），同时采用免疫学方法检测抗原和抗体。如果筛查结果阳性，应迅速进行HIV抗体蛋白印迹试验和HIV核酸检测。不要因为等待结果而延迟治疗，应尽快启动产妇的ART以及新生儿的HIV预防。未完全排除HIV感染之前，应避免母乳喂养。如果排除HIV急性期感染（HIV抗体蛋白印迹试验和HIV核酸检测均为阴性），应停止使用预防HIV母婴传播的药物。

（七）孕产妇ART治疗的相关检测

孕产妇使用ART之前和用药期间，应进行相关检测，以评估其感染情况，并据此制订合适的用药方案，同时监测治疗效果。①用药前：进行HIV RNA、$CD4^+T$淋巴细胞计数及血、尿常规、生化等相关检测。②用药过程中：治疗初期每月进行一次HIV RNA检测，直至检测不到RNA，改为每3个月检测一次；每3个月进行1次$CD4^+T$淋巴细胞计数及其他相关检测（同前），当$CD4^+T$淋巴细胞计数>200/μL且>14%，可每6个月检测1次。③HIV RNA检测：早、中、晚期妊娠各检测一次，建议晚期妊娠检测孕周为34~36周，在分娩前获得检测结果。④有条件地区，建议孕产妇用药前、用药期间进行耐药检测。

（八）产科处理

针对已确诊为HIV感染的孕妇，应积极提供预防HIV母婴传播的咨询与评估服务。在孕妇及其家属充分知情并同意的前提下，由其自主选择是否终止妊娠或继续妊娠。若孕妇决定终止妊娠，尽早安排手术，并提供安全的人工终止妊娠服务，以降低并发症的风险。而对于选择继续妊娠的孕妇，提供高质量的妊娠期保健咨询，按规定常规产检，孕早期核定孕周，妊娠期严密监测胎儿生长发育及母亲状况，保障母婴健康。

妊娠期进行侵入性产前诊断（如羊水穿刺）的指征同非HIV感染的孕妇，推荐在ART治疗后病毒RNA转阴后进行，如RNA仍能检测到，需权衡利弊是否进行相关操作。

围分娩期管理：①分娩前应为HIV感染孕妇及其家属提供充分的健康教育和咨询，确定分娩计划，尽早到医院待产。②HIV感染本身不是剖宫产的手术指征，建议对妊娠36周或分娩前4周内孕妇进行病毒载量检测，对于RNA载量>1000 copies/mL或RNA载量不详的感染女性行择期剖宫产术。分娩时机选择在妊娠38周以尽量减少自然临产的发生。③对于没有艾滋病临床症状、早中期妊娠已经开始ART、规律用药，或孕晚期RNA载量<1000 copies/mL，或已经临产的孕产妇，可按照产科指征来选择分

娩方式，不建议常规施行剖宫产，避免紧急剖宫产。④研究显示胎膜早破时间长短与围产期传播风险无关，因此胎膜早破不作为预防母婴传播的剖宫产指征。⑤安全助产：在分娩过程中，人工破膜、胎儿头皮电极放置、会阴切开术和手术助产可能增加 HIV 母婴传播的风险，不建议进行上述操作，除非有明确指征。⑥对于产后出血最好使用催产素和类前列腺素类药物。麦角新碱和其他麦角生物碱类能与反转录病毒酶和蛋白酶抑制剂发生相互作用而导致严重的血管收缩。

（九）产后喂养指导

尽早进行母乳喂养的相关咨询，与产妇共同制订喂养决策。母亲感染 HIV，能否母乳喂养需个体化。提倡完全人工喂养；因某种原因不能提供足够配方奶时，可纯母乳喂养 6 个月（最好经消毒后喂养）；禁忌混合喂养。对于病毒载量能检测到的母亲，不推荐母乳喂养。母乳喂养期间，必须坚持 ART，并监测病毒载量（每 1~2 个月），6 个月后须停止母乳喂养。指导正确的母乳喂养和乳房护理，如发生乳腺炎、乳头皲裂出血、HIV 病毒载量升高，建议暂停或永久停止母乳喂养。母乳喂养期间做好新生儿 HIV RNA 的监测，婴儿每 3 个月检测 1 次，在停止母乳喂养后 4~6 周、3 个月和 6 个月复查。如果婴儿确诊 HIV 感染，应尽快启动 ART。

二、妊娠合并梅毒的诊治

（一）概述

梅毒是由苍白螺旋体引起的全身性疾病。主要通过性行为传播，在妊娠期由母婴传播，很少通过输血或器官移植传播。阴道黏膜微小损伤为螺旋体进入提供了途径。宫颈外翻、充血、脆弱增加了传播危险性。苍白螺旋体通过复制可在几小时到几天内经淋巴管播散。梅毒平均潜伏期为 3~4 周，潜伏期长短取决于宿主因素及螺旋体载量。

早期梅毒包括一期梅毒、二期梅毒和早期潜伏梅毒，这时苍白螺旋体载量最高，伴侣传播率高达 30%~60%；而晚期梅毒传播率则随着螺旋体减少而明显下降。

胎儿可通过多种途径感染母体梅毒。苍白螺旋体容易通过胎盘导致胎儿先天性感染。虽然经胎盘传播是梅毒最主要的传播途径，但新生儿也可在分娩时因接触病损部位或胎膜部位的螺旋体而感染。感染梅毒的胎儿 50% 以上发展成为未治疗的早期梅毒，10% 发展成为晚期潜伏梅毒。

（二）临床表现

根据临床病程和特征进行分期。

（1）一期梅毒通常表现为硬下疳：通常是无痛的、单一的、无压痛的、硬化的溃疡，边缘凸起，底部干净，也可能表现为多发性、非典型或疼痛性病变。硬下疳通常在数周内自行消退。

（2）二期梅毒的体征在初次硬下疳出现后 3~8 周出现。二期梅毒表现包括皮疹、皮肤黏膜病变和淋巴结肿大。

（3）一期梅毒或二期梅毒未治疗时可发展为潜伏梅毒，患者虽无临床表现，但梅毒血清学试验阳性。早期潜伏梅毒是指发生在 12 个月内的潜伏梅毒。12 个月后诊断为晚期梅毒或病期不明确的潜伏梅毒。

（4）三期梅毒可表现为心脏受累、牙龈病变、脊髓炎和全身麻痹等。三期梅毒或晚期梅毒是影响全身多系统的慢性进行性疾病，在育龄期女性少见。

（5）先天性梅毒：患有一期、二期或早期潜伏梅毒的女性所生婴儿的风险最高，如果不进行筛查和治疗，约 70% 受感染女性会出现不良妊娠结局。母体感染可导致早产、死胎、死产、胎儿生长受限或胎儿感染。由于在中期妊娠之前免疫功能不全，胎儿在此之前通常不会表现出梅毒感染的免疫炎症反应特征。然而，一旦胎儿感染梅毒，病情便表现为持续进展状态。胎儿出现肝功异常后会相继出现贫血和血小板减少，随后是腹水和水肿。死胎依然是主要并发症。新生儿可出现黄疸伴瘀斑、紫癜、淋巴结肿大、鼻炎、肺炎、心肌炎、肾病或长骨受累。

（三）诊断

包括病史、临床表现和以下实验室检查。

（1）病原体检查：在一期和二期梅毒的病变中可以检测到梅毒螺旋体，通过暗视野显微镜完成的，这需要暗视野显微镜聚光镜和熟练的显微镜师，并且不再广泛使用。

（2）血清学检查：非梅毒螺旋体试验：包括快速血浆反应素试验（rapid plasma regain test，RPR test）、性病研究室玻片试验（Venereal Disease Research Laboratory slide test，VDRL slide test）和甲苯胺红不加热血清试验（tolulized red unheated serum test，TRUST）。可定性和定量检测，但敏感度高，特异性低，确诊需梅毒螺旋体试验。急性发热性疾病、妊娠或慢性疾病（如自身免疫性疾病、丙型肝炎或麻风病）可能导致假阳性结果的产生。此外，当抗体过量时，可能会掩盖真实的抗原反应，出现假阴性结果，这种现象被称为前带现象。

梅毒螺旋体试验具有高度特异性，感染后通常终身存在，因此不能用于区分活动性感染、既往感染或既往治疗过感染，也不能作为治愈试验。梅毒螺旋体检测包括：荧光密螺旋体抗体吸收试验（fluorescent treponemal antibody absorption test，FTA-ABS）、梅毒螺旋体明胶凝集试验（treponema pallidum particle agglutination，TPPA）和梅毒螺旋体血凝试验（treponema pallidum hemagglutination assay，TPHA）。

（3）脑脊液检查：主要用于神经梅毒的诊断，包括脑脊液 VDRL、白细胞计数及蛋白测定等。

（4）先天梅毒：诊断或高度怀疑先天梅毒的依据：①先天梅毒的临床表现。②病变部位、胎盘、羊水或脐血找到梅毒螺旋体。③体液中抗梅毒螺旋体 IgM 抗体（+）。④脐血或新生儿血非梅毒螺旋体试验抗体滴度较母血增高 4 倍以上。先天性梅毒的诊断可能很困难，因为母体 IgG 抗体穿过胎盘，使新生儿反应性血清学检测的解释变得复杂。治疗决策必须基于母亲梅毒的识别、母亲治疗的充分性、新生儿梅毒的临床、实验室或影像学证据的存在，以及母体（分娩时）和新生儿非梅毒螺旋体抗原血清试验（non-Treponema pallidum antigen serologic test，NTT）滴度的比较。

（四）处理

所有女性在第一次产前检查时都应接受梅毒血清学筛查。如果孕妇生活在梅毒高发社区或妊娠期间有梅毒感染风险（例如，在妊娠期间滥用药物或患有性传播感染、有多个性伴侣、有新的性伴侣或有性伴侣患有性传播感染），则应在妊娠 28 周和分娩时重新检测梅毒。

梅毒患者在早期妊娠开始抗梅毒治疗可改善新生儿结局。研究表明 TRUST 滴度、治疗情况、婚姻状况、未执行随访计划、不足 1 个驱梅疗程、开始治疗孕周晚、确诊梅毒为晚期是不良妊娠结局的危险因素，规范治疗和既往感染是其保护因素。应当早期对梅毒感染孕产妇的健康状况进行筛查与评估，对存在高风险的孕妇尽早预防和干预，从而减少不良妊娠结局的发生。

青霉素是梅毒所有阶段的一线治疗药物；

对于早期梅毒（一期和二期梅毒以及早期潜伏梅毒）：苄星青霉素，单次肌内注射剂量 240 万单位。

晚期妊娠潜伏梅毒或分期不明的梅毒：苄星青霉素，共 720 万单位，分 3 次肌内注射，每次 240 万单位，间隔 1 周。

对青霉素过敏的患者，首选探究过敏史的可靠性，必要性重新皮试。若皮试阳性，可脱敏治疗后再行青霉素治疗。然而，根据特定的过敏史，高达 90% 的有青霉素过敏史的人可以安全地接受青霉素治疗。治疗开始后不久，大约 30% 的患者会出现吉 - 海反应，表现为发热、寒战、肌痛、关节痛、子宫收缩、胎心减速。这在二期梅毒患者中更常见，通常在 24 h 内消退。吉 - 海反应患者可以用退热、补液、吸氧等对症治疗。目前没有任何疗法可以替代妊娠期青霉素的治疗，若脱敏无效，可用头孢曲松，每日 1 g，肌内或静脉注射，持续 10~14 天，或者红霉素 0.5 g 口服，每日 4 次，连用 14 日。需要告知红霉素无法预防先天性梅毒，红霉素无法通过胎盘，因此新生儿出生后应尽快接受抗梅治疗。许多孕妇治疗失败与再感染有关，因此性伴侣必须同时检查和治疗。

先天性梅毒：水剂青霉素 10~15 万单位 /（kg·d），每次剂量 5 万单位 /kg，在出生后的前 7 天每 12 h 静脉给药一次，此后每 8 h 给药一次，共 10 天；普鲁卡因青霉素 5 万单位 /kg，每剂肌内注射，每日单次给药，持续 10 天。

（五）随访

经规范治疗后，应用非梅毒螺旋体试验复查抗体滴度评估疗效。早期梅毒应在 3 个月后下降 2 个稀释度，6 个月后下降 4 个稀释度；多数一期梅毒 1 年后，二期梅毒 2 年后转阴。晚期梅毒治疗后抗体滴度下降缓慢，治疗 2 年后仍有约 50% 未转阴。少数晚期梅毒抗体滴度低水平持续 3 年以上，可诊断为血清学固定。分娩后随访与未孕梅毒患者一致。对梅毒孕妇分娩的新生儿应密切随诊。

三、妊娠合并支原体感染的诊治

（一）概述

支原体（mycoplasma）属柔膜体纲，是一种原核细胞型微生物。感染人体的支原体有十余种，目前从生殖道分泌物中可分离出的常见支原体包括：解脲支原体（*ureaplasma urealyticum*，Uu）、人型支原体（*mycoplasma hominis*，Mh）、生殖支原体（*mycoplasma genitalium*，Mg）。

（二）传播途径

生殖道支原体感染是一种性传播疾病，孕妇感染后可导致宫内感染，引起各种临床表现，包括女性宫颈炎、盆腔炎性疾病（pelvic inflammatory disease，PID) 等，并与自然流产、胎膜早破、早产、新生儿不良结局密切相关。值得特别关注的是，有报告新生儿呼吸道中能够检测到 Mg 的存在，是否存在母婴传播需要系统研究证实。人是 Mg 已知的唯一宿主，感染 Mg 治愈后机体不能产生保护性免疫，存在再感染的可能。

（三）泌尿生殖道支原体存在定植现象

支原体在泌尿生殖道存在普遍定植现象，没有任何症状和体征，特别是 Uu，对于泌尿生殖道 Uu 的检出，需慎重评估其临床意义。当前，多数临床研究表明，妊娠期下生殖道检测出 Uu 通常无须特别干预或治疗。如果怀疑下生殖道支原体引起上行性感染导致绒毛膜羊膜炎及早产时，需要从上生殖道取样进行感染评估。

（四）诊断

1. 临床表现

40%~75% 无症状，Mg 可引起阴道分泌物增多、阴道有灼热感或瘙痒感、排尿疼痛、耻骨上或盆腔疼痛、阴道异常流血等。并发症有 PID、反应性关节炎、早产、流产等。

2. 实验室检查

目前国内主要采用支原体培养及药敏试验进行 Uu 和 Mh 检测。Mg 难以培养，检测方法是核酸扩增试验（nucleic acid amplification test，NAAT）。NAAT 具有高度的敏感性和特异性。多重聚合酶链反应（polymerase chain reaction，PCR）是一种 NAAT，可用于在单次测试中检测多种病原体。这使其成为一种更有效、更具成本效益的性传播感染筛查方法。首段尿液和尿道、宫颈内和阴道拭子样本可用于检测，女性尿液样本的敏感性相对较低，不建议作为首选取样方式。不推荐对无症状人群进行常规筛查。

（五）治疗

若男女双方均无泌尿生殖道感染症状，仅 Uu 阳性，则视为携带者，无须治疗。若治疗后症状消失但 Uu 检测仍为阳性，应评估是否为 Uu 携带者，无须继续药物治疗。

妊娠和哺乳期女性 Mg 感染的用药需要充分权衡利弊。支原体缺乏细胞壁，因此靶向细胞壁生物合成的抗生素（例如，β - 内酰胺类药物，包括青霉素和头孢菌素）对这种生物体无效，治疗首选阿奇霉素。由于大环内酯类耐药率迅速增加，强调了大环内酯类耐药性指导的抗菌治疗。因此，在治疗失败或复发的情况下，需要进行大环内酯类（阿奇霉素）药敏 / 耐药性试验。妊娠期禁用莫西沙星、多西环素和米诺环素。

欧洲指南认为，对于对大环内酯类抗生素敏感的患者，推荐阿奇霉素的 5 天疗程（阿奇霉素第 1 天 500 mg，第 2~5 天 250 mg，1 天 1 次），但对大环内酯耐药的患者，考虑到药物的影响大于疾病本身，可待分娩后予喹诺酮类药物治疗。英国指南推荐妊娠中无并发症的 Mg 感染使用阿奇霉素的 3 天疗程（阿奇霉素第 1 天 1 g，第 2~3 天 500 mg，1 天 1 次）。哺乳期女性的用药仅在英国指南中有提及，认为哺乳期应用大环内酯类对婴儿的影响极小，但可能干扰婴儿的胃肠道菌群平衡，导致腹泻和念珠菌感染等问题。一项大型队列研究的结果表明，分娩后 0~13 天内使用大环内酯类抗生素的哺乳女性，其新生儿出现幽门狭窄的风险有所增加。哺乳期女性禁用四环素类、喹诺酮类、普那霉素。

此外，应对患者和性伴进行健康教育，可以对有症状的生殖支原体感染患者的性伴侣进行检测，对检测呈阳性的患者进行治疗，可能降低再次感染的风险。建议患者在治疗期间和判愈前避免性接触。欧洲指南建议对诊断 Mg 感染的患者，应同时筛查其他性传播疾病，如沙眼衣原体、淋球菌、梅毒、HIV 和阴道毛滴虫等。

（六）随访

建议所有患者治疗结束后 3~4 周进行判愈试验（test of cure，TOC），避免假阳性、假阴性的结果。NAAT 推荐用于生殖支原体的 TOC。如果 TOC 呈阳性，则表示感染尚未治愈或再次感染，因此可能需要进一步治疗。

四、妊娠合并衣原体感染的诊治

（一）概述

沙眼衣原体（chlamydia trachomatis，CT）感染是常见的性传播疾病之一，< 25 岁人群的感染率最高；感染后大多数无症状，可累及眼、生殖道、直肠、口咽道等多个脏器，主要感染柱状上皮及移行上皮而不向深层侵犯，人群普遍易感，孕妇感染后可发生宫内感染，增加不良妊娠结局的风险，并可能通过产道感染新生儿，或在新生儿出生后使其受到感染。

（二）诊断

1. 流行病学史

不安全的性行为、拥有多个性伴侣以及性伴侣的感染史等因素，都可能提升感染 CT 的风险。此外，对于新生儿感染者而言，母亲具有泌尿生殖道衣原体感染史，同样是一个重要的流行病学因素。

2. 临床表现

70%~80% 的女性感染 CT 后无症状，有症状者可出现下列表现。

（1）宫颈炎：表现为阴道分泌物异常、阴道异常出血及下腹痛，查体可发现宫颈充血、水肿、触血、宫颈黏液脓性分泌物。

（2）尿道炎：表现为尿频、尿急、尿痛甚至排尿困难，常合并宫颈炎，查体可发现尿道口充血、肿胀或正常，可有少量黏液脓性分泌物溢出。

（3）盆腔炎：表现为下腹痛、腰痛、性交痛、阴道异常出血、阴道分泌物异常等，急性发病时，患者可能出现高热、寒战、头痛和食欲不振等全身症状。查体可发现下腹部压痛、宫颈举痛、输卵管增粗或有炎性肿块。

（4）直肠炎：多数感染者无症状，可表现为直肠疼痛、便血、腹泻以及有黏液性分泌物。

（5）眼结膜炎：主要经阴 - 手 - 眼接触感染，表现为眼睑肿胀、睑结膜充血以及有滤泡，可有黏液脓性分泌物；在新生儿感染中，结膜炎最常见。

（6）新生儿肺炎：一般发生在六月龄以内，表现为呼吸急促、特征性（间隔时间短、断续性）咳嗽，通常无发热，肺部听诊可闻及湿啰音。

（7）咽炎：通常无症状，少数出现轻度咽痛。

3. 实验室检查

（1）核酸检测：聚合酶链反应、链置换扩增、环介导等温扩增等检测阳性，首选宫颈或阴道分泌物作为标本。采集标本时，选择清晨首次排出的尿液，或至少禁尿 2 h 后的尿液，并收集始段尿液。

（2）抗原检测：直接免疫荧光法、快速免疫层析试验检测宫颈管拭子标本的结果呈阳性。

（3）培养法：宫颈管拭子标本 CT 培养阳性。抗原检测和培养法敏感性较低，阴性并不能排除感染，建议对阴性的病例再次采用核酸检测复检。

（4）抗体检测：新生儿衣原体肺炎病例 CT-IgM 抗体滴度升高，有诊断意义。

4. 诊断分类

应结合流行病学史、临床表现和实验室检查结果，综合判断而做出诊断。由于生殖道沙眼衣原体感染大多无症状，流行病学史有时也较难确定，因此建议采用核酸检测以明确诊断。

（1）确诊病例：同时符合流行病学史、临床表现以及实验室检查中任意一项阳性者。

（2）无症状感染：符合实验室检查中任意一项阳性（主要为培养法、抗原检测和核酸检测）且无症状者。

（三）治疗

一般原则：早期诊断，早期治疗，及时、足量、规则用药。对孕妇进行治疗可有效预防疾病传染给新生儿。针对不同的病情，应采取相应的治疗方案，并同时进行 TP 和 HIV 抗体检测。患者的性伴侣也应同步接受治疗。治疗期间，应避免性行为；治疗后，需要进行随访。

阿奇霉素是一线治疗药物，已证明在妊娠期使用安全有效。推荐方案：阿奇霉素 1 g，口服，单次给药；替代方案：阿莫西林 500 mg，口服，每日 3 次 / 天，连服 7 天，不推荐使用红霉素，氟喹诺酮类和多西环素在妊娠期禁用。对可能感染的新生儿应及时治疗。新生儿 CT 感染眼结膜炎的推荐治疗方案：阿奇霉素 20 mg/（kg·d），连续 3 天。新生儿 CT 感染肺炎的推荐治疗方案：红霉素 50 mg/（kg·d），分 4 次口服，连续 14 天。

（四）随访

建议在妊娠期治疗完成后进行判愈试验（抗原检测试验为疗程结束后 2 周，核酸试验为疗程结束后 4 周），以记录 CT 根除情况，最好通过核酸检测进行，以减少胎儿和新生儿的感染。此外，所有诊断为 CT 感染的孕妇都应在治疗后 3~4 个月重新检测，高风险人群应在第一次产前检查时进行筛查，并在晚期妊娠重新筛查，以防止产妇产后并发症和新生儿 CT 感染。

五、妊娠合并尖锐湿疣的诊治

（一）概述

尖锐湿疣是一种发生在生殖道的疣状增生病变，主要由人乳头瘤病毒 6 型和Ⅱ型感染引起，我国 2008—2016 年国家性病监测点尖锐湿疣报告发病率（24.65~29.47）/10 万，其中女性为（23.30~29.99）/10 万，低于全球发病率。过早性生活、多个性伴侣、免疫力低下、多孕多产、吸烟、营养不良、长期口服避孕药和高性激素水平等均为发病高危因素，此外细菌、病毒和衣原体等各种微生物的合并感染，会促进 HPV 感染，当机体处于免疫抑制状态（如先天性免疫缺陷病、淋巴瘤、妊娠、糖尿病等）更容易受到尖锐湿疣侵袭，且病变生长迅速，更易复发，治疗困难。

（二）传播方式

皮肤黏膜破损是 HPV 感染的重要前提。尖锐湿疣的传播途径包括性传播、垂直传播、间接接触传播，其中性传播是最主要的传播方式。生殖道感染 HPV 的孕妇可通过胎盘或阴道分娩等方式将病毒传播给新生儿，如儿童复发性呼吸道乳头状瘤可能与感染 HPV6/11 型病毒有关。

（三）临床表现

尖锐湿疣潜伏期个体差异大，平均 3 个月，常见于潮湿且部分角化的上皮部位，如大小阴唇、阴道前庭、尿道口、会阴、阴道壁和子宫颈等部位。妊娠期疣体生长迅速，皮损初期表现为局部细小丘疹，针头至粟粒大，逐渐增大或增多，向周围扩散、蔓延，渐发展为乳头状、鸡冠状、菜花状或团块状赘生物；损害可单发或多发；色泽可从粉红至深红（非角化性皮损）、灰白（严重角化性皮损）乃至棕黑（色素沉着性皮损）。少数尖锐湿疣患者因免疫功能低下或妊娠而发展成大的疣体，可累及整个外阴、肛周甚至腹股沟，称巨大尖锐湿疣。

一般无自觉症状，少数患者可有疼痛、瘙痒、阴道分泌物增加和出血，也可因继发感染而出现特殊气味。发生在尿道口或肛周/肛管的较大疣体可能会造成排尿、排便困难。患者可因担心其影响未来生育以及患癌风险增加而产生多种不良情绪（如焦虑、内疚、愤怒等）。

（四）诊断

根据病毒疣典型临床表现及病史一般可作出诊断。尖锐湿疣大部分有明确的不洁性接触史。对于不典型皮损和特殊部位的皮损，可选择醋酸白试验、皮肤镜、阴道镜、HPV 基因分型检测及组织病理，辅助本病诊断。对于存在外阴病损的患者，应常规行阴道窥器检查，评估阴道和宫颈的情况，必要时请皮肤科、肛肠科医师会诊。

（五）鉴别诊断

（1）鲍恩样丘疹病：多见于外生殖器、会阴和肛周的扁平棕红色或褐色丘疹，组织病理学可有助于鉴别。

（2）扁平湿疣：为二期梅毒疹，表面可有分泌物的无角化斑块；RPR 和 TPPA 阳性。

（3）皮脂腺增生：淡黄色成群分布小丘疹，直径 1 mm 左右；组织病理可见较多的皮脂腺组织。

（4）假性湿疣：常见于小阴唇内侧、阴道口、前庭等部位的鱼子状丘疹或绒毛样指状突起，湿润而柔软，是正常的生理变异，长期不变，醋酸白试验阴性。

（六）治疗

1. 一般原则

孕妇生殖器疣的治疗应根据疣的大小、数量、部位和对胎儿的影响来决定，并充分考虑患者年龄、免疫状态、依从性等个体差异，选择个体化治疗方案，也可联合治疗。产后部分疣体可迅速缩小，甚至消退，因此，妊娠期不必常规切除病灶，建议对于小的、生长缓慢、不影响妊娠分娩的疣体可推迟到分娩后进行治疗，治疗的主要目的是缓解症状。应首先控制感染及炎症反应，再对疣体进行治疗；疣体祛除后定期随访，以预防和减少复发。

2. 治疗方法

（1）药物治疗：适用于体积较小的丘疹型疣体（单个疣体直径 < 5 mm，疣体团块直径 < 10 mm，疣体数目 < 15 个）；可以使用三氯乙酸，常用浓度为 30% 和 50%，单次外用，如有必要，隔 1~2 周重复 1 次，最多 6 次。过量使用可能会造成瘢痕，可使用凡士林保护周围皮肤，也可涂用中和剂（如 5% 的碳酸氢钠）减轻过强的酸性刺激。

（2）冷冻治疗：适用于体表部位的疣，1 次 / 周，直至疣体清除，主要通过低温造成组织细胞损伤、细胞膜及类脂质蛋白复合物变性、微循环障碍等机制发挥作用，可出现疼痛、局部组织水肿、血疱、色素沉着或减少等不良反应。直接接触冷冻方式不建议在腔道内使用，有阴道直肠瘘等风险。

（3）激光治疗：适用于不同大小及各部位的治疗，优点是不出血，但对操作者要求较高。缺点是术后会形成不同程度的瘢痕，发生率多达 28%，其他并发症包括疼痛、色素沉着或色素减退。极少数患者可能出现慢性外阴疼痛，治疗前应充分告知相关风险。

（4）手术治疗：适用于疣体数量单一、较少、有蒂或体积较大时，手术通常在局麻下进行，通过剪切术或切除术去除疣体，随后采用电灼等方式来清除残余疣体并止血。是否缝合应根据具体情况而定。

（5）局部热疗治疗：该方法尤其适用于多发、不能耐受局部注射 / 有创治疗的病毒疣患者，且不受年龄、机体其他疾病状态的限制。借助温热对机体局部免疫的调节作用达到清除病毒的目的。采用局部加热装置，使病灶组织达到 44 ℃左右的恒定温度，持续作用 20~30 min，间断或连续施治，一般 5~7 次为 1 个疗程。对多发疣体，选择一个靶皮损治疗即可。治疗过程中患者体验较好，常见的不良反应有局部烧灼感、偶发水疱和炎症后色素沉着。然而，当前使用该方法治疗尖锐湿疣的循证医学证据尚不够充分。

鬼臼毒素、5 氟尿嘧啶、咪喹莫特、博来霉素、茶多酚软膏、干扰素孕妇禁用。

妊娠合并尖锐湿疣不是剖宫产指征，只有当疣阻塞产道时、存在盆腔出口梗阻或阴道分娩会导致严重出血的情况才行剖宫产，需要告知有引起婴幼儿呼吸道状瘤病的风险，产后的新生儿应尽量减少与 HPV 感染者接触，必要时需请妇产科、新生儿科、性病科专家联合会诊处理。

（七）预防

1. 健康教育

做好保护措施，避免不安全的性行为，建议使用安全套。HPV 感染不影响受孕、无致畸作用，患尖锐湿疣的孕妇原则上也不需要终止妊娠，但患病期间应尽量避免性行为，以防交叉感染。注意个人卫生，避免与他人共用洗浴及卫生物品，防止间接传播；避免不良习惯，如咬甲、抠鼻等造成的皮肤破损；避免抓挠、撕扯等不恰当处理方式，以免病毒自身接种。

2. 疫苗接种

妊娠前可接种 HPV 四价或九价疫苗预防 HPV 感染，但疫苗对已经发生 HPV 感染和存在尖锐湿疣的患者无治疗作用。在初次性行为之前接种疫苗，可以最大程度地发挥其预防和保护作用。

（八）健康促进与保健

尖锐湿疣患者应接受性传播疾病的全面筛查，特别是梅毒和艾滋病；动员其性伴侣就诊检查；建议每 3~5 年行宫颈 HPV 及细胞学筛查，不需要增加检查频率；避免各种机械、物理和化学因素引起的皮肤损伤，减少病毒定植机会；避免接触或使用患者的物品用具，防止间接感染；病毒疣与饮食关系不大，考虑到机体免疫力降低时可能诱发本病，建议有基础疾病的患者应注意合理饮食，均衡营养，可适量进食富含优质蛋白质食物。改变不良生活习惯：吸烟与疣的发生具有相关性，对久治不愈患者应戒烟。饮酒可影响机体免疫能力，增加 HPV 感染风险；饮酒还增加了高危性行为发生的概率。

六、妊娠合并淋病的诊治

（一）概述

淋病（gonorrhea）是由革兰氏阴性双球菌，也称"淋病奈瑟球菌"（*neisseria gonorrhoeae*，Ng，淋球菌），引起的细菌性性传播性疾病（sexually transmitted disease，STD），对柱状上皮及移行上皮黏膜有亲和力，主要表现为泌尿生殖系统的化脓性感染，以尿道炎、宫颈炎常见，咽部、直肠和眼结膜亦可为原发性感染部位。淋球菌经血行播散可导致播散性淋球菌感染，且孕妇更容易发生，但临床上罕见。

淋病最常见于20多岁的性活跃人群，有报告显示，我国淋病发病率总体呈上升趋势，发病热点区域主要集中在江苏省、上海市、浙江省和福建省等东南沿海地区。生活在流行地区或有患病风险的孕妇应该接受早期妊娠筛查。淋病发病的高危因素包括年龄 < 25 岁，淋球菌感染史，其他 STD，性工作者，多个性伴侣，不常使用安全套。

（二）传播方式及对母儿危害

淋病主要通过性接触传播，间接传播比例较小，后者可以通过接触消毒不彻底的检查器械或含菌衣物、床上用品、浴盆、坐便器垫等引发感染。发生在任何孕周的淋球菌感染均可致不良妊娠结局。未治疗的淋球菌宫颈炎可引起感染性流产及人工流产后感染。妊娠合并淋球菌感染患者更易发生早产、胎膜早破、绒毛膜羊膜炎及产后感染。

淋病的垂直传播主要是由于胎儿在分娩时与感染阴道接触有关。主要的后遗症是新生儿淋球菌性眼炎，可导致眼部角膜瘢痕、穿孔和失明。其垂直传播率很高，约40%，因此，需为新生儿提供眼部预防。

（三）临床表现

泌尿生殖道的感染可表现为阴道分泌物增加或改变、下腹痛、排尿困难等症状，偶有月经间出血或月经过多。查体泌尿生殖检查可能正常，或宫颈黏液脓性排出物明显，有时伴有充血和宫颈接触性出血。当出现盆腔炎、肝周炎时，可出现恶心、呕吐、发热等全身症状，触诊腹部可有压痛。眼结膜炎常为急性化脓性结膜炎。新生儿淋球菌性眼结膜炎于出生后 2~21 天出现，症状常为双侧；成人可单侧或双侧，表现为眼结膜充血、水肿，有较多脓性分泌物，巩膜有片状充血性红斑，角膜混浊，呈雾状，重者可发生角膜溃疡或穿孔。直肠和口咽感染通常是无症状的。罕见的症状包括肛门分泌物和肛周 / 肛门疼痛或不适以及喉咙痛。

（四）诊断

女性感染淋病奈瑟球菌多临床症状不典型，必须根据接触史、临床表现及实验室检查结果综合分析确定诊断。

实验室检查：①淋球菌培养：适用于宫颈内、尿道、直肠、口咽和结膜标本，但不适用于尿液或阴道拭子。②核酸扩增试验（NAATs）：可对阴道、宫颈分泌物或尿液标本进行检测。优先选择阴道或宫颈分泌物标本进行检测，如果使用尿液标本，则收集初始尿，而不是中段尿。NAATs 也被推荐用于诊断直肠或咽部淋球菌感染。在疑似或有记录的治疗失败的情况下，临床医生应同时进行培养和抗菌药物敏感性试验，因为 NAAT 无法提供抗微生物药物敏感性结果。

（五）治疗

一般原则：及时、足量、规则用药，根据不同的病情采用相应的治疗方案，治疗后应进行随访，性伴应同时进行检查和治疗。告知患者在其本人和性伴完成治疗前禁止性行为。注意多重病原体感染，一般应同时用抗沙眼衣原体的药物或常规检测有无沙眼衣原体感染，也应做梅毒血清学检测以及 HIV 咨询与检测。

推荐头孢曲松 500 mg 单次肌内注射剂量治疗，淋球菌感染常同时合并沙眼衣原体感染。如果无法进行沙眼衣原体检测，应给予抗沙眼衣原体的预防性治疗（阿奇霉素 1 g 顿服）。当头孢菌素过敏或其他因素无法使用该方案进行治疗时，建议咨询传染病专科医生或性病临床专家，妊娠期应谨慎使用庆大霉素，因为存在新生儿出生缺陷、肾毒性或耳毒性的风险。

淋球菌性结膜炎：头孢曲松 1 g 肌内注射，单剂量，并用生理盐水一次性灌洗受感染的眼睛。

关节炎和关节炎 - 皮炎综合征：头孢曲松 1 g 肌内注射或静脉注射，每 24 h 一次，替代方案：头孢噻肟 1 g，静脉注射，每 8 h 一次或头孢唑肟 1 g，每 8 h 一次，在治疗关节炎 - 皮炎综合征时，医务人员可以在临床症状显著改善后 24~48 h 通过抗菌药物敏感性试验改用口服药物，总疗程至少为 7 天。

淋球菌性脑膜炎和心内膜炎：推荐头孢曲松 1~2 g 静脉注射，每 12~24 h 一次，脑膜炎的治疗应持续 10~14 天。心内膜炎的治疗应持续 ＞ 4 周。

新生儿眼炎（淋球菌性新生儿结膜炎）：应经常用无菌生理盐水冲洗眼睛。头孢曲松 25~50 mg/kg 静脉滴注或肌内注射单次剂量，不超过 125 mg。

（六）随访

欧洲指南建议对所有病例进行治愈测试，以确定持续感染（可能的治疗失败）和新出现的抗生素耐药性，而美国 CDC 指南建议对于单纯性泌尿生殖道或直肠淋病患者，无须进行治愈测试。但是，对于咽部淋病患者，无论治疗方案如何，都建议在初始治疗后的 7~14 天使用培养或 NAATs 进行治愈测试。淋球菌培养宜在治疗结束后至少 5 d 内进行，如果应用 NAATs 宜在治疗结束后 3 周进行。发现治疗失败或耐药菌株引起的感染应报告。无论性伴治疗与否，应在治疗后 3 个月重新检测，鼓励在治疗时安排随访。如果无法在 3 个月时重新检测，则应该在初始治疗后的 12 个月内进行重新检测。

（章乐霞）

第五节　妊娠合并血液系统疾病

女性妊娠是一个复杂的过程，表现为生理及心理均会出现巨大的改变，其中包括妊娠期血液系统变化。妊娠期母体循环血容量从妊娠 6~8 周开始增加，中期妊娠增加速度最快，妊娠 32~34 周达到高峰，维持此水平直至分娩。血液系统相关指标也随之出现明显变化，伴随妊娠合并症/并发症，其改变更为复杂。下面将重点介绍两种临床中最为常见的血液系统疾病，妊娠合并贫血及妊娠合并血小板减少。

一、妊娠合并贫血

贫血是最常见的血液系统疾病，是指血液中红细胞或血红蛋白浓度的降低。妊娠期母体血容量增加可达非妊娠期的 40%~45%，平均约 1450 mL，其中血浆容量增加最多约为 70%，剩下的 30% 为红细胞增加的容量，因此妊娠期母体血液处于相对稀释状态，红细胞以及血红蛋白浓度均低于非妊娠期，容易出现贫血。

（一）妊娠合并贫血的定义及诊断标准

美国疾病控制和预防中心（Centers for Disease Control and Prevention，CDC）推荐的妊娠期贫血定义是血红蛋白或红细胞比容低于健康孕妇相应水平的第 5 百分位。根据铁补充人群进行的分类将以下水平列为贫血：早期妊娠血红蛋白（g/dL）和红细胞比容（百分比）分别低于 11 g/dL 和 33%；孕中期分别低于 10.5 g/dL 和 32%；晚期妊娠分别低于 11 g/dL 和 33%。

因为妊娠期特有的生理变化，妊娠期贫血的诊断标准与非妊娠期不同。我国目前采用的妊娠期贫血诊断标准为世界卫生组织的标准，具体如表 86 所示。

表 86　妊娠期贫血的诊断标准

分度	血红蛋白（g/L）
轻度贫血	100~109
中度贫血	70~99
重度贫血	40~69
极重度贫血	< 40

（二）妊娠合并贫血的发生率

妊娠合并贫血的发生因生活地区（高海拔地区）、种族和生活习惯（吸烟等）不同而不同。根据世界卫生组织的调查数据显示，相比发达国家，妊娠期贫血的发生在发展中国家更常见，发达国家发生率为 10%~20%，而发展中国家发生率为 30%~40%。我国的研究显示，妊娠期女性的贫血发生率为 19.1%，不同妊娠期的贫血发生率不同，早、中、晚期妊娠贫血发生率分别为 9.6%、19.8%、33.8%，孕周越大，贫血发生率越高，血红蛋白浓度越低。

（三）妊娠合并贫血的影响因素

我国一项多因素 Logistic 分析结果显示，多孕次、多产次、妊娠前低 BMI、多胎、母体合并乙型肝炎病毒感染是妊娠合并贫血的独立危险因素，而产褥期贫血的独立危险因素则是多产次、多胎、合并乙肝病毒感染，母乳喂养、顺产是产褥期贫血的保护因素。

多孕多产出现贫血的原因可能是孕妇体内铁储备量随着孕产次的增加而降低，最终导致贫血。妊娠期女性妊娠前 BMI 越低，可能自身营养越缺乏，越容易发生贫血。多胎妊娠女性妊娠期血容量的增加相较于单胎妊娠女性约多出 500 mL，同时需满足多个胎儿的生长需要，对于造血原料需求更多，因此更容易出现贫血。妊娠期女性合并乙型肝炎病毒感染可通过直接破坏造血干细胞、抑制造血细胞增殖、诱导母体造血干细胞凋亡、引起促红细胞生成素生成减少等途径使得造血功能障碍以及造血细胞生成减少，从而出现贫血。

（四）妊娠合并贫血的分类

贫血的分类方式很多，一是按照发生来源分为遗传性及获得性的，如表 87 所示；

二是按照发生机制分为红细胞生成减少及红细胞破坏增加，如表88所示；三是按照平均红细胞体积（Mean corpuscular volume，MCV）分为小细胞性贫血、正常细胞性贫血及大细胞性贫血，如表89所示。

表 87　贫血发生来源分类

分类	具体类型
遗传性	地中海贫血
	镰状细胞贫血
	血红蛋白病（除镰状细胞贫血外）
	遗传性溶血性贫血
获得性	元素缺乏性贫血（如铁、维生素 B_{12}、叶酸）
	出血性贫血
	慢性病贫血
	获得性溶血性贫血
	再生障碍性贫血

表 88　贫血发生机制分类

分类	具体类型	
红细胞生成减少	缺铁性贫血	
	维生素 B_{12} 缺乏性贫血	
	叶酸缺乏性贫血	
	骨髓疾病相关的贫血	
	骨髓抑制相关的贫血	
	低水平促红细胞生成素相关的贫血	
	甲状腺功能减退相关的贫血	
红细胞破坏增加	遗传性溶血性贫血	镰状细胞贫血
		重型地中海贫血
		遗传性球形红细胞增多症
	获得性溶血性贫血	自身免疫性溶血性贫血
		血栓性血小板减少性紫癜相关的溶血性贫血
		溶血性尿毒症相关的溶血性贫血
		疟疾相关的溶血性贫血
	出血性贫血	

表 89　贫血按红细胞平均容量分类

分类	具体类型
小细胞性贫血 （MCV < 80 fL）	缺铁性贫血
	地中海贫血
	慢性病贫血
	铁粒幼细胞性贫血
	铜缺乏相关的贫血
	铅中毒相关的贫血
正常细胞性贫血 （MCV 80~100fL）	出血性贫血
	早期缺铁性贫血
	骨髓抑制性贫血
	慢性肾功能不全相关的贫血
	内分泌功能障碍相关的贫血
	自身免疫性溶血性贫血
	甲状腺功能减退或垂体机能减退相关性贫血
	遗传性球形红细胞病
	阵发性夜间血红蛋白尿相关的溶血性贫血
大细胞性贫血 （MCV > 100 fL）	叶酸缺乏性贫血
	维生素 B12 缺乏引起的贫血
	药物（如齐多夫定）导致的溶血性贫血
	网状细胞增多症相关的贫血
	肝病相关的贫血
	酒精滥用引起的贫血
	急性骨髓增生异常综合征相关的贫血

注：MCV 表示红细胞平均容量。

（五）常见的妊娠合并贫血类型

妊娠和产褥期贫血的两个最常见原因是铁缺乏和急性失血，而缺铁性贫血是临床上最常见的贫血类型，也是妊娠期最常见的合并症。下面详细介绍妊娠合并缺铁性贫血的相关内容。

1. 妊娠期铁缺乏原因

人体内铁的总量取决于铁的摄入、排出和储存，女性体内总铁含量约为 2.3 g，非妊娠期大致处于平衡状态，妊娠期因为单胎妊娠期间血浆体积增加了 40%~50%，红细胞质量增加了 15%~25%，使得妊娠期母体及胎儿对铁的需求增加，需要更多的铁储备。额外的铁储备（约 1 g）用于满足母体红细胞增多、胎儿、胎盘需要以及分娩的预期失血。随着孕周的增加，铁的需求量增加，中期妊娠需求量约为 5 mg/d，在晚期妊娠则上升至约 7 mg/d。

2. 妊娠合并缺铁性贫血的诊断

铁缺乏可以表现为生化检测铁异常、铁治疗后血红蛋白浓度增加超过 1 g/dL 或骨髓铁涂片确定的铁缺乏。血清血红蛋白浓度或红细胞比容的测量是鉴别贫血的主要筛选试验，但对鉴别是否为缺铁性贫血没有特异性。表 90 列出了妊娠期铁代谢正常值。

表 90　妊娠期铁代谢正常值

项目	正常值
血浆铁	40~175 μg/dL
血浆总铁结合力	216~400 μg/dL
转铁蛋白饱和度	16%~60%
血清铁蛋白	> 30 μg/L
游离红细胞原卟啉	< 3 μg/g

我国中华医学会围产医学分会 2014 年提出的《妊娠期铁缺乏和缺铁性贫血诊治指南》提出妊娠期缺铁性贫血的诊断标准：早期妊娠血红蛋白 < 110 g/L；中期妊娠血红蛋白 < 105 g/L；晚期妊娠血红蛋白 < 110 g/L。

缺铁性贫血的特征性实验室检查结果为小细胞、低色素的贫血，并有铁储备耗尽、低血浆铁水平、高总铁结合能力、低血清铁蛋白水平、高游离红细胞原卟啉水平的检测结果。血清铁蛋白水平的测定对贫血患者铁缺乏的诊断敏感性和特异性最高，低于 30 μg/L 水平诊断为缺铁性贫血。

3. 妊娠合并缺铁性贫血对母儿的影响

妊娠合并缺铁性贫血虽然常见，但大部分没有症状，常在妊娠期产检发现，少部分妊娠期女性可出现头晕、疲劳、失眠、活动耐力下降等贫血表现，这些表现如不引起重视，持续发展下去给孕产妇及婴幼儿均可能造成不良影响，严重缺铁性贫血不但与流产率、早产率升高有关，而且还与新生儿低出生体重有关。有研究确定了母体血红蛋白水平越低，低出生体重儿（low birthweight，LBW，出生体重＜2500 g）的体重越低，两者之间具有"浓度-效应关系"。同样的"浓度-效应关系"也存在于早产的发生与母体血红蛋白水平之间。

4. 缺铁性贫血筛查与治疗

所有孕妇应在早期妊娠做全血细胞分析进行贫血筛查，在中期妊娠及晚期妊娠应再次复查血液情况。对于贫血的孕妇，应对其进行进一步评估以确定贫血原因。首次就诊孕妇，应询问其个人史、家族史，再根据其红细胞指数、血红蛋白分析和基因检测来评估贫血的原因。如果排除铁缺乏，则应寻找其他病因，比如长江以南地区还应该进一步筛查地中海贫血。外周血涂片检查有助于诊断溶血或寄生虫病。利用生化检测可以初步鉴别缺铁性贫血以及其他贫血（表91）。

表91 贫血诊断的生化检测

项目	缺铁性贫血	地中海贫血	慢性病贫血
铁水平	降低	正常	降低
总铁结合力	增加	正常	降低
铁蛋白水平	降低	正常	增加
铁/总铁结合力	＜18%	正常	＞18%

在临床实践中，轻度至中度缺铁性贫血的诊断通常是推定的。对于除缺铁外，无其他原因证据的贫血患者，在未获得铁检测结果前，试验性铁剂补充治疗可能是合理的。当患有中度缺铁性贫血的孕妇接受适当铁剂治疗时，在铁治疗后7~10天可观察到网织红细胞增多，并且几周后出现血红蛋白和红细胞比容水平升高。如铁剂治疗无效应尽快寻找原因，比如可能诊断错误、吸收不良、失血、合并其他疾病等情况。

孕妇进行缺铁性贫血筛查后，除存在某些遗传疾病如血友病外，给予普遍的铁剂补充来满足妊娠期铁需求。其原理是治疗既可以维持母体铁储备，又可能有益于新生儿的铁储备。典型的膳食模式应每天提供15 mg铁。推荐每日膳食铁摄入量，妊娠期间为27 mg，哺乳期为9 mg。中华医学会围产医学分会的指南建议，血清铁蛋白低于30 μg/L时即可开始口服补铁治疗。口服给药是轻中度贫血女性的首选治疗方法。表92列出了可选择的铁剂。严重贫血的病例需要输注红细胞悬液进行治疗。高浓度静脉注射铁剂（例如含铁1000 mg的静脉制剂）在开始治疗后4周内有效，并且认为对早期妊娠

（妊娠 2 个月）的胎儿是安全的。

表 92　铁补充剂

制剂	剂量
富马酸亚铁	325 mg/ 片，含铁 106 mg
硫酸亚铁	325 mg/ 片，含铁 65 mg
葡萄糖酸亚铁	300 mg/ 片，含铁 34 mg
右旋糖酐铁	含铁 50 mg/mL，肌内注射或静脉注射
葡萄糖酸铁	含铁 12.5 mg/mL，仅静脉注射
蔗糖铁	含铁 20 mg/mL，仅静脉注射

在育龄女性中缺铁性贫血的风险因素包括膳食缺乏富含铁的食物、缺乏促进铁吸收的食物、喜食减少铁吸收的食物、月经量大以及妊娠间隔时间短等，建议育龄女性可增加进食牛肉、虾、豆类、辣椒、橙汁和草莓等食物；减少进食乳制品、大豆制品、咖啡和茶食物饮品，必要时可通过药物调整月经周期，适时适龄受孕。妊娠期缺铁性贫血与低出生体重、早产和围产期死亡率的风险增加有关，除产前维生素外，还应补充铁剂。此外，母体缺铁性贫血还与产后抑郁、子代心理和精神运动功能检测结果不佳有关。

二、妊娠合并血小板减少

在国外，根据《威廉姆斯产科学》，妊娠期血小板 $< 150 \times 10^9$/L 就可以诊断妊娠合并血小板减少，同时根据降低程度分为轻、中、重三类：轻度为血小板（100~150）$\times 10^9$/L；中度为（50~100）$\times 10^9$/L；中度为 $< 50 \times 10^9$/L。而我国标准有所不同，两次及其以上血小板计数小于 100×10^9/L 可以诊断妊娠合并血小板减少，妊娠的生理状态会使血小板计数下降（25~50）$\times 10^9$/L。妊娠合并血小板减少（pregnancy with thrombocytopenia，PT）主要是由体内血小板生成障碍、分布异常、消耗和破坏增加、血液稀释等导致。妊娠期血小板减少是继妊娠合并贫血以外妊娠期第二常见的血液系统疾病，其发生率为 5%~10%。

妊娠合并血小板减少的病因复杂，可由多种内、外科合并症及妊娠期并发症引起，排名前三的病因包括妊娠期特发性血小板减少（pregnancy-associated thrombocytopenia，PAT）、妊娠期高血压疾病相关性血小板减少（hypertensive disorder complicating pregnancy，HDCP）、特发性血小板减少性紫癜（idiopathic thrombocytopenic purpura，

ITP）。此外，还有一些少见的病因，包括血液系统疾病性、药物性、感染性、遗传性、营养不良性（维生素 B_{12}、叶酸缺乏等）以及不明原因的血小板减少等。

妊娠期出现血小板减少的患者中，妊娠期特发性血小板减少是最常见的类型，占70%~80%。PAT 病因并不明确，可能与妊娠期血液稀释、血液高凝状态损耗增加、胎盘循环中血小板利用过多等有关。妊娠期特发性血小板减少是指妊娠前无血小板减少病史，妊娠期首次发现血小板计数低于正常，可发生于整个妊娠期，但中晚期最常见，无明显出血症状，一般不会增加孕妇产后出血或胎儿血小板减少的风险，产后 1~2 个月可恢复正常。大多数病例无须特殊处理，只需定期检测、动态观察血小板计数波动或给予对症口服升血小板药物治疗。有报道提示，下一次妊娠时 PAT 复发率可能超过 50%，对于有 PAT 病史患者的再次妊娠产前咨询中，应警惕血小板减少的风险，定期检测血小板计数。

妊娠期高血压疾病相关性血小板减少，发生率仅次于妊娠期特发性血小板减少，占15%~20%。血小板减少通常在妊娠 20 周以后出现，伴随血压升高、尿蛋白阳性等临床表现，需与 HELLP、AFLP 等鉴别。新生儿血小板减少风险增加 1.8 倍。治疗方案按照妊娠期高血压疾病诊治规范进行，治疗该类血小板减少的根本办法是终止妊娠。

特发性血小板减少性紫癜是一种因血小板免疫性破坏，导致外周血中血小板减少的获得性自身免疫性出血疾病。该病以广泛皮肤黏膜及内脏出血、血小板减少、骨髓巨核细胞发育成熟障碍、血小板生存时间缩短及抗血小板自身抗体出现为特征。ITP 属于排除性诊断，在骨髓穿刺结果未明确之前与 PAT 的鉴别关键在于是妊娠前或早期妊娠出现血小板减少且进行性下降趋势明显、血小板减少程度重、产后大多不能恢复正常、对激素和丙种球蛋白治疗有效。在我国《原发免疫性血小板减少症妊娠期诊治专家共识（2023）》指出，ITP 在早期妊娠血小板 $< 20 \times 10^9/L$，中晚期妊娠血小板 $< 30 \times 10^9/L$ 或伴有出血症状；建议中晚期妊娠 PLT $< 30 \times 10^9/L$ 才考虑药物或输血治疗。近期需要接受有创操作或分娩的患者，血小板计数 $< 50 \times 10^9/L$ 者可考虑接受短期治疗。

妊娠合并血小板减少的类型不同，其临床表现、治疗原则和母儿结局也就不同。对于妊娠期特发性血小板减少，其症状轻、发生时间晚、母儿结局良好，常无须干预；妊娠期高血压疾病相关性血小板减少的孕妇常常因妊娠期难以控制的高血压，常常伴有低蛋白血症，下肢、腔隙组织间隙水肿，胎儿宫内生长受限或宫内窘迫，导致早产率和剖宫产率较高，终止妊娠的时间和方式取决于产科因素。对于特发性血小板减少性紫癜的孕妇，常常表现为发生早、出血事件较多、剖宫产率较高、血小板减少程度严重，应根据病情程度采取系统治疗。

血小板减少不是剖宫产的指针，分娩方式应该根据孕妇的妊娠合并症/并发症、出血倾向、分娩前血小板的情况综合评估决定。众人皆知，妊娠期出现中、重度血小板减少是发生产后出血的一个高危因素。即使合并轻度血小板减少，也会增加产后出血发生的风险。随着血小板减少的程度加重，产后出血的发生率越高。研究表明，分娩时血小板计数低于 $80 \times 10^9/L$，产后出血风险增加 2.5~3 倍，维持剖宫产患者血小板计数 $> 80 \times 10^9/L$，自然分娩患者血小板计数 $> 50 \times 10^9/L$ 较为安全。

产后出血是临床中最常遇见的严重并发症，而血小板减少与之息息相关，对于妊娠合并血小板减少的孕妇，妊娠期保健及产前咨询尤其重要。关注孕妇的体征，有无妊娠期突发的牙龈出血或鼻腔出血，监测妊娠期检测的生化指标，及时关注有无血小板减少的发生，进一步关注血小板功能及血栓弹力图。根据不同孕妇发生血小板减少的具体病因及减少的严重程度采用个体化治疗，使用药物或者分娩前使用血液制品尽量维持血小板计数在安全范围，尽可能降低妊娠期出血风险，保障母儿安全。

（曾亚敏）

第六节　妊娠期甲状腺疾病

甲状腺疾病是孕产期女性的常见疾病，甲状腺功能与母胎健康密切关联。妊娠期甲状腺疾病常见的是甲状腺功能减退和甲状腺功能亢进。孕妇均应在早期妊娠行甲状腺疾病筛查（血清 TSH、FT4、TPOAb），并及时转诊至内分泌科进行诊断和治疗。

妊娠期甲状腺激素的变化如下。

（1）促甲状腺激素（TSH）与 HCG 有相似的 α 亚单位，早期妊娠 HCG 增加能刺激甲状腺激素合成。而甲状腺激素增多能抑制 TSH 分泌，从而使血清 TSH 水平降低。因 HCG 的作用，早期妊娠血清 TSH 参考值上限和下限均出现下降，少数妊娠女性的 TSH 下限值 < 0.01 mU/L。中期妊娠血清 TSH 逐渐升高，晚期妊娠高于普通人。但是，中期妊娠和晚期妊娠也有少数女性 TSH 分泌受抑。国内有研究表明，TSH 参考范围在妊娠 7~12 周下降，而妊娠 7 周前 TSH 没有明显下降，所以可采用普通人群的 TSH 参考范围。

（2）妊娠期雌激素会增加血清甲状腺素结合球蛋白（TBG）唾液酸化程度和 TBG 的产生，而 TBG 唾液酸化程度会减少 TBG 的清除，使得血清 TBG 浓度翻倍。因 TBG

增加致总甲状腺素（TT4）浓度增加，故妊娠期 TT4 浓度无法反映血液循环中甲状腺激素的水平。

一、妊娠合并甲状腺功能减退

（一）定义

甲状腺功能减退是指合成和分泌的甲状腺激素减少或甲状腺素组织利用不足所致的全身代谢减低的内分泌疾病，分为临床甲状腺功能减退（overt hypotbyroidism）和亚临床甲状腺功能减退（subclinical hypothyroidism）。

（二）对母体和围产儿的影响

育龄期女性甲状腺功能减退会增加其不孕不育的风险。孕产期甲状腺功能减退会增加妊娠高血压、流产、早产、低出生体重儿甚至死胎的发生风险，并危害后代的神经智力发育。孕产期亚临床甲状腺功能减退也会增加妊娠不良结局。孕产期亚临床甲状腺功能减退可能影响后代智力和运动发育。在妊娠 8 周前，有效治疗后的亚临床甲状腺功能减退对减少流产的发生风险和后代智力的改善有益。但是，中晚期妊娠亚临床甲状腺功能减退患者左甲状腺素（levothyroxine，LT）治疗能否改善后代认知功能尚存争议。

（三）临床表现

主要表现为全身困倦及疲乏、记忆力和食欲减退、便秘、声音嘶哑、表情呆滞，言语和活动迟钝，头发稀疏，皮肤干燥，体温低等，严重者出现心包积液、心动过缓、心脏扩大、腱反射迟钝等症状和体征。

（四）诊断

临床甲状腺功能减退：TSH ＞参考值上限（或早期妊娠 4.0 mU/L），FT4 ＜参考值下限。

亚临床甲状腺功能减退：TSH ＞参考值上限（或早期妊娠 4.0 mU/L），且 FT4 在正常范围。

（五）治疗

需产科、内分泌科等多学科共同管理，降低围产期不良结局的发生，为孕妇和胎儿提供全面的医疗保障。

左旋甲状腺素（LT4）为主要治疗药物。建议晨起空腹顿服，注意不能同时与铁剂、高纤维食物、豆制品、牛奶钙剂等服用，需间隔 2~4 h 食用，以免影响 LT4 吸收。

1. **妊娠前处理**

既往甲状腺功能减退的育龄女性，调整 LT4 剂量，最好 TSH < 2.5 mU/L。

2. **临床甲状腺功能减退的处理**

（1）甲状腺功能减退患者妊娠，每天增加 LT4 原剂量的 20%~30%，及时就医，复查甲状腺功能和抗体，做好临床评估。妊娠 20 周，每 2~4 周检测甲状腺功能，血清 TSH 稳定后每 4~6 周检测 1 次。

（2）妊娠期需增加 LT4 用量 30%~50%，妊娠 28 周前甲状腺功能每 4 周监测 1 次，妊娠 28~32 周至少监测 1 次，使 TSH 值于早期妊娠、中期妊娠、晚期妊娠分别控制在 0.1~2.5 mU/L、0.2~3.0 mU/L、0.3~3.0 mU/L，妊娠期根据甲状腺功能检测结果调整药物用量。

3. **亚临床甲状腺功能减退的处理**

分层治疗方案如下。

TSH：> 4.0 mU/L（参考值上限），TPOAb 阳性或阴性，LT4 治疗起始剂量 50~100 μg。

TSH：2.5~4.0 mU/L（参考值上限），TPOAb 阳性，LT4 治疗起始剂量 25~50 μg。2.5~4.0 mU/L（参考值上限），TPOAb 阴性，不治疗，需要监测。

TSH：0.1（参考值下限）~2.5 mU/L，TPOAb 阳性或阴性，不治疗，需要监测。

4. **注意事项**

（1）目前不推荐 LT4 治疗单纯低 T4 血症。

（2）产后 LT4 剂量应减少至妊娠前剂量，产后 6 周复查甲状腺功能。

（3）监测胎儿宫内生长发育情况，加强妊娠期营养指导。

（4）妊娠期和分娩期加强胎儿监护，以便及时发现胎儿窘迫。

（5）一般情况下鼓励阴道试产，注意预防产后出血及产褥感染。

5. **新生儿监护**

新生儿出生后应及时完善甲功检查。应在生后 3~7 天采足跟血筛查先天性甲减。如筛查阳性，该新生儿需进一步检测血清 FT4 和 TSH。

大多数甲状腺功能减退患儿症状轻微，如 FT4 降低、TSH 升高时可确诊为新生儿甲状腺功能减退。新生儿甲状腺功能减退治疗一般需维持 2~3 年。

二、妊娠合并甲状腺功能亢进

（一）定义

甲亢能引起机体的消化系统、循环系统及神经等系统兴奋性增高，同时引起内分泌系统代谢亢进的一组疾病，由甲状腺自身分泌过多甲状腺激素引起。

（二）妊娠合并甲亢对孕妇及胎儿的影响

1. 对孕妇的影响

（1）妊娠高血压：增加患妊娠高血压的风险。

（2）心脏负担加重：可能导致心悸、心律失常等。

（3）代谢紊乱：引起血糖升高、骨质疏松等。

（4）流产、早产：增加流产和早产的可能性。

（5）情绪波动：容易出现焦虑、激动等情绪变化。

（6）体力不支：可能感到疲劳、无力。

2. 对胎儿的影响

（1）胎儿发育异常：可能导致胎儿生长受限、低体重等。

（2）胎儿甲状腺功能异常：增加胎儿甲亢或甲状腺功能减退的风险。

（3）早产、流产：增加早产和流产的发生概率。

（4）胎儿宫内窘迫：可引起胎儿缺氧。

（5）新生儿甲状腺疾病：出生后可能出现甲状腺功能异常。

（三）临床表现

（1）代谢亢进：如怕热、多汗、多食、易饥等。

（2）心率加快：心慌、心跳过速。

（3）体重变化：体重不增或减轻。

（4）情绪波动：焦虑、易怒、情绪不稳定。

（5）手抖：双手不自主颤抖。

（6）排便异常：排便次数增多。

（7）甲状腺肿大：部分患者可能出现甲状腺肿大。

（8）眼部症状：如眼睛突出、视力模糊等。

（9）疲劳：容易感到疲倦、乏力。

（10）睡眠障碍：可能出现失眠等问题。

（四）诊断

根据临床症状（代谢亢进、心率加快、情绪波动等）、甲状腺功能检查（T4、T3、TSH）、自身抗体检测（TPOAb、TgAb）、甲状腺彩超等。如果孕妇出现上述症状，应及时就医，以便明确诊断并进行相应的治疗。

妊娠期甲状腺毒症的诊断：首先充分地询问病史及体格检查，其次检测TSH < 0.1 mU/L，最后进一步检测甲状腺过氧化物酶抗体（TPOAb）、促甲状腺激素受体抗体（TRAb）和及 T3、T4。

妊娠期甲亢的诊断：血清 TSH < 妊娠特异性参考值下限（或 < 0.1 mU/L），以及甲状腺激素水平升至妊娠期的正常参考范围以上。

（五）处理

1. 妊娠前管理

甲亢患者备妊娠前应达到甲功正常；碘 131 治疗需停止治疗 6 个月后方可妊娠。

2. 妊娠合并甲亢的处理

（1）处理原则：为了胎儿妊娠期发育正常，监测甲功并控制甲亢发展，确保妊娠期安全同时平安分娩。

1）亚临床型甲亢：早期妊娠出现短暂性亚临床型甲亢（TSH 浓度低于正常水平且血清 FT4 处于妊娠阶段正常范围，或总 T4 未达到非妊娠患者正常上限的 1.5 倍）属于正常生理现象。真性亚临床甲亢可发生，但通常不会导致妊娠不良结局，无须在妊娠期治疗。

2）临床甲亢治疗：FT4 水平升高伴明显临床症状（如心率 > 100 次 /min，失眠等），向患者交代抗甲状腺药物应用的利与弊后（妊娠 6~10 周前建议暂停抗甲状腺药物），征得患者同意决定是否用药。抗甲状腺药物：首选丙硫氧嘧啶与甲巯咪唑。

3）甲亢危象：病情危重，及时救治，同时请内分泌科医生会诊，协助诊治；及时向患者及其家属说明病情，同时及时转诊到三级综合医疗机构治疗。

（2）监测指标。

1）每 2~4 周复查 TSH、FT4，达到 FT4 目标值后每 4~6 周复查 1 次；妊娠 18~22 周时检测血清 TRAb、如为阳性，晚期妊娠复查 TRAb。

2）孕妇如果存在 TRAb 滴度高（TRAb 高于参考范围上限 3 倍）且晚期妊娠甲亢不能控制者需要监测甲状腺容积、胎儿生长发育情况、胎儿心率及羊水情况等。

3）转诊指征：治疗期间没有达到 FT4 的目标，需要调整剂量；或出现严重并发症或合并症。

（3）具体用法。

1）丙硫氧嘧啶 100~150 mg/ 次，每日 3 次；甲巯咪唑 10~20 mg/ 次，每日 2 次。

2）妊娠期严禁用碘 131 进行诊断或治疗。

3）对于抗甲状腺药物过敏或甲状腺功能亢进无法控制，可考虑在中期妊娠行甲状腺部分切除术。

3. 产科处理

妊娠期：应加强监护，避免劳累和精神紧张。

定期产检，关注胎儿生长发育等情况。

定期监测甲状腺功能，及时调整治疗方案。

产科与内分泌科医师共同监测与治疗。

分娩期：根据具体情况选择分娩方式，原则上经阴道试产；注意产后出血及甲亢危象，预防并发症的发生。

新生儿：注意检查新生儿是否存在甲状腺功能低下或甲状腺功能亢进的症状和体征，同时需要进行甲状腺功能筛查。

产后哺乳：甲巯咪唑为首选药物，每日安全剂量 20~30 mg。

（杨志娟）

第七节　妊娠期常见急腹症

一、妊娠期急性阑尾炎

1. 定义

妊娠期阑尾炎是最常见且严重的外科疾病。主要由于妊娠期子宫逐渐增大，使阑尾形态和大网膜位置改变后的临床表现不典型，遂易造成误诊、延误治疗，阑尾炎易造成穿孔，局部炎症易扩散、也易发展成为弥漫性腹膜炎、脓毒血症、败血症等不可预估风险，甚至造成母胎死亡等后果。

2. 母胎影响

（1）对母体：阑尾炎位置改变，早期妊娠阑尾位置无明显改变，随着妊娠的进展，子宫不断增大，阑尾会逐渐向后、向上、向外移位（表93）。妊娠期盆腔器官充血，阑尾及其周围脏器也有可能充血，因此炎症如果不能及时控制，容易造成阑尾局部坏死、穿孔。由于大网膜被增大的子宫推移，难以包裹炎症，一旦阑尾炎穿孔后，极易造成弥漫性腹膜炎。

表 93　妊娠期阑尾位置变化

妊娠月份	阑尾位置
早期	麦氏点
3 个月末	髂嵴下二横指
5 个月末	髂嵴水平
8 个月末	髂嵴上二横指
足月	胆囊区
产后 10 天	麦氏点

注：随着妊娠周期增加，阑尾逐渐向后、向上、向外移位。

（2）对胎儿：若炎症未及时被控制，当炎症表现加重波及子宫浆膜层组织时，部分患者病情进展可诱发子宫收缩等表现，诱发先兆流产、早产或强直性子宫收缩，其毒素可导致胎儿慢性缺氧，甚至胎儿不可预估性死亡。

3. 诊断及主要临床表现

（1）转移性右下腹痛：典型的急性阑尾炎，腹痛开始在肚脐周围，经十几个小时后，腹痛转移到右下腹部，疼痛呈持续性。

（2）消化道表现：如果是妊娠期急性阑尾炎，孕妈一般伴有恶心、呕吐、食欲减退、拉肚子或便秘等不适。

（3）典型阑尾麦氏点压痛：阑尾炎发作后，一般在右下腹部有一个明显的压痛点，它也是阑尾炎查体后最重要的诊断依据。

（4）全身表现：孕妈多伴有头晕、头痛、无力等症状。如果病情持续加重还会出现发热、心慌、胎动频繁等不适。

4.鉴别诊断

（1）早期妊娠可与右侧卵巢囊肿蒂部组织扭转、卵巢囊肿破裂、输卵管妊娠破裂等疾病相互鉴别。

（2）中期妊娠可与急性肾盂肾炎、肾盂积水、泌尿系结石、急性胆囊炎、胆囊结石急性发作等疾病相鉴别。

（3）晚期妊娠可与先兆临产、胎盘早剥、妊娠期急性脂肪肝、急性胰腺炎、子宫肌瘤红色变形、急性胃肠炎等鉴别。

5.治疗原则

妊娠期急性阑尾炎一般不主张保守治疗，一旦诊断成立，应该积极抗感染治疗，同时剖腹手术探查切除阑尾，中晚期妊娠高度怀疑急性阑尾炎而难以确诊时，应该积极考虑剖腹探查，必要时可及时终止妊娠。

6.围手术期处理

（1）手术方式可选择腹腔镜探查或者经腹探查，切口部位应根据妊娠周数时的子宫大小及压痛部位来选择合适的部位及切口长度；操作时要尽量减少对子宫及其周围脏器的刺激，最好不放置腹腔引流管，当然如果盆腹腔炎症重，或者考虑有残留积脓时，也可放置腹腔引流管进行脓性分泌物引流及后期疗效观察。

（2）中晚期妊娠合并急性阑尾炎，诊断困难易被延误，甚至感染扩散等全身症状明显；因此应早发现、早手术；最终处理方案应根据具体情况由妇产科和外科医师共同商议处理方案并采取最终手术措施。临床工作中尽量不要因为保胎而延误适当的手术时机，否则最后有可能出现严重盆腹腔疾病感染，甚至感染性休克、危及生命等不可预料病情变化等。

（3）注意患者术后 3~5 天须禁用强泻剂等相关药物，避免使阑尾残端结扎线脱落或缝合伤口裂开，对于妊娠期患者，可用乳果糖口服、食用油等轻泻剂缓解术后便秘。建议术后 24 h 可起床活动，防止术后肠粘连发生，也可以促进血液循环，加快术后康复。

二、妊娠期急性胰腺炎

1.定义

妊娠期急性胰腺炎是妊娠期较为常见的外科急腹症之一，多发生在晚期妊娠及产褥期，常见原因为胆道疾病、血脂代谢异常等因素。

2. 诊断及主要临床表现

（1）上腹痛、剑突下疼痛或者放射性后背痛是该病常见症状，多因陈旧性胆道疾病、暴饮暴食、多油高脂饮食后诱发出现不适，疼痛性质一般呈阵发性存在，部分可有进行性加重，据大量临床数据统计，此病严重者可出现绞痛、刀割样痛，甚至疼痛性休克等临床表现。尤其中晚期妊娠的患者可有呼吸急促、少尿、电解质紊乱、多脏器功能障碍、多脏器质性衰竭、胎儿不可预测性死亡等高风险。

（2）典型体征：临床症状明显的患者一般有局部反跳痛、肌紧张、肠鸣音消失，少部分可伴发移动性浊音阳性，盆腹腔积液明显等体征，积液等因素导致腹腔压力不断增高后可出现典型的腹腔间隔室综合征，少数患者可出现典型的脐部青紫色斑块（Cullen征）。

3. 辅助检查

（1）血淀粉酶及尿淀粉酶测定：血清淀粉酶在发病数小时内升高，24 h 达高峰，48 h 开始下降，4~5 天降至正常；尿淀粉酶在发病后 24 h 升高，48 h 达高峰，1~2 周恢复正常。血清脂肪酶一般在起病后 24~72 h 升高，持续 7~10 天。

（2）腹部彩超：该检查方式是妊娠期患者并发急性胰腺炎的首选检查方法，彩超可显示出胰腺体积增大、实质结构不均、界限模糊等典型影像学特征。如果合并出血、坏死时，彩超影像学下可见粗大强回声及胰腺周围无声带区。如果晚期妊娠，当病情必要时可选择完善 CT 增强扫描，此时可以评估胰腺是否渗出、坏死或者胰腺周围脓肿等。

4. 诊断

妊娠期诊断急性胰腺炎须满足以下任意两条。

（1）具有急性胰腺炎特征性腹痛：急性、持续性腹痛（偶无腹痛）。

（2）血淀粉酶、尿淀粉酶和（或）脂肪酶大于正常值上限三倍。

（3）急性胰腺炎特征性的 CT 表现（CT 增强扫描可以评估胰腺是否渗出、坏死或者周围脓肿）。

5. 鉴别诊断

因为解剖中胰腺位置较深，诊断极为困难等因素。因此早期妊娠需与妊娠期呕吐（早期），中晚期妊娠需与晚期妊娠先兆早产（临产）、晚期妊娠胎盘早剥、急性胃肠炎、急性消化道穿孔、急性胆道疾病、急性下消化道相关疾病等相互鉴别，必要时需 MDT（多学科协助诊疗）明确诊断。

6.治疗原则

处理上积极寻找并去除病因、尽可能控制局部炎症。

7.围手术期处理

（1）一般治疗：需要禁食补液、胃肠减压、防治休克及营养支持，尽可能维持水电解质平衡；液体输入的种类以等张晶体液为首选，比如生理盐水、林格液、醋酸钠林格液、碳酸氢钠林格液等治疗，治疗过程中希望患者能够达到：心率小于120次/分，平均动脉压维持于65~85 mmHg，尿量大于0.5~1.0 mL/（kg·h），其他监测指标均可有所下降及病情缓解。

（2）药物治疗：解痉止痛（山莨菪碱、阿托品）、抑制胰腺分泌（质子泵抑制剂或 H2 受体阻滞剂）、预防治疗感染（妊娠期常用头孢类抗生素）、抑制胰酶（生长抑素如奥曲肽等）生成。其上述部分药物的病理生理如下：①质子泵抑制剂能够抑制 H^+-K^+-ATP 酶活性从而导致盐酸生成量下降，进而影响神经和体液分泌途径减少胰液量分泌，以此降低胰酶活性。②同时质子泵抑制剂对胃肠道黏膜的作用表现为在一定程度上可缓解急性胰腺炎患者的临床表现，然而对于急性胰腺炎临床病程进展并无明显影响。

（3）手术治疗及指征：①急性腹膜炎持续存在且不能排除其他急腹症时。②胰腺和胰周坏死组织继发感染。③胆总管下端梗阻或胆道感染者。④合并肠穿孔、大出血或胰腺假性囊肿。

三、妊娠期急性胆囊炎（妊娠期急性胆囊结石）

1.定义

妊娠期发生急性胆囊炎及胆囊结石概率仅次于急性阑尾炎，临床中大部分常见的急性胆囊炎患者常常合并胆囊结石。妊娠合并急性胆囊炎是妊娠期外科常见的急腹症之一，该病可发生在妊娠的各个时期，晚期妊娠最为常见。相较于妊娠群体而言，孕妇合并胆道疾病的诊断困难，主要是胆源性胰腺炎、胆囊穿孔等疾病诱发炎性反应，其炎症可诱发宫缩发生胎儿窘迫、先兆流产等，严重威胁到母亲和胎儿的生命安全。

2.病理生理因素

（1）妊娠期孕激素会使胆汁中胆固醇浓度增加，进一步增加胆结石形成概率。

（2）妊娠期孕激素会使胆道平滑肌松弛，使得胆囊排泄胆汁能力减弱，胆汁淤积进一步促发炎性疾病或者结石形成。

（3）妊娠期雌激素降低了胆囊黏膜对于钠离子的调节，从而使胆囊黏膜吸收水分能力降低，进而影响胆囊浓缩功能，以至于妊娠期胆道相关疾病高发，以中晚期妊娠最为常见。

3. 对母儿的影响

妊娠期发生急性胆囊相关疾病，可使胆囊有发生坏死、穿孔、局部感染，甚至弥漫性腹膜炎等表现。同时多因素致治疗延误时可能出现母体发热、局部或者全腹疼痛、胎儿急（慢）性窘迫、诱发宫缩、流产、早产等不可预估风险。

4. 临床表现及诊断

（1）诱因：患者常以进食油腻食物、暴饮暴食等诱发腹痛为主诉就诊。

（2）主要表现：突发性右上腹疼痛，呈阵发性加重，部分患者可出现向右侧肩部或者右后背放射或者牵扯样疼痛，常常伴随发热、恶心、呕吐等胃肠道反应。

（3）查体：妊娠期胆囊炎或者胆囊结石，胆囊区域可有触痛反应，部分可有典型的明显深压痛。

（4）辅助检查：彩超为首选检查，可见胆囊体积增大，或者胆道结石阻碍导致胆道扩张等表现，胆道结石大部分可有高回声影像表现，血常规中白细胞有明显升高，肝功能中丙氨酸转氨酶和天冬氨酸转氨酶都有不同程度升高。

5. 处理原则及手术指征

胆道相关疾病处理与急性阑尾炎不太一样，胆道疾病在妊娠期发作，一般建议保守治疗。

（1）一般处理：禁食、胃肠减压，静脉液体维持电解质及酸碱平衡，同时抗感染治疗、酌情可适时予以解痉止痛处理。

（2）手术治疗：①保守治疗无缓解，并进行性加重患者。②胆囊区域出现包块或者局部积脓。③伴发明显盆腔腹膜炎体征。④考虑有胆囊穿孔、坏疽性胆囊炎等。⑤梗阻性胆囊炎诱发其他系统疾病者，如急性胰腺炎、急性阑尾炎等。⑥病情逐步加重，且无法明确诊断，可选择剖探。⑦妊娠期反复发作的胆道疾病。

四、妊娠期急性泌尿系统感染（妊娠期急性泌尿系统结石）

1. 定义

妊娠期泌尿系统感染是妊娠期女性以尿急、尿频、尿痛作为主要表现的一种常见病。

因妊娠期各种原因易引起孕妇的输尿管蠕动能力下降、导致机械性梗阻，不能够完全排尿、增大残余尿量，促进细菌在泌尿系统繁殖而导致的感染。

2. 病因及病原菌

妊娠期泌尿系统感染常见的病原菌为大肠杆菌，占75%~85%，其次为副大肠杆菌、变形杆菌、产气荚膜杆菌、葡萄球菌、支原体、念珠菌及粪链球菌等。

3. 诱发因素

常见的诱发因素包括妊娠期激素水平改变、妊娠期子宫进行性增大、阴道环境及代谢产物的改变、妊娠期生活习惯及性生活卫生等。

4. 主要表现

（1）尿急、尿频、尿痛，排尿不畅。

（2）会阴部胀痛不适，尿道发热烧灼感明显。

（3）单侧或双侧腰痛，增大的子宫压迫输尿管，致肾盂、输尿管内尿液潴留。

（4）如果是泌尿系结石，也可以伴随患侧肾区或者输尿管区域阵发性疼痛，并进行性加重的症状。

5. 诊断及辅助检查

（1）血常规：白细胞大于10×10^9/L，对急性感染具有重要的诊断提示。

（2）尿常规：此检查常为泌尿系统感染的第一个辅助检查，为诊断提供重要的依据。

（3）尿培养：一般促使患者取中段尿液做标本，以免结果延误诊疗，同时建议取新鲜晨尿。

（4）阴道口或者尿道口取分泌物：一般取此处分泌物明确生殖器周围是否有滴虫、假丝酵母菌群、支原体或者衣原体菌存在，为诊断提供线索。

（5）如果是泌尿系结石，需腹部彩超或者CT即可辅助诊断。

6. 鉴别诊断

妊娠期肾盂积水、输尿管积水、泌尿系结石，也可以与急性胃肠炎、急性阑尾炎等疾病相互鉴别。

7. 治疗原则

积极治疗原发病，控制感染，如果为泌尿系结石，必要时手术治疗。

（1）一般治疗：卧床休息，多饮水，勤排尿。

（2）药物治疗：根据妊娠期不同阶段，必要时可酌情用药，以防药物对胎儿产生影响；（常用药物如阿莫西林、左氧氟沙星、头孢曲松等）。

（3）如果为泌尿系结石，根据病情严重程度及结石部位，积极寻求外科医师协助诊疗，必要时可酌情选择手术治疗。

（韩振文、许洪梅）

参考文献

［1］ 黄启涛，何泽琳，马驰宇，等．美国妇产科医师学会（ACOG）"妊娠与心脏病"（2019）指南要点解读［J］．妇产与遗传（电子版），2020，10（3）：3-16.

［2］ Kuhn JC，Falk RS，Langesæter E. Haemodynamic changes during labour：continuous minimally invasive monitoring in 20 healthy parturients［J］. Int J Obstet Anesth，2017，31：74-83.

［3］ Ouzounian JG，Elkayam U. Physiologic changes during normal pregnancy and delivery［J］. Cardiol Clin，2012，30（3）：317-329.

［4］ Sanghavi M，Rutherford JD. Cardiovascular physiology of pregnancy［J］. Circulation，2014，130（12）：1003-1008.

［5］ Shen M，Tan H，Zhou S，et al. Trajectory of blood pressure change during pregnancy and the role of pre-gravid blood pressure：a functional data analysis approach［J］. Sci Rep，2017，7（1）：6227.

［6］ Söhnchen N，Melzer K，Tejada BM，et al. Maternal heart rate changes during labour［J］. Eur J Obstet Gynecol Reprod Biol，2011，158（2）：173-178.

［7］ Moussa HN，Rajapreyar I. ACOG practice bulletin No. 212：pregnancy and heart disease［J］. Obstet Gynecol，2019，134（4）：881-882.

［8］ Tanous D，Siu SC，Mason J，et al. B-type natriuretic peptide in pregnant women with heart disease［J］. J Am Coll Cardiol，2010，56（15）：1247-1253.

［9］ Nwabuo CC，Vasan RS. Pathophysiology of hypertensive heart disease：beyond left ventricular hypertrophy［J］. Curr Hypertens Rep，2020，22（2）：11.

［10］ Thorne S. Pregnancy and native heart valve disease［J］. Heart，2016，102（17）：1410-1417.

［11］ Ballard W 3rd，Dixon B，McEvoy CA，et al. Pulmonary arterial hypertension in pregnancy［J］. Cardiol Clin，2021，39（1）：109-118.

［12］ Banerjee D，Ventetuolo CE. Pulmonary hypertension in pregnancy［J］. Semin Respir Crit Care Med，2017，38（2）：148-159.

［13］ Rajani R，Klein JL. Infective endocarditis：a contemporary update［J］. Clin Med（Lond），2020，20（1）：31-35.

［14］ Cahill TJ，Prendergast BD. Infective endocarditis［J］. Lancet，2016，387（10021）：882-893.

［15］ Regitz-Zagrosek V，Roos-Hesselink JW，Bauersachs J，et al. 2018 ESC Guidelines for the management of cardiovascular diseases during pregnancy［J］. Kardiol Pol，2019，77（3）：245-326.

［16］ Ohuchi H，Tanabe Y，Kamiya C，et al. Cardiopulmonary variables during exercise predict pregnancy outcome in women with congenital heart disease［J］. Circ J，2013，77（2）：470-476.

［17］ van der Linde D，Konings EE，Slager MA，et al. Birth prevalence of congenital heart disease worldwide：a systematic review and meta-analysis［J］. J Am Coll Cardiol，2011，58（21）：2241-2247.

［18］ Gill HK，Splitt M，Sharland GK，et al. Patterns of recurrence of congenital heart disease：an analysis of 6，640 consecutive pregnancies evaluated by detailed fetal echocardiography［J］. J Am Coll Cardiol，2003，42（5）：923-929.

［19］ Hyett J，Perdu M，Sharland G，et al. Using fetal nuchal translucency to screen for major congenital cardiac defects at 10-14 weeks of gestation：population based cohort study［J］. BMJ，1999，318（7176）：81-85.

［20］ 隽娟，杨慧霞. 美国糖尿病学会 2024 年"妊娠期高血糖诊治指南"解读［J］. 中华围产医学杂志，2024，27（1）：19-23.

［21］ 中华医学会妇产科学分会产科学组，中华医学会围产医学分会，中国妇幼保健协会妊娠合并糖尿病专业委员会. 妊娠期高血糖诊治指南（2022）［第一部分］［J］. 中华妇产科杂志，2022，57（1）：3-12.

［22］ 中华医学会妇产科学分会产科学组，中华医学会围产医学分会，中国妇幼保健协会妊娠合并糖尿病专业委员会. 妊娠期高血糖诊治指南（2022）［第二部分］［J］. 中华妇产科杂志，2022，57（2）：81-90.

［23］ 伍桂香，庄小兰. 妊娠合并重症肝炎 19 例临床分析［J］. 当代医学，2013，（4）：74.

［24］ 王鹏，尚丽新. 妊娠合并内外科疾病系列讲座（3）妊娠合并病毒性肝炎的诊断和治疗［J］. 人民军医，2015，58（9）：1106-1109.

［25］ 官军，胡海燕，李俊男. 2023 年美国妇产科医师学会《妊娠期病毒性肝炎临床实践指南》解读［J］. 重庆医学，2024，53（5）：644-650.

［26］ 陈艳红，李凯铭，张乐鸿，等. 妊娠合并肝脏疾病 237 例临床分析［J］. 中国妇幼健康研究，2020，31（10）：1393-1399.

［27］ 白丽萍，王桂英，马艳芬，等. 24 卷 12 期疑难病案讨论选登［J］. 实用妇产科杂志，2009，25（4）：255-256.

［28］ 陈敦金，刘晓燕. 妊娠合并重症肝炎的诊断和急救［J］. 实用妇产科杂志，2010，26（4）：249-252.

［29］ 郝秀兰，侯红瑛.关于妊娠合并重症肝炎［J］.中华产科急救电子杂志，2012，1（1）：14-16.

［30］ 尹玉竹，周瑾.妊娠合并肝衰竭的产科处理［J］.中华产科急救电子杂志，2014，（3）：172-175.

［31］ 陈四清.对付乙肝没有那么难［J］.家庭医学，2022，（12）：26-27.

［32］ 中华医学会妇产科学分会产科学组，中华医学会围产医学分会.乙型肝炎病毒母婴传播预防临床指南（2020）［J］.临床肝胆病杂志，2020，36（7）：1474-1481.

［33］ F.加里·坎宁根，肯尼斯·列维诺，斯蒂文·L.布鲁姆，等.威廉姆斯产科学［M］.杨慧霞，漆洪波，郑勤田，译.25版.北京：人民卫生出版社，2020.

［34］ 中华医学会感染病学分会艾滋病学组，中国疾病预防控制中心.中国艾滋病诊疗指南（2024版）［J］.中华传染病杂志，2024，42（5）：257-284.

［35］ 刘安，龙海，李在村，等.HIV阳性孕产妇全程管理专家共识（2024年版）［J］.中国艾滋病性病，2024，30（3）：226-231.

［36］ 中华医学会围产医学分会.母亲常见感染与母乳喂养指导的专家共识［J］.中华围产医学杂志，2021，24（7）：481-489.

［37］ Peeling RW，Mabey D，Kamb ML，et al. Syphilis［J］. Nat Rev Dis Primers，2017，3：17073.

［38］ Workowski KA，Bachmann LH，Chan PA，et al. Sexually transmitted infections treatment guidelines，2021［J］. MMWR Recomm Rep，2021，70（4）：1-187.

［39］ 郭雅乐，李军文，王兆兰，等.妊娠合并梅毒感染孕妇不良妊娠结局影响因素的Meta分析［J］.中国艾滋病性病，2024，30（1）：103-109.

［40］ Tuddenham S，Hamill MM，Ghanem KG. Diagnosis and treatment of sexually transmitted infections：a review［J］. JAMA，2022，327（2）：161-172.

［41］ 樊尚荣，张甜甜.妊娠合并梅毒的处理［J］.中华围产医学杂志，2015，18（11）：808-811.

［42］ 孔北华，马丁，段涛.妇产科学［M］.10版.北京：人民卫生出版社，2024.

［43］ 张岱，刘朝晖.生殖道支原体感染诊治专家共识［J］.中国性科学，2016，25（3）：80-82.

［44］ 程雨欣，李赛，苏晓红.欧洲、澳大利亚、英国生殖支原体感染诊疗指南介绍［J］.中华皮肤科杂志，2020，53（5）：387-390.

［45］ 杨园园，李婷，阎晓丽，等.生殖道支原体感染与胎膜早破的关系及其对线粒体凋亡通路的影响［J］.中华医院感染学杂志，2023，33（6）：910-914.

［46］ 中国医学科学院皮肤病医院，中国疾病预防控制中心性病控制中心，中华医学会皮肤性病学分会性病学组，等.中国生殖支原体感染诊疗专家共识（2024）［J］.中华皮肤科杂志，2024，57（3）：201-208.

［47］ Lee SJ，Choi JB，Bae S，et al. 2023 Korean sexually transmitted infections treatment guidelines for mycoplasma genitalium by KAUTII［J］. Investig Clin Urol，2024，65（1）：16-22.

［48］ Hazra A，Collison MW，Davis AM. CDC Sexually Transmitted Infections Treatment Guidelines，2021［J］.JAMA，2022，327（9）：870-871.

［49］ Jensen JS，Cusini M，Gomberg M，et al. 2016 European guideline on mycoplasma genitalium infections［J］. J Eur Acad Dermatol Venereol，2016，30（10）：1650-1656.

［50］ Soni S，Horner P，Rayment M，et al. British association for sexual health and HIV national guideline for the management of infection with mycoplasma genitalium （2018）［J］. Int J STD AIDS，2019，30（10）：938-950.

［51］ Lund M，Pasternak B，Davidsen RB，et al. Use of macrolides in mother and child and risk of infantile hypertrophic pyloric stenosis：nationwide cohort study［J］. BMJ，2014，348：g1908.

［52］ 中国疾病预防控制中心性病控制中心，中华医学会皮肤性病学分会性病学组，中国医师协会皮肤科医师分会性病亚专业委员会.梅毒、淋病和生殖道沙眼衣原体感染诊疗指南（2020年）［J］.中华皮肤科杂志，2020，53（3）：168-179.

［53］ 中国疾病预防控制中心性病控制中心撰写组.生殖道沙眼衣原体感染检测指南［J］.国际流行病学传染病学杂志，2020，47（5）：381-386.

［54］ Sugai S，Nishijima K，Enomoto T. Management of condyloma acuminata in pregnancy：a review［J］. Sex Transm Dis，2021，48（6）：403-409.

［55］ 岳晓丽，龚向东，李婧，等.2008—2016年中国性病监测点尖锐湿疣流行特征分析［J］.中华皮肤科杂志，2017，50（5）：321-325.

［56］ 中华医学会皮肤性病学分会，中国医师协会皮肤科医师分会，中国康复医学会皮肤性病委员会.中国尖锐湿疣临床诊疗指南（2021完整版）［J］.中国皮肤性病学杂志，2021，35（4）：359-374.

［57］ 中华医学会，中华医学会杂志社，中华医学会皮肤性病学分会，等.病毒疣基层诊疗指南（2022年）［J］.中华全科医师杂志，2022，21（10）：904-913.

［58］ Zhu P，Qi RQ，Yang Y，et al. Clinical guideline for the diagnosis and treatment of cutaneous warts （2022）［J］. J Evid Based Med，2022，15（3）：284-301.

［59］ 苏城，邸红昆，冯晶，等.中国大陆地区淋病时空分布特征及影响因素分析［J］.现代预防医学，2023，50（12）：2123-2127，2148.

［60］ 李力，李银锋.妊娠合并淋病的诊断及规范治疗［J］.中国实用妇科与产科杂志，2016，32（6）：517-519.

［61］ 尹倩，吴嘉雯，欧阳振波，等.2020年美国疾病预防与控制中心单纯性淋球菌感染治疗指南解读［J］.妇产与遗传（电子版），2021，11（2）：5-7.

［62］ Janbek J，Sarki M，Specht IO，et al. A systematic literature review of the relation between iron status/anemia in pregnancy and offspring neurodevelopment［J］. Eur J Clin Nutr，2019，73（12）：1561-1578.

［63］ Abioye AI，McDonald EA，Park S，et al. Maternal anemia type during pregnancy is associated with anemia risk among offspring during infancy［J］. Pediatr Res，2019，86（3）：396-402.

［64］　中华医学会围产医学分会.妊娠期铁缺乏和缺铁性贫血诊治指南［J］.中华围产医学杂志，
　　　　2014，（7）：451-454.

［65］　丛集美，王晓娟，易为.妊娠合并贫血及产褥期贫血的影响因素分析［J］.新乡医学院学报，
　　　　2023，40（2）：165-168，173.

［66］　Means RT. Iron deficiency and iron deficiency anemia：implications and impact in
　　　　pregnancy，fetal development，and early childhood parameters［J］.Nutrients，2020，12（2）：
　　　　447.

［67］　Gattermann N，Muckenthaler MU，Kulozik AE，et al. The evaluation of iron deficiency and
　　　　iron overload［J］.Dtsch Arztebl Int，2021，118（49）：847-856.

［68］　Peace JM，Banayan JM. Anemia in pregnancy：pathophysiology，diagnosis，and treatment
　　　　［J］.Int Anesthesiol Clin，2021，59（3）：15-21.

［69］　Young MF，Oaks BM，Tandon S，et al. Maternal hemoglobin concentrations across
　　　　pregnancy and maternal and child health：a systematic review and meta-analysis［J］.Ann N
　　　　Y Acad Sci，2019，1450（1）：47-68.

［70］　Rogoziń ska E，Daru J，Nicolaides M，et al. Iron preparations for women of reproductive
　　　　age with iron deficiency anaemia in pregnancy（FRIDA）：a systematic review and network
　　　　meta-analysis［J］.Lancet Haematol，2021，8（7）：e503-e512.

［71］　Scholl TO. Iron status during pregnancy：setting the stage for mother and infant［J］.Am J
　　　　Clin Nutr，2005，81（5）：1218S-1222S.

［72］　Georgieff MK. Iron deficiency in pregnancy［J］.Am J Obstet Gynecol，2020，223（4）：
　　　　516-524.

［73］　Cines DB，Levine LD. Thrombocytopenia in pregnancy［J］.Blood，2017，130（21）：
　　　　2271-2277.

［74］　Khellaf M，Loustau V，Bierling P，et al. Thrombopénie et grossesse［J］.Rev Med
　　　　Interne，2012，33（8）：446-452.

［75］　白苓玉，马现君，方燕.妊娠合并血小板减少426例临床用血分析［J］.现代妇产科进展，
　　　　2022，31（11）：829-832.

［76］　陈哲，周静怡，翟铭雅，等.免疫性血小板减少症妊娠期发病机制研究［J］.中国妇产
　　　　科临床杂志，2019，20（1）：45-47.

［77］　陈敦金，张丽姿，陈兢思.妊娠期血小板异常的多学科诊疗管理［J］.中国实用妇科与
　　　　产科杂志，2022，38（12）：1153-1155.

［78］　Pishko AM，Levine LD，Cines DB. Thrombocytopenia in pregnancy：diagnosis and
　　　　approach to management［J］.Blood Rev，2020，40：100638.

［79］　中华医学会妇产科学分会产科学组.原发免疫性血小板减少症妊娠期诊治专家共识［J］.
　　　　中华妇产科杂志，2023，58（3）：170-177.

［80］　李莉平，应豪.妊娠期血小板减少的原因与鉴别诊断［J］.中国实用妇科与产科杂志，
　　　　2022，38（12）：1166-1170.

［81］　李冕，陈志敏.妊娠合并血小板减少的病因及母婴结局分析［J］.现代妇产科进展，

2024，33（1）：26-31.

［82］ 《妊娠和产后甲状腺疾病诊治指南》（第 2 版）编撰委员会，中华医学会内分泌学分会，中华医学会围产医学分会 . 妊娠和产后甲状腺疾病诊治指南（第 2 版）［J］. 中华围产医学杂志，2019，22（8）：505-506.

［83］ Jansen TA，Korevaar TIM，Mulder TA，et al. Maternal thyroid function during pregnancy and child brain morphology：a time window-specific analysis of a prospective cohort［J］. Lancet Diabetes Endocrinol，2019，7（8）：629-637.

［84］ Derakhshan A，Peeters RP，Taylor PN，et al. Association of maternal thyroid function with birthweight：a systematic review and individual-participant data meta-analysis［J］. Lancet Diabetes Endocrinol，2020，8（6）：501-510.

［85］ Casey BM，Thom EA，Peaceman AM，et al. Treatment of subclinical hypothyroidism or hypothyroxinemia in pregnancy［J］. N Engl J Med，2017，376（9）：815-825.

［86］ 杨慧霞，狄文 . 妇产科学［M］. 北京：人民卫生出版社，2016.

［87］ 庞昌洁 . 妊娠合并急性阑尾炎 32 例病例分析［J］. 保健文汇，2023，24（5）：5-8.

［88］ 王晓明，孟亮，李辉，等 . 妊娠期急性胰腺炎的研究进展［J］. 河南医学研究，2020，29（11）：2112-2114.

［89］ 谭虎，陈敦金 . 妊娠合并急性阑尾炎的临床特点及治疗方案［J］. 实用妇产科杂志，2021，37（5）：321-323.

［90］ 中国医疗保健国际交流促进会急诊医学分会，脓毒症预防与阻断联盟 . 重症急性胰腺炎预防与阻断急诊专家共识［J］. 中国急救医学，2022，42（5）：369-379.

［91］ 李媛媛，王春晖，乔宠 . 妊娠合并急性胰腺炎的诊疗策略［J］. 实用妇产科杂志，2021，37（5）：326-328.

［92］ 陈丽玉，吴宝强 . 妊娠合并急性胆囊炎的临床诊治分析［J］. 特别健康，2022，（15）：294-295.

［93］ 刘燕燕，冯玲 . 妊娠合并急性胆囊炎和胆石症的诊治［J］. 实用妇产科杂志，2021，37（5）：323-325.

［94］ 中华医学会皮肤性病学分会，中国疾病预防控制中心性病控制中心，中国医师协会皮肤科医师分会，等 . 中国沙眼衣原体泌尿生殖道感染临床诊疗指南（2024）［J］. 中华皮肤科杂志，2024，57（3）：193-200.

第三章 胎儿异常与多胎妊娠

第一节 胎儿生长受限

一、定义

小于胎龄儿（small for gestational age infant，SGA）出生体重低于同胎龄体重第 10 百分位数的新生儿。

胎儿生长受限（fetal growth restriction，FGR）描述的是一种病理状态，它指的是在受到某些疾病过程影响时，通过超声检查估测的胎儿体重/腹围低于同胎龄正常体重/腹围的第 10 百分位数，未能实现其应有的生长潜力。但部分胎儿的估测体重可在正常范围内，甚至超过对应胎龄的第 90 百分位数。需要强调的是，并非所有出生体重低于第 10 百分位数的婴儿都是由于病理性生长受限造成的，其中一部分可能仅仅是由于体质因素，即所谓的"小胎儿"。事实上，大约 70% 被初步诊断为小于胎龄儿的婴儿，在排除了如母体种族、孕产次数、身高等因素后，其实质上是符合胎龄的正常胎儿，其围产期出现并发症和死亡的风险并不高。胎儿生长受限的程度和频率在不同国家之间存在差异，其中发达国家的发生率为 4%~7%，而发展中国家则为 6%~30%。当胎儿生长受限达到严重程度时，通常定义为胎儿估计体重小于第 3 百分位数，并伴有脐动脉多普勒血流异常（如脐动脉搏动指数大于第 95 百分位数，或存在舒张末期血流缺失甚至反流）。这种严重的 FGR 显著增加了围产期并发症和死亡率，是妊娠期不良结局的一个强烈且一致的预测指标，因此成为妊娠期筛查、诊断和管理中需要重点关注的问题。

二、病因

FGR 的预后取决于病因，因此寻找 FGR 的病因至关重要（表 94）。

表 94　胎儿生长受限的常见病因

类型	常见病因
母体因素	营养不良
	妊娠合并症：妊娠前合并紫绀性心脏病、慢性肾病、慢性高血压、糖尿病、甲状腺疾病、自身免疫性疾病（如系统性红斑狼疮、抗磷脂综合征）等
	妊娠并发症：子痫前期、妊娠期肝内胆汁淤积等
	多胎妊娠
胎儿因素	遗传学异常：染色体疾病、基因组疾病、单基因疾病等
胎盘因素	轮廓胎盘、胎盘血管瘤、绒毛膜下血肿、小胎盘、副胎盘等
脐带因素	单脐动脉、脐带过细、脐带扭转、脐带打结等
其他因素	宫内感染（如风疹、巨细胞病毒、弓形虫、梅毒）、环境致畸物、药物的使用和滥用（如烟草、酒精、麻醉剂）等

三、分类及临床表现

正常的胎儿生长不仅体现了胎儿的遗传生长潜能，还体现了胎儿、胎盘与母体健康之间的相互调节。胎儿的生长过程可以划分为三个既有连续性又略有重叠的阶段。首先是细胞增生阶段，涵盖妊娠的前 16 周。接下来的阶段是细胞增生与增大并存期，从妊娠的第 16 周到第 32 周，这一阶段细胞的数量和大小都在增加。最后一个阶段，即细胞增大期，从妊娠的第 32 周持续到足月，此阶段细胞的大小迅速增加。

正常的胎儿生长模式为 FGR 的临床分类提供了基础。

（1）匀称型 FGR，这种生长受限模式占据了 20%~30%。它指的是由于早期胎儿细胞增生的全面受损，导致所有胎儿器官都按比例减小。

（2）非匀称型 FGR，其特征在于腹部尺寸（如肝脏体积和皮下脂肪组织）与头围相比减小得更多，这种类型占据了 FGR 人群的 70%~80%。非匀称型胎儿生长被认为是胎儿为适应有害环境而做出的调整，即通过减少非关键胎儿器官（如腹部脏器、肺、皮肤和肾脏）的血液供应，来优先保障重要器官（如脑、心脏和胎盘）的血流供应。

四、诊断

1. 病史

（1）准确判断孕龄：尽管早期妊娠和中期妊娠超声推算孕龄的准确性相似，但还是推荐使用早期妊娠 B 超来推算预产期。除了早期妊娠 B 超，推荐联合使用多种方法优于单一方法来推算孕龄。如果是 IVF 导致的双胎，应根据胚胎种植时间来准确推算孕龄。

（2）详细询问病史：在本次妊娠期间，我们需特别关注是否存在一系列可能引发 FGR 的高危因素。这些因素包括但不限于：母体是否有慢性高血压、慢性肾病的病史；是否罹患自身免疫性疾病；是否存在严重的贫血状况；是否曾暴露于有毒有害的物质环境中；是否有滥用药物或毒品的记录；以及是否有吸烟或酗酒等不良生活习惯。这些因素都可能对胎儿的正常生长发育产生不良影响，因此需要特别留意和排查。

2. 体征

根据宫高推测胎儿的大小和增长速度，确定末次月经和孕周后，产前检查测量子宫底高度，在妊娠 28 周后如连续 2 次宫底高度小于正常的第 10 百分位数时，则有 FGR 的可能。宫底高度是最常用的筛查胎儿大小的参数，但有 1/3 的漏诊率和大约 1/2 的误诊率，因此对于诊断 FGR 的价值有限。

3. 超声检查

（1）B 型超声检查：是诊断 FGR 的关键手段，最常用的几个参数为胎儿腹围、头围、双顶径、股骨和羊水量。测量胎儿腹围，或腹围联合头部尺寸（双顶径或头围）和（或）股骨长，可以较好地估算胎儿体重。

1）双顶径（biparietal diameter，BPD）：对疑有 FGR 者，应动态监测胎头双顶径的生长速度，来评估胎儿的发育状况。通常而言，如果观察到胎儿的 BPD 增长速率低于以下标准，则应警惕 FGR 的可能性：①每周增长小于 2.0 mm。②每 3 周增长小于 4.0 mm。③每 4 周增长小于 6.0 mm。④特别是在晚期妊娠，若每周增长小于 1.7 mm，更应引起医生的注意。这些增长速率的降低可能是胎儿生长受限的早期迹象，医生将会根据具体情况进行进一步的评估和处理。

2）腹围：胎儿腹围的测量是估计胎儿大小最可靠的指标。有学者认为腹围百分位数是筛查 FGR 最敏感的独立指标，如果胎儿腹围在正常范围内，就可以排除 FGR，其假阴性率＜ 10%，如果腹围或胎儿估计体重在相应孕龄的第 10 百分位数以下，可以诊断 FGR。

3）股骨：有报道股骨长度低值仅能评估是否存在匀称型 FGR。

4）羊水量：这是评估 FGR 胎儿状况及预测其预后的重要指标。在 FGR 胎儿体内，由于血流的重新分配以确保关键器官如大脑和心脏的血液供应，肾脏的血流量可能会相应减少。这种血流量的减少进而影响了胎儿的尿液产生，导致羊水量出现下降。因此，监测羊水量的变化对于及早识别 FGR 胎儿并评估其健康状态至关重要。77%~83% 的 FGR 合并有超声诊断的羊水过少。但是羊水过少难以准确评估，且通常伴发 FGR 以外的妊娠并发症。此外，一些明显发育受限的病例羊水量反而正常。因此，没有羊水过少也不能排除 FGR 的诊断。

（2）多普勒超声：在确诊 FGR 后，应立即进行多普勒超声监测以进行严密观察。建议每两周进行一次超声下的胎儿估重，并同时利用多普勒超声技术监测脐动脉的血流情况。如果条件允许，还应进一步检查大脑中动脉、静脉导管以及脐静脉的多普勒血流征象，以获取更全面的胎儿健康状况信息。根据病情需要，监测频率可以相应增加。脐动脉血流的多普勒监测对于决定产科干预方法至关重要，它有助于降低新生儿围产期死亡率、严重疾病的发病率，并减少未足月生长受限胎儿的不必要引产。

1）脐动脉：当胎儿面临缺氧的情况时，脐动脉在血管多普勒超声上的反应尤为显著且早期。首先，脐动脉会表现出舒张末期血流的明显降低，并伴随搏动指数（pulsatility index，PI）的上升。然而，值得注意的是，脐动脉的敏感性有时过高，外部环境的细微变化都可能对其测量值产生影响。因此，单次超声检测中脐动脉 PI 值的轻微上升，并不必然意味着胎儿正经历缺氧状态，而是需要进一步复查和持续观察。在缺氧情况严重的情况下，脐动脉会进一步显示出舒张末期血流的完全缺失，甚至可能出现反流。这种反流现象是胎儿健康状况不佳的一个重要信号。

2）大脑中动脉：大脑中动脉阻力降低，舒张期血流量增加，反映了继发于胎儿缺氧的代偿性"脑保护效应"，多普勒血流检测表现为大脑中动脉 PI 降低。大脑中动脉与脐动脉的 PI 比值＜ 1.0，提示胎儿缺氧可能性大，大脑中动脉不如脐动脉那么过分敏感，如果测得阻力降低，很有可能是处于缺氧状态下血流重新分配的结果。

3）静脉导管及脐静脉：随着脐动脉阻力的进行性增加，胎儿心功能受损且中心静脉压升高，从而导致静脉导管及其他大静脉中的舒张期血流减少。静脉导管 a 波缺失或反向或脐静脉出现搏动提示心血管系统不稳定，且是即将发生胎儿酸中毒和死亡的征象。

五、处理

1. 探寻病因

对于临床上疑似 FGR 的孕妇，首要任务是尽可能确定潜在的病因。

（1）检测是否存在妊娠期高血压疾病。

（2）进行 TORCH 感染检查（尤其是针对巨细胞病毒和弓形虫的产前筛查）以及抗磷脂抗体测定。

（3）鼓励吸烟孕妇戒烟。

（4）通过超声检查排除胎儿结构、胎盘、脐带异常。

（5）当胎儿存在结构异常或中期妊娠超声软指标异常，且孕周小于 24 周或预估胎儿体重（EFW）小于 500 g 时，建议采用介入性产前诊断技术，如胎儿染色体核型分析、基因芯片、二代测序等，进行细胞及分子遗传学检测。

2. 治疗与监测

（1）治疗原则：重点在于探寻病因、改善胎盘循环、加强胎儿监测，并在适当时机终止妊娠。

（2）一般治疗：对于吸烟孕妇，鼓励其戒烟。尽管目前缺乏充分证据表明卧床休息、吸氧、增加饮食对治疗 FGR 有明显效果，但一般性的健康生活方式建议仍值得提倡。

（3）药物治疗：对于子痫前期高危孕妇，建议在妊娠 12~16 周开始预防性口服阿司匹林。然而，目前尚未证实补充孕激素、静脉补充营养和注射低分子肝素对治疗 FGR 具有显著效果。同样，西地那非的使用也未能改善 FGR 孕妇胎儿的生长和宫内健康状况。

（4）胎儿健康状况监测：一旦 FGR 被诊断，应立即开始严格的胎儿监测。这包括综合应用超声多普勒血流、羊水量、胎心监护、生物物理评分和胎儿生长监测方法，以全面评估胎儿状态。监测应从确诊时开始，每 2~3 周进行一次胎儿生长发育评估。对于多普勒血流正常的胎儿，如果监护结果可靠，可以每 2 周进行一次监护。若多普勒血流异常，可考虑增加胎儿大脑中动脉及静脉导管血流监测，并每周进行两次 NST 或 BPP。随着胎盘功能减退，脐动脉多普勒"a"波的出现，围产儿死亡率和预后均较差。

3. 产科处理

（1）继续妊娠指征：当胎儿状况稳定且健康，胎盘功能处于正常状态，且妊娠尚未达到足月，同时孕妇没有合并其他病症或并发症时，可以考虑继续妊娠直至妊娠 37

周后，再根据实际情况积极策划终止妊娠。

（2）终止妊娠指征：对于终止妊娠的决策，需全面考虑 FGR 的具体病因、各项监测指标的异常情况、当前的孕周以及医疗机构对于新生儿重症监护的技术能力（表95）。在综合考虑这些因素后，制订合适的终止妊娠计划。

表 95　胎儿生长受限终止妊娠时机

孕周及胎儿体重	脐动脉舒张末期血流是否缺失／倒置	是否发生胎儿窘迫	静脉导管血流是否异常	硫酸镁保护胎儿脑神经	促胎肺成熟	终止妊娠时机
＜妊娠 24 周或 EFW ＜ 500 g	—	—	—	—	—	建议产前诊断中心评估
	是	—	—	—	—	告知病情，判断是否继续妊娠
妊娠 24~28 周或 EFW 500~1000 g	是	—	—	建议	建议	转诊至有极低出生体重儿救治能力的医疗机构
≤妊娠 34 周	消失（单次）	否	否	妊娠 32 周前	建议	不超过妊娠 34 周
≤妊娠 32 周	倒置（单次）	否	否	建议	建议	不超过妊娠 32 周
＜妊娠 32 周		是	—	是	建议	建议	尽快完成促胎肺成熟后终止妊娠
妊娠 34~37 周	否	否	否	—	—	妊娠 37 周

对于超过 34 周的 FGR 胎儿，若出现以下任一情况：停止生长超过 2 周、羊水过少（最大羊水池深度小于 2 cm）、生物物理评分（BPP）低于 6 分、无应激试验中频繁出现异常图形或明确的多普勒血流异常，则建议积极考虑终止妊娠。

（3）分娩方式的选择。

1）阴道分娩：FGR 胎儿对缺氧的耐受力较差，胎盘储备不足，因此，在胎儿生长受限的孕妇自然临产后，应尽快入院并加强胎心监护。在排除了阴道分娩的禁忌证后，需综合评估决定是否引产及具体的引产方式。

2）剖宫产：单纯的胎儿生长受限通常不是剖宫产的直接指征。然而，若出现脐动脉血流异常，如舒张末期血流缺失或反向，则建议采用剖宫产分娩。

六、预后评估

当胎儿被诊断为 SGA 时，其预后情况需根据多个因素来综合判断。若胎儿解剖结构正常，羊水量及生长速率适当，往往预示着可能是体质性的小新生儿，预后相对较好。然而，真正的 FGR 则可能导致更高的死亡率和并发症发病率，并对胎儿的生长和发育产生不良影响。

1. 死亡率

对于体重低于同胎龄体重第 10 百分位数的胎儿，总体死亡风险约为 1.5%；而体重低于第 5 百分位数的胎儿，其总体死亡风险则增至 2.5%。

2. 并发症

FGR 胎儿可能面临多种短期并发症，这些并发症与低出生体重和早产紧密相关。常见的并发症包括体温调节障碍、低血糖、红细胞增多症/高黏滞血症、低钙血症、高胆红素血症、感染及免疫功能受损。此外，酸中毒、呼吸暂停、呼吸窘迫、脑室内出血及坏死性小肠结肠炎的风险也可能增加。长远来看，FGR 胎儿在出生后可能面临认知功能较差、神经系统发育不良、粗大肌肉运动功能较弱、智商低下及书写能力受限等问题。成年后，他们患高血压、糖尿病和冠心病等心血管和代谢性疾病的风险也相对较高。

3. 复发风险

曾经生育过 SGA 的女性在后续的妊娠中，有再次分娩 SGA 的倾向。据荷兰一项前瞻性全国性队列研究，首次妊娠分娩 SGA 的女性在第二次妊娠时分娩非异常 SGA（小于第 5 百分位数）的风险为 23%，而首次妊娠未分娩 SGA 的女性，其第二次妊娠时分娩 SGA 的风险仅为 3%。

（徐静、许洪梅）

第二节　巨大胎儿

一、定义

随着社会及经济的发展，妊娠期营养的摄入情况出现较大差异，妊娠期营养摄入及孕期合并症的发生与胎儿生长发育存在密切联系，包括小于胎龄儿、大于胎龄儿、巨大儿等，严重时可能出现胎死宫内。

小于胎龄儿（small for gestational age，SGA）：指出生体重低于同胎龄体重第 10 百分位数的新生儿，其中包括健康小样儿，指除了体重及体格发育较小外，各器官可无结构及功能障碍，且妊娠期无宫内缺氧表现。

大于胎龄儿（large for gestational age，LGA）：指以同胎龄正常体重分布指数为标准，当新生儿或胎儿体重≥同等胎儿对应体重的第 90 百分位数。

巨大胎儿（macrosomia）：指不考虑胎龄因素，当新生儿出生体重达到或超过 4000 g。

其中包括发育过度综合征，是以胎儿过度发育为特征的遗传综合征，该类患儿出生后持续过度生长。

二、巨大儿的高危因素

妊娠期糖尿病（gestational diabetes mellitus，GDM）/糖尿病合并妊娠（pregestational diabetes mellitus，PGDM）/母体肥胖是巨大儿的常见高危因素，有研究指出，GDM 孕妇的体重越高，其发生巨大儿的比例越高，若此类患者妊娠期严格控制血糖，其巨大儿发生率在一定程度上会明显减少。

此外，BMI（我国正常值为 18.5~23.9，24~27.9 为超重，28 以上则属肥胖）过高、母亲出生体重过重、妊娠前肥胖、妊娠期增重超标、血脂异常、种族与民族、有巨大儿（体重＞4000 g）分娩史、过期妊娠、羊水过多、男胎、遗传因素（如父母身材高大）、高龄产妇、性染色体（新生儿大约 2% 出生体重差异与性染色体有关，这可能因为雄激素的作用或者由于男胎与母亲之间显著的抗原差别）等均是巨大儿的高危因素。

三、巨大儿的危害

（一）对孕妇的影响

（1）由于妊娠期胎儿体重增加较多，各器官发育较好，对于一些初产妇或骨盆条件一般的孕产妇来说，增加了晚期头盆不称发生率，并在一定程度上增加剖宫产率。

（2）大大增加了肩难产的风险，有研究指出在阴道分娩中，肩难产发生率为 0.2%~3.0%，随着出生体重的增加，肩难产的发生率也呈增加趋势。在母亲患有糖尿病的情况下，巨大儿肩难产的发生率显著增加。肩难产处理不当可发生严重的阴道损伤、会阴裂伤甚至子宫破裂。

（3）由于胎儿体积过大，在阴道分娩过程中，产程相对延长，易出现产程阻滞，产后出血、绒毛膜羊膜炎及软产道裂伤的风险不断增加。

（4）胎儿体积过大，导致产程时间过长，由于胎先露长时间压迫产道，易造成肠道或尿道的损伤，产后容易发生粪瘘或尿瘘。

（二）对胎儿及新生儿的影响

（1）巨大儿分娩过程中因胎儿巨大经常需要手术助产，可引起新生儿臂丛神经损伤和锁骨骨折，尤其是在 C5 和 C6 颈椎骨处，可导致新生儿臂丛神经麻痹（又称 Erb-Duchenne 麻痹，受累神经主要包括 C5、C6 神经根组成的上部干，表现为肩关节不能外展、内外旋，不能屈肘和向桡侧伸腕，前臂旋转亦有障碍，但手指活动正常，肱二头肌反射减弱或消失，上肢桡侧感觉障碍）。随着出生体重的增加，经阴道分娩的新生儿臂丛神经麻痹的风险增加，新生儿并发症也有所增加（包括 5 minApgar 低评分、肺发育不良、胎粪吸入风险、低血糖、红细胞增多症，甚至可致成年期超重及肥胖等）。

（2）其外还可能出现颅内出血、新生儿窒息等产伤，严重时甚至出现死亡。

四、巨大儿的诊断

目前尚无方法准确预测胎儿大小，目前可通过病史临床表现及辅助检查可以初步判断，但若确诊巨大胎儿需待出生后。

1. 病史及临床表现

孕妇多存在妊娠期糖尿病、肥胖、BMI 过高、妊娠期增重超标、血脂异常、种族与民族差异、有巨大儿分娩史、过期妊娠、男胎、遗传因素等其中一个或多个高危因素，若妊娠期体重增加过快，常在晚期妊娠可出现呼吸困难，并且孕妇宫底较同妊娠期孕妇高，腹围较同妊娠期孕妇大，易出现腹部沉重及两肋部胀痛不适，甚至轻微活动后心累气促等症状。

2. 腹部检查

因胎儿体积过大，腹部膨隆明显，宫高腹围均较同妊娠期孕妇偏大，宫底高且高度大于 35 cm。腹部触诊胎体偏大，胎先露高浮，若为头先露，多数易出现头盆不称。听诊时胎心尚清晰，但听诊位置较同妊娠期孕妇高。

3. 超声检查

通过测量胎儿双顶径、头围、腹围、股骨长等各项生物指标，因晚期妊娠胎儿进入骨盆的情况不同，双顶径及头围测量可能出现误差，且不同观察者之间可能存在巨大差异，故存在超声测量评估的不准确性。

4. 综合诊断

2020年巨大儿指南解读中指出分娩前对巨大胎儿判断以下列多项指标综合诊断为宜。

（1）宫高 + 腹围 ≥ 135 cm。

（2）宫高 ≥ 38 cm。

（3）彩超提示胎头双顶径 > 9.5 cm。

（4）孕妇身高 > 165 cm。

（5）妊娠延期 ≥ 7 天。

（6）妊娠期体重增加 > 20 kg。

（7）产前体重 ≥ 68 kg。

符合上述任意 3 项者可诊断巨大儿。

五、巨大儿的处理

1. 妊娠期

妊娠期合理饮食、体重管理、血糖监测及糖尿病筛查是预防巨大儿出生的重要措施。对于既往有巨大儿分娩史或妊娠期疑似巨大儿的孕妇，应在妊娠前及产前密切监测血糖水平，并完成OGTT试验，以排除糖尿病。一旦确诊为糖尿病，应立即采取积极治疗措施，并与内分泌科、营养科紧密合作，共同将血糖控制在理想范围内。同时，需要定期监测胎盘功能及糖尿病控制情况。妊娠足月后，根据孕周、胎儿成熟度、胎盘功能及糖尿病控制情况等因素，综合评估并决定终止妊娠的时机。对于高度怀疑存在遗传性疾病风险的大于胎龄儿，必要时可酌情进行介入性产前诊断，以进一步明确情况。

2. 分娩期

（1）对于估计胎儿体重 ≥ 4000 g 且合并糖尿病孕妇，建议剖宫产终止妊娠，有计划地进行剖宫产，可在一定程度上大大减少巨大儿不良结局及分娩异常对母亲的伤害。

（2）估计胎儿体重 ≥ 4000 g 而无糖尿病者，可阴道试产，但产程中需注意放宽剖宫产的指征。产前产时应充分评估，必要时行会阴侧切或产钳助产，同时做好处理肩难产（shoulder dystocia）的准备工作，避免造成母亲及胎儿损伤。分娩后应及时行宫颈及阴道检查，了解有无软产道损伤，关注产后阴道流血情况，防止产后宫缩乏力，尽早识别及预防产后出血。

3.分娩时机

巨大胎儿并不是剖宫产的绝对指针。对于产前发现可疑巨大胎儿者，若无其他并发症，可在妊娠39~40周终止妊娠，如无阴道分娩禁忌，可进行引产。

4.新生儿处理

无论产妇是否合并糖尿病，均应预防新生儿低血糖的发生，在出生后30 min监测血糖，出生后1~2 h开始喂糖水，及早开奶。轻度低血糖者口服葡萄糖，严重低血糖者需静脉输注。新生儿易发生低钙血症，应补充钙剂，多用10%葡萄糖酸钙1 mL/kg加入葡萄糖液中静脉滴注。

六、巨大儿的预防

主要通过定期妊娠期监测、合理膳食、加强妊娠期运动等措施进行干预。

1.妊娠期监测

密切监测孕妇的生命体征及宫高腹围情况。常规进行血常规、铁蛋白、血脂、血糖等功能检测，定期监护胎儿生长发育情况（表96、表97）等。

表96　不同孕周胎儿生长发育的平均值（中期妊娠）

中期妊娠	双顶径的平均值（cm）	腹围的平均值（cm）	股骨长的平均值（cm）
13周	2.52 ± 0.25	6.90 ± 1.65	1.17 ± 0.31
14周	2.83 ± 0.57	7.77 ± 1.82	1.38 ± 0.48
15周	3.23 ± 0.51	9.13 ± 1.56	1.74 ± 0.58
16周	3.62 ± 0.58	10.32 ± 1.92	2.10 ± 0.51
17周	3.97 ± 0.44	11.49 ± 1.62	2.52 ± 0.44
18周	4.25 ± 0.53	12.41 ± 1.89	2.71 ± 0.46
19周	4.52 ± 0.53	13.59 ± 2.30	3.03 ± 0.50
20周	4.88 ± 0.58	14.80 ± 1.89	3.35 ± 0.47
21周	5.22 ± 0.42	15.62 ± 1.84	3.64 ± 0.40
22周	5.45 ± 0.57	16.70 ± 2.23	3.82 ± 0.47
23周	5.80 ± 0.44	17.90 ± 1.85	4.21 ± 0.41
24周	6.05 ± 0.50	18.74 ± 2.23	4.36 ± 0.51
25周	6.39 ± 0.70	19.64 ± 2.20	4.65 ± 0.42

续表

中期妊娠	双顶径的平均值（cm）	腹围的平均值（cm）	股骨长的平均值（cm）
26 周	6.68 ± 0.61	21.62 ± 2.30	4.87 ± 0.41
27 周	6.98 ± 0.57	21.81 ± 2.12	5.10 ± 0.41
28 周	7.24 ± 0.65	22.86 ± 2.41	5.35 ± 0.55

表 97　不同孕周胎儿生长发育的平均值（晚期妊娠）

晚期妊娠	双顶径的平均值（cm）	腹围的平均值（cm）	股骨长的平均值（cm）
29 周	7.50 ± 0.65	23.71 ± 1.50	5.61 ± 0.44
30 周	7.83 ± 0.62	24.88 ± 2.03	5.77 ± 0.47
31 周	8.06 ± 0.60	25.78 ± 2.32	6.03 ± 0.38
32 周	8.17 ± 0.65	26.20 ± 2.33	6.43 ± 0.49
33 周	8.50 ± 0.47	27.78 ± 2.30	6.42 ± 0.46
34 周	8.61 ± 0.63	27.99 ± 2.55	6.62 ± 0.43
35 周	8.70 ± 0.55	28.74 ± 2.88	6.71 ± 0.45
36 周	8.81 ± 0.57	29.44 ± 2.83	6.95 ± 0.47
37 周	9.00 ± 0.63	30.14 ± 2.17	7.10 ± 0.52
38 周	9.08 ± 0.59	30.63 ± 2.83	7.20 ± 0.43
39 周	9.21 ± 0.59	31.34 ± 3.12	7.34 ± 0.53
40 周	9.28 ± 0.50	31.49 ± 2.79	7.40 ± 0.53

2. 合理膳食

新生儿的出生体质量与母体妊娠前及妊娠期的营养状况密切相关，母体摄入营养需适度，均衡的饮食可使新生儿出生体质量适度增加，避免巨大儿的发生。孕妇应注意平衡膳食，遵循食谱广、饮食多样化的原则。

3. 妊娠期运动

适量的运动有助于改善妊娠期背部酸痛、四肢肿胀等问题，可促进消化、吸收功能，改善便秘，且在一定程度上可增强母胎的新陈代谢和免疫力，促进血液循环，消除身心疲劳，让心情舒畅，因此鼓励无禁忌证女性在妊娠期进行适度有氧和体能训练运动。

4. 控制血糖

对于 GDM 孕妇，尤其是血糖控制不佳者其巨大儿发生率较高，所以妊娠期需严格控制母亲的高血糖，建议对 GDM 的孕妇进行全方位的血糖管理，有研究指出适当增加含膳食纤维的饮食对血糖控制有一定影响。

5. 其他

营养知识培训、妊娠期营养咨询、饮食结构调整、饮食量控制、多种有氧运动和生活方式调节等干预措施可减少巨大儿、LGA 等不良妊娠结局的发生。

（伍佳梅、许洪梅）

第三节　胎儿窘迫

一、定义

胎儿窘迫是指胎儿在母体子宫内因急性或慢性缺氧而面临健康与生命安全威胁的一种状况，其发生率为 2.7%~38.5%。

二、病因及分类

（一）病因

母儿之间的氧气交换、营养物质的供给以及代谢废物的排出均在胎盘内实现。任何能够影响这一气体与物质交换过程的因素，均有可能导致胎儿出现窘迫状况，这种情况通常被划分为急性胎儿窘迫和慢性胎儿窘迫两大类。

（二）分类

1. 急性胎儿窘迫

急性胎儿窘迫多发生于临产阶段，常继发于某些产科并发症、异常分娩以及镇静剂或麻醉剂的使用。

（1）胎盘因素：前置胎盘可能在晚期妊娠或整个妊娠期反复出现无痛性阴道流血，

出血量较大时，可导致胎儿宫内缺氧，严重时甚至造成胎死宫内。胎盘早剥是晚期妊娠的一种严重并发症，其发展迅猛，可能引发胎儿宫内死亡、弥散性血管内凝血、失血性休克、急性肾衰竭以及羊水栓塞等一系列严重并发症。一旦疑似胎盘早剥，应及时采取措施终止妊娠。

（2）脐带因素：脐带的两端分别连接着胎儿与胎盘。在分娩过程中，随着产程的推进，脐带可能会受到牵拉、打结或缠绕，这些情况会降低胎儿体内的血液循环效率，进而导致胎儿缺氧甚至窒息。此外，随着产程的进展，还存在脐带血肿形成或脐带破裂等潜在风险。

（3）母体因素：母体若出现严重的血液循环障碍，会导致胎盘灌注急剧减少，这种情况可能由多种原因引起，如休克等。

（4）药物使用不当：常见于临产时缩宫素的使用。缩宫素使用不当可导致宫缩不协调且过强，使胎儿长时间无法获得充足的血氧供应。

2. 慢性胎儿窘迫

慢性胎儿窘迫通常发生在晚期妊娠，多数情况下是由孕妇的全身性疾病或并发症所导致。其典型表现为胎儿在宫内的发育迟缓，然而，在临产后，这种情况有可能转变为急性胎儿窘迫。

（1）母体血液氧含量不足：如先天性心脏病伴心功能不全、肺部感染等心肺疾病，以及严重贫血、妊娠期肝内胆汁淤积症等。

（2）子宫胎盘血运受阻：子宫胎盘血管的硬化、狭窄或梗死会导致绒毛间隙血流灌注不足，常见于妊娠高血压、妊娠合并原发性高血压、妊娠合并肾炎、妊娠糖尿病、过期妊娠等。

（3）胎儿运输及利用氧能力下降：如胎儿患严重的心肺疾病、存在先天性发育畸形，或母体患有可通过性途径传播的疾病并可能对胎儿造成影响等。

3. 其他原因

（1）母体因素：如子宫张力过高（羊水过多或多胎妊娠）、羊水异常（羊水粪染）、胎膜早破（时间 > 24 h）、宫内感染等。

（2）胎儿因素：宫内生长受限、有无严重的胎儿溶血症、未足月儿、严重出生缺陷等情况。

（3）药物影响：包括硫酸镁、β_2肾上腺素受体激动剂、糖皮质激素、麻醉类药物等均可能影响胎心，从而出现胎儿宫内窘迫。

总之，诊断胎儿窘迫，要结合孕妇的各项因素进行综合判断。既要考虑降低围产儿死亡率及保障产妇的生命安全，又要避免过度的产科干预。

（1）母体因素：子宫张力过高（如羊水过多或多胎妊娠所致）、羊水异常（如羊水粪染）、胎膜早破（持续时间＞24 h）、宫内感染等。

（2）胎儿因素：宫内生长受限、存在严重的胎儿溶血症、未足月儿、存在严重的出生缺陷等。

（3）药物影响：硫酸镁、β_2肾上腺素受体激动剂、糖皮质激素、麻醉类药物等均可能影响胎心，进而导致胎儿宫内窘迫。

总之，诊断胎儿窘迫需要结合孕妇的各项相关因素进行综合判断，既要降低围产儿死亡率并保障产妇的生命安全，又要避免过度的产科干预。

三、临床表现

1. 急性胎儿窘迫

（1）胎动异常：胎动，即胎儿在母体子宫内的活动，是孕妇感知胎儿存活状态的重要标志，正常情况下胎动应是强有力的。孕妇一旦察觉到胎动异常，应给予高度重视，警惕胎儿宫内窘迫。如果胎动相较于平常增加或增强，随后又减弱或停止，这可能预示着脐带脱垂、重型胎盘早剥等情况的发生。早期缺氧可表现为胎动频繁，随后胎动减弱且次数减少，严重缺氧时胎动消失。需要注意，单纯的胎动频繁不应被视为胎动异常。

（2）胎心率异常：密切监测分娩过程中的胎心率变化，能够及时发现急性胎儿窘迫。因此，必须在分娩时定期进行胎心听诊，或实施连续电子胎心监护。胎心听诊的时间不能过短，一般应超过 60 s，并最好在一次宫缩结束后进行。若出现Ⅲ类电子胎心监护图形，则提示胎儿缺氧严重，需要尽快处理，胎心监护常表现为胎心率基线无变异、反复出现晚期减速、变异减速、胎心过缓等。

（3）羊水胎粪污染：在分娩过程中，若发生羊水胎粪污染，应持续进行电子胎心监护。若胎心正常，则无须特殊处理；一旦胎心异常，应立即评估是否存在宫内缺氧情况，及时处理，避免不良胎儿结局。

（4）酸中毒：通过胎儿头皮血气分析，若 pH ＜ 7.2（正常值为 7.25~7.35），PO_2 ＜ 10 mmHg（正常值为 15~30 mmHg），PCO_2 ＞ 60 mmHg（正常值为 35~55 mmHg），则可诊断为胎儿酸中毒。需要注意，新生儿血气分析对于其缺血缺氧性脑病的阳性预测值仅为 3%。

2. 慢性胎儿窘迫

（1）胎动减少或消失：胎动减少是胎儿缺氧的重要表现，特别需要警惕胎动消失24 h后胎心会随之消失。在正常情况下，胎动计数2 h内应大于10次，若小于10次或减少幅度超过50%，则应警惕胎儿缺氧。

（2）产前电子胎心监护异常：无应激试验（non-stress test，NST）结果异常提示胎儿存在缺氧的风险。

（3）胎儿生物物理相评分≤6分：胎儿生物物理相评分（fetal biophysical profile scoring，BPS）综合了NST以及超声显像观察到的胎儿呼吸样运动、胎动、胎儿肌张力、羊水量和胎盘分级等多个方面，进行综合评价。每项指标满分为2分，总分为10分。得分≥8分提示胎儿健康；得分为5~6分提示可疑胎儿窘迫，应密切关注并进行动态随访或进一步评估；得分≤4分提示胎儿缺氧，建议及时终止妊娠。

（4）胎儿多普勒血流异常：对于胎儿生长受限的情况，胎儿脐动脉多普勒血流检测可显示出S/D比值升高，提示胎盘灌注不足。若出现脐动脉舒张末期血流缺失或倒置，以及静脉导管反向"a"波，则提示随时有胎死宫内的危险。

四、处理

1. 急性胎儿窘迫

针对急性胎儿窘迫，应采取果断措施，改善胎儿缺氧状态。

（1）一般处理：立即纠正胎儿缺氧状态，进行补液治疗。同时，调整孕妇体位、给予吸氧、抑制宫缩，停止使用缩宫素，并纠正孕妇的低血压状况。此外，应迅速查明病因，检查是否存在脐带脱垂、胎盘早剥、子宫破裂等情况。若经过上述处理后情况无改善，应迅速终止妊娠。若疑似胎儿窘迫或缺氧情况不严重，则应持续进行胎心监护，并结合孕周、母体状况以及产程进展等因素综合考虑。

（2）宫口开全：对于宫口已开全的情况，若胎儿双顶径（biparietal diameter，BPD）已达坐骨棘平面以下，应尽快行阴道助产；对于宫口未开全的情况，应尽快行剖宫产。

2. 慢性胎儿窘迫

针对慢性胎儿窘迫，应全面、个体化地考虑孕妇与胎儿的情况，根据合并症、胎儿成熟度、病情严重程度等适时终止妊娠。

（1）一般处理：全面检查并评估母儿状况，包括 NST 和 BPS；采取左侧卧位，定时给予吸氧，积极治疗合并症及并发症；同时，加强监护。

（2）终止妊娠：若胎儿状况难以改善，且已接近足月，评估胎儿可存活，则考虑行剖宫产。

（3）期待疗法：若胎儿未足月，应尽量采取保守治疗以延长孕周，争取在胎儿成熟后再终止妊娠。需要与患者充分沟通，明确告知期待疗法过程中随时有胎死宫内的危险，以及胎儿功能低下可影响胎儿发育，预后不良。

无论选择阴道分娩还是剖宫产，均需要提前做好新生儿窒息的抢救准备。在胎头娩出后，应立即清理其上呼吸道，若胎儿活力较差，则需要立即进行气管插管并洗净气道，随后再进行正压通气。应留取胎儿的脐动脉血进行血气分析，评估胎儿的氧合及酸碱平衡状况。

（韩力、王旭）

第四节　死胎

一、定义

死胎是最常见的不良妊娠结局之一，全球定义不一，美国妇产科医师协会（ACOG）规定死胎诊断为妊娠 ≥ 20 周或胎儿体质量 ≥ 350 g，出生后无呼吸和(或)任何生命迹象，包括心跳、脐带搏动或明确的随意肌运动；我国认为妊娠 20 周后胎儿在子宫内死亡称为死胎（stillbirth or fetal death）。因胎儿存在严重畸形或胎膜早破且胎儿无法存活而进行的引产，不属于死胎范畴。由于死胎定义不一、死胎上报资料不完整，以及各地经济、医疗水平差异，得到的结果也不相同。据文献统计，在全球范围内，死胎（胎龄 ≥ 28 周）的发生率已从 2000 年的 21.4‰ 降至 2019 年的 13.9‰，Zhu 等研究（包括妊娠 24 周以上的新生儿）发现 2015—2016 年，中国的死胎率为 13.2‰。

二、死胎的病因

ACOG 专家共识在综合现有研究的基础上，列举了死胎潜在危险因素（包括可能影响胎儿存活率的多种母体和胎儿状态）（表98）。尽管如此，由于死胎成因的复杂性和多样性，即使进行了全面细致的评估，仍有相当一部分死胎的具体原因难以明确。

表98　死胎的危险因素

危险因素		死胎发生风险 *
所有妊娠		6.4‰
糖尿病	饮食控制	6.0‰~10.0‰
	胰岛素控制	6.0‰~35.0‰
高血压疾病	慢性高血压	6.0‰~25.0‰
	子痫前期不伴严重表现	9.0‰~51.0‰
	子痫前期伴严重表现	12.0‰~29.0‰
	胎儿生长受限	10.0‰~47.0‰
多胎妊娠	双胎	12.0‰
	三胎	34.0‰
羊水过少		14.0‰
晚期妊娠（≥41 周）		14.0‰~40.0‰
死胎史		9.0‰~20.0‰
胎动减少		13.0‰
系统性红斑狼疮		40.0‰~150.0‰
肾病		15.0‰~200.0‰
妊娠期胆道疾病		12.0‰~30.0‰
高龄	35~39 岁	11.0‰~14.0‰
	≥40 岁	11.0‰~21.0‰
黑种人		12.0‰~14.0‰
孕妇年龄 < 20 岁		7.0‰~13.0‰
辅助生殖技术		12.0‰
肥胖（妊娠前 BMI ≥ 30）		13.0‰~18.0‰
吸烟（每天 > 10 支）		10.0‰~15.0‰

注：* 表示在该母儿状态下分娩 1000 例胎儿出现死胎的比例。

（一）胎儿生长受限（FGR）与胎盘功能不全

大量研究发现，FGR 会增加死胎的风险。美国一项大型回顾性队列研究结果显示：死胎的风险随着胎龄的增加而增加，并且与胎儿出生体重的百分位数成反比，<第 3 个

百分位数的死胎风险高达 5.8‰，＜第 5 个百分位数为 4.39‰，＜第 10 个百分位数为 2.63‰。超声检查是筛查 FGR 的最佳方法，动态监测脐动脉多普勒血流检测、羊水量变化，并与常规胎儿监测（胎动计数、无应激试验等）相结合有助于识别有死亡风险的 FGR，当脐动脉舒张末期血流信号消失或反向，围产儿死亡率明显增加。胎盘功能不全可由感染、血栓形成、血管异常等原因引起，也表现为羊水过少、胎监异常、胎儿脐血流异常、FGR 等。胎盘病理检查可发现胎盘血管灌注不良、胎盘梗死、绒毛发育不全、无血管的绒毛、纤维蛋白沉积等；此外，胎盘的基因异常也可导致胎盘发育不良，增加 FGR 和死胎的风险。

（二）胎盘早剥

胎盘早剥是非常明确的死胎原因，超声可提示胎盘后血肿、胎儿失血的血流动力学改变；此外，绒毛膜血管瘤、绒毛膜癌等可导致胎母输血的罕见病因也可有显著胎儿失血的表现，需结合尸检和病理检查明确。

（三）胎儿染色体异常

死胎中 6%~13% 存在核型异常，尤其是伴随解剖异常或 FGR 的死胎，其核型异常比例超过 20%，最常见的染色体异常包括 21- 三体（31%）、X 染色体单体（22%）、18- 三体（22%）和 13- 三体（8%）。单基因疾病、X 连锁疾病、染色体"微缺失""微重复"也会导致部分死胎。

（四）感染

在发达国家，10%~20% 的死胎与感染有关，而在发展中国家感染的比例高于发达国家。感染包括细菌（如单增李斯特菌、大肠杆菌等）、病毒（如巨细胞病毒、细小病毒、柯萨奇病毒 A、B、寨卡病毒等）、弓形虫、梅毒等。确认感染是死胎的原因，胎儿组织需要有相关病原体感染和炎症的阳性证据。

（五）脐带因素

脐带异常（包括扭转、打结、缠绕、脱垂、帆状附着、血栓等）在约 10% 的死胎中被发现，但在正常妊娠中约 25% 也可有脐带缠绕，脐带异常是否是死胎的直接原因，需要证明有脐带发生受压、闭塞、脱垂或狭窄时伴随出现的血栓形成或胎儿缺氧的证据，并排除其他原因，强调严格的医学评估、谨慎诊断。

三、临床表现和诊断

孕妇自觉胎动停止，子宫停止增长，检查时听不到胎心，子宫大小与停经周数不符，超声检查可确诊。通常，胎儿死亡后约 80% 在 2~3 周内会自然娩出。然而，若 ＞ 3 周仍未排出，退行性变的胎盘组织会释放凝血活酶进入母体血液循环，激活血管内凝血因子，可能导致弥散性血管内凝血（DIC）的发生；若胎死宫内 ＞ 4 周，DIC 的风险将显著增加，分娩时可能引发不易控制的产后出血。

四、死胎的评估

确定死胎原因有助于孕产妇及早采取应对措施并减轻心理负担，也可以提供关于再发死胎风险的精准咨询，也可进行相应干预，达到降低死胎发生率的目的。识别遗传性疾病，也可以为家庭其他成员提供有用的信息。

死胎评估具体如下。

（1）胎儿尸检，胎盘、脐带和胎膜的大体和组织学检查以及遗传学检查，其中胎盘病理、胎儿尸检对判断病因最为重要。

（2）应及时对死胎、胎盘等进行全面检查，包括体重、头围、身长；胎盘重量；胎儿、胎盘照片；全身、面部、四肢、手掌及其他异常部位的正、侧面照片，记录调查结果及异常情况。

（3）所有死胎标本的获取，均需取得死胎父母的同意。

（4）通过羊膜腔穿刺获得的细胞标本优于胎儿组织取样，操作时应避免母体血液及组织的污染；采用基因芯片分析能提高遗传学异常的检出率，相比于传统的染色体核型分析更为有用。

（5）抗磷脂综合征（antiphospholipid syndrome，APS）是一种常见的获得性易栓症，与死胎风险增加有关，所有死胎孕妇建议均行 APS 相关检测（狼疮抗凝物、抗心磷脂抗体和抗 β_2 糖蛋白 1 抗体等），尤其是死胎伴有重度子痫前期、FGR 或其他胎盘功能不全的情况时；遗传性易栓症与死胎无关，不建议常规筛查。

（6）应详细询问母亲病史，搜集与死胎有关的信息，为查找死胎的原因提供线索。临床上应综合具体情况，制订个体化的死胎评估方案，ACOG 共识推荐的评估内容如表 99 所示。

表 99　死胎评估的内容

评估类型		评估内容
病史分析	家族史：复发性自然流产、静脉血栓栓塞性疾病、先天畸形或染色体异常、遗传性疾病或综合征、胎儿生长受限、近亲结婚	
	孕妇病史：静脉血栓栓塞性疾病史、糖尿病、慢性高血压、系统性红斑狼疮、心脏病、易栓症、癫痫、自身免疫性疾病、重度贫血、吸烟酗酒或吸毒史	
	产科病史：反复流产、前次胎儿合并畸形、染色体异常或胎儿生长受限史、死胎史、妊娠期高血压或子痫前期史、妊娠期糖尿病史、胎盘早剥史	
	本次妊娠：母亲年龄、死胎孕周、妊娠期间增重和体重指数、首次产检的孕周、妊娠合并症（如妊娠期肝内胆汁淤积症）、胎盘早剥、腹部创伤、多胎妊娠的并发症（如双胎输血综合征、双胎反向动脉灌注序列征、双胎发育不均衡）、早产或胎膜早破、异常超声表现、感染或绒毛膜羊膜炎	
胎儿尸检	如果家属拒绝，则应由经验丰富的病理学专家进行外部评估，包括照相、X 线片、超声、磁共振和组织取样（如血液、皮肤，约 30% 能发现重要信息）	
胎盘检查	可与病理学专家讨论合适的检查方法（约 30% 能发现额外信息），包括评估病毒或细菌感染的情况（相比足月死胎，感染在早产死胎中较为常见，前者为 2%，后者为 19%）	
胎儿核型 / 基因芯片分析	分娩前进行羊膜腔穿刺是最有效的取材方法，还可选取近胎盘插入段的脐带进行检测（约 8% 能发现异常结果）	
母亲评估	胎母输血综合征（KB 试验或流式细胞学方法检测母血中的胎儿细胞）、梅毒、狼疮抗凝物、抗心磷脂抗体、抗 β_2- 糖蛋白 1 抗体（除非有血栓性疾病史，否则不建议常规筛查遗传性易栓症）	
特殊情况	间接 Coombs 试验（若妊娠前未做）	
	葡萄糖筛查：口服葡萄糖耐量试验，HbAc（若胎儿体重过大）	
	毒理学检测（若怀疑因吸毒而引发胎盘早剥时）	

五、死胎的分娩管理

死胎一旦确诊，需尽早引产，详细进行死胎评估，努力查找死胎原因，应当权衡利弊，结合医院情况，综合决定死胎的最佳分娩方式。经历死胎的孕产妇患抑郁症风险增加，需重视产后咨询和心理支持。死胎的分娩方式应个体化处理，需结合死胎孕周、母亲既往病史（如剖宫产史）和意愿，最大程度减少孕产妇并发症，选择安全、有效的引产方式。2020 年 ACOG 指南共识认为孕周 < 28 周使用米索前列醇引产的标准方法为：阴道给药 0.4~0.6 mg，每 3~6 h/ 次；若 < 0.4 mg 则会降低疗效；死胎孕周 ≥ 28 周引产，

则应按照产科规范进行。2017 年国际妇产科学联盟推荐，妊娠 ≥ 28 周的胎死宫内引产建议米索前列醇每次 25 μg 阴道放置或口服。米非司酮作为辅助用药，比单独使用米索前列醇更能有效缩短分娩时间，尤其对于妊娠 < 20 周的死胎引产，可在米索前列醇诱导前 24~48 h 口服 200 mg 或 600 mg 米非司酮。我国对于妊娠 ≥ 28 周死胎的引产方式大多参照中期妊娠的引产方法，包括米非司酮 + 米索前列醇引产、利凡诺羊膜腔注射引产术、宫颈 COOK 球囊引产和催产素静脉滴注引产术等。单一方式引产效果差的孕妇，必要时快速启用综合方式引产，提高引产时效性，减少因长时间引产不成功给孕妇带来的焦虑、疲劳情绪及相关并发症。对于瘢痕子宫的死胎引产方法，ACOG 共识认为妊娠 < 24 周的引产方法仍然首选米索前列醇阴道给药，妊娠 24~28 周首选低剂量（0.2 mg）的米索前列醇；妊娠 ≥ 28 周的瘢痕子宫死胎引产则应遵循剖宫产后阴道试产的指南标准。对于宫颈条件不成熟的患者，单纯低剂量缩宫素静脉滴注引产失败率高，米非司酮配伍利凡诺或宫颈 COOK 球囊，具有一定的安全性，综合方式引产的应用可减少引产过程中的中转剖宫取胎的几率。引产过程中做好沟通，加强监护，最好避免剖宫取胎。

剖宫取胎：剖宫取胎需慎重选择，但对于子宫破裂高风险（如既往有经典子宫切口或 T 形切口，既往子宫破裂，或广泛经子宫手术、胎盘早剥）、阴道分娩禁忌（前置胎盘）的死胎孕妇，则需考虑剖宫取胎手术。当死胎并发凝血功能障碍时，若纤维蛋白原 < 1.5 g/L，血小板 < 100 × 10^9/L 时，可使用肝素治疗，待纤维蛋白原、凝血因子恢复正常时再引产，注意备血，预防产后出血和感染。

六、死胎后再次妊娠的管理

有死胎史的孕妇再次妊娠死胎的风险是明显增加的，因此再次妊娠的妊娠前咨询、孕期及分娩期的管理尤为重要。预防复发性死胎的策略包括解决可控的危险因素、产前监测和分娩计划。

（一）解决可控的危险因素

妊娠前了解详细的病史，既往死胎的评估情况，再次妊娠时针对性的筛查和干预，可以减少复发性死胎的风险；如果存在家族遗传学疾病，建议妊娠前进行遗传咨询，中期妊娠进行产前诊断；妊娠前干预：包括肥胖女性妊娠前减重、戒烟、戒酒、避免暴露于有毒有害物质、治疗自身疾病（如糖尿病、高血压、甲状腺疾病、心血管疾病、自身免疫性疾病等），采用妊娠期间更安全的药物，适时停用药物等；血栓形成倾向的筛查：抗磷脂抗体等；减少由于辅助生殖技术助孕引起的多胎妊娠，因为多胎妊娠也与死胎风险增加有关。

（二）产前监测

加强对高危孕妇的筛查、宣教、监控，采用多种方式联合监测，包括无应激试验、生物物理评分、胎儿血流监测（脐动脉、大脑中动脉和静脉导管）、胎动计数等；由于死胎中很大一部分与 FGR 相关，所以应从妊娠 28 周开始用超声监测胎儿生长发育；ACOG 专家共识推荐对于既往有妊娠 ≥ 32 周死胎史的孕妇，本次妊娠应增加监测频率，从妊娠 32 周或比既往死胎孕周提前 1~2 周开始，每周进行 1~2 次产前监测。对于有妊娠 < 32 周死胎史的患者，应制订个体化监测方案。该专家共识提出了死胎后再次妊娠的妊娠期管理建议，如表 100 所示。

表 100 死胎后再次妊娠的妊娠期管理建议

妊娠阶段	管理内容
妊娠前或首次产前检查	详细的病史回顾
	既往死胎的评估结果
	确定复发风险
	戒烟
	肥胖妇女的妊娠前体重控制
	家庭的遗传学咨询
	糖尿病筛查
	获得性易栓症的检测：狼疮抗凝物、抗心磷脂抗体和抗 β_2- 糖蛋白 1 抗体的 IgG 和 IgM
	常规指导和检查
早期妊娠	超声核实孕周
	早期妊娠筛查：PAPP-A、HCG、NT 或 NPT
	常规指导和检查
中期妊娠	妊娠 18~20 周系统超声检查胎儿结构
	遗传学检查：若早期妊娠未进行。若早期妊娠已完成，可只检测甲胎蛋白
	常规指导和检查
晚期妊娠	妊娠 28 周后超声检查胎儿生长
	从妊娠 32 周或比既往死胎孕周早 1~2 周开始进行产前胎儿监护
	常规指导和检查
分娩	建议在妊娠 39^{+7} 周分娩，或根据其他母儿并发症决定分娩时间；但如果孕妇希望在早期足月（妊娠 37^{+7}~38^{+7} 周）时分娩，则应当权衡母儿并发症随之增加的风险

（三）分娩计划

在前次死胎发生孕周前终止妊娠并不作为推荐，且须与早产本身所带来的风险相权衡，分娩的时间应取决于产妇情绪状态、子宫颈成熟度及前次死胎的病因，充分与患者及家属沟通，综合考虑后制订分娩计划。如并发其他合并症，则由其决定终止分娩时机。关于分娩方式的选择，剖宫产并不会降低死胎发生的风险，通常不被作为处理这种情况的常规推荐方式。

（章乐霞）

第五节　双胎妊娠

一、引言

双胎妊娠由于其特殊性，较单胎妊娠而言，无论是孕妇还是胎儿都面临着更高的风险。双胎妊娠相关母体并发症、胎儿并发症增多，且有很多胎儿特殊并发症。因此，双胎诊疗规范对于确保母儿安全、提高生命质量、改善出生缺陷儿预后具有极其重要的意义。

二、双胎妊娠的定义与分类

1. 定义

一次妊娠宫腔内同时有两个胎儿时称为双胎妊娠（twin pregnancy）。由于近年来低生育率、高不孕率的问题日益突出，辅助生殖技术得到广泛应用，导致双胎妊娠的发生率逐年上升。

2. 分类

双卵双胎（dizygotic twins）：顾名思义，此类双胎是由两个卵子分别受精形成的妊娠，临床上"龙凤胎"必为此类型。此类型双胎大约占双胎妊娠的70%，与应用促排卵药物、体外受精（in vitro fertilization，IVF）及遗传因素有关。胎盘一般为两个，但临床中胎盘融合成一个的情况也比较常见，两胎儿的胎盘血液循环各自独立。两个胎儿各自有一个羊膜腔，所以中间隔有两层羊膜、两层绒毛膜，临床上不能判断绒毛膜性质时，此结构特征可作为鉴别指征之一。

单卵双胎（monozygotic twins）：由一个受精卵分裂形成的双胎妊娠。单卵双胎约占双胎妊娠的30%。形成原因尚不清楚。该类型双胎具有相同的基因，所以其性别、血型及外貌等均相同。根据受精卵在早期发育阶段发生分裂的时间不同，该类型双胎可分为四种类型。

（1）双绒毛膜双羊膜囊单卵双胎：分裂发生在受精后3天内，即桑椹期（早期胚泡），分别形成两个独立的胚胎和羊膜囊，与双卵双胎一样，形成两层绒毛膜、两层羊膜，胎盘为两个或一个，临床上难以鉴别。此种类型约占单卵双胎的30%。

（2）单绒毛膜双羊膜囊（monochorionic diamniotic，MCDA）单卵双胎：分裂发生在受精后4~8天，即胚泡期，两个羊膜囊之间仅隔有两层羊膜，胎盘为一个，此种类型约占单卵双胎的68%。

（3）单绒毛膜单羊膜囊（monochorionic monoamnionic，MCMA）单卵双胎：受精卵在受精后9~13天分裂，此时羊膜囊已形成，两个胎儿共存于一个羊膜腔内，共有一个胎盘。此类型占单卵双胎的1%~2%。

（4）联体双胎：受精卵在受精13天后分裂，此时原始胚盘已形成，机体不能完全分裂成两个，形成不同形式的联体儿，极罕见。寄生胎也是联体双胎的一种形式。

三、双胎妊娠的诊断

（一）病史及临床表现

有双胎家族史的女性，或妊娠前曾用促排卵药，或IVF行多个胚胎移植。特别注意IVF术后双胎未必一定为双卵双胎。编者所见有试管婴儿孕妇移植两个胚胎后，一个胚胎死亡，存活胚胎又分裂为单绒毛膜性双胎。另外双胎妊娠者通常恶心、呕吐等早孕反应重。中期妊娠后体重增加迅速，腹部增大明显，下肢水肿、静脉曲张等压迫症状出现早且明显，晚期妊娠常有呼吸困难，活动不便。这是因为子宫的增大可能压迫到肺部和膈肌，影响呼吸功能，同时腹部的增大也会影响到行走和活动。

（二）产科检查

子宫往往大于停经孕周，不同部位可听到两个胎心，其间隔有无音区，或同时听诊1 min，两个胎心率相差10次以上，中晚期妊娠腹部可触及多个小肢体。

（三）超声检查

妊娠 6 周后，宫腔内可见两个原始心管搏动。妊娠期超声检查是最常见的辅助检查，对胎儿结构畸形的排查如联体双胎、开放性神经管畸形等有重要意义。另外胎儿的胎位往往也需要超声确定。

（四）绒毛膜性判断

在妊娠 6~10 周，可通过宫腔内孕囊数目进行绒毛膜性判断，若宫腔内有两个孕囊，为双绒毛膜双胎；若仅见一个孕囊，则单绒毛膜性双胎可能性较大。妊娠 10~14 周之间，可以通过判断胎膜与胎盘插入点呈"双胎峰"或者"T"字征来判断双胎的绒毛膜性。前者为双绒毛膜性双胎，后者为单绒毛膜性双胎。早期妊娠之后，绒毛膜性的检查难度增加，此时可以通过胎儿性别、两个羊膜囊间隔厚度、胎盘是否独立做综合判断。

（五）双胎的产前筛查及产前诊断妊娠

妊娠 11~13^{+6} 周超声筛查可以通过检测胎儿颈项透明层（nuchal translucency，NT）评估胎儿发生唐氏综合征的风险，并可早期发现部分严重的胎儿畸形。另外通过抽取孕妇外周血查胎儿 DNA（NITP）常用于双胎妊娠的非整倍体筛查。由于较高的假阳性率，不建议单独使用中期妊娠生化血清学方法对双胎妊娠进行唐氏综合征的筛查。双胎妊娠的产前诊断指征基本与单胎相似。若有产前诊断指征，建议推荐到经验丰富的产诊中心行进一步检查。对于双绒毛膜性双胎，应对两个胎儿分别取样。对于单绒毛膜性双胎，往往只需取其中任一胎儿样本；但如出现其中胎儿结构异常或双胎生长不一致，应该对两个胎儿分别取样。

四、双胎妊娠并发症的识别与处理

双胎妊娠的并发症相对单胎妊娠更为复杂和多样，因此及时识别和处理这些并发症对确保母儿安全至关重要。

（一）妊娠期高血压疾病

双胎妊娠中的妊娠期高血压疾病比单胎妊娠多 3~4 倍，且发病较早、程度较重，更容易出现心肺并发症及子痫。血压测量是确诊妊娠期高血压疾病的关键，妊娠 20 周以后出现血压收缩压 ≥ 140 mmHg，或（和）舒张压大于 ≥ 90 mmHg，伴或不伴有其他脏器的损害，如蛋白尿、肝肾功能异常、血小板减少、新发的神经系统异常或视觉障碍等。妊娠前血压偏低，孕后血压增加，虽未达到高血压诊断标准，但已超过妊娠前血压30/15 mmHg 应按高血压处理。临床上子痫前期症状明显时，孕妇和医生重视度较高，诊疗及处理也相对及时。特别注意突然出现的水肿及体重增加幅度较之前孕周明显，而其他临床症状不明显，往往和高血压及子痫前期相关，此种情况容易忽视及漏诊。

（二）贫血

孕妇需要为两个胎儿提供养分和氧气，因此容易引起妊娠期贫血，可能导致孕妇体力不足、疲劳、头晕等症状。双胎妊娠的贫血发生率是单胎的 2.4 倍，与铁及叶酸缺乏有关，其中缺铁性贫血（iron deficienet anemia，IDA）是最常见的贫血类型。双胎妊娠期贫血的诊断按照孕周划分如下，早期妊娠：血红蛋白 110 g/L；中期妊娠：血红蛋白 < 105 g/L；晚期妊娠：血红蛋白 < 110 g/L；若同时血清铁蛋白浓度 < 30 µg/L 诊断为双胎妊娠期 ID。不符合双胎妊娠期贫血的诊断标准，但出现血清铁蛋白浓度 < 30 µg/L，诊断为双胎妊娠期 ID。建议治疗双胎妊娠期 IDA 的口服补铁剂量为 100~200 mg/d，有文献报道双胎妊娠合并贫血时各种并发症发生率成倍增加，如妊娠高血压综合征、产后出血、早产、胎膜早破等，故预防及治疗双胎贫血有着极其重要的意义。

（三）妊娠期肝内胆汁淤积症

双胎妊娠的发生率是单胎的 2 倍，此并发症易引起早产、胎儿窘迫、死胎、死产，导致围产儿死亡率增高。ICP 的典型症状为皮肤瘙痒，个别孕妇可能会出现黄疸、恶心、呕吐、食欲不振等非特异性症状。若出现这些症状，特别是瘙痒和黄疸同时出现时，应初步怀疑 ICP 的可能性。实验室检查确诊主要包括血清胆汁酸测定、肝功能测定。血清胆汁酸测定是确诊 ICP 的最主要依据，当空腹总胆汁酸 ≥ 10 µmol/L 时，餐后总胆汁酸 ≥ 19 µmol/L 即可诊断为 ICP。肝功能测定可发现门冬氨酸转氨酶、丙氨酸转氨酶轻至中度升高，以及血清胆红素轻中度升高。由于双胎妊娠的特殊性，当双胎合并 ICP 时即可诊断为重度 ICP。目前国际和中华医学会 ICP 相关指南均推荐治疗 ICP 的首选药物为熊去氧胆酸（ursodeoxycholic acid，UDCA），参考剂量为 10~15 mg/（kg·d），可分为每天 2 次或 3 次给药。若用药 2 周后症状或生化结果仍无改善，可调整药物剂量，最大剂量可达到 21 mg/（kg·d）。谷胱甘肽前体 S- 腺苷甲硫氨酸（S-adenosyl-methionine，SAMe）可作为 ICP 治疗的二线用药或联合治疗用药。目前尚无证据表明 UDCA、SAMe 治疗 ICP 有确切疗效并能改善妊娠结局，因此孕妇在诊断和治疗 ICP 时应特别注意监测胎儿的情况，以确保母儿安全。

（四）早产

中国妇幼保健协会双胎妊娠专业委员会一项调查显示中国双胎早产约占双胎妊娠的58.71%。双胎早产的病因是多因素的，除了与单胎早产相同的病因外，宫腔压力大、胎盘面积大以及一些遗传因素等增加了双胎早产的风险，另外复杂性双胎的治疗性早产也是双胎早产的重要原因。中国双胎早产的孕周定义与单胎相同，均为妊娠满28周至不足37周分娩的双胎妊娠。早产临产的标志：规则宫缩（20 min ≥ 4次），宫颈检查提示宫颈管进行性缩短，同时伴有宫口扩张（≥ 2 cm）。

（1）对于有早产症状者应用宫缩抑制剂延长孕周，为胎儿宫内转运及促胎肺成熟赢得时机。常用的宫缩抑制剂主要有钙通道阻滞剂（硝苯地平）、前列腺素合成酶抑制剂（吲哚美辛）、β肾上腺素受体激动剂（利托君）、缩宫素受体拮抗剂（阿托西班）等。基层医院硝苯地平使用率较高，但需注意该药对血压的影响。利托君在使用中需警惕母体发生心力衰竭或肺水肿的风险。吲哚美辛因对胎儿发育的潜在影响，使用时需密切监测胎儿状态。阿托西班因使用中副作用小，且随着药物价格的降低，近年来更多患者选择该药。

（2）建议对孕周小于32周的双胎早产患者，如无其他用药禁忌证，可常规使用硫酸镁进行胎儿神经保护。

（3）建议对1周内早产风险较高的双胎妊娠34周前可按单胎妊娠的处理方式进行糖皮质激素促胎肺成熟治疗。如果前次应用糖皮质激素的时间至少超过14天，近期有分娩可能，可以重复应用1个疗程的糖皮质激素。由于各级医疗机构的新生儿诊治水平不同，不足28周的有生机儿也建议根据胎儿的宫内情况、是否存在双胎特有并发症及母亲是否合并产科并发症，结合当地基层医院的产科及儿科等医疗诊治水平综合考虑治疗。不具备早产儿抢救及治疗能力的机构，一旦出现先兆早产，应当尽快转诊至上级能够进行治疗的医疗机构进行进一步治疗及评估，以免延误新生儿抢救。

（五）其他并发症

双胎妊娠中胎膜早破、产后宫缩乏力、胎盘早剥等并发症较单胎发生率高，还可能出现胎头交锁及胎头碰撞、胎儿畸形等相关并发症。临床中要注意识别和处理。

（六）单绒毛膜性双胎还有其特有的并发症

如双胎输血综合征（twin-twin transfusion syndrome，TTTS）、双胎反向动脉灌注序列征（twin reverse arterial perfusion sequence，TRAPS）和选择性胎儿宫内发育迟缓

（selective fetal growth restriction，sFGR）等，因基层医疗诊治水平有限，建议可将孕妇及时转诊到有经验的产前诊断中心或胎儿医学中心进行监测和咨询，提供个体化的治疗方案。近年来，胎儿镜激光术、射频消融减胎术、超声下双极电凝术和胎儿镜下脐带凝固术等的开展和提高，围产儿结局已得到极大改善。

五、双胎妊娠的分娩时机和分娩方式

（一）双胎分娩时机的选择

双胎分娩时机是一个复杂且需要综合考虑多个因素的过程。主要的考虑因素包括绒毛膜性质、胎儿的生长发育情况、妊娠期是否出现合并症或并发症等。

（1）绒毛膜性质对双胎分娩时机有重要影响。如果是双绒毛膜双羊膜囊双胎，且妊娠期顺利，两个胎儿生长发育正常，那么可以期待到38周进行分娩，最迟不超过39周；而如果是单绒毛膜双羊膜囊双胎，在没有合并症和并发症的情况下，可以在严密监测下到35~37周分娩；单绒毛膜单羊膜囊双胎的分娩时机通常选择在32~34周之间，也可以根据母胎情况适当延长孕周，特别注意在基层，若孕妇缺乏随访及治疗条件，则延长孕周对胎儿来讲可能是一种冒险。对于无法在早中期妊娠超声确定绒毛膜性（例如缺乏早期检查资料、中晚期妊娠超声胎儿性别相同、胎盘为1个）的病例，推荐其妊娠期的监测和处理参照单绒毛膜双胎。

（2）胎儿的生长发育情况也是决定分娩时机的重要因素。在妊娠期，应通过定期的产前检查，包括彩超检查，来评估胎儿的生长情况。如果胎儿生长发育正常且无母体合并症，可以按照上述建议的时机进行分娩。然而，如果妊娠期出现如TTTS、sFGR及TAPS等并发症，那么分娩时机可能需要提前，并在专业医生的指导下进行决策，建议转诊至经验丰富的产诊中心进行评估。

（3）孕妇的整体健康状况也是决定分娩时机的重要因素。如果孕妇在妊娠期出现严重的合并症或并发症，如妊娠期高血压疾病、糖尿病等，那么可能需要提前终止妊娠以保障母儿安全。

（二）双胎分娩方式的选择

除了考虑绒毛膜性，还应综合考虑胎儿的孕周、胎方位、孕产史，有无复杂性双胎并发症，另外母体是否有合并症及并发症，子宫颈成熟度如何，患者的意愿及对风险的接纳能力等也需纳入考虑的范围。而当地医疗机构的救治水平（包括产科并发症的救治和阴道助产能力以及早产儿救治能力），也是决定其分娩方式时需要综合考虑到的因素。

（1）绒毛膜性：由于 MCMA 双胎绝大多数合并脐带缠绕，因此国内外指南均建议择期剖宫产终止妊娠，不建议阴道试产。而其他类型双胎的分娩方式则不考虑其绒毛膜性。

（2）胎位：《2022 年加拿大妇产科医师协会"双绒毛膜双胎妊娠管理"指南》提出，当第一胎儿为头先露，且不明显小于第二胎儿，在接产技术熟练及充分评估母儿风险时，第二胎儿无论先露如何，应经阴道分娩；如果第二胎儿非头先露，建议其在分娩时实施内倒转及臀牵引术，做好紧急剖宫产预案。双胎阴道分娩第二产程的风险多集中于第二胎儿，故产科医师急症处理的能力、经验及儿科、麻醉科、手术室等团队的能力与配合异常重要。助产机构需加强双胎妊娠接生技能培训，降低围产期母胎并发症的发生。第一胎儿为非头位，建议剖宫产，以降低新生儿窒息和死亡的风险。

（3）双胎妊娠存在母体合并症及并发症时，需结合胎儿生长发育、胎儿宫内情况制订个体化终止妊娠方式。

六、双胎妊娠的妊娠期管理要点

双胎妊娠由于其特殊性，无论是孕妇还是胎儿都面临着比单胎更高的风险。因此双胎的妊娠期管理尤为重要。下面编者整理了一些适宜基层医院的双胎妊娠期管理要点。

（一）定期产前检查

这是双胎妊娠期管理的核心。由于双胎妊娠的风险较高，孕妇应更频繁地进行产前检查，以便及时监测和评估胎儿的生长、发育状况，以及母体健康状况。早期妊娠孕周和绒毛膜性质的判断是整个妊娠期保健和诊疗的基石，根据孕妇的具体情况制订个性化的产前检查计划。无合并症单绒双胎推荐：6~8；10；11~13^{+6}；14；16；18；20；22；24；28；30；32；34；36；37^{+6}（分娩）；无合并症双绒双胎：6~8；10；11~13^{+6}；16；20；24；28；30；32；34；36；38^{+6}（分娩）。

（二）妊娠期营养和体重管理

双胎孕妇需要更多的营养来满足两个胎儿的生长和发育。建议进食含高蛋白质饮食，规范补充铁、叶酸及钙剂，预防贫血及妊娠高血压。双胎妊娠同样需要重视妊娠期体重管理，据文献报道，体重过重与早产相关，适当的体重能取得较好的新生儿出生体重，并不增加妊娠期并发症，如妊娠期糖尿病、妊娠高血压、子痫前期的发生风险。

（三）监护胎位变化及胎儿生长发育情况

（1）对双胎妊娠进行产前胎儿标记，建议第 1 次超声检查时即确定，并在后续所有超声检查中保持一致，记录可明确标记的鉴别性超声特征。推荐根据双胎横向或纵向方向进行标记，而非胎儿离子宫 颈的距离。横向排列的双胎中，母体右侧胎儿标记为 A 胎儿，在纵向双胎中，相对位置在下方的胎儿标记为 A 胎儿。

（2）监测双胎生长发育，主要为超声检查。建议对于无并发症双绒双胎：妊娠 20 周起每 4 周 1 次超声检查；无并发症单绒双胎：妊娠 16 周起每 2 周 1 次超声检查；有并发症的双胎根据情况个体化增加超声检查次数，重点比较双胎间生长发育的差异及羊水量变化，以利尽早发现 sFGR，TTTS、TAPS 等。

（四）防治早产

早产是双胎妊娠的一个常见问题，因此防治早产是妊娠期管理的重要部分。子宫颈长度（CL）是一个良好的早产预测 指标，双胎孕妇进行胎儿超声解剖学检查时，应进行 CL 测量（经阴道超声检查最佳），尽可能在妊娠 24 周前行再次测量。而有早产史、子宫过度膨大、子宫颈手术史等风险的孕妇应持续监测。对于妊娠 24 周前 CL ≤ 15 mm 的无症状双胎孕妇，可考虑进行子宫颈环扎术；妊娠 24 周前出现子宫颈扩张 ≥ 10 mm 者建议行子宫颈环扎术。

（五）防治妊娠并发症

双胎孕妇应及时评估有无妊娠合并症，如高血压、心脏病、糖尿病、肝肾疾病、SLE、血液病、神经和精神疾病等，发现问题及时请相关学科会诊，不宜继续妊娠者应告知并及时终止妊娠；高危妊娠若继续妊娠者，评估是否转诊。孕妇应及时防治妊娠并发症，如妊娠期高血压疾病、妊娠期肝内胆汁淤积症等，一旦发现，应及早治疗。

（六）心理支持

双胎妊娠给孕妇带来的心理压力较大，容易出现焦虑、抑郁等情绪问题。建议孕妇学校增加心理保健课程，妊娠期女性至少参加一次学习心理健康知识和自我保健技能。通过开展心理健康教育、改善生活方式、加强社会支持、提供心理保健技术等各式的孕产妇心理健康促进工作，可帮助孕产妇达到身体和心理的最优状态，提高生活质量，增强适应环境的能力。

（李隆华）

参考文献

［1］ 中华医学会围产医学分会胎儿医学学组，中华医学会妇产科学分会产科学组.胎儿生长受限专家共识（2019版）［J］.中华围产医学杂志，2019，22（6）：361-380.

［2］ 孔北华，马丁，段涛.妇产科学［M］.10版.北京：人民卫生出版社，2024.

［3］ 徐丛剑，华克勤.实用妇产科学［M］.4版.北京：人民卫生出版社，2018.

［4］ 陈瑞欣，漆洪波，刘兴会.2021年美国妇产科医师协会胎儿生长受限指南解读［J］.实用妇产科杂志，2021，37（12）：907-909.

［5］ 乔娟，陈瑞欣，漆洪波.《2020版美国母胎医学会专家共识：胎儿生长受限的诊断和管理》解读［J］.中国实用妇科与产科杂志，2021，37（6）：692-696.

［6］ 王谢桐，刘菁.胎儿生长受限的预防和治疗［J］.中国实用妇科与产科杂志，2020，36（8）：702-706.

［7］ 王珊，高坚蓉，李霞.妊娠期糖尿病并发胎儿生长受限106例临床研究［J］.陕西医学杂志，2023，52（1）：67-70.

［8］ 王琴，韩平，张国英.妊娠期母体营养对巨大儿的影响［J］.国际妇产科学杂志，2023，50（2）：127-131.

［9］ 杨炜博，唐仕芳，马娟，等.美国妇产科医师协会"巨大儿指南（2020）"解读［J］.中国计划生育和妇产科，2020，12（8）：15-18.

［10］ 张玲君，钱志红.巨大胎儿原因分析及预防措施探讨［J］.中国妇幼保健，2008，23（3）：313-315.

［11］ 何华.持续胎心监护对胎儿宫内窘迫的监护作用［J］.当代护士（专科版），2010，（9）：74-75.

［12］ 袁雪英，赖育美，邬素英.妊娠期高血压病胎儿肾动脉和大脑中动脉彩超的检查及阻力比值指标预测胎儿缺氧的临床意义［J］.中国医药指南，2013，（36）：516-517.

［13］ 丁启兰.新生儿脐血血气分析在胎儿窘迫预后中的临床应用［J］.母婴世界，2020，（8）：81.

［14］ 张婷婷，唐胜利，谢雷，等.足月妊娠激活素A和急性胎儿窘迫的关联关系探讨［J］.安徽医药，2019，23（12）：2471-2475.

［15］ 牛琳达.导致新生儿死伤的原因［J］.家庭医学（下），2019，（8）：18-19.

［16］ 乔娟，漆洪波.美国妇产科医师学会"死胎管理专家共识2020版"要点解读［J］.中国实用妇科与产科杂志，2020，36（10）：1025-1029.

［17］ Hug L，You D，Blencowe H，et al. Global，regional，and national estimates and trends in stillbirths from 2000 to 2019：a systematic assessment［J］. Lancet，2021，398（10302）：772-785.

［18］ Zhu J，Zhang J，Xia H，et al. Stillbirths in China：a nationwide survey［J］. BJOG，2021，128（1）：67-76.

［19］ Pilliod RA，Cheng YW，Snowden JM，et al. The risk of intrauterine fetal death in the small-for-gestational-age fetus［J］. Am J Obstet Gynecol，2012，207（4）：318.

［20］ 白桂芹，李霞，王慰敏.死胎原因分析及管理对策探讨［J］.中国实用妇科与产科杂志，2020，36（5）：389-393.

［21］ Parker CB，Hogue CJ，Koch MA，et al. Stillbirth Collaborative Research Network：design，methods and recruitment experience［J］. Paediatr Perinat Epidemiol，2011，25（5）：425-435.

［22］ Morris JL，Winikoff B，Dabash R，et al. FIGO's updated recommendations for misoprostol used alone in gynecology and obstetrics［J］. Int J Gynaecol Obstet，2017，138（3）：363-366.

［23］ 张欢，赵云，杜树国，等.晚期妊娠死胎引产方法及综合方式引产效果分析［J］.中国妇幼健康研究，2021，32（1）：80-83.

［24］ 周文君，赵扬玉，原鹏波.死胎病史患者再次妊娠的孕期和分娩管理［J］.实用妇产科杂志，2021，37（11）：810-813.

［25］ Običan S，Brock C，Berkowitz R，et al. Multifetal pregnancy reduction［J］. Clin Obstet Gynecol，2015，58（3）：574-584.

［26］ 林建华，吕鑫.妊娠期高血压疾病的处理难点和困惑——妊娠期高血压疾病诊治指南（2020）解读［J］.四川大学学报（医学版），2022，53（6）：1007-1011.

［27］ 中华医学会妇产科学分会妊娠期高血压疾病学组.妊娠期高血压疾病诊治指南（2020）［J］.中华妇产科杂志，2020，55（4）：227-238.

［28］ 中国妇幼保健协会双胎妊娠专业委员会.双胎妊娠期缺铁性贫血诊治及保健指南（2023年版）［J］.中国实用妇科与产科杂志，2023，39（4）：419-430.

［29］ 隗伏冰，隗洪进，郭洁斐，等.双胎妊娠合并贫血与妊娠结局的分析［J］.中国实用妇科与产科杂志，2002，18（2）：97-98.

［30］ 中华医学会妇产科学分会产科学组，中华医学会围产医学分会.妊娠期肝内胆汁淤积症临床诊治和管理指南（2024版）［J］.中华妇产科杂志，2024，59（2）：97-107.

［31］ 中国妇幼保健协会双胎妊娠专业委员会.双胎早产诊治及保健指南（2020年版）［J］.中国实用妇科与产科杂志，2020，36（10）：949-956.

［32］ 原鹏波，赵扬玉.双胎妊娠早产的预防和治疗［J］.中国实用妇科与产科杂志，2018，34（2）：154-158.

［33］ 中华医学会围产医学分会胎儿医学学组，中华医学会妇产科学分会产科学组.双胎妊娠临床处理指南（2020年更新）［J］.中国产前诊断杂志（电子版），2021，13（1）：51-63.

［34］ 倪萍，黄乐，段哲琳，等.双胎终止妊娠时机与分娩方式对妊娠结局的影响［J］.现代妇产科进展，2024，33（1）：57-60，64.

［35］ 原鹏波，赵扬玉.不同绒毛膜性双胎分娩方式和分娩时机的选择［J］.实用妇产科杂志，2019，35（9）：662-666.

［36］ Mei-Dan E，Jain V，Melamed N，et al. Guideline No. 428：management of dichorionic twin pregnancies［J］. J Obstet Gynaecol Can，2022，44（7）：819-834.

［37］ 朱毓纯，孙瑜，杨慧霞.双胎妊娠分娩时机和分娩方式的循证医学证据［J］.中华围产

医学杂志，2015，18（2）：145-147.

［38］ 漆洪波.《孕前和孕期保健指南（2018）》解读［J］.中华医学信息导报，2018，33（5）：24-25.

［39］ 张红，张国华，杜慧，等.双胎妊娠自发性早产的危险因素分析［J］.中国计划生育学杂志，2022，30（9）：2154-2158.

［40］ 张玢琪，刘小华，程蔚蔚.双胎妊娠妇女适宜孕期增重及其与妊娠结局的关系［J］.中华围产医学杂志，2017，20（2）：115-119.

［41］ 中华预防医学会心身健康学组，中国妇幼保健协会妇女心理保健技术学组.孕产妇心理健康管理专家共识（2019年）［J］.中国妇幼健康研究，2019，30（7）：781-786.

［42］ Anon. Management of stillbirth：obstetric care consensus No, 10 summary［J］. Obstet Gynecol，2020，135（3）：747-751.

［43］ Anon. Multifetal gestations: twin, triplet, and higher-order multifetal pregnancies：ACOG practice bulletin summary, number 231［J］. Obstet Gynecol，2021，137（6）：1140-1143.

［44］ 杨泽宇，廖姗姗，刘彩霞，等.双胎妊娠超声筛查与诊断技术规范（2021年更新版）［J］.中国实用妇科与产科杂志，2021，37（5）：550-553.

［45］ 高丽，王岚，漆洪波.加拿大妇产科医师学会"单绒毛膜双胎妊娠管理指南（2023）"解读［J］.中国实用妇科与产科杂志，2024，40（2）：198-203.

第四章　胎儿附属物异常

第一节　前置胎盘

一、定义

前置胎盘（placenta praevia）是指妊娠 28 周以后，胎盘位置较胎先露部低，且胎盘主要附着在子宫下段，其下缘毗邻或覆盖子宫颈内口。妊娠 28 周前，若超声检查提示胎盘前置者，不宜诊断前置胎盘，而应称为胎盘前置状态（placenta preposition），部分患者随着胎儿的生长发育胎盘位置可逐步上升。近年来，随着单胎或多胎试管婴儿等辅助生殖技术的广泛应用，多产妇逐年增多，前置胎盘发生率呈上升趋势。

二、病因

病因尚不清楚，可能与以下因素有关。

1. 子宫内膜病变

如既往有多产史、多次剖宫产史、多次宫腔操作史及产褥感染史等，可引起子宫内膜受损，子宫内膜受损后各种微生物通过侵入生殖道引起局部或全身炎症反应、萎缩性病变，影响子宫内膜的正常功能，当受精卵再次植入时，此处的子宫内膜血液供给不足，为了受精卵的生长发育，需向子宫下段生长以扩大胎盘面积后摄取足够营养。

2. 受精卵滋养层发育迟缓

当受精卵抵达子宫腔的进程中，因滋养层细胞成长稍显滞后，未达到理想着床条件，因此受精卵并未立即在宫腔适当位置着床，而是继续向下迁移，最终选择在子宫下半部分着床及生长发育，最终形成前置胎盘。

3. 胎盘异常

胎盘异常主要表现为胎盘形态和胎盘大小异常。较常见为胎盘面积过大，例如，在双胎情况下，胎盘面积常常显著增加，在其生长发育过程中容易触及或覆盖宫颈口。双胎较单胎妊娠前置胎盘的发生率高 1 倍。此外，还存在副胎盘的现象，即主要胎盘位于子宫体部，而副胎盘的位置则较为多变，可能出现在子宫下段，甚至接近宫颈内口的位置。

4. 其他因素

既往存在胎盘位置异常、剖宫产手术史、高龄状态、吸烟习惯、子宫形态异常、可卡因滥用史、辅助生殖技术使用史时，前置胎盘发生率可能上升。辅助生殖技术使用的促排卵药物会改变体内性激素水平，加之受精卵经历了体外培养和人工植入的过程，造成子宫内膜的发育与胚胎的发育不同步，人工植入时可诱发宫缩，导致受精卵着床于子宫下段。特别值得注意的是，剖宫产手术可显著地提升了前置胎盘的风险，并且根据既往研究得出，这种风险与剖宫产手术的数量成正比，即手术次数越多，前置胎盘的风险也相应增大。

三、分类

根据 2013 年前置胎盘指南的分类，按胎盘下缘与宫颈内口的关系将前置胎盘分为四类，完全性前置胎盘、边缘性前置胎盘、部分性前置胎盘、低置胎盘（图 23）。

1. 完全性前置胎盘

完全性前置胎盘（total placenta praevia），或称"中央性前置胎盘"（central placenta praevia），是指宫颈内口被胎盘组织完全覆盖。其初次出血的现象相对提前，大致位于妊娠 28 周前后。这种胎盘类型易出现反复出血现象，且每次出血的量相对较大。在极端或严重的情况下，这种出血可能会使患者进入休克的状态，对其生命安全造成极大的挑战。

2. 边缘性前置胎盘

边缘性前置胎盘（marginal placenta praevia）是指胎盘主要附着于子宫下段，胎盘

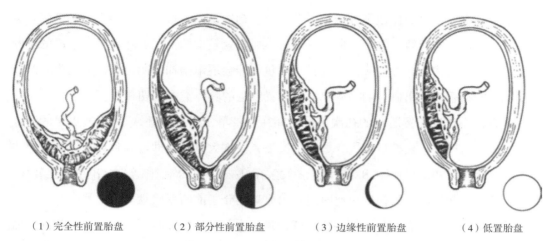

| （1）完全性前置胎盘 | （2）部分性前置胎盘 | （3）边缘性前置胎盘 | （4）低置胎盘 |

图23　前置胎盘分类

的下缘抵达宫颈内口，但未超越宫颈内口。此种胎盘类型初次出血时间较晚，量也偏少，多在妊娠37~40周或临产后。

3. 部分性前置胎盘

部分性前置胎盘（partial placenta praevia）是指宫颈内口部分被胎盘覆盖，但未完全覆盖。此种胎盘类型初次出血时间和出血量比完全性前置胎盘少，但比边缘性前置胎盘多，介于两者之间。

4. 低置胎盘

低置胎盘（low-lying placenta）是指胎盘主要附着于子宫下段，但胎盘下缘未抵达宫颈内口，边缘距子宫颈内口的距离小于2 cm。

5. 凶险性前置胎盘

对于有剖宫产史或子宫肌瘤剔除手术史的孕妇，若此次胎盘附着于原手术部位，称为凶险性前置胎盘（pernicious placenta praevia），易发生胎盘粘连、植入和致命性大出血。

四、临床表现

（一）症状

在无明显诱因的情况下，前置胎盘的一个典型症状是反复的、无痛的阴道流血。这一状况大多出现在晚期妊娠或临产之际，但偶尔也可能在妊娠20周左右发生。出血的原因主要是因为在晚期妊娠或临产时，子宫下段逐渐伸展，子宫颈管逐渐消失或宫颈扩张时，那些附着在子宫下段或宫颈内口的胎盘无法相应地伸展，因此前置部分的胎盘会从其附着处剥离，进而使血窦破裂，引发出血。初次出血的量通常不会很大，剥离处的凝血后，出血可能会暂时停止，但也有首次出血量就较大的情况。随着子宫下段的不断伸展，阴道出血往往会发生多次，并且出血量可能会逐渐增加。阴道流血的发生时间、反复发生的频率以及出血量的多少，都与前置胎盘的具体类型密切相关。

首先，完全性前置胎盘的初次出血时间往往较早，通常在妊娠28周或更早的时候出现，且出血反复，出血量较大，严重情况下，一次大量失血即可导致休克。其次，边缘性前置胎盘的初次出血则相对较晚，多发生在妊娠37~40周或临产时，出血量也较少。最后，部分性前置胎盘的初次出血时间和出血量则介于前两者胎盘类型之间。

值得注意的是，有部分孕妇在整个妊娠过程中并未出现症状，对于这类无产前出血的前置胎盘孕妇，应当考虑胎盘植入的可能性。此外，由于妊娠期可能出现反复多次或大量阴道流血，患者可能会出现失血性贫血，且贫血的严重程度与出血次数及出血量呈正相关。出血严重者不仅可能导致休克，还可能对胎儿造成缺氧、窘迫，甚至威胁其生命。

（二）体征

一般而言，患者的状况与出血量及出血速度紧密相关。当发生大量出血时，患者可能出现头晕、乏力、心跳加快等症状，甚至可能出现面色苍白、脉搏细弱、血压骤降等休克前兆。长期或多次出血的患者，可能会表现出口唇面色甲床眼睑苍白等贫血的外貌特征。

在腹部检查中，可发现下腹部柔软，无压痛，子宫的轮廓清楚，其大小与预期的停经周数相吻合，胎位也清楚。然而，由于子宫下段有胎盘附着，影响到胎儿先露部进入骨盆，因此胎儿先露较高，易于引发胎位异常，如臀位或横位等。值得注意的是，反复出血或单次出血量过大可能导致胎儿在子宫内缺氧，出现胎心异常，甚至胎心消失，在严重情况下，可导致胎儿在宫内死亡。

临产时的检查表明，宫缩是阵发性的，有规律地出现，有明确的间歇期，且子宫在间歇期子宫可以完全放松。在听诊时，在耻骨联合的上方能够清晰听到明显胎盘的杂音。

五、诊断

超声检查是前置胎盘诊断的重要工具，但在进行此项检查时，需特别关注孕周，因为不同阶段的胎盘面积存在差异。中期妊娠，其面积大约占据子宫壁的一半，而到了妊娠晚期，这一比例降至三分之一到四分之一。随着晚期妊娠子宫下段的逐渐形成，子宫颈内口与胎盘边缘之间的距离会逐渐扩大，原先附着在子宫下段的胎盘可能会随子宫体的上升而移动到正常位置。因此，在临床实践中，往往依据分娩前最后一次彩超的结果来确定胎盘的分类。

（一）高危因素

前置胎盘患者通常具有一些共同的特征，包括多次流产经历、宫腔手术史、产褥期感染、高龄、剖宫产历史以及多次妊娠等，这些因素均增加了发生前置胎盘的风险。

（二）临床表征

1. 症状

前置胎盘的典型症状是无明显诱因、无痛性的反复阴道流血，这种出血可能在晚期妊娠或临产时发生。前置胎盘出血多发生在妊娠 32 周之前，并可能多次出现，出血量可能逐渐增加，也有可能出现一次性大量出血的情况。对于低置胎盘的患者，阴道流血多发生在妊娠 36 周之后，且出血量相对较少。患者的整体状况与出血量、出血速度及出血次数密切相关，反复出血可能导致贫血，而当患者大量出血则可能表现为面色口唇甲床及眼睑明显苍白、脉搏微弱、血压下降等休克症状。

2. 腹部检查

患者下腹部质地柔软，子宫轮廓清晰，无压痛感，且子宫大小与妊娠周期相符。触诊时，胎位尚可辨识，但可能发现胎先露位置较高或胎位异常。

3. 阴道检查

通常不推荐进行阴道检查。对于分娩前已通过彩超确认，已明确诊断为前置胎盘的患者，通常无须进行阴道检查。然而，在特定情况下，如低置胎盘或产前未明确诊断、分娩过程中需明确诊断或选择分娩方式时，可在充分准备（如输液、备血，并具备立即进行剖宫产手术的条件）下进行阴道检查。此外，肛门检查是严格禁止的。

4. 影像学检查

对于确诊前置胎盘，推荐使用经阴道超声检查，这种方法的准确性远超腹部超声，尤其在揭示胎盘与子宫颈的关系方面表现更为优越，且操作安全可靠。在进行超声检查时，必须精确界定几个关键参数，称之为"四大核心要素"：首先，胎盘的附着位置（有研究表明，相较于子宫后壁，胎盘附着于前壁时出血风险可能更高）；其次，胎盘边缘与子宫颈内口之间的距离，或是超出宫颈内口的距离；再者，胎盘在子宫颈内口覆盖区域的厚度；最后，子宫颈管的长度（研究指出，妊娠 34 周前，若子宫颈管长度小于

30 mm，胎盘下缘厚度超过 1 cm，或胎盘边缘出现无回声区，并伴随胎盘植入的超声表现，则可能预示出血及早产风险的增加；此外，子宫颈管迅速缩短也是早产的潜在因素）。

因前置胎盘孕妇可出现反复阴道流血，可产生炎症因子，出现局部感染症状，刺激子宫收缩，易导致早产。若妊娠期发现胎盘前置，需定期随访胎盘位置，及时做出相应孕周的治疗方案，降低前置胎盘早产率的发生。

对于具有剖宫产手术史的前置胎盘患者，在检查过程中应格外注意是否存在胎盘植入的可能性。如果彩超结果显示胎盘下子宫肌层显著变薄或无法探测，同时发现胎盘实质内存在异常间隙血流或出现胎盘下血管异常增生和桥接血管，这些都应被视为胎盘植入的潜在迹象。另外，如果彩超还提示子宫动脉血流搏动指数（PI）有降低的情况，那么前置胎盘合并胎盘植入的可能性也应被纳入考虑。

在中期妊娠，如果检测到胎盘前置，应根据孕妇的妊娠周数、胎盘边缘与子宫颈内口的距离以及临床表现，定期进行复查，并追踪胎盘的变化情况，以明确胎盘的生长趋势。对于未出现阴道流血的孕妇，建议在妊娠 32 周时通过阴道超声检查进行随访。对于妊娠超过 32 周且彩超仍提示前置胎盘但无异常阴道流血的孕妇，建议在妊娠 36 周左右再次进行阴道超声检查，以确定最佳的分娩方法和时机。

与 MRI 相比，超声检查在妊娠期检查中具有较高的安全性，因此 MRI 检查不能替代超声检查来诊断和评估前置胎盘。然而，对于疑似胎盘植入的孕妇，MRI 检查可以提供关于胎盘植入深度、宫旁侵犯以及与周围器官关系等更多信息，具有一定的临床参考价值，对于凶险性前置胎盘的诊断尤为有益。

分娩后对胎盘及胎膜的检查对诊断前置胎盘仍有重要意义。多数前置胎盘患者分娩后检查胎盘可发现前置部位的胎盘可有陈旧性血块附着。

六、鉴别诊断与影响

（一）鉴别诊断

前置胎盘属于产期出血的一大原因，主要表现为无痛性阴道流血，但需与胎盘早剥、胎盘边缘血窦破裂、脐带帆状胎盘附着、前置血管破裂、宫颈病变（如息肉、宫颈糜烂、HPV 感染等）等鉴别。在临床诊断中，需通过病史、具体临床表现及相应的辅助检查综合鉴别。

1. 胎盘早剥

多有诱因，如妊娠期合并子痫、慢性高血压等疾病，或受外力撞击、宫腔内压力骤变等，常合并下腹部持续性疼痛，子宫压痛明显，伴或不伴阴道流血，患者可出现贫血，但其贫血程度与外出血量多不相符。通过超声检查可清楚发现胎盘出现增厚、胎盘后血池或血肿，部分患者可发现胎盘边缘血窦破裂，但胎盘位置多正常，多有胎心率改变或消失，若胎盘剥离严重，可出现胎死宫内。

2. 胎盘边缘血窦破裂

此种病变可导致无痛性、反复发生的阴道流血，出血量一般较少，且不随孕周的增加而增加。常合并胎膜早破、早产。多是排除了前置胎盘、胎盘早剥后而考虑。需待于产后对胎盘的大体检查和病理检查后方能确诊。

3. 前置血管破裂

妊娠期彩超可提示胎盘上的血管横行位于宫颈内口的上方，主要发生在帆状胎盘中，若血管破裂出血，多为胎儿出血，可突然出现，导致胎儿迅速死亡。

（二）对母儿的影响

1. 产后出血

晚期妊娠，由于子宫下段伸展程度与胎盘伸展程度不一致，导致胎盘从自其附着处剥离，但不能使其完全剥离，易出现阴道流血，且子宫下段肌肉组织菲薄，收缩力不佳，不能达到有效压迫血窦而实现止血目的，因此产后大出血的风险较高，且难以控制。

2. 植入性胎盘

若胎盘绒毛植入子宫下段肌层，导致胎盘无法自行剥离或剥离不全，可引发大出血。相较于前置胎盘，此类情况下产后出血的风险显著增加，且通常需要采取人工剥离的方式处理，在此过程中必须小心谨慎，避免使用暴力手段。

3. 贫血及产褥感染

因妊娠期可出现多次反复阴道出血，易出现贫血，甚至出现抵抗力下降，细菌易从阴道侵入发生逆行感染。

4. 早产及围产儿死亡率增高

若出血过多，可导致胎儿宫内窘迫，严重时出现缺氧而死亡，治疗性早产率增加，低体重儿发生率和新生儿死亡率增高。

七、处理

产前出血的除了胎盘早剥，前置胎盘出血也是妊娠期中不容忽视的严重并发症，若处理不慎，可能对母体和胎儿的生命构成威胁。对于不同妊娠期的前置胎盘，处理方式有些许差异，但其治疗原则主要在于抑制宫缩、改善贫血状况，并在适当时机选择终止妊娠。在临床决策过程中，医生需综合考虑，个体化治疗，需要关注阴道流血的严重程度、妊娠的周数、发生休克的风险、前置胎盘的具体类型、胎儿的生命体征、产妇的分娩经历、胎儿的胎位以及是否即将临产等多种因素。由于妊娠期胎盘的位置可能发生变动，因此在临床治疗之前，通常基于最后一次的检查结果来确定其分类。若妊娠期疑似凶险性前置胎盘，应迅速转诊到具备救治能力的医疗机构，进行定期产检和分娩准备，以确保母儿安全。

（一）期待疗法

主要针对于孕周较小的孕妇，保证孕妇生命体征平稳的前提下尽量延长孕周，为胎儿生长发育成熟争取时间，以尽量达到或接近足月成熟儿标准，从而提高新生儿的存活率。期待疗法主要适用于胎儿尚存活、阴道流血不多、患者一般情况较好、生命体征平稳的前置胎盘孕妇。建议在有母儿抢救能力的医疗机构进行治疗，一旦出现阴道流血，需根据当时的孕周、出血量的多少、出血速度做出相应的处理，必要时应住院观察，卧床休息，监测胎心胎动，观察期间注意患者心理变化，及时疏导，避免情绪激动诱发出血；若在观察期间发生大量阴道流血或反复流血，出现孕妇生命体征不平稳，胎心胎动异常时，则必须终止妊娠。

1. 一般处理

适当卧床休息，避免劳累、紧张、便秘、腹泻等诱发宫缩的因素，阴道流血期间减少活动，注意饮食结构调整，可增加纤维素较高的食物，保持大便通畅，避免用力大便，必要时予以乳果糖对症。密切监测孕妇及胎儿的情况，除了孕妇的各项生命体征、血常规、凝血功能、阴道流血情况等，胎心率、胎动计数、胎儿电子监护及胎儿生长发育情况等也应密切监测。

2. 纠正贫血

因妊娠期反复出血，且晚期妊娠铁需求量增加，部分患者可出现贫血症状，定期复查血红蛋白及血清铁含量，及时补充铁剂，维持血红蛋白水平大于 110 g/L、红细胞比容大于30%，维持正常血容量，必要时输血，常规备血，做好急诊手术的准备。

3. 糖皮质激素

针对那些存在早产高危因素的孕妇，在妊娠34周之前，应考虑使用糖皮质激素促进胎儿肺部成熟。

4. 宫缩抑制剂

当出现先兆早产时，可以根据当时的出血状况和孕妇的孕周，考虑使用宫缩抑制剂，防止宫缩引起进一步出血。

5. 子宫颈环扎术

不推荐。前置胎盘并非宫颈环扎术的适用指征，且子宫颈环扎术后不能减少出血，不能改善预后。

6. 预防血栓

因患者住院期间卧床时间可能较长，增加血栓栓塞的风险，关注患者双下肢活动、水肿、疼痛情况，注意防范下肢静脉血栓及肺栓塞。

（二）手术终止妊娠

1. 终止妊娠的指征

终止妊娠的时机取决于相应的孕周、胎儿大小及存活情况、阴道流血情况、是否存在妊娠期合并症及并发症、是否合并胎盘植入、是否合并感染、是否已临产等诸多因素。应根据产前症状个体化确定分娩时间。剖宫产术是前置胎盘终止妊娠的主要方式，但需注意避免过早干预。为保证母儿安全，择期剖宫产术是首选。

（1）当孕妇出现出血量大乃至休克的情况，为挽救孕妇生命，无须考虑胎儿状况，应立即终止妊娠；若出现胎儿窘迫等产科指征且胎儿具备存活能力，可行急诊手术；对于临产后确诊为前置胎盘且出血量较大的孕妇，若预估短时间内无法完成分娩，应终止妊娠。

（2）对于无症状的前置胎盘孕妇，若属于完全性前置胎盘，可在妊娠37周及以上时择期终止妊娠；若属于部分性前置胎盘，应根据胎盘覆盖宫颈内口的程度，适时终止妊娠；若属于边缘性前置胎盘，可在妊娠38周及以上时择期终止妊娠。若前置胎盘或低置胎盘孕妇有多次阴道出血史，或合并胎盘植入等高危因素，建议在妊娠34~37周终止妊娠。

（3）对于无明显症状且不存在头盆不称等问题的低置胎盘孕妇，特别是在妊娠35 周后经阴道超声检查显示胎盘边缘与子宫颈内口距离为 11~20 mm 的孕妇，可考虑进行自然分娩。但需要注意，在自然分娩过程中，应适当放宽剖宫产的指征，以确保母儿安全。

2. 剖宫产术前准备

（1）强调多学科合作（MDT 团队合作）：完善术前相关检查，除了常规检查外，需注意合血备血，应积极纠正术前贫血，联合麻醉科、儿科、妇科、输血科、ICU、放射介入科、检验科等多学科共同救治，术前需保证有充足的各种血制品（红细胞、新鲜冰冻血浆、冷沉淀、纤维蛋白原、血小板等）及止血药物（缩宫素、麦角新碱、前列腺素类制剂、米索前列醇、卡前列甲酯栓、氨甲环酸等），必要时进行预防性抗感染治疗，并做好产后出血和抢救新生儿的准备。

（2）术前再次超声检查：目的是了解胎儿生长发育情况、胎盘附着的部位、胎盘血管情况以及是否合并胎盘植入，协助评估手术风险、制订手术方案。

（3）充分的术前沟通：告知患者及家属手术相关风险、术中术后可能出现大出血，必要时需大量输血，严重时需切除子宫，让患者及家属知情理解，力求得到患者及家属认可并主动承担相应的后果及费用，由双人或多人签署子宫切除术的知情同意书。

（4）手术应当由技术娴熟且经验丰富的医师主持，做好分级手术的管理。

3. 术中注意要点

（1）麻醉选择：基于孕妇的生命体征及出血状况，需综合考虑并选择适宜的麻醉方法，包括硬膜外阻滞、蛛网膜下腔与硬膜外联合阻滞以及经气管的全身麻醉等。

（2）为确保手术过程的安全与高效，建议由经验丰富的麻醉专家执行，以尽可能减少麻醉所需时间。

（3）腹部切口的选择至关重要：在手术前，应通过超声检查充分评估胎盘的附着位置及胎位，明确是否存在胎盘植入等特殊情况。若胎儿为纵产式、胎先露较低，子宫颈管较长，前壁胎盘附着不对称，或胎盘大部分位于后壁，由后向前覆盖子宫颈内口者，可考虑选择横切口；但若胎儿呈横位、先露高浮或有胎盘植入者，可采用下腹部的正中纵形切口，并在必要时围绕脐部向上延伸，以利于子宫切口的选择。

（4）子宫切口的选择亦需慎重：首先应避开胎盘，以避免增加孕妇和胎儿的失血风险；同时需确保能安全迅速地娩出胎儿，减少术中出血时间，并便于术后的止血。在手术过程中，应根据胎盘的附着部位、胎位等实际情况，灵活选择子宫切口。

（5）止血措施：胎儿娩出前，在胎动尚可胎心正常，且孕妇目前生命体征平稳，出血不多的情况下，可先将膀胱下推，以利于大出血时的止血治疗。胎儿娩出后，若存在胎儿窒息需抢救者应立即切断脐带交由儿科医师进一步抢救；有研究指出若胎儿一般情况尚可，且产妇出血不多的情况下，延迟 1~3 min 断脐对胎儿更有利。胎儿娩出后，需要加强宫缩。胎儿取出后可双手按压双侧子宫动脉，助手立即用止血带捆扎子宫下段，注意止血带需从圆韧带内侧的宫旁无血管区穿过，避免捆扎肠管及膀胱，尽量将止血带固定于子宫颈内口水平，此种方法可有效阻断子宫血流，减少出血量。肌内注射宫缩剂（如缩宫素、麦角新碱、前列腺素类制剂等药物），必要时可予以氨甲环酸注射液静脉滴注，待子宫收缩后人工剥离胎盘，动作轻柔，但要求尽量剥离干净。对于剥离面出血，可采用各种缝合技术，包括子宫压迫缝合术（包括 B-Lynch 缝合等）、宫腔填塞纱条或水囊、子宫动脉或髂内动脉结扎术、经导管动脉栓塞术（TAE）等方法有效止血。

（6）在手术过程中要注意孕妇手术部位的失血及阴道流血情况，注意孕妇术中生命体征的变化，若血压心率的变化与术野失血情况不一致时，需寻找出血点，并有效止血。若采取各项止血措施均不能有效止血时应考虑切除子宫，一般行子宫次切术，若胎盘植入子宫颈时需行子宫全切术，术中注意避免输尿管损伤。术中切除子宫的指针：短时间内大量出血（数分钟内出血 > 2000 mL）、出血无减少趋势、在药物及各种止血技术干预均无效的情况下，应果断行子宫切除术。若术中患者生命体征不平稳，并呈恶化趋势时为抢救其生命，应当根据具体情况适当放宽切除子宫的指征。

4. 术后注意事项

若术中出血较多、或行子宫切除术的孕妇应转入重症监护室进一步治疗，严密监测孕妇各项生命体征（包括体温、脉搏、血压、心率、血氧饱和度、尿量等），注意心脑肾等重要器官的功能（定期复查肝功、肾功、血常规、凝血功能、尿常规、电解质等，必要时完善心肌酶谱、BNP、肌钙蛋白等）；严密观察盆腹腔引流量、阴道流血量、液体出入量等情况，术后应常规予以抗生素预防感染。

5. 阴道分娩

此分娩方式仅针对那些胎盘位置偏低、足月或近足月、即将临产、胎儿头位、枕先露且阴道流血量不多的孕妇，预计短时间内能顺利完成分娩。对于这类低置胎盘的孕妇，在尝试阴道分娩时，务必做好紧急剖宫产和输血准备。建议在设备齐全的医疗机构进行分娩，并确保其分娩产房内备有立即进行剖宫产所需的麻醉及手术器械。分娩前，需与输血科充分沟通，确保血源充足，同时产房内应有经验丰富的助产士或医师陪同，并与新生儿科保持紧密联系，随时准备进行紧急会诊。在分娩过程中，需与孕妇及其家属充分沟通分娩方式及潜在风险，并适当放宽剖宫产的指征。

在阴道分娩过程中，协助胎儿头部下降是一个关键步骤，因为胎头下降能有效压迫止血。当宫颈口开大到 3 cm 以上时，可以进行人工破膜，使胎头顺利下降并压迫胎盘的前置部分，从而达到止血效果。如果人工破膜后胎头不下降或下降缓慢，无法有效止血，或分娩进程不顺利，存在胎心异常或出血增多，短时间不能分娩者，应立即转为剖宫产。

分娩过程中还需密切监测胎心变化，连续胎心电子监护是首要选择方式。一旦发现胎心异常，经过宫内复苏等保守治疗后胎心仍未恢复，应立即转为剖宫产。

胎儿娩出后，应尽快使用前列腺素类、麦角新碱等药物促进子宫下段收缩。如果胎盘没有自行娩出或娩出困难，需警惕胎盘粘连或植入的可能性。若阴道流血量增加，应尝试轻柔地人工剥离胎盘，以防对子宫下段形成二次损伤。同时，可采用经腹或经腹及经阴道联合按摩子宫、宫腔填塞纱条或水囊等措施控制出血。如果上述措施无法止血，应果断采取手术操作（如各种子宫压迫缝合术、盆腔血管结扎术等）、介入治疗（如动脉栓塞等），甚至子宫切除术等措施，以确保孕妇生命安全。

6.合理及时转诊

各级医疗机构应对前置胎盘孕妇实行分级诊疗制度，合理及时转诊。一旦确诊前置胎盘，应在有条件的医疗机构行产检、治疗及分娩。前置胎盘发生产时产后出血的风险较大，需在具备输血和抢救能力的产科机构进行治疗。若妊娠期出现阴道反复少量流血，孕妇及胎儿生命体征尚平稳时，应及时转诊至有条件的医疗机构产检或治疗；若出现大出血而当地无条件处理，应立即联系上级医疗机构，在充分评估母儿安全、输液、输血的条件下迅速转院；若术中发现前置胎盘手术困难，在充分压迫止血的前提下，也可考虑转院治疗，尽量减少母儿损失，保障母儿安全。

八、前置胎盘的预防

（1）若无生育需求，应采取积极有效的避孕措施，避免多次刮宫或引产，减少子宫内膜损伤和子宫内膜炎的发生。

（2）避免多产及多次剖宫产，分娩前若患者及家属表示无继续生育意愿，可考虑术中一并结扎。严格掌握剖宫产手术指征，降低剖宫产率。

（3）积极宣传妊娠前妊娠期保健知识，适当锻炼身体，养成良好的作息及生活习惯，计划妊娠女性应戒烟戒酒，避免被动吸烟，健康生活。

（4）加强妊娠期管理，交代孕妇按时产检，并给予正确的妊娠期指导，对于早期发现胎盘位置异常的孕妇，应及时告知有出现反复发作的无痛性阴道流血，若发生时需及时到医院就诊，并在合适的孕周行阴道超声检查以明确前置胎盘的类型，协助孕妇作出正确处理。

（伍佳梅、黄平）

第二节　胎盘早剥

一、概述

（一）胎盘早剥的概念

胎盘早剥的定义：正常位置的胎盘于胎儿娩出前部分或全部从子宫壁剥离，如图24所示。

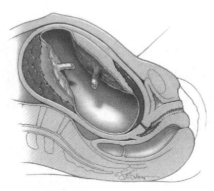

左侧为胎盘早剥伴隐匿性出血；右侧为胎盘部分剥离，血液或血块冲开胎盘边缘及胎膜，经宫颈管流出至阴道

图 24　胎盘早剥示意图

（二）胎盘早剥的不同类型

1.显性剥离

底蜕膜出血，量少时无明显临床表现，血肿增大可出现阴道流血。

2.隐性剥离

底蜕膜出血，血液积聚于胎盘和子宫壁之间，无阴道流血。

3.混合型出血

胎盘后血液增多到一定程度后由胎盘边缘及胎膜向外流出，偶有溢入羊水者。

二、诊断

胎盘早剥的诊断主要依据病史、是否具有高危因素、典型的临床症状和体征，并结合影像学及实验室检查结果，诊断多较明确。

（一）高危因素

包括产妇有前次妊娠胎盘早剥离史、妊娠期高血压疾病、慢性肾脏疾病、高龄多产（3次及以上分娩史）、外伤、胎膜早破、羊水过多、多胎、催引产、胎位异常（包括横位、臀位，但不包含双胎胎位异常）、子宫肌瘤、产程中脐带过短或相对过短、吸烟、吸毒、绒毛膜羊膜炎、有血栓形成倾向及接受辅助生殖技术助孕等。

需要注意的是，高危因素并不是诊断胎盘早剥的必要条件，有少数病例没有高危因素，因此需要我们更加注重对患者临床表现的观察。

（二）临床表现

胎盘早剥的临床表现受母体蜕膜血管口径、位置及出血的急慢性程度的影响，阴道出血量与疾病严重程度并不成正比，尤其是后壁胎盘的隐性剥离。早期临床表现隐匿，容易发生漏诊。典型的临床表现是突发的腹痛、阴道流血（多为陈旧性不凝血），可伴有腰背痛、子宫收缩过频、持续宫腔压力升高的表现，宫缩间歇期子宫不能完全放松，破膜时可有血性羊水。严重时可出现子宫强直收缩（呈板状）、子宫压痛，伴有胎心率改变（减慢或消失），甚至出现休克、凝血功能障碍、多器官功能损害。如内出血急剧增多，血肿压力增加并血液侵入肌层及浆膜层，则使子宫表面呈现紫蓝色淤斑（图25），以胎盘附着处最为明显。在刚娩出的胎盘母面发现血凝块压迹（图26），需考虑胎盘早剥。

临床上推荐使用胎盘早剥分级标准，评估病情的严重程度，如表101所示。

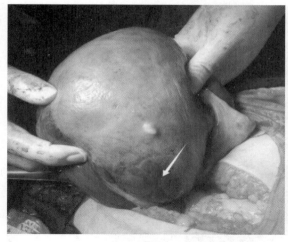

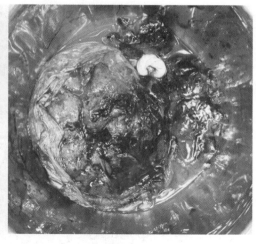

图25　子宫胎盘卒中，产后大出血，行子宫切除术　　图26　胎盘部分早剥，大量陈旧血凝块附着

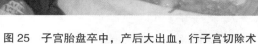

表101　胎盘早剥的分级标准

分级	标准
0级	胎盘后有小凝血块，但无临床症状，多分娩后回顾性诊断
Ⅰ级	阴道出血，可有子宫压痛或子宫强直性收缩；产妇无休克，无胎儿窘迫发生
Ⅱ级	可能有阴道出血，产妇无休克，胎儿窘迫
Ⅲ级	可能有外出血，子宫强直性收缩明显，触诊呈板状；持续性腹痛，产妇发生失血性休克，胎儿死亡

（三）辅助检查

1. 多普勒超声检查表现

胎盘早剥的超声表现具有多样化，与出血时间、部位和量有关，一般在第1周为较均匀高回声或中等回声，在第1~2周时为低回声，2周后表现为无回声。胎盘早剥出血可位于胎盘后方、胎盘实质内、胎盘边缘、胎盘胎儿面及羊水池内等，最常表现为胎盘与子宫壁间有液性暗区、胎盘增厚，有血性羊水时，羊水内可出现散在飘浮的小光点回声，超声表现详见图27。需要强调的是：未能看到胎盘后血肿并不能排除胎盘早剥，超声仅能发现25%的血肿，尤其是剥离面积小、症状轻、胎盘附着子宫后壁时。当超声诊断有副胎盘时，应同时观察主、副胎盘情况，不能忽视副胎盘也有早剥的可能。

①孕妇31岁，妊娠33周，胎盘早剥超声示胎盘增厚，实质内近胎儿面低一极低回声团块，其内未见明显血流信号。②孕妇29岁，妊娠29^{+3}周，胎盘早剥 超声示胎盘

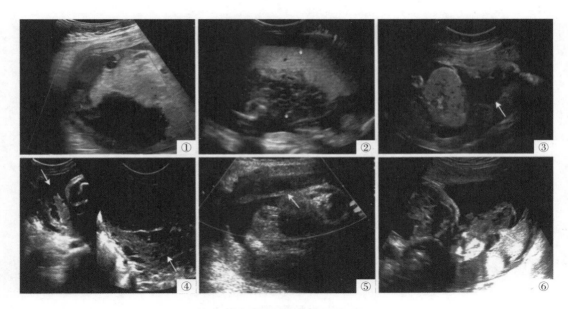

图 27 胎盘早剥的超声表现

胎儿面粗糙，可见蜂窝状低回声区，似与胎盘后方的低回声区相连。③孕妇 38 岁，妊娠 28^{+4} 周，胎盘早剥超声示左侧壁胎盘左下缘与宫壁间大片状内透声欠佳无回声区（箭头），其内未见明显血流信号。④孕妇 27 岁，妊娠 33 周，胎盘早剥 超声示胎盘右上缘局部与宫壁分离，羊水池内见片状、絮状高回声漂浮（箭头）。⑤孕妇 26 岁，妊娠 39^{+5} 周，胎盘早剥超声示子宫右前壁与胎膜间边界清楚的低回声区（箭头）。⑥孕妇 38 岁，妊娠 33^{+4} 周，胎盘早剥，超声示羊水池内大片状絮状弱回声不均区（箭头）

有些类似胎盘早剥的超声征象需与以下疾病鉴别。

（1）胎盘增厚：应与球形胎盘相鉴别：球形胎盘附着面积较小，且胎盘实质内血流分布正常；此外胎盘增厚也可能是炎症感染引起，表现为均质性增厚，而胎盘早剥往往是局限性增厚。

（2）胎盘实质内回声异常：可见于绒毛栓塞病变、蜕膜多房囊肿等，超声难以鉴别。

（3）胎盘胎儿面回声异常：需与羊膜下血肿、胎盘绒毛膜血管瘤相鉴别，多数胎盘绒毛膜血管瘤为胎儿面局灶隆起，内部可见彩色血流信号，但胎盘血管瘤梗死与胎盘早剥血肿难以区别，需对比原病灶内有无血流信号。

（4）胎盘血池：表现为胎盘实质内的液性暗区，多呈无回声内伴点状回声涌动，呈"沸水征"，而血肿内部没有涌动现象。

（5）子宫肌层局部收缩、附着于胎盘部位的子宫肌瘤等：局部子宫收缩为暂时性，观察一段时间可自行消失；肌瘤则边界清楚、多为圆形，内部可见彩色多普勒血流信号。

2. 电子胎心监护

胎盘早剥的胎监表现并不典型，任何胎监的异常，均应警惕胎盘早剥的可能。

有些胎盘早剥表现为强度弱而频率高的宫缩（图28），有些胎心率基线升高或基线不清，微小变异，无加速，出现变异减速、晚期减速或延长减速，部分会出现正弦波，随着病情加重，继而出现胎心率逐渐减慢，变异缺失，最终胎心率消失。

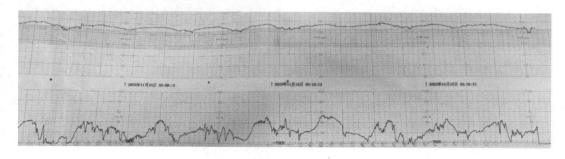

妊娠32周，腹痛伴阴道少量流血，胎盘早剥伴胎儿宫内窘迫，胎监提示胎儿心动过速伴频繁晚期减速，急诊全身麻醉剖宫产，胎儿死亡，术后检查胎盘剥离面积＞1/2

图28　电子胎心监护

3. 实验室检查

包括血常规、凝血功能，危重患者还应监测肝肾功、血糖、电解质、血气分析，并根据病情动态复查，及时处理。

胎盘早剥可能发生的实验室检查的变化如下。

（1）血常规：血红蛋白、红细胞比容进行性下降，血小板计数可下降。

（2）凝血功能：D-二聚体、FDP升高、Fib水平进行性下降，PT大多正常。

（3）生化检查：肝肾功能初期可无异常，随病情进展可出现异常，病情危重发生多器官功能损害者可伴有电解质紊乱。

4. MRI

MRI可作为中晚期妊娠阴道流血而超声阴性患者的补充，扫描视野大且软组织分辨率高，可发现梗死、血栓、血肿等病理改变。检出胎盘血肿的敏感度和特异度可达100%，可准确地判断血肿的位置和分期，如图29所示。

三、鉴别诊断

胎盘早剥应与以下疾病进行鉴别。

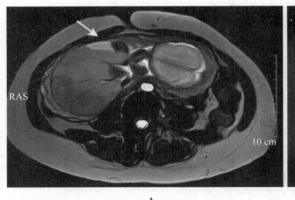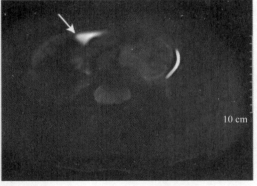

| A | B |

重型胎盘早剥伴胎盘底蜕膜下急性出血，轴位 TSET2WI（A）和 DWI（B）均示子宫前壁胎盘底蜕膜下梭形高信号（箭），胎盘与子宫壁分离

图 29 MRI

（1）先兆子宫破裂：多发生于瘢痕子宫、阴道试产梗阻性分娩，可有腹痛、阴道流血、血尿，腹部可见病理性缩复环，彩超胎盘无明显异常，产后检查胎盘正常。

（2）前置胎盘伴出血：主要表现为无痛性阴道流血，彩超可以鉴别。

（3）边缘血窦破裂：常导致产前出血，与Ⅰ级胎盘早剥难以鉴别，产后通过检查胎盘边缘有凝血块可鉴别。

（4）早产或先兆临产：轻度胎盘早剥由于临床症状不典型，同时因胎盘剥离位置隐蔽及胎儿位置影响，超声也难以发现。临床上难以与其鉴别，需密切监测胎心监护图形的变化，如出现胎心减速、变异差，需警惕胎盘早剥的可能。

（5）产前出血的其他原因：如宫颈息肉、黏膜下肌瘤、宫颈癌、重度宫颈柱状上皮异位、血尿、痔疮出血、肛裂等，可通过窥阴器检查，仔细询问病史和查体鉴别。

四、治疗

（一）治疗原则

早期识别、积极处理休克、及时终止妊娠、控制 DIC、减少并发症，强调多学科协作。胎盘早剥的治疗应根据妊娠周数、早剥严重程度、宫口开大程度、胎儿宫内状况、有无并发症等决定。

（二）终止妊娠指征

（1）胎儿死亡。

（2）Ⅱ—Ⅲ级胎盘早剥者。

（三）保守治疗指征

妊娠＜34周、0—Ⅰ级胎盘早剥离者，病情轻，母儿情况稳定，无其他产科并发症，可保守治疗延长孕周，建议转诊至具备NICU的医疗机构进行保守治疗。保守治疗过程中，在孕妇腹部画出宫底高度，以便观察病情变化；如妊娠已达26周可使用糖皮质激素类促胎肺成熟；硫酸镁降低新生儿脑瘫的风险；必要时使用宫缩抑制剂，但不建议使用β肾上腺素受体激动剂（常用药物有利托君），因其引起的心率增快可能会掩盖因失血而导致的心率变化；严密监测母儿状态，定期复查B超、血凝以动态观察胎盘早剥的变化，注意沟通，一旦病情加重、胎儿宫内窘迫，立即终止妊娠。

此外，部分慢性胎盘早剥的病例会出现羊水过少，称为慢性胎盘早剥 - 羊水过少综合征（chroni-cabruption-oligohydramnios sequence，CAOS），后期的产检过程中要注意超声监测胎儿发育及羊水情况。

（四）终止妊娠方式

1. 阴道分娩

（1）胎儿已死亡（在评估胎儿状况时，建议用超声确认胎儿心脏搏动，有时胎儿已死，电极可传导孕妇心率，导致误诊），在充分评估母体的生命体征及凝血功能的前提下尽量阴道试产，最大化保护孕产妇安全和生育能力。但是经阴道分娩最关键的问题是产程不确定，需充分评估决定。如宫颈条件允许，尽早人工破膜，减轻宫腔压力，同时能缓解胎盘后积血渗入子宫肌层引起子宫胎盘卒中；宫缩强度不够时可使用低剂量缩宫素静滴促进产程进展，尽量缩短产程时限。产程过程中严密观察孕妇生命体征、阴道流血量、腹部体征、宫底高度等。

需强调的是，当宫颈不成熟时，前列腺素、利凡诺、缩宫素引产均属禁忌，增加子宫破裂、DIC和产后出血的风险，可安置COOK子宫颈球囊促宫颈成熟，相比药物引产更加温和，不必按常规安置12 h，放置后4 h要积极评估子宫颈状况，不必完全成熟，以能够实施人工破膜操作为成功标准，争取人工破膜，严密监测下阴道试产。

需充分告知患者及家属在引产及阴道分娩过程中有发生胎盘剥离面进一步扩大，病情加重，出现一系列严重并发症（子宫胎盘卒中、失血性休克、羊水栓塞、DIC、急性肾衰竭等），紧急情况下仍需行剖宫取胎术。

（2）胎儿存活，0—Ⅰ级胎盘早剥患者，一般情况好，症状轻微，胎监Ⅰ类，宫口已开大，估计短时间能经阴道分娩。产程中持续胎监，心电监测生命体征，建立静脉大通道，备血，可人工破膜，慎用缩宫素，密切监护母儿情况。动态复查实验指标，记录24 h出入量，做好随时产房紧急剖宫产准备，如有孕妇病情加重、胎儿宫内窘迫等，立即剖宫产。

2. 剖宫产

（1）胎盘早剥为0—Ⅰ级，出现胎儿窘迫征象者。②胎盘早剥为Ⅱ级，不能短时间内经阴道分娩。

（2）胎盘早剥为Ⅲ级，产妇出现严重并发症，无论胎儿是否存活，均须尽快手术终止妊娠。

（3）产程无进展，阴道分娩过程中产妇病情加重、胎儿发生窘迫者须尽快手术终止妊娠。

（4）存在阴道分娩的其他禁忌证（如横位）。

剖宫产术后胎儿及胎盘娩出后应积极促宫缩治疗，发现子宫胎盘卒中，可予热敷和按摩子宫，多可改善，若发生DIC、难治性产后出血，应快速输血、凝血因子，并行子宫切除术。

（五）并发症的处理

1. 产后出血

胎儿娩出后立即给予缩宫药物（如缩宫素、前列腺素制剂、麦角新碱等），向有经验的助产士、上级医师、麻醉师等求助，强调多学科团队抢救，针对性的止血治疗，可采用子宫捆绑、动脉结扎、动脉栓塞、子宫切除等手段止血，建立2~3条外周静脉通道，尽早容量复苏及成分输血，注意预防DIC。低血容量性休克在妊娠期高血压疾病导致的胎盘早剥病例里容易被掩盖，建议同时深静脉置管，可监测中心静脉压以指导补液量，同时进行基础的实验室检查（血常规、凝血功能、肝肾功能、血气分析等）并动态监测，留置导尿管、记录尿量等。

2. 凝血功能障碍

尽快终止妊娠，治疗的关键在于移除胎盘，阻止促凝物质继续进入母体血液循环，补充血液制品，产科DIC发生活动性出血，建议输血维持Hb 70~80 g/L，对于稳定生命体征非常重要。当Fib < 1.5 g/L，应用0.1~0.15 U/kg冷沉淀；也可使用浓缩纤维蛋白原4~6 g，维持Fib 2 g/L以上。当PT、INR及APTT超过正常值上限1.5倍而仍有活

动性出血时，建议输入新鲜冰冻血浆 10~20 mL/kg。当血小板计数低于 50×10^9/L 伴活动性出血时，可紧急输注血小板。

3. 肾衰竭

严重的胎盘早剥伴低血容量性休克会导致急性肾损伤，早期足量的输血补液通常可以有效预防肾功能障碍，如尿量 < 30 mL/h，需及时补充循环血量；如已基本补足血容量后尿量仍 < 17 mL/h，需利尿治疗，多给予呋塞米 10~40 mg 静脉推注，必要时重复给药；大多数急性肾损伤是可逆的，一般不需要透析，远期预后良好。重症患者应尽早进行血液透析、血浆置换或输注新鲜冰冻血浆，纠正酸中毒与电解质紊乱，需要多学科（妇产科、肾内科、ICU 等）协作，改善急性肾功能衰竭等综合治疗措施可明显改善预后，提高患者存活率。

五、预防和随访

（一）预防胎盘早剥的建议

妊娠期加强管理和监测，特别是合并妊娠期高血压疾病、肾脏疾病的孕妇，注重血压的监测，及时发现突发或进展迅速的重度子痫前期，预防因原发病导致胎盘早剥及并发症；对孕妇做好早期宣教，避免腹部外伤；外伤患者需警惕胎盘早剥，严密监测；鼓励孕妇适当活动，避免长时间仰卧位；预防宫内感染；对高危患者不主张行外倒转术；行外倒转术时，动作应轻柔；在宫缩间歇期破膜，使羊水缓慢流出；羊膜腔穿刺时，可在超声引导下操作，尽量避开胎盘组织；临床上遇到无阴道出血的持续腹痛患者，应考虑胎盘早剥合并 DIC 可能，对于后壁胎盘的孕妇更应引起重视，积极追寻原发病，及时终止妊娠，并予生命体征监测，结合实验室检查给予相应治疗，以免错过最佳治疗时机。

（二）胎盘早剥的随访

剥离的胎盘应送病理检查，以明确早剥的病理生理，可能会发现胎盘血栓形成、绒毛纤维蛋白沉积、坏死蜕膜异常等情况。发生胎盘早剥的患者应监测有无先天性或获得性的易栓症。胎盘早剥在终止妊娠后，可预防性使用低分子肝素预防静脉血管形成；应建议患者戒烟，告知其与胎盘早剥发生的密切关系。

（章乐霞）

第三节 胎盘植入性疾病

一、定义

胎盘植入性疾病（placenta accreta spectrum disorders，PAS）在 2018 年才首次被国际妇产科学联盟规范化统一命名，其包括胎盘黏附和侵入异常的相关疾病，是引起产时产后出血、失血性休克、继发感染、多器官功能衰竭以及产妇子宫切除甚至造成母儿死亡等重要原因。其根据胎盘绒毛滋养层细胞侵袭的深度分为胎盘粘连、胎盘植入和穿透性胎盘植入，根据植入面积分为局灶性、部分性和完全性胎盘植入。

二、高危因素及发病机制

多项研究表明高龄孕产妇（年龄 ≥ 35 岁）、多胎妊娠、前置胎盘、既往剖宫产史、多次宫腔操作史、辅助生殖技术、子宫手术史（如子宫肌瘤切除术）、子宫病变或结构畸形、吸烟、产褥感染等是 PAS 的相关危险因素。其中既往剖宫产史及前置胎盘是胎盘植入性疾病的最为重要的高危因素。PAS 的确切发病机制尚未可知，只有一些危险因素可以为我们提供线索。关于 PAS 疾病的触发因素，可能是子宫内膜和子宫肌层之间的子宫界面缺陷，导致子宫瘢痕区域的异常蜕膜化，这使得胎盘锚定绒毛和滋养细胞深入穿透子宫肌层，一些既往没有任何剖宫产或其他子宫手术史的 PAS 病例则需要进一步研究其发病机制。

三、临床表现及体征

PAS 患者在分娩前常无特异性的临床症状，我们难以通过临床表现进行诊断，但由于胎盘植入多合并前置胎盘，所以无痛性阴道流血较为多见，而穿透性胎盘植入应特别注意腹痛情况，若进入临产或先兆临产阶段，则可能合并子宫破裂，患者可诉腹痛，此时多伴胎心率变化。胎盘植入患者分娩后主要表现为胎盘娩出不完整，或胎儿娩出后超过 30 min，胎盘仍不能自行剥离，行徒手取胎盘时剥离困难或发现胎盘与子宫肌壁粘连紧密无缝隙。

四、诊断

PAS 的产前诊断主要基于患者的临床病史、超声、MRI、血清学等相关检查，最终确诊需要根据术中或分娩时所见或分娩后的病理学诊断。

　　超声作为诊断 PAS 的首选方法，如果超声在 10 周前发现孕囊低位，并且在绒毛和子宫肌层之间的规则界面中，我们应该特别警惕 PAS 的发生。目前我国临床上关于妊娠早期超声诊断 PAS 的研究较少，如果在早期妊娠可以确定 PAS 程度的诊断，则可以评估中晚期妊娠子宫破裂的可能风险，以决定是否继续妊娠或终止妊娠，并改善孕妇的结局。较为常见的是在中期妊娠评估胎儿解剖结构时，通过超声（经阴道、经腹和彩色多普勒）对 PAS 进行产前诊断，并在妊娠 32 周时再次进行修订，也有研究建议 PAS 的诊断和排除应在妊娠 18~24 周之间进行。

　　虽然超声检查是产前诊断胎盘植入性疾病的一线方法。值得注意的是，虽然产前超声评估极为重要，超声检查无异常发现不能完全除外胎盘植入性疾病。目前 MRI 多用于超声的补充检查手段，MRI 具有血流敏感、成像范围大、软组织分离率高、不受母体肥胖、羊水少、后壁胎盘等影响等优点，对于评估胎盘绒毛侵袭深度、胎盘附着位置及与相邻结构关系时更有优势，但其缺点是检查费用高，检查时间长，易受胎动影响。

　　近年来，由于一些超声和 MRI 误诊或未确诊的病例，许多学者专注于母体外周血中 PAS 血清标志物的研究。主要包括母体血清甲胎蛋白（AFP）、血清肌酸激酶（CK）、血清 BNP 原、肌钙蛋白、妊娠相关蛋白（PAPP-A）、胎儿游离 DNA（cffDNA）、胎盘游离 mRNA（β-HCG mRNA 和 hPL mRNA）、血管内皮生长因子（VEGF）、胎盘生长因子（PlGF）、人可溶性 FMS 溶血性血管内皮生长因子受体 1（sFlt-1）、胰岛素样生长因子（IGF）等几种母体血清学指标。但这些指标由于研究样本有限，预测程度不高，临床意义较小等缺点，尚不能作为疑似 PAS 高危孕妇的早期诊断干预工具。

　　胎盘植入性疾病的病理诊断基于显微镜下胎盘绒毛组织和肌层之间的附着或侵入关系，单纯胎盘病理检查取材有限，只有子宫切除标本或部分子宫切除标本才能很好反映胎盘组织植入情况。因此，分娩时诊断 PAS 并分级可能较病理诊断更有价值，且对于保守治疗的 PAS 患者，其病理诊断通常不可用。PAS 临床诊断分级标准如表 102 所示。

表 102　胎盘植入性疾病临床分级

分级	分娩方式	特征
1	剖宫产或阴道分娩	第三产程胎盘完整剥离，胎盘黏附正常
2	剖宫产	胎盘组织未侵入子宫浆膜层，使用促宫缩药物并轻牵拉脐带后，胎盘剥离不完整，需要人工剥离残留的胎盘组织
	阴道分娩	需要人工剥离胎盘，部分胎盘异常黏附

分级	分娩方式	特征
3	剖宫产	胎盘组织未侵入子宫浆膜层，使用促宫缩药物并轻牵拉脐带后，胎盘不剥离，需要人工剥离胎盘，胎盘全部黏附
	阴道分娩	需要人工剥离胎盘，胎盘全部黏附
4	剖宫产	胎盘组织穿透子宫浆膜层，膀胱和子宫之间有清晰的手术界面，可分离膀胱腹膜反折
5	剖宫产	胎盘组织穿透子宫浆膜层，膀胱和子宫之间无清晰的手术界面，难以分离膀胱腹膜反折
6	剖宫产	胎盘组织穿透子宫浆膜层，侵及宫旁及膀胱外的其他器官

近年我国学者呼吁参照临床分级标准进行 PAS 剖宫产术中临床诊断并分级，如表103 所示。

表 103　PAS 剖宫产术中临床诊断并分级

分级	描述	诊断
1 级	异常黏附的胎盘	粘连性（需要手取胎盘）
2 级	异常侵入的胎盘	植入性（未及浆膜）
3 级	异常侵入的胎盘	穿透性（累及浆膜）
3a 级	异常侵入的胎盘	限于子宫浆膜层
3b 级	异常侵入的胎盘	伴膀胱受累
3c 级	异常侵入的胎盘	伴其他盆腔组织或器官受累

五、妊娠期管理策略

胎盘植入性疾病是子宫破裂、严重产后出血、子宫切除甚至孕产妇死亡的重要原因。早期诊断与规范化管理胎盘植入性疾病有利于改善不良妊娠结局。

1. 积极预防、纠正贫血

临床可疑诊断或确诊胎盘植入后，若孕妇同时合并妊娠期贫血，应进行评估及寻找贫血原因，积极纠正贫血。维持正常的血红蛋白水平（血红蛋白 ≥ 110 g/L，红细胞比容 ≥ 30%）。

2. 适时转诊

在妊娠期保健过程中，若影像学检查或临床资料提示可疑或确诊胎盘植入性疾病，但产检单位不具备相应处置条件时，保证患者安全的前提下转诊至有多学科救治能力的医疗机构。接诊医疗机构应再次充分评估并根据分型和植入程度制订充分完善的救治方案。

3. 定期复查

需要每 3~4 周行一次产科超声检查，对胎儿的生长发育、胎盘生长位置以及植入深度进行动态评估。

4. 多学科合作联合诊治

应联合妇产科、麻醉科、影像科、泌尿外科、重症医学科、新生儿科、输血科等相关科室专家，成立 PAS 的多学科诊治，以患者为中心，为 PAS 患者共同制订个体化的诊疗方案，有效地构建一个多学科卓越医学团队能够一定程度上降低 PAS 的发病率及与之相关的风险。其中充足的血源是降低胎盘植入性疾病孕妇不良妊娠结局发生风险的基本条件，同时良好的监测设施和反复演练可改善胎盘植入患者的妊娠结局。

六、终止妊娠时机

计划分娩可减少阴道出血量，降低其他妊娠并发症的发生率，缩短入住重症监护室病房的时间。PAS 患者终止妊娠的时机取决于母体产前出血与胎儿成熟度间的平衡。目前，胎盘植入性疾病患者终止妊娠时机尚缺乏高质量的证据，仍极具争议。据现有证据，终止妊娠时机须权衡利弊，充分评估胎盘植入的严重程度、产前出血及早产儿并发症风险后，根据可利用的医疗资源进行个体化选择。妊娠 34 周前的处理原则是在保障母体安全的前提下，尽可能延长孕周。若早期早产不可避免，妊娠 34 周前早产临产或择期剖宫产术在即（最好在分娩前 4 h 内），推荐应用硫酸镁保护胎儿中枢神经系统。使用方法：硫酸镁 4 g 静脉滴（30~60 min 滴完），可以 1.0 g/h 的速度维持静脉滴注至分娩（不超过 12 h）或不维持给药。在妊娠 35 周前，推荐使用 1 个疗程地塞米松或倍他米松促胎肺成熟。胎盘植入性疾病合并前置胎盘病情稳定者建议 34~37 周终止妊娠，若病情严重或危及母胎生命安全时，无论孕周大小均须考虑立即终止妊娠。

七、分娩方式选择

胎盘植入患者多为剖宫产分娩，尤其合并前置胎盘和（或）合并其他剖宫产指征者。

应根据胎盘的位置及是否有切除子宫的计划来确立合适的剖宫产切口位置，原则上应避开胎盘或胎盘主体部分，并且方便腹腔探查与手术操作。

八、麻醉方式选择

具体的麻醉方式应根据患者胎盘植入程度、估计术中出血量、手术治疗方案及手术时间等方面综合考虑。故麻醉方式应由麻醉科医师根据病情、产科手术难易及多学科团队意见最终决定。且胎盘植入性疾病患者的麻醉应由具有产科麻醉经验的医师进行操作。

九、防止产后出血的措施

PAS 患者可发生严重产后出血。血管阻断术、子宫压迫缝合术和宫腔填塞等为防止产后出血甚至严重产后出血的辅助手段。

1. 血管阻断术

传统血管阻断方式包括髂内动脉结扎、子宫动脉结扎，操作方便且不复杂，同时可避免 X 射线暴露，可减少 40%~70% 的盆腔血液供应，有效率欠佳。随着介入放射学的发展，预防性球囊暂时阻断技术已在 PAS 患者术中应用广泛。剖宫产手术前预置、术中行血管阻断术（胎儿娩出后再阻断血管）可暂时阻断其血流，减少术中出血，且有利于暴露手术视野和争取充足的时间缝合、结扎止血。动脉球囊阻断术是产妇血栓形成的高危因素，若无出血倾向，建议采取抗凝措施。值得注意的是，栓塞治疗仅适用于产科性出血但血流动力学稳定的孕产妇，当血流动力学不稳定时，宜首选手术治疗。综上，血管阻断术可以减少出血量以及改善出血，但也有导致血管破裂及血栓栓塞的风险，故应充分权衡利弊。

2. 子宫压迫缝合

子宫压迫缝合针对胎盘植入面积比较局限，或胎盘植入局部病灶切除术，或（和）胎盘剥离面出血时行局部缝扎有较好的治疗效果。

3. 宫腔填塞

宫腔填塞包括纱布填塞及球囊填塞。适用于胎盘植入面积比较小及胎盘剥离面出血者。纱布与球囊取出时间为放置 24~48 h 后，无活动性出血，患者情况稳定。上述两种方法均应预防性使用抗生素预防感染。

十、子宫切除指征

PAS 的理想手术目标是保障安全分娩、控制出血量的同时维持器官功能。应根据胎盘植入严重程度、类型，在术前进行全面、科学地评估后再决定保留或者切除子宫。对于前置胎盘合并 PAS 采取全子宫切除术或次全子宫切除术取决于术中 PAS 具体情况以及患者意愿。

术中有下列情况时应行子宫切除术。

（1）围分娩期出现大出血，经保守治疗仍有活动性出血。

（2）保守治疗过程中出现严重出血及感染。

（3）子宫破裂修补困难。

因子宫切除术后将使患者永久丧失生育能力，所以子宫切除应根据病情及患者意愿，个体化综合考虑。

（鲁杨）

第四节　胎膜早破

一、定义

在分娩前发生的胎膜自发性破裂被称为胎膜早破（premature rupture of membranes，PROM）。在妊娠 37 周之前发生的胎膜早破被称为未足月胎膜早破（preterm premature rupture of membranes，PPROM），而在妊娠 37 周及之后发生的则被称为足月胎膜早破。PROM 的发生率在全部分娩中占 5%~10%，而 PPROM 并发症约占所有妊娠的 3%。在全球范围内，早产是导致新生儿死亡的三大原因之一。PROM 导致了超过 40% 的早产情况，并且与 18%~20% 的围产期死亡率以及 21.4% 的围产期发病率密切相关。

二、病因及高危因素

胎膜的重要作用是维持羊膜腔的完整性，它是胎儿的一道重要保护屏障，为胎儿提供抵御微生物感染的机械性防御和免疫防御。然而，胎膜早破的确切病因目前尚未完全明确，通常认为是多种因素综合作用的结果。以下是常见的高危因素：

（1）生殖道感染：包括支原体、衣原体、淋球菌、B族链球菌等病原体的上行感染。

（2）羊膜腔压力升高或胎膜受力不均：子宫畸形、羊水过多、多胎妊娠、剧烈咳嗽、排便困难、头盆不称、胎位异常等。

（3）外力创伤：如晚期妊娠性生活频繁、腹部受到外力撞击等。

（4）营养缺乏：缺乏微量元素（如铜、锌）及维生素等。

三、诊断

胎膜早破在很大程度上是一种临床诊断，应基于患者的病史、体格检查结果以及所选择的实验室指标的综合分析。

四、临床表现

在没有规律性腹痛和宫缩症状时，患者可能会出现阴道清液"喷涌"的现象，或出现阴道持续或间歇性渗液，或出现会阴或阴道有潮湿感。腹压增加时，阴道流液量会随之增多。

五、体格检查

消毒后，使用窥阴器进行检查，可见阴道后穹隆有羊水积聚，或羊水自宫颈口流出。

六、辅助检查

（1）阴道酸碱度测定：正常阴道液呈酸性。当胎膜破裂后，羊水流入阴道，导致pH上升。若妇科检查时发现阴道后穹隆有液池，且使用pH试纸检测时试纸颜色变蓝，可明确诊断为胎膜早破。但需要注意，尿液、血液、细菌污染等可导致假阳性结果的出现。

（2）阴道液涂片检查（ferning试验）：将阴道液制成涂片后在显微镜下观察，若出现羊齿状结晶，则提示有羊水。

（3）生化指标检测：当pH试纸检测结果不明确，或无法肉眼观测到羊水流出时，可采用更为敏感的生化指标进行检测，如胰岛素样生长因子结合蛋白-1（insulin growth factor binding protein-1，IGFBP-1）和胎盘α微球蛋白-1（placental alpha microglobulin-1，PAMG-1）。这两种指标的灵敏度及特异度均高于pH试纸。

（4）超声检查：对于可疑胎膜早破的患者，超声检查若提示羊水量明显减少，结合临床病史，在排除其他原因后，应高度怀疑胎膜早破，并按胎膜早破进行预处理。

大多数胎膜早破病例可根据病史和体格检查进行诊断。在进行阴道指检时，应特别注意最大限度地降低感染风险。临床上使用无菌窥器进行检查时，可同时检查宫颈炎情况、观察有无脐带脱垂或胎儿肢体部分脱出、评估宫颈扩张程度，并进行分泌物培养等。需要注意，如果胎膜破裂时间延长，阴道内残留液体很少，上述辅助检查可能会出现假阴性检测结果。在可疑病例中，进行额外的检查可能有助于明确诊断。

七、并发症

1. 足月胎膜早破的并发症

足月胎膜早破的主要并发症是宫内感染。破膜持续时间越长，发生绒毛膜羊膜炎的风险便越大，进而引发母体的产褥感染、脓毒血症、败血症以及新生儿感染等。

2. 未足月胎膜早破的并发症

未足月胎膜早破最主要的并发症是早产。由于早产儿发育尚未成熟，加之可能存在的宫内感染，会引发一系列并发症，如绒毛膜羊膜炎。孕周越小，发生感染的风险就越高。此外，其他常见的并发症还包括胎儿窘迫和胎盘早剥等。

八、足月胎膜早破的处理

足月胎膜早破明确诊断后，应立即确认孕周和胎位，评估母儿状态，并指导患者采取臀高头低位，预防脐带脱垂的发生。同时，应排除胎盘早剥、胎儿宫内窘迫、绒毛膜羊膜炎、母体合并症等。破膜时间越长，感染的可能性及风险也越高。若破膜时间超过12 h，应预防性使用抗菌药物，并尽量避免频繁进行阴道检查，以降低感染风险。若无明确的剖宫产指征，建议在破膜后2~12 h内积极引产。引产不仅能缩短从胎膜破裂到分娩的时间，降低羊水过少、子宫内膜炎或两者并发的发生率，还能降低新生儿重症监护病房的收治率，同时并未增加剖宫产率或手术阴道分娩率。此外，女性对引产的态度通常比期待疗法更为积极。

引产方法的选择：根据宫颈条件，可进行缩宫素静脉滴注或药物促宫颈成熟。在引产过程中，应特别注重预防感染及绒毛膜羊膜炎的发生。关于机械促宫颈成熟方法（如Foley 导管球囊），目前尚缺乏足够的数据支持其在胎膜早破情况下的安全性，仍需要考虑感染问题。若有明确的剖宫产指征，应及时采取剖宫产终止妊娠。

九、未足月胎膜早破的处理

未足月胎膜早破的处理，需要权衡延长孕周给新生儿带来的益处与羊膜腔内感染的风险及其对母儿的影响。为了降低母儿并发症的风险，密切监测绒毛膜羊膜炎的体征（如患者的体温变化、炎症指标水平、羊水检查结果等）显得尤为重要。除了考虑延迟分娩，使用青霉素、头孢菌素类广谱抗生素和（或）大环内酯类药物、皮质类固醇，已被证实能有效改善新生儿结局。

（一）未足月胎膜早破的处理总则

1. 全面评估母儿状况

（1）核实孕周。

（2）评估有无感染。

（3）评估母体状况：是否存在其他合并症或并发症，如胎盘早剥等。

（4）评估胎儿状况：包括胎儿大小、胎方位、羊水指数，以及是否存在胎儿窘迫或胎儿畸形等。

2. 确定处理方案

应依据孕周、母儿状况、患者及其家属的意愿以及当地的医疗水平 4 个方面综合、个体化考虑治疗方案。

（1）立即终止妊娠并放弃胎儿：①妊娠不足 24 周：胎儿存活率低，母胎感染风险高，建议采取引产。②妊娠 24~27^{+6} 周：尚未进入围产期的患者在保胎过程中存在较高的感染风险，若当地医院不具备新生儿抢救条件，可根据患者及其家属的意愿，决定是否终止妊娠。

（2）期待保胎治疗：①妊娠 24~27^{+6} 周：应充分告知患者及其家属保胎风险高且时间长，需要慎重选择。同时，动态监测羊水量，若羊水最大深度＜ 20 mm，可考虑终止妊娠。②妊娠 28~33^{+6} 周：在无继续妊娠禁忌的情况下，应尽力保胎，尽量将孕周延长至 34 周。保胎期间需要密切监测母儿病情变化。

（3）不宜继续保胎，采取引产或剖宫产终止妊娠：妊娠 34~36^{+6} 周：胎儿已接近足月，超过 90% 的胎儿的肺部已发育成熟，新生儿发生呼吸窘迫综合征的概率显著降低。此时，早产儿的存活率与足月儿相差无几，因此不宜保胎。

（二）未足月胎膜早破的期待保胎治疗

1. 促胎肺成熟

促胎肺成熟可降低新生儿的死亡率及合并症的发生率，同时不会增加母儿感染的风险。

应用指征：对于孕周达到 26 周但不足 34 周、无期待保胎治疗禁忌证的患者，应给予糖皮质激素治疗。对于孕周达到或超过 34 周分娩的新生儿，是否给予促胎肺成熟，应依据其个体情况和当地的医疗水平来决定。然而，如果患者合并患有妊娠期糖尿病，则建议进行促胎肺成熟。

2. 使用抗生素

广谱抗生素能够延长妊娠时间，降低母儿感染的风险，并降低孕龄相关并发症的发生率，因此，在适当情况下建议使用。

3. 使用宫缩抑制剂

对于妊娠不足 34 周的患者，可给予宫缩抑制剂治疗 48 h，配合完成糖皮质激素促胎肺成熟。当患者出现感染、胎盘早剥等临床症状时，应避免使用宫缩抑制剂。此外，长时间使用宫缩抑制剂对于未足月胎膜早破患者而言，不利于母儿结局，应权衡利弊，进行个体化选择。

4. 期待保胎治疗中的监测

期待保胎治疗期间，患者应采取高臀位卧床休息，并通过彩超动态监测胎儿状况及羊水量，同时密切关注是否出现胎盘早剥、绒毛膜羊膜炎及临产的临床征象。保胎时间较长者，可考虑进行宫颈分泌物培养和中段尿培养，便于及时发现绒毛膜羊膜炎。长期卧床者，应注意预防血栓、肌肉萎缩等并发症的发生。根据母儿状况，决定是否终止妊娠。

5. 保护胎儿脑神经

对于妊娠不足 34 周且存在早产风险的患者，建议继续进行硫酸镁静脉滴注，预防新生儿脑瘫的发生。

6. 选择分娩方式

分娩方式的选择需要综合考虑母儿状况，包括孕周、胎方位、早产儿存活率、是否存在羊水过少或绒毛膜羊膜炎、胎儿能否耐受宫缩等诸多因素。在分娩过程中，应充分做好新生儿的抢救准备工作。分娩结束后，应对胎盘和胎膜进行病理检查。当存在可疑或明确的绒毛膜羊膜炎时，建议进行羊膜腔穿刺及新生儿耳拭子培养。

十、预防

加强妊娠护理，消除与流产相关的风险因素，并有效预防和治疗泌尿及生殖道感染，有助于降低胎膜早破的发生率。这一举措不仅能减轻人们的医疗和生育负担，还能进一步完善公共卫生体系。

（鲁杨、王旭、张媛）

第五节　羊水量异常

羊水（amniotic fluid）指羊膜腔内液体，具有保护胎儿、保持宫内恒温、协助物质交换、缓冲压力等作用。正常妊娠时羊水的产生与吸收处于动态平衡中。若羊水产生和吸收失衡，将导致羊水量异常。羊水量异常不仅可预示潜在的母胎合并症及并发症，也可直接危害围产儿安全。

一、羊水过多

（一）定义

羊水过多是指在中期或晚期妊娠时，羊水量超过正常水平的一种情况，具体而言，羊水总量超过2000 mL。这种情况可以通过产前超声波检查准确诊断。在进行超声检查时，医生会测量羊水最大暗区垂直深度（amniotic fluid volume，AFV）和羊水指数（amniotic fluid index，AFI）。如果DVP的测量结果是8 cm或以上，或者AFI的结果是24 cm或更高，则可确诊为单胎羊水过多。

在羊水过多的孕妇中，约1/3原因不明，称为特发性羊水过多。

（二）病因

明显的羊水过多可能与胎儿结构异常、妊娠合并症和并发症等因素有关。羊水过多可为特发性的，也可由母体疾病、胎儿异常、感染或者同种异体免疫等非特发性因素引起，后者最常见的病理因素为母体糖尿病以及胎儿畸形。

1. 胎儿疾病

胎儿疾病中引起明显羊水过多的常见原因包括胎儿的结构异常，尤其是神经系统和消化道的异常最为常见。神经系统的异常包括无脑症和脊柱裂这类神经管缺陷。在消化道方面，食管闭锁和十二指肠闭锁会妨碍胎儿正常吞咽羊水，导致羊水异常积聚。此外，羊水过多还可能与胎儿的腹壁缺陷、膈疝、心脏结构异常、先天性胸腹腔囊腺瘤、胎儿脊柱畸胎瘤等结构异常有关，以及新生儿先天性醛固酮增多症（Bartter 综合征）等代谢性疾病。携带 18- 三体、21- 三体、13- 三体的胎儿由于吞咽障碍亦可能导致羊水过多。

2. 多胎妊娠

多胎妊娠中，尤其是双胎妊娠的羊水过多发生率大约为 10%，这是单胎妊娠的十倍，主要见于单绒毛膜双胎。此外，双胎输血综合征也是双胎妊娠中可能出现的并发症，这种情况下，两个胎儿间的血液循环相互连接，受血胎儿的循环血量增多，尿量也随之增加，最终导致羊水过多。

3. 胎盘脐带病变

关于胎盘脐带的病变，胎盘绒毛膜血管瘤的直径超过 1 cm 时，15%~30% 的情况下会出现羊水过多。此外，巨大胎盘和脐带的帆状附着也可能导致羊水过多。

4. 妊娠合并症

在妊娠合并症方面，妊娠期糖尿病是引发羊水过多的一个重要因素，其发病率为 13%~36%。由于母体高血糖会导致胎儿血糖增高，从而产生高渗性利尿效应，并增加胎盘和胎膜的渗出，最终引起羊水过多。此外，母儿 Rh 血型不合，胎儿的免疫性水肿和胎盘的绒毛水肿也会影响液体的正常交换，进而导致羊水过多。

（三）临床表现

急性羊水过多：较少见。大多数发生在妊娠 20~24 周。

慢性羊水过多：较多见，多发生在晚期妊娠。

羊水过多的患者往往无明显症状或仅有轻度的压迫症状或者腹胀，严重时可能出现严重的压迫症状（如持续的胸闷、呼吸急促、持续的腹痛、低血压等）。

（四）诊断

羊水过多的诊断流程如图 30 所示。

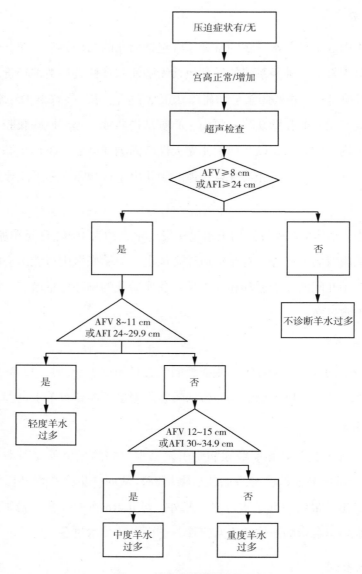

图30　羊水过多诊断流程图

1. 筛查

产前访视，患者有腹痛、腹胀、呼吸困难及其他压迫症状时，医生应检测患者的宫高，当发现宫高超过相应孕周宫高时，应警惕羊水过多的可能，在中期妊娠及晚期妊娠可行产前超声评估羊水量，较多羊水增多的无症状患者可在此时发现。

2. 辅助检查

（1）超声检查：超声检查是重要的辅助检查方法，不仅能测量羊水量，还可了解胎儿宫内情况（表104）。

表 104　羊水过多的分度标准

诊断标准	轻度	中度	重度
羊水最大暗区垂直深度 ≥ 8 cm	8~11 cm	12~15 cm	> 16 cm
羊水指数 ≥ 25 cm	24~29.9 cm	30~34.9 cm	> 35 cm

（2）胚胎病理检查：在妊娠期管理中，对于呈现羊水过多的孕妇，详尽的胎儿健康评估尤为关键，尤其当涉及到胎儿可能存在的染色体异常时。首先，超声检查是基本步骤，用以排除胎儿可能的结构性异常。然而，仅凭超声并不能完全确诊胎儿是否存在染色体或遗传性疾病。为了进一步精确诊断，建议采集羊水或脐血样本，进行胎儿细胞的细胞学和分子遗传学分析。这种分析能详细揭示胎儿染色体的数目和结构是否正常，包括极其微小的染色体缺失或重复情况，这对于预测遗传性疾病的风险至关重要。此外，超声波测量胎儿大脑中动脉的收缩期峰值流速也是一个非常有价值的诊断工具，它能帮助医生预判是否存在胎儿贫血的风险，这在染色体异常胎儿中较为常见。再者，通过应用聚合酶链反应（PCR）技术，可以检测胎儿是否感染了某些具有严重妊娠影响的病毒，如细小病毒 B19、梅毒、弓形虫、单纯疱疹病毒、风疹病毒及巨细胞病毒等。这一技术的敏感性和准确性极高，为胎儿提供了额外的安全屏障。但是，对于羊水过多孕妇进行羊水穿刺一定要告知胎膜破裂的风险，由于羊水量多，羊膜腔张力过高，穿刺可能导致胎膜破裂而引起难免流产。尤其是羊水过多同时伴有胎儿宫内生长受限时，胎儿存在染色体异常的可能性大。

（3）其他检查：母体糖耐量试验，进一步评估有无糖尿病等，Rh 血型不合者检查母体血型抗体的滴度。

（五）影响

1. 对母体的影响

羊水过多时子宫张力增高，影响孕妇休息而使得血压升高，加之过高的宫腔、腹腔压力增加，可出现类似腹腔间室综合征的表现，严重可引起孕妇心力衰竭。

2. 对胎儿的影响

在妊娠期间，特别是中期，当羊水量显著增多时，可导致多种并发症的风险显著增加，这对胎儿的健康构成了严重威胁。其中，羊水过多不仅可能导致胎位异常、胎儿窘迫和早产的概率增加，还可能在破膜时引发急速的羊水流出，进而引起脐带脱垂。此外，羊水过多的严重程度与围生儿的病死率成正比，尤其在中期妊娠，重度羊水过多的情况下，围生儿的死亡率可能超过 50%。

（六）治疗

在处理羊水过多的情况时，尤其是当这种状态与胎儿的结构异常相关联时，医疗决策需要细致考量。对于胎儿结构异常的严重性，如诊断指向严重畸形，及时终止妊娠可能是必要的。然而，对于那些异常不严重的情况，详细评估胎儿的具体状况和预后变得至关重要。这包括但不限于评估胎儿能否在出生后通过现有的新生儿外科技术得到有效治疗。这种决策过程中应充分与孕妇及其家属沟通，确保所有方都了解可能的治疗方案及其后果。对于合并母儿血型不合导致的溶血病胎儿，选择在设备齐全的胎儿医学中心进行宫内输血是一种可行的治疗方法。在羊水过多且胎儿结构正常的情况下，寻找和治疗潜在的原发病是关键。前列腺素合成酶抑制剂，例如吲哚美辛，可以通过抑制胎儿排尿减少羊水量，但是由于其潜在的副作用，如胎儿动脉导管的提前闭合，其使用应谨慎，并避免在晚期妊娠（超过 32 周）使用。在使用此类药物期间，应定期进行超声检查以监测羊水量和胎儿生长。对于表现为轻微症状的羊水过多孕妇，建议采取侧卧位以改善子宫和胎盘的血液循环，并在必要时给予镇静剂。重度羊水过多且伴有显著压迫症状（如不适、呼吸困难）的孕妇可能需要考虑进行羊水减量术。这一手术通过腹羊膜腔穿刺抽取适量的羊水来缓解压迫症状，并在放羊水时密切监控孕妇的血压、心率和呼吸变化，同时监测胎心，并酌情使用镇静剂及抑制子宫收缩的药物以防止早产。如有必要，可在 3~4 周后重复羊水减量术，以降低宫腔内压力。

（七）预防

（1）对于所有妊娠期女性，建议定期规范产检。

（2）妊娠前预防和控制肥胖，调节饮食，营养均衡，适当运动。

（3）患有妊娠前糖尿病的女性计划妊娠前以及妊娠后应注意控制血糖，严密监测血糖。

（八）康复

羊水过多的患者一般无明显症状或仅有轻微症状。存在重度压迫症状的患者经由羊水减量术治疗也可缓解症状，但只有妊娠终止以后才能彻底解决压迫症状。

（九）复诊与随访

目前无数据支持轻度特发性羊水过多进行产前监测可以降低围产期胎儿或新生儿死亡率。但谨慎起见，轻度、中度羊水过多，妊娠 37 周前建议 1~2 周进行 1 次产前监测（BPP、NST、脐血流），妊娠 37 周后建议 1 周 1 次。重度羊水过多建议 1 周 1 次产前监测直至分娩。

二、羊水过少

（一）定义

羊水过少（oligohydramnios）指羊水少于同孕龄羊水正常值，通常定义为中晚期妊娠羊水量 < 300 mL，也可通过羊水最大暗区垂直深度 ≤ 2 cm 或羊水指数 ≤ 5 cm 来定义。

（二）病因

主要与羊水产生减少或羊水外漏增加有关。部分羊水过少原因不明。常见原因有如下几种。

1. 胎儿结构异常导致的羊水过少

（1）泌尿系统异常主要疾病：包括 Meckel-Gruber 综合征、Prune-Belly 综合征（腹部肌肉缺失综合征）、Potter 综合征（胎儿肾缺如）、肾小管发育不全、输尿管或尿道梗阻、膀胱外翻等。机制：这些病症通常引发少尿或无尿，从而减少羊水生成。

（2）其他结构性异常疾病例举：包括染色体异常、脐膨出、膈疝、法洛四联症、水囊状淋巴管瘤（cystichygroma）、小头畸形、甲状腺功能减退。影响：这些异常影响羊水量通过不同的生理途径，如体液分布异常或器官功能障碍。

2. 胎盘功能减退

（1）过期妊娠与胎盘退行性变描述：妊娠超过预定分娩期限或胎盘出现老化现象，可能导致胎盘功能下降。后果：胎盘功能减退影响其支持胎儿生长的能力，从而导致羊水量减少。

（2）胎儿血液重新分配机制：在胎儿生长受限或慢性缺氧的情况下，为了保证重要器官如脑和心脏的血液供应，胎儿体内的血液重新分配会减少肾脏的血流量。结果：肾血流量的减少会导致胎儿尿生成减少，进一步减少羊水生成。

3.羊膜病变

（1）通透性改变与炎症因素：通透性的改变可能与炎症或宫内感染有关，这影响羊水的生成和维持。

（2）羊膜破裂现象：羊膜破裂后，羊水外漏的速度可能超过其生成速度，导致羊水过少。

4.母体因素

与妊娠期高血压疾病相关：孕妇患有妊娠期高血压疾病，导致子宫螺旋动脉灌注效率降低，进一步使胎盘血供减少，使羊水产生减少。孕妇服用某些药物也可影响羊水产生，如前列腺素合成酶抑制剂有抗利尿作用，血管紧张素转化酶抑制剂可使胎儿肾脏灌注不良等，导致尿液形成减少。母体患自身免疫性疾病（如系统性红斑狼疮、干燥综合征、抗磷脂综合征）可发生羊水过少，原因不明，可能与胎盘界面的免疫功能紊乱相关。

（三）发生机制

羊水的生成和排出是一个动态平衡的过程，生成减少或排除增加可导致羊水减少。生成减少包括胎膜破裂羊水漏出、膜内吸收增多等排除增加包括胎儿尿液增多等。不同时期羊水过少的发生机制有所不同。

1.早期羊水过少

（1）与母体因素相关：在早期妊娠羊水可来源于母体血清，其中液体成分可从胎盘处的血管膜透析入羊膜腔，早期妊娠母体血容量降低，通过血管交换的液体减少，可能导致羊水急性减少。

（2）与胎儿解剖异常密切相关：中期妊娠胎儿肾脏功能开始发育，羊水主要来源于胎儿排出的尿液，如胎儿肾功能不全或者泌尿系统发生畸形等情况，胎儿肾单位（肾小球和肾小囊）无法产生尿液或无法排出至羊膜腔，也可导致羊水过少。

2.晚期羊水过少

与胎盘功能减退密切相关：晚期妊娠胎盘功能减退、胎盘组织钙化等，可导致胎盘处血管交换效率降低，功能异常，引起羊水量减少。

（四）临床表现

羊水过少症状往往难以显著识别。该状况常与胎儿生长受限同发，孕妇可能感觉自己的腹部比同期孕妇更为扁平，偶尔在感受胎动时出现腹部不适。当胎盘功能下降，胎动也可能相应减少。体检时，可以观察到孕妇的宫高和腹围相较于孕周较小，尤其是当胎儿生长受限时，这种现象更加明显，有时医生可觉察到子宫紧紧包裹着胎儿的感觉。此外，子宫对刺激反应敏感，轻微的刺激可能引发宫缩。在临产时，阵痛尤为明显且宫缩频繁但往往不协调。在羊膜破裂的情况下，可能会观察到阴道漏出清亮的流体或带血的液体，或孕妇发现内裤湿润。通过阴道检查，医生可能难以明确看到前羊膜囊，发现胎膜紧贴于胎儿的先露部位。在人工破膜时，流出的羊水量极少，显示出羊水过少的典型表现。

（五）诊断

羊水过少的诊断标准如表 105 所示。

表 105　羊水过少的诊断标准

诊断依据	名称	诊断标准	常见 / 少见
羊水最大暗区垂直深度	羊水过少	AFV ≤ 2 cm	常见
	羊水严重过少	AFV ≤ 1 cm	少见
羊水指数	羊水过少	AFI ≤ 5 cm	常见
	羊水偏少	5 cm < AFI ≤ 8 cm	常见

1. 超声检查

超声检查能及时发现胎儿生长受限，以及胎儿肾缺如、肾发育不全、输尿管或尿道梗阻等畸形。

2. 电子胎心监护

在存在羊水减少的情况下，胎儿的胎盘储备能力通常会有所下降。这种情况下，无应激试验（NST）可能显示出胎儿对应激的反应较弱或无反应。分娩过程中，羊水减少可能增加子宫收缩对脐带的压迫，从而加剧胎心率的变异，这包括胎心减速的出现，特别是晚期减速，这种情况需要临床上高度警觉。

3. 胎儿染色体检查

羊水减少时，通过羊水穿刺或脐血穿刺获取胎儿细胞进行染色体检测具有一定的技术难度。此检测旨在通过细胞或分子遗传学方法分析胎儿染色体的数目和结构，以及识别可能存在的微小缺失或重复异常。考虑到羊水减少可能导致穿刺操作的风险增加和失败的可能性，医生需向患者详细说明此过程的潜在风险和复杂性，确保患者充分理解并做出知情决定。

（六）影响

1. 对胎儿的影响

羊水量不足对围产期婴儿的生存构成了严峻挑战。研究显示，当羊水呈现轻度减少时，围产期儿童的病死率可能会提升至正常水平的13倍；而在羊水严重不足的情况下，这一数字可能飙升至47倍。主要的死因包括胎儿因羊水减少导致的缺氧和发育异常。羊水减少的时机对胎儿的影响各异。例如，在早期妊娠羊水减少可能导致胎膜与胎儿的粘连，进而引起胎儿的发育异常，包括肢体发育不全。而在中晚期妊娠，羊水量减少可能使子宫的外部压力直接作用于胎儿，从而引发包括斜颈、驼背和四肢畸形在内的肌肉骨骼畸形。特别地，先天性肾缺失可能导致严重的羊水不足，引发所谓的Potter综合征，这是一种包括肺部发育不良、眼角赘皮过长、鼻子扁平、耳朵位置异常低、手呈铲形以及腿部呈弓形等症状的复合体。这种情况的预后非常不佳，大多数患儿在出生后不久即可能死亡。此外，羊水不足常常与胎儿生长受限相关，这也可能导致胎死宫内。

2. 对母体的影响

手术分娩率和引产率均增加。

（七）治疗

（1）严重致死性胎儿结构异常合并羊水过少。

确诊与处理：当超声诊断确认胎儿存在不兼容生命的重大结构畸形时，建议尽早终止妊娠。此类诊断可通过超声检查清晰识别，且需依赖介入性产前诊断技术（如羊水穿刺）来进一步确认染色体或基因异常。

决策过程：确诊后，需对诊断结果进行详细评估，并与孕妇及其家属进行充分沟通。如果评估结果表明胎儿不可能存活，则应考虑终止妊娠。

（2）羊水过少且胎儿正常。

病因调查与处理：首先应寻找可能的病因并尝试去除。持续监控胎儿宫内状况，包括胎动计数、胎儿生物物理评分（BPP）、定期超声监测羊水量，以及脐动脉收缩期峰值流速与舒张末期流速（S/D比值）的测量。

足月妊娠的治疗决策：若胎儿已足月且具备宫外存活能力，应及时终止妊娠。如果存在胎盘功能不良、胎儿窘迫或严重的羊水少和胎粪污染，推荐采用剖宫产，以最大限度降低围产期死亡风险。

未足月妊娠的治疗决策：对于未足月且胎肺未成熟的胎儿，应针对性治疗病因，力求尽可能延长妊娠期。根据孕周和胎儿的宫内状况，必要时可考虑终止妊娠。在胎膜早破导致羊水减少的情况下，应遵循胎膜早破的标准处理流程。

（八）预防

（1）妊娠期注意生活规律，可多饮水，避免高油高盐食物摄入，控制血压。

（2）孕产妇应规律产检，定期行胎儿超声尽早发现可能的羊水量减少表现。

（九）康复

（1）羊水过少不是妊娠期急症，在一定程度可以逆转，孕妇在期待治疗时应规律饮食，适度活动。

（2）健康教育：晚期妊娠应注意检测血压，多饮水，适度活动，做好定期产检。诊断为羊水过少以后摆正心态，放松心情，配合治疗。

（十）复诊与随访

应规律产检，门诊孕妇可每周行 1~2 次胎心监护以及 B 超下羊水量评估，定期评估胎儿生长状态。

（龙超、许洪梅）

第六节　脐带异常

脐带若发生先露或脱垂、缠绕、长度异常或打结等，可对胎儿的健康构成潜在威胁。

一、脐带先露与脐带脱垂

在胎膜未破裂的情况下，脐带位于胎先露部（通常是胎儿的头部）的前方或一侧，称为脐带先露（presentation of umbilical cord）或隐性脐带脱垂。虽然脐带先露本身的危害不大，但它有可能进一步发展为脐带脱垂。脐带脱垂则更为严重，它发生在胎膜破裂后，脐带从子宫颈外口脱出，甚至可能降至阴道内或露于外阴部。这种情况称为脐带脱垂（prolapse of umbilical cord），如图 31 所示。

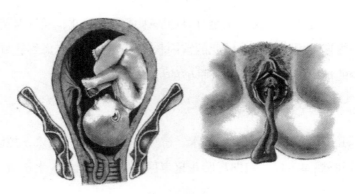

图 31　脐带脱垂

（一）病因

（1）胎头未衔接时如头盆不称、胎头入盆困难。

（2）胎位异常，如臀先露、肩先露、枕后位。

（3）胎儿过小或羊水过多。

（4）脐带过长。

（5）脐带附着异常及低置胎盘等。

（二）对母儿的影响

1. 对母体的影响

剖宫产率及手术助产率增加。

2. 对胎儿的影响

脐带先露对胎儿的影响确实是非常严重的。当胎先露部尚未衔接、胎膜未破时，由于宫缩时胎先露部下降，可能会一过性地压迫脐带，导致胎心率异常。这种情况下，胎儿可能会因为短暂的缺氧而出现心率加快或减慢的情况。而当胎先露部已经衔接，胎膜已破时，脐带可能受到胎先露部与骨盆之间的压迫，导致更严重的后果。这种压迫会阻碍脐带的血液循环，使得胎儿无法获得足够的氧气和营养，从而导致胎儿缺氧。在严重的情况下，胎心可能会完全消失，这意味着胎儿的生命安全受到了极大的威胁。在这些情况中，头先露往往是最严重的，因为头部的体积较大，更容易压迫脐带。而肩先露则相对较轻，因为肩部的体积较小，对脐带的压迫也较小。如果脐带血液循环阻断的时间超过 7~8 min，胎儿的生命安全将面临极大的威胁，甚至可能导致胎死宫内。因此，一旦出现脐带先露的情况，必须立即采取措施，尽快结束分娩，确保胎儿的安全。同时，在分娩过程中，医护人员需要密切监测胎儿的心率和脐带的状况，以便及时发现并处理任何异常情况。

（三）诊断

在存在脐带脱垂危险因素的情况下，确实需要高度警惕脐带脱垂的发生。以下是一些具体的观察和应对措施：胎膜未破时，胎动或宫缩后如果胎心率突然变慢，但在改变体位、上推胎先露部及抬高臀部后迅速恢复，这可能是脐带先露的征兆。在这种情况下，临产后应进行胎心监护，以便及时发现并处理任何异常。如果胎膜已经破裂并出现胎心率异常，应立即进行阴道检查。阴道检查可以了解有无脐带脱垂和脐带血管搏动的情况。如果在胎先露部旁或其前方以及阴道内触及到脐带，或者脐带已经脱出于外阴，那么就可以确诊脐带脱垂。超声，特别是彩色多普勒超声检查有助于明确诊断。

（四）治疗

1. 脐带先露

对于经产妇，在胎膜未破且宫缩良好的情况下，确实可以采取头低臀高位，并密切观察胎心率的策略。如果胎头能够顺利衔接，宫口逐渐扩张，并且胎心持续保持良好，那么可以选择经阴道分娩的方式。然而，对于初产妇或者存在足先露、肩先露等胎位异常的情况，剖宫产术通常是更为安全的选择。

2. 脐带脱垂

脐带脱垂短时间内就可以导致胎心消失、胎死宫内。因此发现脐带脱垂时，如果胎儿存活、胎心尚可，一定要尽最大努力利用各种手段让胎儿在最短时间内娩出。

（1）宫口开全：先露低于坐骨棘者采用产钳或胎头吸引助产；臀先露者行臀牵引术。

（2）宫颈未开全：先露高，或者操作者判断助产困难的患者应准备立即剖宫产。在胎儿娩出前，要采取头低臀高体位。检查者用一只手将脱出的脐带还纳入阴道，保持脐带温度，预防脐动脉痉挛，同时托举胎先露，尽量减轻胎先露对脐带的压迫。除非本地无剖宫产条件，否则不要轻易尝试将脐带还纳入宫腔，成功率很低还可能会加重脐带脱垂和压迫导致胎儿死亡。

如果胎儿已经死亡，则顺其自然，必要时用缩宫素加强宫缩，尽早结束分娩。

（五）预防

（1）妊娠期积极纠正臀先露、肩先露等异常胎位，如果纠正失败，则根据情况尽量择期入院。

（2）羊水过多、多胎妊娠、胎头位置异常等先露未衔接者，临产后卧床待产，尽量减少肛查、阴道检查等操作。胎膜早破，先露未衔接的孕妇要卧床休息。

（3）胎膜破裂时要及时听诊胎心，若胎心明显改变则立即阴道检查。

（4）胎头高浮而需要人工破膜者，一定选择宫缩间期高位破膜，控制羊水流出速度。

（5）双胎者在一胎分娩过后注意固定好第二胎的位置同时严密监测胎心，及时发现异常。

二、脐带缠绕

脐带缠绕是一种相对常见的现象，主要发生在脐带围绕胎儿的颈部、四肢或躯干。其中，脐带绕颈的情况最为普遍，约占90%，且绕颈一周的情况居多，占分娩总数的20%左右。这种现象的发生与脐带过长、胎儿小、羊水过多及胎动频繁等因素有关。

脐带绕颈对胎儿的影响主要取决于缠绕的松紧程度、缠绕的周数以及脐带的长度。当脐带缠绕较紧或缠绕周数较多时，可能会导致胎儿血液循环受阻，从而引发胎儿窘迫。胎儿窘迫表现为胎心率异常，如频繁变异减速，这通常意味着胎儿在宫内缺氧。

在产前诊断中，彩色多普勒超声检查是一种有效的手段。通过超声检查，医生可以在胎儿颈部发现脐带血流信号，以及脐带缠绕处皮肤的压迹。例如，脐带缠绕1周会呈现U形压迹，内含一小圆形衰减包块；脐带缠绕2周则呈W形；脐带缠绕3周或更多时，会呈现锯齿形，并伴随一条衰减带状回声。一旦发现脐带缠绕，特别是当胎心监护显示频繁变异减速且经吸氧、改变体位等措施无法缓解时，医生应及时考虑终止妊娠，以确保母儿安全。在分娩过程中，对于产前诊断为脐带缠绕的产妇，应加强监护，一旦出现胎儿窘迫的征象，应立即采取相应措施进行处理。

总之，对于脐带缠绕的情况，孕妇和医生都需要保持警惕，及时诊断和处理，以确保母儿安全。值得庆幸的是，脐带绕颈不是胎儿死亡的主要原因。Hankins等研究发现脐带绕颈的胎儿与对照胎儿对比出现更多的轻度或严重的胎心变异减速，他们的脐带血pH也偏低，但是并没有发现新生儿病理性酸中毒。

三、脐带长度异常

脐带正常长度为30~100 cm，平均长度为55 cm。脐带短于30 cm者，称为脐带过短（excessively short cord）；脐带超过100 cm者，称为脐带过长（excessively long cord）。

在妊娠期间，脐带过短往往没有明显的临床征象，这使得它难以被提前发现。然而，一旦进入产程，胎先露部开始下降，过短的脐带可能会被过度牵拉，导致胎儿血液循环受阻，从而引发胎儿缺氧，表现为胎心率异常。在严重的情况下，甚至可能导致胎盘早剥，这是一个非常严重的并发症，会危及母儿的生命安全。同时，脐带过短还可能导致胎先露部下降受阻，使得产程延长，其中以第二产程延长最为常见。这不仅增加了分娩的难度，还可能对胎儿造成进一步的伤害。当发现胎儿心律异常且经过吸氧等处理仍无改善时，医生通常会建议立即进行剖宫产以结束分娩，从而避免胎儿受到更多的伤害。

此外，脐带过长也存在问题。过长的脐带容易发生绕颈、绕体、打结、脱垂或受压等情况，这些都可能对胎儿的安全构成威胁。因此，在产检和分娩过程中，医生都会密切关注脐带的状况，以便及时发现问题并采取相应的措施。总之，无论是脐带过短还是过长，都可能对胎儿的安全造成威胁。因此，孕妇在妊娠期间应定期进行产检，并在分娩过程中密切配合医生的操作，以确保母儿的安全。

四、脐带打结

脐带打结分为假结和真结两种，它们各自的特点和对胎儿的影响也有所不同。

脐带假结主要是由于脐血管较脐带长，血管卷曲似结，或者脐静脉较脐动脉长形成迂曲似结。这种假结通常对胎儿没有大的危害，因为血管中的血流仍然保持通畅，不会影响到胎儿的正常发育。

脐带真结的形成过程则是先出现脐带缠绕胎体的情况，随后由于胎儿的活动，穿过脐带套环而形成真结。脐带真结的情况相对较少见，其发生率大约为 1.1%。如果脐带真结未拉紧，通常不会表现出明显的症状；然而，一旦拉紧，就会阻碍胎儿的血液循环，导致胎儿缺氧，严重时甚至可能引发胎死宫内。

由于脐带真结在产前难以通过常规检查发现，因此多数情况下是在分娩后才能确诊。但是，随着医疗技术的不断发展，如今已经可以通过超声检查来观察、判断脐带在宫腔内的走向及其与胎儿的关系，从而在一定程度上提高脐带真结的诊断率。

对于孕妇来说，了解脐带打结的相关知识非常重要。在妊娠期，孕妇应该定期进行产前检查，并密切关注自己的胎动情况。如果发现胎动异常或者其他不适症状，应及时就医并告知医生自己的情况。同时，孕妇也应该保持良好的生活习惯和心态，避免过度劳累和情绪波动，以减少脐带打结等异常情况的发生。

五、脐带扭转

脐带扭转（torsion of cord），胎儿活动可使脐带顺其纵轴扭转呈螺旋状，生理性扭转可达 6~11 周。脐带过分扭转是一种严重的情况，它会使得脐带在靠近胎儿脐轮部的位置变得非常细，几乎像绳索一样，这样的状态可能导致血管闭塞或形成血栓。当血管被闭塞或血栓形成时，胎儿的血液供应会被切断，导致胎儿因为血运中断而处于危险之中，甚至可能导致死亡。脐带扭转的原因可能包括胎儿在子宫内的活动、脐带的长度、羊水的量等多种因素。因此，对于孕妇来说，定期进行产前检查，特别是通过超声检查来观察脐带的状况是非常重要的。

六、脐带附着异常

脐带分别附着于胎儿处和胎盘处。脐带在胎儿处附着异常时可发生脐膨出、腹裂等，超声检查大多可明确诊断，根据胎儿有无结构异常及评估预后而选择继续还是终止妊娠。

正常情况下，脐带附着于胎盘胎儿面的近中央处。脐带附着在胎盘边缘者，称为球拍状胎盘，发现存在于 7% 的足月胎盘中，胎盘分娩过程中牵拉可能断裂，其临床意义不大。分娩过程中对母儿无大影响。若附着于胎膜上，脐带血管通过羊膜与绒毛膜间进入胎盘，称为脐带帆状附着（cord velamentous insertion），若胎膜上的血管跨过宫颈内口位于胎先露部前方，称为前置血管（vasa previa）。由于前置的血管缺乏华通胶的保护，容易受到宫缩时胎先露的压迫或发生破膜时血管断裂。将导致脐血循环受阻、胎儿失血而出现胎儿窘迫，甚至突然死亡。脐带帆状附着确实对胎儿有潜在的较大危害，因此在超声检查时，医生需要特别关注脐带附着于胎盘的部位。尤其是当晚期妊娠超声检查发现胎盘位置低于正常时，更应进一步评估脐带的插入位置，以便及时发现并处理可能的问题。经阴道多普勒超声检查对于评估前置血管的高危因素非常有帮助，如脐带位置较低、帆状附着、双叶胎盘或副胎盘以及有阴道流血的孕妇。已诊断为脐带帆状附着和前置血管的孕妇，妊娠期应严密观察，胎儿成熟后行择期剖宫产，以降低围产儿死亡率。

在分娩过程中，球拍状胎盘一般不影响母体和胎儿生命，多在产后胎盘检查时始被发现。前置血管对于胎儿存在明显的潜在危险性，若前置血管发生破裂，胎儿血液外流，出血量达 200~300 mL，即可导致胎儿死亡。少数情况下，脐血管破裂而胎膜并未破裂。附着于胎膜的血管也有发生扭结和受压的风险。血管越长越容易扭结，而当附着于胎膜的血管靠近或者覆盖宫颈时，胎先部分的下降增加了血管受压的风险。随后发生的血流减少可导致胎心率异常甚至胎儿死亡。

阴道检查可触及有搏动的血管。产前或产时任何阶段的出血都可能存在前置血管及胎儿血管破裂。若怀疑前置血管破裂，一个快速、敏感的方法是取流出的血液做涂片。找到有核红细胞或幼红细胞并有胎儿血红蛋白，即可确诊。

产前做 B 型超声检查时，应注意脐带和胎盘附着的关系。脐带帆状附着的产前诊断依据是胎盘脐带插入点存在特征性的超声表现，即脐血管散开，由胎膜包绕，无华通胶。脐带帆状附着的确诊需在产后对胎盘、脐带及胎膜进行检查。在中期妊娠，对脐带帆状附着、经辅助生殖技术妊娠、低置胎盘、前置胎盘或位于子宫下段的双叶胎盘或副叶胎盘以及多胎妊娠，需要进行阴道超声检查前置血管。

七、脐带病变

（一）单脐动脉

正常脐带由三条血管组成，2 条脐动脉和 1 条脐静脉，单脐动脉（single umbilical artery，SUA）是指先天缺乏一条脐动脉，是人类最常见的脐带畸形之一，发病率 0.48%~1.2%。1980 年 Jassani 首次在产前确诊了 SUA。目前随着彩色多普勒技术的进步，产前确诊 SUA 并不困难。

与 SUA 相关的疾病包括多胎妊娠、胎儿生长受限、妊娠期糖尿病、妊娠期高血压疾病、癫痫、羊水过多、羊水过少等。如果没有发现其他发育异常，单纯的 SUA 胎儿只需要做心脏超声检查，而并不一定需要核型分析。但是一旦 SUA 合并了心脏发育异常、中枢神经系统、泌尿系统等其他相关畸形或软指标异常，就要做核型分析排除 18- 三体以及其他染色体疾病。单纯 SUA 胎儿出生后远期预后并没有其他异常。

（二）脐带囊肿

脐带囊肿（cysts of umbilical cord）有真假之分。假性囊肿实质上是由华通胶液化后积聚而成的，并不具备囊壁等结构。真性囊肿是胚胎遗迹，卵黄囊或尿囊，有上皮结构的包膜。真性囊肿一般很小，没有临床意义，偶尔有较大的囊肿形成可能会压迫脐带血管。此外还有罕见的羊膜上皮包含囊肿，多发、体积小，囊壁内为羊膜上皮。

（三）脐带肿瘤

脐带肿瘤（umbilical cord tumor）很罕见，多为脐带血管上皮性肿瘤（hemangiomas）。此外还有肉瘤、黏液瘤、囊性畸胎瘤等。如果瘤体过大压迫脐血管则会影响胎儿生长发育。

（四）脐带水肿

约 10% 的新生儿脐带存在水肿，早产儿更明显。除生理性的水肿以外，脐带水肿（edema of umbilical cord）往往是胎儿水肿的表现之一，如胎儿溶血性贫血、HbBart 水肿等。脐带水肿表现为脐带增粗，华通胶水肿、明亮、质脆，结扎脐带时容易伤及脐血管导致血管断裂。

（五）脐带血肿

脐带血肿（hematoma of cord）多发生于脐血管破裂，血液渗漏到华通胶中形成闭合性血肿，发病率 1/13000~1/5000。发生原因主要是血管发育异常，血管壁弹性差、抗张能力不足，当发生脐带扭转、牵拉时血管壁破裂。如果破损严重，出血量大，会在短时间内形成脐带内大血肿，压闭血管管腔，围产儿死亡率可达 90%。

（黎佳佳、许洪梅）

参考文献

［1］ 白洁，刘金蓉 . 胎盘前置状态高危患者胎盘植入的超声诊断［J］. 中国妇幼保健，2013，28（21）：3529-3530.

［2］ 中华医学会妇产科学分会产科学组 . 前置胎盘的诊断与处理指南（2020）［J］. 中华妇产科杂志，2020，55（1）：3-8.

［3］ 孔北华，马丁，段涛 . 妇产科学［M］. 10 版 . 北京：人民卫生出版社，2024.

［4］ 赵茵，朱剑文，吴迪，等 . 子宫下段防波堤样缝合术在前置胎盘手术止血中的应用［J］. 中华妇产科杂志，2018，53（4）：234-238.

［5］ 邹丽，赵茵，高慧，等 . 编织状缝合技术在完全性前置胎盘伴植入孕妇剖宫产术中的应用［J］. 中华妇产科杂志，2019，54（10）：696-700.

［6］ 中华医学会妇产科学分会产科学组，中华医学会围产医学分会 . 产后出血预防与处理指南（2023）［J］. 中华妇产科杂志，2023，58（6）：401-409.

［7］ F. 加里·坎宁根，肯尼斯·列维诺，斯蒂文·L. 布鲁姆，等 . 威廉姆斯产科学［M］. 杨慧霞，漆洪波，郑勤田，译 . 25 版 . 北京：人民卫生出版社，2020.

［8］ 田宁，范玲 . 胎盘早剥的诊断和处理策略［J］. 中国实用妇科与产科杂志，2016，32（12）：1167-1171.

［9］ Brandt JS, Ananth CV. Placental abruption at near-term and term gestations: pathophysiology, epidemiology, diagnosis, and management［J］. Am J Obstet Gynecol, 2023, 228（5S）: S1313-S1329.

［10］ 兰月，陈俊雅 . 胎盘早剥的超声表现及临床诊断价值分析［J］. 中国临床医学影像杂志，

2023，34（12）：883-886.

［11］ 钟燕秋，刘新秀，叶真，等.胎盘早剥的声像图表现及妊娠结局分析[J].中国医学影像技术，2019，35（6）：877-881.

［12］ 刘炳光，曹满瑞，陆玮，等.超声阴性胎盘早剥MRI表现及其诊断价值［J］.中国医学影像技术，2021，37（10）：1505-1508.

［13］ 李航，马润玫.胎盘早剥的临床处理［J］.实用妇产科杂志，2014，30（8）：574-577.

［14］ 王晓燕，李莉，周玮.停经33+1周，胎动减少3天，腹痛5+小时［J］.实用妇产科杂志，2020，36（3）：192-194.

［15］ 中华医学会血液学分会血栓与止血学组.产科弥散性血管内凝血临床诊断与治疗中国专家共识［J］.中华血液学杂志，2023，44（8）：624-627.

［16］ 徐晓楠，张龑.产后急性肾损伤的研究进展［J］.中国微创外科杂志，2018，24（4）：345-348.

［17］ 刘兴会，漆洪波.难产［M］.2版.北京：人民卫生出版社，2021.

［18］ Silver RM，Branch DW. Placenta accreta spectrum［J］. N Engl J Med，2018，378（16）：1529-1536.

［19］ 黎静，唐琼，钟梅.胎盘植入性疾病的定义、高危因素及流行病学特点［J］.实用妇产科杂志，2021，37（1）：3-6.

［20］ 朱方玉，漆洪波.2018FIGO胎盘植入性疾病指南解读［J］.中国实用妇科与产科杂志，2018，34（12）：1353-1359.

［21］ Matsuzaki S，Mandelbaum RS，Sangara RN，et al. Trends，characteristics，and outcomes of placenta accreta spectrum：a national study in the United States［J］. Am J Obstet Gynecol，2021，225（5）：534.

［22］ 中华医学会妇产科学分会产科学组，中国医师协会妇产科分会母胎医学专委会.胎盘植入性疾病诊断和处理指南（2023）［J］.中华围产医学杂志，2023，26（8）：617-627.

［23］ Jansen CHJR，Kastelein AW，Kleinrouweler CE，et al. Development of placental abnormalities in location and anatomy［J］. Acta Obstet Gynecol Scand，2020，99（8）：983-993.

［24］ 邹锦莉，胡振远，王新莲，等.基于磁共振T2WI影像组学模型对胎盘植入性疾病进行产前诊断及分型［J］.磁共振成像，2024，15（1）：137-144.

［25］ 中华医学会围产医学分会，中华医学会妇产科学分会产科学组.胎盘植入诊治指南（2015）［J］.中华妇产科杂志，2015，50（12）：970-972.

［26］ Arakaza A，Zou L，Zhu J. Placenta accreta spectrum diagnosis challenges and controversies in current obstetrics：a review［J］. Int J Womens Health，2023，15：635-654.

［27］ Shazly SA，Hortu I，Shih JC，et al. Prediction of success of uterus-preserving management in women with placenta accreta spectrum（CON-PAS score）：a multicenter international study［J］. Int J Gynaecol Obstet，2021，154（2）：304-311.

［28］ Kapoor H，Hanaoka M，Dawkins A，et al. Review of MRI imaging for placenta accreta spectrum：pathophysiologic insights，imaging signs，and recent developments［J］.

Placenta，2021，104：31-39.

［29］ Bartels HC，Postle JD，Downey P，et al. Placenta accreta spectrum：a review of pathology，molecular biology，and biomarkers［J］. Dis Markers，2018，2018：1507674.

［30］ Zhou J，Li J，Yan P，et al. Maternal plasma levels of cell-free β-HCG mRNA as a prenatal diagnostic indicator of placenta accrete［J］. Placenta，2014，35（9）：691-695.

［31］ Zhang T，Wang S. Potential serum biomarkers in prenatal diagnosis of placenta accreta spectrum［J］. Front Med（Lausanne），2022，9：860186.

［32］ 戴毅敏，李强，胡娅莉. 对 "FIGO 胎盘植入疾病诊治指南（2018）" 的解读［J］. 中华妇产科杂志，2019，（6）：429-432.

［33］ 林容，翁晓英，林靓. 多学科团队合作诊疗在胎盘植入性疾病中的临床应用［J］. 创伤与急诊电子杂志，2022，10（2）：91-96.

［34］ 陈敦金，贺芳. 重视胎盘植入性疾病规范化管理［J］. 中国实用妇科与产科杂志，2022，38（1）：18-21.

［35］ 中华医学会妇产科学分会产科学组. 早产临床防治指南（2024 版）［J］. 中华妇产科杂志，2024，59（4）：257-269.

［36］ 中国妇幼保健协会放射介入专业委员会. 胎盘植入剖宫产血管内球囊暂时阻断技术规范中国专家共识［J］. 介入放射学杂志，2023，32（5）：415-420.

［37］ 中华医学会妇产科学分会产科学组. 胎膜早破的诊断与处理指南（2015）［J］. 中华妇产科杂志，2015，50（1）：3-8.

［38］ Katsura D，Takahashi Y，Iwagaki S，et al. Relationship between higher intra-amniotic pressures in polyhydramnios and maternal symptoms［J］. Eur J Obstet Gynecol Reprod Biol，2019，235：62-65.

［39］ Walter A，Calite E，Berg C，et al. Prenatal diagnosis of fetal growth restriction with polyhydramnios，etiology and impact on postnatal outcome［J］. Sci Rep，2022，12（1）：415.

［40］ Apel-Sarid L，Levy A，Holcberg G，et al. Placental pathologies associated with intra-uterine fetal growth restriction complicated with and without oligohydramnios［J］. Arch Gynecol Obstet，2009，280（4）：549-552.

［41］ Leytes S，Kovo M，Weiner E，et al. Isolated oligohydramnios in previous pregnancy is a risk factor for a placental related disorder in subsequent delivery［J］. BMC Pregnancy Childbirth，2022，22（1）：912.

［42］ 徐冬，梁玎，徐静薇，等.1212 例胎盘早剥及漏误诊原因分析［J］. 中华妇产科杂志，2017，52（5）：294-300.

［43］ Nath B，Gaikwad H，Roy H，et al. Role of vitamin C supplementation in the prevention of premature rupture of membranes（PROM）and preterm PROM：a systematic review and meta-analysis［J］.Cureus，2024，16（6）：e62445.

［44］ Workineh Y，Birhanu S，Kerie S，et al. Determinants of premature rupture of membrane in Southern Ethiopia，2017：case control study design［J］. BMC Res Notes，2018，11（1）：

927.

［45］ Ronzoni S，Boucoiran I，Yudin MH，et al. Guideline No. 430：diagnosis and management of preterm prelabour rupture of membranes［J］. J Obstet Gynaecol Can，2022，44（11）：1193-1208，e1.

［46］ Tchirikov M，Schlabritz-Loutsevitch N，Maher J，et al. Mid-trimester preterm premature rupture of membranes（PPROM）：etiology，diagnosis，classification，international recommendations of treatment options and outcome［J］. J Perinat Med，2018，46（5）：465-488.

［47］ Siegler Y，Weiner Z，Solt I. ACOG practice bulletin No. 217：prelabor rupture of membranes［J］. Obstet Gynecol，2020，136（5）：1061.

［48］ 方专集，林元，余爱丽 .335 例未足月胎膜早破期待治疗的临床分析［J］. 中国卫生标准管理，2017，8（9）：34-36.

［49］ 徐丛剑，华克勤 . 实用妇产科学［M］.4 版 . 北京：人民卫生出版社，2018.

第五章　分娩并发症

第一节　产后出血

一、产后出血的定义

产后出血（postpartum hemorrhage，PPH）是指胎儿娩出后 24 h 内，阴道分娩者出血量 ≥ 500 mL，或剖宫产者出血量 ≥ 1000 mL，或失血速度快、在短时间内发生失血性休克。这是分娩期的严重并发症，居我国产妇死亡原因首位。其发病率占分娩总数的 2%~3%，由于测量和收集出血量的主观因素较大，实际发病率更高。因此，准确估算和测量产后出血量，是诊断和治疗产后出血的重要前提。

准确测量及预估产后出血量，对于产后出血的及时诊断与有效治疗至关重要。临床上常用的估计产后出血的方法有称重法、休克指数法、血红蛋白测定法。

1. 称重法或容积法

临床准确估计失血量的首选方法，理论上最准确估计产后出血量的方法。但因产时无法完全收集产后出血，常常导致低估失血量。

2. 休克指数法

休克指数（shock index，SI）= 心率 / 收缩压（mmHg，1 mmHg=0.133 kPa），产妇 SI 的正常范围为 0.7~0.9，SI > 0.9 时输血率及死亡率将增加。当休克指数小于 0.9，预

估失血量＜500 mL，约占全身血容量比＜20%；休克指数与预估失血量的对应关系如表106所示。

表 106　休克指数与预估失血量的对应关系

休克指数	估计失血量（mL）	占全身血容量比（%）
＜0.9	＜500	＜20
1	1000	20
1.5	1500	30
2.0	≥2500	≥50

3. 血红蛋白水平的测定

产后出血的早期，血液发生浓缩，血红蛋白水平的变化常不能准确反映实际出血量。当病情平稳后，可根据血红蛋白的下降情况预估产后出血量，血红蛋白水平每下降10 g/L，预估失血量为400 mL。

二、产后出血的原因

导致产后出血的四大原因是：子宫收缩乏力（占70%~90%）、软产道损伤（占20%）、胎盘因素（占10%）和凝血功能障碍（占1%）。这四大原因可以合并存在，也可以互为因果；每种原因又包括各种病因和高危因素。

1. 子宫收缩乏力

子宫收缩乏力为产后出血最常见的原因，占70%。影响子宫收缩的因素均可导致产后出血，包括子宫因素、产科因素、全身因素等。

（1）子宫因素：子宫纤维伸展过度，如多胎妊娠、羊水过多、巨大儿；膀胱过度充盈，影响子宫收缩；子宫肌壁完整性受损，如有剖宫产手术、子宫肌瘤切除术、宫角妊娠切除术、宫腔镜电切术、子宫穿孔等子宫手术史；子宫肌纤维发育不良，如子宫畸形、子宫腺肌瘤、子宫肌瘤等；产次过频、过多均可引起子宫收缩乏力。

（2）产科因素：宫腔感染、妊娠高血压疾病、妊娠合并肝功受损等产科并发症以及合并症；产程延长、产程停滞等，可使子宫肌纤维水肿或渗血，引起子宫收缩乏力。

（3）全身因素：孕妇对分娩极度恐惧，分娩时情绪异常、精神过度紧张；产程过长，孕妇疲倦、体力消耗过多；体质虚弱或合并慢性全身性疾病，如妊娠合并贫血、血小板减少等。

2. 胎盘胎膜娩出异常

胎盘胎膜娩出异常占产后出血原因的 20% 左右。如前置胎盘、胎盘粘连 / 植入、胎盘早剥等因素导致胎盘胎膜娩出异常，从而引起产后出血。

3. 软产道裂伤

软产道裂伤为产后出血的另一重要原因，占约 20%。

（1）阴道分娩时，因急产、阴道或宫颈既往手术史、软产道水肿等因素，导致宫颈、穹隆、阴道、会阴撕伤等。第三产程处理不当，导致子宫内翻、外翻等。

（2）剖宫产术中因胎头深陷、子宫下段水肿、胎位不正等因素导致子宫下段裂伤、盆底裂伤、宫旁血肿、盆腔血肿等。

（3）子宫外伤、梗阻性难产导致子宫不全 / 完全破裂。

4. 凝血功能障碍

原因包括妊娠合并血液系统疾病、重症肝炎、重度胎盘早剥、羊水栓塞、死胎滞留过久等，导致凝血功能障碍，发生难以控制的产后大出血。

三、产后出血的预防

1. 妊娠期预防

定期进行产前检查，积极治疗基础疾病，对有可能发生产后出血的疾病，如前置胎盘、胎盘植入、凝血功能异常的需进行预防性治疗，并转诊到有输血及抢救条件的医疗机构分娩。

2. 分娩期预防

正确处理各产程，防止产程延长 / 停滞，避免膀胱过度充盈，保证产程中产妇的基本需求，必要时给予镇静剂使产妇得到充分的休息。第三产程预防性使用宫缩剂。预防产后出血的宫缩剂及其用法如表 107 所示。

表 107　预防产后出血的宫缩剂及其用法

宫缩剂	用法用量	使用频率	禁忌证	不良反应
缩宫素	10 U，静脉滴注或肌内注射	静脉滴注为持续给药，肌内注射为单次给药	过敏	过量使用可导致恶心、呕吐、低钠血症等
卡贝缩宫素	100 µg，静脉推注或肌内注射	单剂	严重心血管疾病、过敏	面红、腹痛、恶心、呕吐、低血压等

宫缩剂	用法用量	使用频率	禁忌证	不良反应
麦角新碱	0.2 mg，肌内注射	2~4 h 重复，不超过 5 次	高血压、心血管疾病、过敏	恶心、呕吐、头痛、头晕、高血压等
卡前列素氨丁三醇	250 μg，肌内注射	间隔 15~90 min，不超过 8 次	哮喘、活动性心肺肝肾疾病、过敏	腹泻、恶心、呕吐等
米索前列醇	400 μg 或 600 μg，口服	单剂	哮喘、青光眼、过敏	恶心、呕吐、腹泻、寒战、发热、头痛等
卡前列甲酯	1 mg，阴道给药	单剂	哮喘、心脏病、青光眼、过敏	腹泻、恶心、呕吐等

（1）缩宫素：为预防产后出血的一线用药。应用方法：头位胎儿前肩娩出后、胎位异常胎儿全身娩出后、多胎妊娠最后 1 个胎儿娩出后予缩宫素 10 U 稀释后静脉滴注或肌内注射，优点起效快，价格便宜，不良反应少，易获取。缺点作用时间短。

（2）卡贝缩宫素：100 μg 单剂静脉推注（1 min 内）注射，优点起效快，持续时间长，给药简便，可减少治疗性宫缩剂的使用，安全性与缩宫素相似，缺点冷链保存，基层或偏远地区难获得。

（3）麦角新碱：200 μg 肌内注射，主要通过对子宫平滑肌发挥刺激作用，促使子宫纤维、血管出现收缩，最终发挥止血作用。此药物对子宫下段的刺激更为显著，药效持续时间长。对于存在产后出血的高危人群，麦角新碱联合缩宫素使用效果优于单独使用缩宫素，但在使用前应排除使用禁忌证，并熟练药物不良反应的处理。高血压、冠心病禁用。

（4）卡前列素氨丁三醇：止血机制为增加缩宫素受体数目，与缩宫素药物具有协同作用，配合缩宫素使用，能强效促宫缩，缩短止血时间，减少缩宫素的用量，缺点是副作用多，胃肠道反应重。

（5）米索前列醇：仅在缺乏缩宫素和其他宫缩剂的医疗资源匮乏地区作为预防产后出血的药物，推荐口服剂量为 400 μg 或 600 μg。

（6）卡前列甲酯：经直肠、阴道给药。优点是用药简便，缺点是可引发子宫收缩痛、发热、恶心、呕吐、心律失常等。

四、产后出血的处理

牢记"四早原则"：尽早呼救及团队抢救，启动多学科团队抢救；尽早综合评估及动态监测；尽早针对病因止血；尽早容量复苏及成分输血。

1. 尽早呼救及团队抢救，启动多学科团队抢救

一旦发生产后出血，应该尽早识别并及时呼救，包括向上级产科医师、有经验的助产士等求助，并启动产后出血的抢救流程；当发生严重产后出血时，及时组建多学科团队进行救治，包括经验丰富的产科医师、助产士及护士、麻醉科医师、妇科医师、检验科医师、血液科医师、重症医学科医师、放射介入科医师等，必要时协调上级医疗机构的产科团队进行抢救。

2. 尽早综合评估及动态监测

产后出血抢救过程中要尽早进行全面的动态监测和评估，准确估计出血量的同时，还需严密监测生命体征、记录休克指数的变化，一旦 SI > 0.9，应高度警惕。动态监测基础的实验室检查（如血常规、凝血功能、肝肾功能、血栓弹力图、血气分析等），注意保暖，留置导尿管、记录出入量等。

3. 尽早针对病因止血

快速并准确地查找产后出血的原因，进行针对性的止血治疗，是控制产后出血的关键。宫缩乏力者积极使用宫缩剂促宫缩治疗，必要时手术止血；软产道损伤者，充分暴露，尽快确定损伤部位，及时缝合修补止血；胎盘因素导致出血者，根据胎盘具体问题正确处理；凝血功能障碍者，针对性补充凝血因子。

（1）子宫收缩乏力的处理。

1）子宫按摩或压迫法。

2）宫缩剂的应用。

3）无论何种原因导致的产后出血，均推荐尽早使用氨甲环酸。

4）宫腔填塞：如果药物无法止血，应尽快寻求其他止血方法，包括宫腔纱布／球囊填塞及其他手术止血方法。

手术治疗：子宫压迫缝合术，最常用 BLynch 缝合术、海曼式缝合术、子宫捆绑缝合、子宫颈提拉加固缝合、子宫后壁防波堤样缝合技术等，适用于子宫收缩乏力、胎盘因素引起的产后出血。盆腔血管结扎术，常用子宫动脉上行支结扎术，适用于剖宫产术中子宫收缩乏力而导致的产后出血；经阴道分娩时产后出血可结扎双侧子宫动脉下行支宫颈

阴道支。经导管动脉栓塞术（transcatheter arterial embolization，TAE），适用于经保守治疗无效的各种难治性产后出血（包括子宫收缩乏力、胎盘因素、产道损伤等），但生命体征不平稳、不宜转运、严重心肝肾功能异常、凝血功能异常及对造影剂过敏者禁用。子宫切除术，当各种保守治疗均无效，持续出血、或切口广泛渗血危及孕妇生命时，在纠正失血性休克、DIC 同时，行子宫切除术，一般性子宫次全切除术，当前置胎盘、胎盘植入宫颈内口时行子宫全切术。

（2）产道损伤的处理：阴道及会阴裂伤、子宫颈裂伤、子宫体内翻、子宫破裂。

（3）胎盘因素的处理：胎盘滞留伴出血、胎盘残留、胎盘植入性疾病。

（4）凝血功能障碍的处理：当输注红细胞 6 U 后仍继续出血，或出血超过血容量的 40% 时，应及时补充凝血物质，维持凝血酶原时间（prothrombin time，PT）、活化部分凝血活酶时间（activated partial thromboplastin time，APTT）均 < 1.5 倍平均值，并维持纤维蛋白原水平在 2 g/L 以上。

1）当出血未得到控制，血小板计数低于（50~75）× 10^9/L 或血小板降低出现创面广泛、不可控的渗血时，需考虑输注血小板，目标是维持血小板水平 ≥ $50 × 10^9$/L。

2）当预估出血量超过 40% 血容量，输注红细胞 6~8 U 后仍继续出血，PT、APTT ≥ 1.5 倍平均值持续出血，或发生胎盘早剥、羊水栓塞、临床怀疑产科弥漫性血管内凝血、急性脂肪肝等的产妇，应尽早输注新鲜冰冻血浆。建议输注剂量为 10~20 mL/kg 直至临床止血。

3）输注冷沉淀的目的为纠正低纤维蛋白原，常用剂量为成人每 5~10 kg 输注 2 U 冷沉淀，按实际千克体重及预期增加的纤维蛋白原计算用量。如纤维蛋白原水平 ≥ 2 g/L，通常不必输注冷沉淀。

4）当纤维蛋白原小于 1.5 g/L 时需输注纤维蛋白原，输注纤维蛋白原 1 g 可提升血液中纤维蛋白原 0.25 g/L，1 次可输注纤维蛋白原 4~6 g。

总之，补充凝血因子的主要目标是维持凝血功能 PT 及 APTT 均 < 1.5 倍平均值，并维持纤维蛋白原水平在 2 g/L 以上。

4. 尽早容量复苏及成分输血

及时合理地容量复苏，控制输入过多晶体液，避免进一步发生稀释性凝血障碍。合理地成分输血（必要时采用加温输注），维持循环血容量，对于出血已经控制，发生再出血风险较小者，维持血红蛋白 ≥ 70 g/L；对于出血已经控制，但有再出血风险者，可维持血红蛋白 ≥ 80 g/L，及时补充凝血物质，动态随访生化指标，预防 DIC 及多器官功能障碍。

产科大量输血：产妇急性失血在 2 h 内达到甚至超过全身血容量 50% 或 1~2 h 内输入红细胞＞4 U 出血仍未控制或仍存在进行性出血和出血性休克的情况下，应立即启动大量输血方案（massive transfusion protocols，MTP）。常用的推荐方案为红细胞、血浆、血小板以 1∶1∶1 的比例（如 10 U 红细胞 +1000 mL 新鲜冰冻血浆 +1 U 机采血小板）输注。

5. 其他

纠正失血性休克，DIC，防止感染，给予足量广谱抗生素。

五、产后出血的注意事项

1. 严密观察病情

注意生命体征，面色，尿量，出血的性状及量。

2. 做好心理护理

因产妇精神过度紧张，常导致子宫收缩不良而引起产后出血。产时要做好心理护理，消除紧张心理，配合医护人员，使分娩顺利进行。

3. 分娩后应在产房观察 2 h

注意阴道流血及会阴伤口情况，每 30 min 按压子宫一次，观察宫缩及阴道流血情况。

六、产后出血的预防措施

1. 认真仔细做好产前检查

通过检查，对有可能引起产后出血的疾病，如（凶险性）前置胎盘、低置胎盘、胎盘早剥、多胎、巨大儿、羊水过多、多次刮宫史、子宫肌瘤、妊娠期高血压疾病、肝病、血液病、凝血功能障碍等进行高度重视，并给予提前指定预案，产时正确处理。

2. 掌握催产素的使用指征

催产素可以引起子宫强烈收缩，需在了解胎位，产道及宫颈扩张情况，排除头盆不称及可疑胎儿宫内窘迫等情况下才能使用。催产素用量过多，浓度过大或速度过快，均可引起强直性或痉挛性子宫收缩，使胎儿在子宫内缺氧窒息而导致死亡，因此催产素应用需严格掌握指征。

3. 正确处理产程

第一产程密切观察产程进展，防止产程延长和滞产，安抚产妇情绪，保证产妇的基本需要及充足休息，避免情绪过度紧张及精神疲乏。第二产程要提高助产技术，切忌暴力助产，注意保护会阴，防止软产道损伤。预防性地使用宫缩剂。胎儿娩出后立即检测出血情况，如发生产后出血应立即查明原因并进行处理。第三产程要注意识别胎盘剥离征象，控制性牵拉脐带，正确协助胎盘娩出。仔细检查胎盘胎膜是否完整，如有可疑及时处理。避免膀胱过度充盈，影响子宫收缩。

七、总结

产后出血是分娩过程中可能遇到的一种严重并发症，需要及时预防和处理。了解产后出血的原因，采取有效的预防措施，加强妊娠期保健，重视产后出血的高危因素，正确处理产程，提高接产技术，产后密切观察产妇的生命体征和阴道流血情况，降低产后出血的发生率。对于已经发生的产后出血，应根据原因迅速处理，补充血容量，纠正失血性休克，防止感染。同时，也需要提高医务人员的业务水平和操作技能，以便及时发现并处理产后出血的情况，从而确保母儿安全。

（郑霁）

第二节　羊水栓塞

羊水栓塞（amniotic fluid embolism，AFE）是发生在产程中或产后早期羊水进入母体血液循环，进而引起的肺动脉高压、低氧血症、循环衰竭、弥散性血管内凝血以及多器官功能衰竭等一系列病理生理变化的过程。以起病急骤、病情凶险、难以预测病死率高为临床特点，是一种罕见的疾病，可导致严重的母儿发病率和死亡率。

近年来，由于医学进步及各级医疗机构抢救能力的提高，AFE孕产妇的死亡率有明显的下降。根据目前可获取的数据，羊水栓塞（AFE）的发生率相对较低，大致在（1.9~7.7）/10万之间。然而，其死亡率却相当高，范围可达19%至86%。这一数据凸显了羊水栓塞作为一种严重的产科并发症，对母儿安全的潜在威胁。

一、病因及发病机制

AFE 的危险因素很多，但不是很具体（高龄、多胎妊娠、羊水过多、肥胖）。然而，比值比最高的危险因素包括胎盘后血肿、前置胎盘和植入性胎盘病变。在最近的研究中也发现了引产。羊水栓塞的发病机制还不明确。可能与羊膜腔压力过高、血窦开发、胎膜破裂等有关。

二、临床表现

AFE 的发作通常非常突然且迅猛。大约 70% 的 AFE 病例发生在分娩过程中，而另有 11% 的病例发生在经阴道分娩之后，剩余 19% 则出现在剖宫产手术期间或术后。这一紧急情况通常在分娩过程中或产后即刻显现，尤其多见于胎儿娩出前的 2 h 内和胎盘娩出后的 30 min 内。值得注意的是，也有极少数 AFE 案例在中期妊娠引产、羊膜腔穿刺术中和外伤时发生。

AFE 的典型临床表现包括分娩时或产后突然出现的低氧血症、低血压以及凝血功能严重障碍。在前驱阶段，患者可能会经历憋气呛咳、呼吸频率加快、心悸、胸痛、寒战、头晕、恶心、呕吐、体力下降、感觉异常（如麻木、针刺感）、焦虑、情绪波动以及一种濒临死亡的感觉。值得注意的是，有 30%~40% 的 AFE 患者这些症状并不典型，因此，在临床实践中，对这些前驱症状的重视尤为重要。

如果在胎儿娩出前 AFE 发生，胎心电子监护可能会显示胎心速率下降、胎心基线变异的消失等异常现象。严重的胎儿心动过缓甚至可能是 AFE 的首发表现。

三、辅助检查

1. 血涂片寻找羊水有形物质

曾被认为是确诊羊水栓塞的标准，但近年来的研究指出，这一方法既不敏感也非特异，在正常孕妇血液中也可发现羊水有形物质。实施方法也并不适用于抢救当中进行。

2. 子宫组织学检查

当患者行子宫切除，或死亡后进行尸体解剖的时候，可以对其进行组织病理检查，以寻找羊水成分的证据。

3. 非侵入性检查方法

（1）Sialyl Tn 抗原检测：由于胎粪及羊水中含有神经氨酸 -N- 乙酰氨基半乳糖

（Sialyl Tn）抗原，所以羊水栓塞时母血中 Sialyl Tn 抗原浓度会明显升高。应用放射免疫竞争法检测母血 Sialyl Tn 抗原水平，是一种敏感和无创伤性的诊断羊水栓塞的手段。

（2）测定母亲血浆中羊水胎粪特异性的纤维蛋白溶解酶、粪卟啉锌水平及 C3、C4 水平也可帮助诊断羊水栓塞。

4. 胸部 X 线

90% 患者可出现胸片异常。表现为：双肺出现弥散性点片状浸润影，并向肺门周围融合，伴有右心扩大和轻度肺不张。

5. 心电图检查

ST 段下降，提示心肌缺氧。

6. 超声心动图检查

可见右心房、右心室扩大、心排出量减少及心肌劳损等表现。

7. 肺动脉造影术（pulmonary angiography）

肺动脉造影术是诊断肺动脉栓塞的金标准，可以确定栓塞的范围和部位。但临床较少应用。

8. 与 DIC 有关的实验室检查

可行 DIC 筛选试验（包括凝血酶原时间、纤维蛋白原、血小板计数）和纤维蛋白溶解试验（包括鱼精蛋白副凝试验、纤维蛋白溶解产物、优球蛋白溶解时间）。新的凝血指标，如凝血酶-抗凝血酶复合物、纤溶酶-α2 抗纤溶酶复合物、血小板调节素和组织纤溶酶原激活物-纤溶酶原激活物抑制剂-1 复合物，已被证明是有价值的。

9. 尸检

（1）子宫或阔韧带血管内可见羊水有形物质。

（2）心脏内血液不凝固，离心后镜检找到羊水有形物质。

（3）肺水肿、肺泡出血，主要脏器如肺、心、胃、脑等组织及血管中找到羊水有形物质。

四、诊断及鉴别诊断

羊水栓塞是基于诱发因素和临床表现进行诊断，是排除性诊断。目前国际上尚无统一的 AFE 诊断标准和实验室诊断依据，常用的诊断标准如下。

1. 诊断 AFE

以下 5 条应全部符合。

（1）急性发生的低血压或心脏骤停。

（2）急性低氧血症：紫绀、呼吸困难或呼吸停止。

（3）凝血功能障碍：临床上表现为严重的出血，有血管内凝血因子或纤维蛋白溶解亢进的实验室依据，但无其他可以解释的原因。

（4）上述症状发生在刮宫术、剖宫产术、分娩或是产后短时间内（多数发生在胎盘娩出后 30 min 内）。

（5）不能用其他疾病来解释上述出现的症状和体征。

当其他原因不能解释的急性孕产妇心、肺功能衰竭，并伴以下 1 种或多种情况，前驱症状（乏力、麻木、烦躁、针刺感）、呼吸短促、低血压、心律失常、心脏骤停、抽搐、急性胎儿窘迫、凝血功能障碍、产后出血，可考虑为 AFE。这不包括产后出血但不伴有早期凝血功能障碍证据及其他原因的心肺功能衰竭者。

羊水栓塞的识别主要依赖于临床评估。对于那些表现出典型临床症状的孕产妇，可以确立羊水栓塞的诊断，而在母血中检测到胎儿或羊水成分并非确诊的必要条件。在没有表现出明显临床特征的病例中，仅仅依赖实验室测试结果是不足以做出羊水栓塞的诊断的。若孕产妇在尸体解剖过程中，在肺小动脉内发现胎儿鳞状上皮或毳毛，这将为羊水栓塞的诊断提供有力的支持。

在诊断羊水栓塞的过程中，血常规、凝血功能测试、心肌酶谱分析、血气分析、心电图记录、超声心动图检查、胸片拍摄、血栓弹力图测试以及血流动力学监测等手段，均对确诊、病情追踪以及治疗方案制订具有辅助作用。这些综合的检测方法不仅有助于确诊羊水栓塞，还能为医生提供关于患者病情的详细信息，以便制订更为精确的治疗计划。

2. 鉴别诊断

羊水栓塞的诊断过程极为严谨，它强调进行细致、全面的排他性诊断。这一过程中，需要排除一系列可能导致呼吸衰竭、心力衰竭、循环衰竭的疾病，包括但不限于心律失常、心肌梗死、围产期心肌病、主动脉夹层、肺栓塞、脑卒中、输血反应、药物性过敏反应、麻醉并发症（如全身麻醉或高位硬膜外阻滞）、胎盘早剥、子宫破裂、子痫、脓毒血症等。

羊水栓塞的诊断需要仔细与严重产后出血引起的凝血功能异常相鉴别。一旦产后迅速出现阴道流血，且血液不易凝固，伴随大量出血及与出血量不相符的血压下降和氧饱和度降低，应立即展开凝血功能的相关检查。若出现急性凝血功能障碍，特别是伴随低纤维蛋白原血症时，应高度警惕 AFE 或胎盘早剥的可能性。

在分娩过程中及产后，若出现心肺、凝血功能等异常症状，在确保基本的呼吸循环支持治疗的同时，结合患者的病史、发病特点及凝血功能等辅助检查结果，多数情况下能够做出正确的鉴别诊断。在此过程中，考虑到 AFE 的诊断至关重要。

五、治疗

一旦怀疑羊水栓塞，立即启动羊水栓塞急救流程进行抢救，分秒必争。需多学科密切协作参与抢救处理，及时、有效的多学科协作是孕产妇抢救成功及改善其预后的关键。

羊水栓塞的抢救治疗主要采取生命支持、对症治疗和保护器官功能，各种手段应尽快和同时进行。

（一）呼吸支持治疗

立即保持气道通畅，尽早实施面罩给氧、气管插管或人工辅助呼吸，尽早保持良好的通气状况是成功的关键，维持氧供以避免呼吸和心脏骤停。

（二）循环支持治疗

根据血流动力学状态，保证心输出量和血压稳定，并应避免过度输液。

1. 液体管理

以晶体液为基础，常用林格液。需注意管理液体出入量，避免左心衰竭和肺水肿。

2. 维持血流动力学稳定

在 AFE 的初始阶段，肺动脉高压和右心功能不全为主要表现。此时，去甲肾上腺素和正性肌力药等是常用的治疗手段。对于低血压状态，推荐使用去甲肾上腺素或血管升压素等药物来稳定血压，如去甲肾上腺素以 0.05~3.30 μg/（kg·min）的剂量通过静脉泵入。碳酸二酯酶抑制剂（如多巴酚丁胺）和磷酸二酯酶抑制剂（如米力农）因兼具强心和扩张肺动脉的作用，常被视为首选药物。多巴酚丁胺的具体用法为 2.5~5.0 μg/（kg·min）的剂量通过静脉泵入；米力农则以 0.25~0.75 μg/（kg·min）的剂量通过静脉泵入。

3. 解除肺动脉高压

为解除肺动脉高压，可选用西地那非、前列环素、一氧化氮（NO）及内皮素受体拮抗剂等特异性舒张肺血管平滑肌的药物。具体使用方式包括：前列环素（如依前列素 epoprostenol）以 10~50 μg/（kg·min）的剂量吸入；伊洛前列素（iloprost）每次 10~20 μg 吸入，每日 6~9 次；曲前列尼尔（treprostinil）以 1~2 μg/（kg·min）的起始剂量静脉泵入，并根据需要逐步增加；西地那非每次 20 mg 口服，每日 3 次，或通过鼻饲和（或）胃管给药；一氧化氮以 5~40 ppm 的浓度吸入。此外，也可考虑使用罂粟碱、阿托品、氨茶碱、酚妥拉明等药物。

4. 心肺复苏

当孕产妇出现与羊水栓塞相关的心脏骤停时，应立即启动标准且高效的心肺复苏流程，囊括基础心脏生命支持和高级心脏生命支持等关键措施。在心脏骤停复苏的初期，明确 AFE 的诊断并非首要任务，此时最重要的是立即进行高质量的心肺复苏，此操作为后续的诊断和治疗奠定了坚实的基础。对于未分娩的孕妇，在复苏过程中应特别注意保持左倾 30° 的平卧位或子宫左牵，以防止负重子宫压迫下腔静脉。

5. 抗过敏

关于抗过敏治疗，糖皮质激素在 AFE 治疗中的应用仍存在争议。然而，基于临床经验，尽早使用大剂量糖皮质激素可能具有潜在价值。具体用法包括：氢化可的松以 500~1000 mg/d 的剂量静脉滴注；甲泼尼龙以 80~160 mg/d 的剂量静脉滴注；地塞米松首先通过静脉推注 20 mg，然后再以 20 mg 的剂量静脉滴注。

6. 补充血容量

（1）在羊水栓塞抢救过程中，与一般产后出血不同的是，羊水栓塞引起的产后出血往往会伴有大量的凝血因子消耗，因此在补充血容量时注意不要补充过量的晶体，应尽快输入新鲜全血和血浆以补充血容量，特别是凝血因子和纤维蛋白原为主。扩容首选胶体液低分子右旋糖酐 500 mL 静脉滴注（每日不超过 1000 mL）。有条件情况下，应做中心静脉压（CVP）测定，以了解心脏负荷状况，进而指导输液量及速度，同时可抽取血液寻找羊水有形成分。

（2）纠正酸中毒，在抢救时，应及时做动脉血气分析及血清电解质测定。

7. 新的循环支持策略

AFE 发生后，针对药物治疗无效的顽固性休克孕产妇，进行有创性血流动力学支持可能是有益的。比如：体外膜肺氧合（ECMO）、主动脉内球囊反搏等策略，这些策略已经在多个病例报道中被证明是有效的。因此，在初步复苏干预无效的情况下，可考虑上述有创性支持方法。

（三）处理凝血功能障碍，防治DIC

AFE引发的产后出血中，凝血功能障碍可能是首发表现。在出现产后出血时，应立即评估凝血状态，并根据具体情况进行干预。快速补充红细胞和凝血因子是关键，这可以通过输注新鲜冰冻血浆、冷沉淀、纤维蛋白原、血小板等来实现。

临床上对于肝素治疗AFE引起的DIC的争议很大。由于难以掌握何时是DIC的高凝阶段，使用肝素治疗弊大于利，一般原则是"尽早使用，低剂量使用，或者是不用"。因此不推荐使用肝素治疗。

（四）产科处理

羊水栓塞是一种严重的产科并发症，需要立即进行抢救。当羊水栓塞发生在胎儿娩出前，确实需要在抢救的同时及时终止妊娠，这样可以尽早地通过阴道助产或短时间内行剖宫产术来减少对胎儿和产妇的威胁。关于心脏骤停的情况，如果孕产妇出现心脏骤停且胎儿已达妊娠23周以上，此时在进行心肺复苏的同时，应准备紧急剖宫产术。这是因为通过剖宫产术，理论上可以去除孕产妇下腔静脉的压力，有利于其复苏，并可能拯救胎儿的生命。然而，在围死亡期做出剖宫产术的决定确实是比较困难的，因为需要考虑到多种因素，如产妇的生命体征、胎儿的情况、手术的风险等。此时，医生需要根据抢救现场的具体情况做出最佳决策，并没有统一的处理标准。

子宫切除并不是治疗AFE的必要措施，不推荐实施预防性子宫切除术。若产后出血经过积极治疗仍难以控制，危及产妇生命时，应果断、快速地切除子宫。

AFE往往伴有宫缩乏力，目前没有明确依据指向宫缩剂会促进更多羊水成分进入血液循环，早期应用强效宫缩剂可以有效地缩小凝血功能障碍阶段的产后出血，例如缩宫素、前列腺素类药物、麦角新碱等。经阴道分娩者要注意检查是否存在软产道裂伤。

（五）迅速全面地监测

出现羊水栓塞时，应立即对孕产妇进行严密的监护，以确保抢救过程的准确性和有效性。这种监护应贯穿于整个抢救过程的始终，具体包括：心率、呼吸、血压、尿量、电解质、肝肾功能、凝血功能、血氧饱和度、动脉血气分析、心电图、中心静脉压、心输出量等。经孕产妇食管或胸超声心动图和肺动脉导管，可成为监测其血流动力学的有效手段。

（六）器官功能支持与保护

AFE 急救成功后往往会发生急性呼吸窘迫综合征、急性肾功能衰竭、缺血缺氧性脑损伤等多器官功能衰竭及重症脓毒血症等。

心肺复苏后，给予适当的呼吸循环等对症支持治疗对于维持孕产妇的生命体征和内环境稳定至关重要。这些支持治疗包括但不限于以下几个方面。

1. 稳定血流动力学及足够的血氧饱和度

确保孕产妇的血压和心率在正常范围内，并通过给予氧气或机械通气来维持足够的血氧饱和度。这有助于改善组织的氧供，减少缺血和缺氧对器官的损伤。

2. 神经系统保护

采取一系列措施来保护孕产妇的大脑和神经系统。例如，通过合理饮食、充足睡眠、规律运动等方式来减轻压力，促进神经系统的健康。对于已经出现神经系统损伤的患者，可以采用药物治疗、康复训练等方法来促进神经功能的恢复。

3. 亚低温治疗

亚低温治疗（34~36 ℃）是一种保护患者缺氧缺血器官的有效干预方式。它可以通过降低机体代谢和炎性反应，减少组织对缺血缺氧的敏感性，从而保护重要器官的功能。亚低温治疗需要在专业医生的指导下进行，并密切监测患者的体温和生命体征。

4. 血糖水平的控制

对于孕产妇来说，血糖水平的稳定非常重要。过高或过低的血糖都可能对母儿安全造成不良影响。因此，需要采取适当的饮食控制和药物治疗来维持血糖在正常范围内。

5. 预防肾衰竭

在抢救过程中应注意尿量。当血容量补足后仍少尿(＜17 mL/h)，应及时应用利尿剂。

（1）呋塞米 20~40 mg 静脉注射。

（2）20% 甘露醇 250 mL 静脉滴注，30 min 滴完。

如果用药后尿量仍不增加，提示肾功能不全或衰竭，应按肾衰竭处理，尽早给予血液透析。

6. 预防感染

预防感染时需应用大剂量广谱抗生素预防感染。应注意选择对肾脏毒性小的药物，如青霉素、头孢菌素等。

六、预防

严格来说羊水栓塞是不能完全被预防的。早期诊断，早期心肺复苏至关重要。首先应针对可能发生羊水栓塞的诱因加以防范，提高警惕，早期识别羊水栓塞的前驱症状，及时恰当地处理，以免延误抢救时机。同时应注意下列问题。

（1）减少产程中人为干预如人工破膜、静脉滴注缩宫素等。

（2）掌握人工破膜指征，破膜时应在宫缩间歇期进行。人工破膜时不要剥膜，以免羊水被挤入母体血液循环。、

（3）严密观察产程，正确使用宫缩剂，避免宫缩过强。宫缩过强时适当应用宫缩抑制剂。

（4）以往认为剖宫产时羊水进入子宫切口开放的血窦内，增加羊水栓塞的风险。美国国家登记记录分析表明，11% 在阴道分娩后，19% 在剖宫产后，70% 的羊水栓塞发生在分娩时。这些数据表明，分娩方式可能改变羊水栓塞的发生时间但不会改变它的发生。

（5）羊水栓塞出现在早期或中期妊娠终止妊娠或羊膜腔穿刺术中很罕见。

七、临床特殊情况的思考和建议

羊水栓塞抢救成功要点要特别强调的是，羊水栓塞的诊断主要依靠临床诊断，缺乏有效、实用的实验室检查。羊水栓塞抢救成功关键取决于早期识别，一旦出现羊水栓塞的前驱症状或高度怀疑羊水栓塞时，应当立即采用各种急救措施，边诊断边治疗，为抢救成功赢得先机。而抢救的关键是快速阻断病情的发展。一旦考虑羊水栓塞，应即刻开放静脉通路、呼吸通路，并根据羊水栓塞发生的病理生理改变，进行纠正低氧血症、解除肺动脉痉挛及支气管痉挛、抗休克、抗过敏、纠正 DIC 等积极治疗。针对羊水栓塞表现不典型者，如胎儿娩出后短时间内出现无法解释的子宫出血不凝及休克等情况时，应当尽早进行以纠正 DIC 为主的急救治疗。

不典型羊水栓塞诊治：目前国际上认为肺血管内找到胎儿有形成分无法确诊羊水栓塞，只是支持诊断。典型羊水栓塞，临床医生常常能够识别，但是即使尽力抢救，也不能挽救孕产妇的生命。而那些不典型羊水栓塞，需要排除其他原因后确定诊断，如果及时识别，则有机会进行救治。

由于临床症状的非特异性及多样性，同时缺乏可靠的检测手段，临床诊断又是排除

性诊断，因此容易导致不典型羊水栓塞漏诊。不典型的羊水栓塞表现有发绀、低氧血症、哮喘、咳嗽、低血压、胸痛、头痛、胎儿窘迫、ARDS、心功能衰竭、凝血功能异常等，特别是分娩后，仅表现为大量阴道出血，切口渗血容易误诊的疾病：①单纯性产后出血。②肺栓塞。③过敏反应。④胎盘早剥。⑤空气栓塞。⑥麻药毒性反应等。

不典型羊水栓塞的误诊表现如下。

（1）对前驱症状认识不足：把气急、胸闷、寒战误认为输液反应；把恶心、呕吐、烦躁不安误认为宫缩疼痛，产时疲惫；把术中胸闷、头晕误认为麻醉平面过高等。

（2）误认为单纯产后出血：遇到产后出血总认为是子宫收缩乏力或者软产道损伤，特别是子宫收缩尚可的阴道出血，应想到羊水栓塞可能，否则会延误抢救时机。

（3）DIC 的诊断：仅局限于单纯原有疾病，而忽视合并存在。不典型的羊水栓塞有时仅表现为 DIC。而容易引起 DIC 的疾病如重症肝炎、急性脂肪肝、重度子痫前期、胎盘早剥等，出现阴道大量出血，同时伴有栓塞和休克症状时，应考虑合并羊水栓塞。

不典型羊水栓塞的误治表现如下。

（1）子宫收缩剂应用：由于误诊为产后出血，单纯使用大量的子宫收缩剂。

（2）止血药物应用：AFE 发生 DIC，由于血小板、大量凝血因子被消耗，应当输新鲜全血、新鲜血浆、纤维蛋白原、血小板、冷沉淀等为主，但是许多医生看到出血则大量使用止血药物。

（3）不及时切除子宫：羊水栓塞时出现子宫大量出血，短时间内药物等处理后仍不能控制，即使在休克状态，也应积极创造条件，果断切除子宫：手术有可能加重休克，但是切除子宫可以阻止子宫进一步出血，阻断羊水成分继续进入母体循环，控制病情的继续恶化。而切除子宫的决定需要果断与家属很好沟通。

（黎佳佳、许洪梅）

第三节 子宫破裂

一、临床定义

子宫破裂是指中晚期妊娠或分娩期发生的子宫各层断裂、失去连续性的临床罕见情况，通常伴随着发生一系列危及母儿安全的病理情况。我国一项多中心调查研究统计发现子宫破裂率为 0.03%。近期随着瘢痕子宫再次妊娠率增长，及妇科各类腔镜手术的广泛开展，子宫破裂发生概率较前有所增长。

二、临床病因

子宫破裂的诱因包含子宫手术史致瘢痕子宫、先露部下降受阻、子宫收缩药物使用不当致宫缩过强、阴道助产技术致宫颈或子宫下段损伤、胎盘粘连植入、子宫发育异常或多次宫腔操作等。其中，既往子宫手术史如剖宫产、子宫肌瘤剔除、宫角切除是导致子宫破裂的主要因素。

三、子宫破裂高危因素

妊娠期子宫破裂高危因素包括既往剖宫产手术史致瘢痕子宫、多次宫腔操作史、子宫结构性畸形、既往有子宫穿孔或子宫破裂病史、妊娠期合并胎盘植入、产妇合并结缔组织疾病等。高危因素可单一存在，亦可同时合并多个。

1. 既往剖宫产手术史致瘢痕子宫

既往剖宫产手术史致瘢痕子宫是导致妊娠期子宫破裂最常见病因。其中前次剖宫产手术切开类型及位置与子宫破裂发生有直接影响关系。如上次剖宫产切口位置于宫体或与下段交界处，缝合时易出现上下肌层对合不良影响愈合，相应增加子宫破裂风险。子宫切开类型包括横切口、纵切口、倒 T 形切口或不明切口类型。因子宫下段横切口缝合时，子宫肌纤维走向相同、缝合紧凑、伤口愈合可，则下次发生子宫破裂风险较小。故而临床上剖宫产手术方式首选子宫下段横切口。

2. 前次妊娠距本次妊娠时间

剖宫产术后 2~3 年瘢痕处肌肉化程度达最佳，故而该时间段再次妊娠则发生子宫破裂风险较小；反之妊娠间隔 < 16 个月，发生子宫破裂风险增加 2.3 倍。

3. 难产

难产主要是由于梗阻性难产、先露下降受阻及胎位不称导致子宫破裂。

4. 胎盘异常

胎盘异常包括前置胎盘、胎盘粘连及胎盘植入，随着人工流产率及剖宫产率的增加，发生胎盘异常的概率呈上升趋势，其中以胎盘植入是导致子宫破裂的主要因素。由于胎盘植入后、子宫内膜厚度及肌层组织弹性改变，更易发生子宫破裂且临床上该类子宫破裂症状多不典型，易出现误诊或漏诊。

5. 剖宫产次数及孕次、产次

随着剖宫产次数增加、子宫下段肌层结构改变伴随弹性降低，多次妊娠史及分娩史亦会降低子宫肌层弹性，发生子宫破裂的风险增加。

6. 子宫过度扩张

当出现羊水过多、双胎或多胎妊娠、巨大儿等情况时，因子宫腔内压力过大致子宫过度扩张、子宫肌层变薄时子宫破裂发生风险增加。

7. 其他因素

阴道分娩过程中的使用腹部加压、宫底按压或产钳助产等技术，均在一定程度上增加了子宫破裂的发生风险。故而医务人员熟练掌握分娩及助产技术、针对产程中出现的情况及时判断及时处理，必要时及时剖宫产终止妊娠，可有效降低子宫破裂发生率。

四、临床分类及诊断

按其破裂程度，分为完全性子宫破裂及不全性子宫破裂。子宫破裂出现最常见的母体症状：①腹痛为最常见的母体症状，通常表现为严重的下腹部疼痛，尤其是子宫收缩间歇期持续存在的腹痛。②子宫瘢痕部位的压痛及反跳痛；孕妇心率增快、低血压，甚至出现昏迷或休克。③先前存在的有效宫缩突然停止。④血尿。⑤阴道异常出血等一系列相关症状。对于胎儿，最敏感指标为胎心异常，大多数的子宫破裂通常胎心监护异常出现在子宫破裂前 30~60 min 出现，故而 B 超及持续胎心监护是子宫破裂首选辅助检查。

临床上发生的子宫破裂，一部分为进展性发展所致，因早期先兆子宫破裂未能及时识别尽早处理所致。故而临床上不仅需要会识别子宫破裂尽早处理，亦需尽早识别先兆子宫破裂。先兆子宫破裂通常由于产程较长、头盆不称等因素导致先露下降受阻。可表现为：①下腹部疼痛难忍，产妇烦躁痛苦，可扪及子宫强直性收缩、胎心率偏快。②由于先露下降受阻、腹部出现病理性缩复环，且随着产程进展，可见缩复环逐渐上升，可至脐水平甚至脐上。③膀胱受压、可出现排尿困难，导尿后可见血尿。④随着宫缩逐渐加强、变频，出现胎儿宫内窘迫，胎心率可由快变慢甚至听不清。

完全性子宫破裂为子宫肌层及浆膜层完全破裂，胎儿及妊娠附属物进入盆腔，常常表现为瞬间出现剧烈腹痛，同时伴生命体征变化，如呼吸急促、脉搏加快、血压下降等休克表现，同时胎监多提示胎儿窘迫甚至短时间内出现胎儿死亡、病情危重；通常超声提示胎儿会部分或完全位于腹腔内，腹腔内大多同时伴有较多腹腔积血积液；发病急病情发展快检查时超声图像复杂、混乱。

不完全性子宫破裂多见于子宫下段剖宫产切口瘢痕破裂，子宫肌层完全或部分断裂、但浆膜层完整，胎儿及附属产物位于子宫内，常无典型临床表现，仅在不全破裂处有压痛；胎监可无明显异常，也偶有二类胎监表现；超声时可提示子宫前壁下段瘢痕处肌层连续性缺失或可同时合并腹腔游离液体，普遍母儿结局较好。

根据子宫破裂发生的孕周、病情进展、破裂程度、破裂部位、母儿及周边血管脏器受累情况等的不同，临床表现形式多样，部分患者无症状或症状隐匿，故而临床上发生漏诊或误诊率较高。临床上当出现上述子宫破裂相关典型症状两种或以上症状时，需警惕先兆子宫破裂及子宫破裂的发生，需急诊剖宫产终止妊娠。

五、鉴别诊断

子宫破裂主要表现为下腹部疼痛，需与妊娠期急性阑尾炎、妊娠期急性胰腺炎、妊娠期肾结石、胎盘早剥、子宫平滑肌瘤红色样变性及卵巢囊肿蒂扭转等其他常见内外妇科急腹症相鉴别。

1. 妊娠期急性阑尾炎

主要以右下腹部疼痛为主且可伴有血象升高，不伴有宫缩或胎心率变化。可完善腹部 CT 以鉴别。

2. 妊娠期急性胰腺炎

腹痛多位于左上腹、可放射至腰背肩部，或可伴有恶心、呕吐、腹胀等胃肠道症状，多见于进食高脂饮食或饱餐后发作。可通过血、尿淀粉酶、血清脂肪酶测定及胰腺超声或 CT 以鉴别。

3. 妊娠期肾结石

主要表现为发热、腰背部疼痛放射至下腹部、泌尿道感染、血流动力学不稳定或可同时伴随胎儿宫内窘迫。肾输尿管膀胱超声检查是疑似肾结石产科患者一线影像学检查。

4. 胎盘早剥

产妇常合并妊高症或有明显腹部外伤史，查体可见子宫板状硬、宫底升高，伴随胎儿宫内窘迫，胎位扪不清，产妇贫血程度与阴道流血量不相符合。超声提示胎盘后方血肿或见胎盘明显增厚。

5. 宫内感染合并难产

产妇具备如破膜时间长、反复阴道操作史、产前有阴道炎等宫内感染高危因素，当患者合并出现难产时会表现为腹痛、子宫体压痛、阴道内检提示先露下降受阻、宫口无回缩。观察患者体温有无明显变化、完善相关血常规等生化检查指标，观察患者宫缩情况。

六、预防及治疗措施

针对有子宫破裂高危因素者，妊娠期应加强监测，定期超声监测子宫下段肌层厚度及连续性，以利于早期识别、早期发现。瘢痕子宫晚期妊娠，可动态观察瘢痕下段肌层情况，待胎肺成熟后择期剖宫产终止妊娠，不推荐常规等待至预产期。在分娩过程中患者疑似出现子宫破裂征象时，如突感下腹部剧烈腹痛伴胎心音改变，应立即停用缩宫素等药物、立即予以宫缩抑制剂、持续胎心监护评估胎儿宫内情况、动态观察产妇生命体征，同时积极完善床旁超声检查评估有无子宫破裂征象，做好急诊剖宫产准备，必要时急诊行剖宫产终止妊娠。

七、总结

瘢痕子宫再次妊娠是子宫破裂的最首要高危因素，故而严格掌握剖宫产指针对降低子宫破裂发生率积极有效，其中降低首次无指针剖宫产率尤为重要。妊娠期针对有子宫破裂高危因素产妇应加强监测、做到早识别早处理。

（田燕霞）

参考文献

［1］ 刘兴会，杨慧霞.产后出血预防和处理措施评价［J］.中华围产医学杂志，2013，16（8）：449-451.

［2］ 中华医学会妇产科学分会产科学组，中华医学会围产医学分会.产后出血预防与处理指南（2023）［J］.中华妇产科杂志，2023，58（6）：401-409.

［3］ Escobar MF，Nassar AH，Theron G，et al. FIGO recommendations on the management of postpartum hemorrhage 2022［J］. Int J Gynaecol Obstet，2022，157（Suppl 1）：3-50.

［4］ 刘兴会，张力，张静.《产后出血预防与处理指南（草案）》（2009）及《产后出血预防与处理指南（2014年版）》解读［J］.中华妇幼临床医学杂志（电子版），2015，（4）：

433-447.

［5］ 傅鑫，郭淼，武海雨. 马来酸麦角新碱联合卡前列素氨丁三醇对宫缩乏力性产后出血的防治效果［J］. 罕少疾病杂志，2024，31（3）：76-77

［6］ 熊小莉，石琪. 产后出血手术操作止血方式的演进［J］. 中国计划生育和妇产科，2021，13（11）：3-5，20.

［7］ 李志英，谭峰. 难治性产后出血四种手术止血方法的疗效分析［J］. 甘肃医药，2020，39（12）：1104-1106.

［8］ 丁洁岚，冯娟，陈皆锋，等. 产科大量输血方案的临床研究进展［J］. 中华全科医学，2022，20（3）：468-472.

［9］ 刘世芬. 羊水栓塞诊断治疗的新进展［J］. 中国临床医学，2007，14（5）：715-716.

［10］ Wang Y，He J，Zhang X，et al. Confusion in the monitoring of coagulation function in pregnant and neonate patients with severe disease: a case reports and brief literature review［J］. Medicine（Baltimore），2023，102（46）：e35997.

［11］ 林小凤，樊尚荣. "羊水栓塞临床诊断与处理专家共识（2018）"解读［J］. 中华产科急救电子杂志，2019，8（1）：32-37.

［12］ 孔北华，马丁，段涛. 妇产科学［M］. 10版. 北京：人民卫生出版社，2024.

［13］ Chang YH. Uterine rupture over 11 years: a retrospective descriptive study［J］. Aust N Z J Obstet Gynaecol，2020，60（5）：709-713.

［14］ 刘喆，杨慧霞，辛虹，等. 全国多中心子宫破裂现状调查及结局分析［J］. 中华妇产科杂志，2019，54（6）：363-368.

［15］ 庄璟怡，应豪. 妊娠期子宫破裂的早期识别［J］. 中国实用妇科与产科杂志，2023，39（4）：406-411.

［16］ Savukyne E，Bykovaite-Stankeviciene R，Machtejeviene E，et al. Symptomatic uterine rupture: a fifteen year review［J］. Medicina（Kaunas），2020，56（11）：574.

［17］ 韩彬，岳文雅，刘凤芹，等. 子宫破裂的超声诊断与分析［J］. 中华超声影像学杂志，2003，12（2）：127-128.

［18］ Turgut A，Ozler A，Siddik Evsen M，et al. Uterine rupture revisited: predisposing factors, clinical features, management and outcomes from a tertiary care center in Turkey［J］. Pak J Med Sci，2013，29（3）：753-757.

［19］ 赵莹，金小英，马凤侠，等. 超声快速诊断妊娠子宫破裂七例［J］. 中华医学杂志，2017，97（37）：2949-2951.

［20］ Fox NS. Pregnancy outcomes in patients with prior uterine rupture or dehiscence: a 5-Year update［J］. Obstet Gynecol，2020，135（1）：211-212.

第六章　产褥期疾病

第一节　产褥感染

一、定义

产褥感染（puerperal infection）在分娩及产后阶段，由于病原体的侵入导致的局部或全身感染现象，其发生率约为6%。

产褥病率（puerperal morbidity）通常指的是自分娩后24 h开始算起的10天内，每天进行四次体温监测，每次间隔4 h，其中至少有两次体温记录高于或等于38 ℃。

尽管产褥期不适常常与产褥感染有关联，但也可能源于生殖道之外的炎症，如急性乳房炎、呼吸道感染、泌尿系统炎症或者深静脉血栓等。

二、病因

产褥感染的诱因包括分娩方式、产时卫生、妊娠期贫血、多次进行宫颈检查、合并慢性健康问题、妊娠期保健疏忽、体质虚弱的孕妇、胎膜过早破裂、羊水环境的感染风险、产科手术干预、分娩前后出血过多以及分娩过程中的并发症等因素，共同构成产褥期感染的复杂背景。产妇体质虚弱、营养不良、妊娠期贫血、妊娠期卫生不良、胎膜早破、羊膜腔感染、慢性疾病、产科手术、产程延长、产前产后出血过多、多次宫颈检查等，均可成为产褥感染的诱因。当机体免疫系统的动态平衡被病原体的强度和数量打破时，就可能导致产褥期炎症的暴发。女性生理机制具有自我清洁的能力，羊水中含有的天然抗菌成分起到了一定的保护作用；女性生殖系统的防御机制对抵抗病原体侵袭至关重要，其反应程度取决于个体免疫力水平，以及病原体的类型、数量和毒性。在正常情况下，阴道生态包含需氧菌、厌氧菌、真菌、衣原体和支原体等多种微生物群落，它们被分为潜在致病菌和非致病菌两部分，共同维持着阴道微环境的稳定。致病微生物在达到一定数量或当机体免疫力低下时，会导致产褥感染的发生；有些非致病微生物，在一定条件下也可以致病，称为条件病原体。

病原体种类分别为需氧菌、厌氧菌，需氧菌：如链球菌（以 B- 溶血性链球菌致病性最强）、杆菌（以大肠埃希菌、克雷伯菌属、变形杆菌属多见）、葡萄球菌（主要是金黄色葡萄球菌和表皮葡萄球菌）。②厌氧菌：如革兰氏阳性球菌（消化链球菌及消化球菌较为常见）、杆菌属（常见的为脆弱类杆菌）、芽孢梭菌（主要是产气荚膜梭菌，产生外毒素）。③支原体、衣原体、淋病奈瑟球菌等。

阴道菌群可通过上行感染引起生殖道的感染，分别为子宫内膜炎及流产合并感染。子宫内膜炎最常见于产后，是由于分娩导致上行的阴道细菌菌群感染上生殖道。与阴道分娩相比，剖宫产所致感染发生率更高。子宫内膜炎中最常见的病原体通常是与生殖道和泌尿道相关的病原体，包括 B 族链球菌、肠球菌、大肠杆菌和肺炎克雷伯菌，其危险因素包括胎膜破裂＞ 18 h、绒毛膜羊膜炎、细菌性阴道病、反复阴道检查及 A 组或 B 组链球菌定植。流产合并感染是由于自然流产、人工流产、不完全流产后阴道菌群通过开放口迁移导致的感染。外源性感染：这种感染源于母体外部环境的病原体，可能经由医疗人员操作疏忽、被污染的个人物品、手术器材，甚至孕妇临近分娩时的性行为等途径植入体内。内源性感染比外源性感染更重要，因孕妇生殖道病原体不仅可导致产褥感染，而且还能通过胎盘、胎膜、羊水间接感染胎儿，导致流产、早产、胎儿生长受限、胎膜早破、死胎等。

三、发生机制

正常女性阴道内的菌群为厌氧菌占优势，而剖宫产分娩的产妇，产后阴道内外源性病原体增多，厌氧菌的数量显著下降，需氧菌数量明显上升，从而导致产褥感染的发生。而剖宫产分娩的产妇生殖系统的环境发生显著改变。在分娩过程中，孕妇生理结构的变化、出血、分娩损伤等导致机体免疫力下降。晚期妊娠及临产后生殖道原有的生理防御功能减弱，分娩过程消耗大量能量，使产妇抵抗力下降，进而导致外源性病原体入侵发生产褥感染。会阴侧切术切口或手术切口缝合不规范或切口皮肤组织对合不整齐，有可能造成切口愈合欠佳，导致产褥感染的发生率明显上升。

四、产褥感染的临床表现

体温升高、不适感加剧以及排出物的异常变化，这些是产褥期炎症的核心症状。感染的具体位置、严重程度和扩散范围各异，因此临床表现呈现出多样性和复杂性。发热通常是首发，随后可出现子宫压痛、出血和恶露恶臭等其他典型体征。产褥早期发热的最常见原因是脱水，但在2~3天低热后突然出现高热，应考虑感染可能。由于感染部位、程度、扩散范围不同，其临床表现也不同。依感染发生部位，分为会阴、阴道、宫颈、腹部伤口、子宫切口局部感染，急性子宫内膜炎，急性盆腔结缔组织炎、腹膜炎，血栓静脉炎，脓毒血症等。

（1）产后急性外阴 - 阴道 - 宫颈炎症：分娩过程中产生的会阴创伤引发炎症，症状表现为会阴区域疼痛加剧，行动受限，可能伴随轻度发热，局部伤口红肿、硬化并伴有显著的压痛点，伴随脓性分泌物排出。

（2）子宫内部炎症：涵盖急性子宫内膜炎与子宫肌炎。前者可见子宫内膜充血、坏死，阴道分泌物异常增多为脓性；后者则表现为剧烈腹痛，恶露转为脓性，子宫触压疼痛明显，子宫恢复缓慢，并伴随全身性感染症状，如高热、寒战和白细胞计数上升。

（3）盆腔急性结缔组织炎与输卵管炎：症状显著，患者下腹部压痛强烈，伴有反弹痛和肌肉紧张。病情严重者可能出现"冷冻骨盆"现象。

（4）盆腔腹膜炎及弥漫性腹膜炎扩散：炎症升级，全身中毒症状加剧，出现高热、恶心、呕吐以及腹胀。体检时，下腹部压痛显著，反弹痛明显，腹膜表面分泌大量渗出液体，可能导致肠粘连等并发症。

（5）血栓性静脉炎风险：盆腔内的血栓性静脉炎通常波及子宫静脉、卵巢静脉、髂内静脉、髂总静脉及阴道静脉等血管系统。

（6）脓毒血症：一旦感染引发的血栓脱落进入血液循环，可能导致菌血症，继而演化为脓毒血症，甚至威胁到生命，并发感染性休克及多器官功能衰竭，表现为持续高热、寒战、全身明显重度症状、多器官受损，甚至危及生命。

五、产褥感染诊断

根据病史、全身及局部检查、辅助检查（超声、CT、MRI）、病原体培养进行诊断。

（1）首要步骤是对病史和分娩过程进行深入访谈，尤其是关注可能引发产褥期并发症的情况。针对发热者，我们首先怀疑可能是产褥感染，但同时也需排除其他潜在病因。

（2）全面的身体和局部检查至关重要，包括细致观察腹部、骨盆区域以及会阴切口，以判断感染的具体部位和严重程度。在盆腔检查中，可能会发现阴道内的异常分泌物，如脓液。子宫颈的状况，如充血、水肿，可通过清除分泌物观察，如果有脓性物自宫颈口溢出，表明可能存在急性宫颈或宫腔炎症。此外，穹隆区域触诊有明显疼痛，可能表示炎症扩散；子宫颈举痛、宫体增大并伴有压痛，以及宫旁组织的触痛，有助于识别不同类型的感染，如输卵管炎、脓肿等。为了获取更准确的信息，辅助检查不可或缺。利用超声、CT 或 MRI 等技术，可以精确地定位和诊断由感染引发的炎性包块或脓肿。血液中的 C- 反应蛋白水平上升，是一个早期感染预警信号。

（3）确定感染病原体是治疗的关键，这可以通过采集宫腔分泌物、脓腔穿刺样本、后穹隆穿刺物进行细菌培养和药物敏感性测试，必要时还需进行血培养和厌氧菌培养。同时，病原体抗原和特异性抗体检测也能作为快速识别病原体的有效方法。

六、产褥感染治疗

在支持疗法的前提下，处理局部病灶，全身应用抗感染治疗，对药物治疗无效、肿块持续存在、脓肿破裂患者进行手术治疗。一旦确认为产褥期感染，首要策略是实施全面、充足且针对性强的抗菌疗法。对脓肿形成或宫内残留感染组织患者，应积极处理感染灶。

1. 支持疗法

适当加强营养，可进食高蛋白营养饮食，保持大便通畅，适当多饮水，补充维生素、电解质等营养均衡。若患者有严重贫血或者低蛋白血症，可适量输入新鲜冰冻血浆或输入人血白蛋白，纠正水、电解质紊乱。取半卧位，有利于恶露流出，并有助于炎症局限于盆腔内保持患者外阴清洁，每天给予 2% 苯扎溴铵溶液或 1 ∶ 5000 高锰酸钾溶液擦洗外阴或坐浴 2 次。

2. 抗感染治疗

产褥感染的病原体的耐药性大大提高，过去由罕见的病原体引起的产褥感染的发生率也在增加，因此传统的抗菌药物如青霉素无法在临床经验性用药中有效地控制感染。在未明确病原体的情况下，医疗实践倾向于依据患者的临床症状和专业医师的经验来决定使用广谱且高效率的抗生素，以迅速控制感染。随后，抗生素的选择和剂量将根据细菌的具体鉴定和药物敏感性测试进行动态调整，确保恒定并足以抑制病原菌。这样的处理方式旨在保障疗效并防止耐药性的产生。若患者有发热症状，可全身应用抗生素治疗，盆腔感染大多数为混合感染，可选用广谱抗生素，可取阴道分泌物送培养并针对性用药，保持给药剂量充足，达到药物有效浓度。在抗生素治疗 48~72 h 后，若体温未能持续性地下降，务必探究潜在原因，并针对性地执行相关检查，必要时需考虑调整抗菌药物策略。

在有效抗感染同时，确保宫腔内潜在感染的完全排除，对于伴有急性发热的病例，治疗焦点在于强有力地抑制感染，同时采用器械操作移除宫腔内的残留物质。只有在感染得到全面控制且体温恢复正常后，方可进行彻底的清宫手术，以防止在手术过程中发生二次感染或扩散。

3. 抗凝治疗

在应对血栓性静脉炎时，初始阶段采用联合疗法，包括大剂量抗生素，具体为以150 国际单位 / 千克 / 天的肝素钠（例如每千克体重给予 150 U），溶解于 500 mL 的 5% 葡萄糖溶液中，实施连续静脉点滴，每 6 h 一次。一旦体温趋于稳定，剂量调整为每日两次，持续使用 4~7 天。接着，可以引入尿激酶，剂量为 40 万单位，配以 0.9% 生理盐水或 5% 葡萄糖溶液 500 mL，进行静脉滴注，疗程延续 10 天。在整个治疗过程中，凝血功能指标应定期监测，确保安全。此外，为了进一步增强抗凝效果，患者可能还需配合口服双香豆素类药物或者非处方阿司匹林。对既往有血栓栓塞史，特别是易栓倾向（如抗磷脂综合征）的女性，整个妊娠期应给予低分子肝素预防血栓形成，并监测活化部分凝血活酶时间。

4. 手术治疗

腹部切口感染，应及时切开引流；盆腔脓肿可经腹或后穹隆穿刺或切开引流；当子宫遭受深度感染且常规治疗未能显效，炎症扩散至无法控制的地步，伴随着持续的出血、脓毒症风险以及可能的感染性休克，此时果断采取子宫切除术至关重要。其目的是迅速消除病原体，确保患者的生命安全。

七、产褥感染预防

在预防阶段，加强妊娠期卫生宣传，临产前 2 个月避免性生活及盆浴，加强营养，增强体质。保持外阴清洁。及时治疗外阴阴道炎及宫颈炎症。避免胎膜早破、滞产、产道损伤与产后出血。接产时严格无菌操作，正确掌握手术指征。消毒产妇用物。必要时给予广谱抗生素预防感染。

（龙超、许洪梅）

第二节 晚期产后出血

一、定义

晚期产后出血（late postpartum hemorrhage）指的是分娩 24 h 后，产褥期内发生的生殖道大量出血。这种出血往往发生于产后 1~2 周，但也可能推迟到产后 2 个月左右。出血量常无具体界定值，通常是指超过产妇既往正常的月经量。晚期产后出血是分娩后严重的并发症之一，也是产褥期常见并发症，发生率为 0.5%~2%，需要及时识别和正确处理。如识别及处理不及时处理，将可能危及产妇生命安全。

二、病因与临床表现

1. 妊娠组织残留

分娩后胎盘、副胎盘、胎膜、蜕膜没有完全排出，其残留的部分可能导致子宫内出血。主要表现为持续少量或突然大量的阴道流血。常发生于产后 1~2 周。

2. 子宫切口愈合不良

发生于剖宫产分娩的产妇，术后出现感染、切口裂开、切口愈合不良等，表现为腹痛、发热、突然出现大量阴道出血，常发生于剖宫产术后 3~4 周。

3. 子宫复旧不良

胎盘剥离面复旧不全，表现为突发大量流血，查体时子宫体大、质软，复旧不良。

4. 感染

子宫内膜炎，产后恶露味臭、常伴有发热、下腹疼痛不适。

5. 生殖道血肿

阴道血肿、宫旁血肿、腹膜后血肿，阴道血肿伴有直肠压迫症状、宫旁、腹膜后血肿伴有下腹疼痛。贫血貌与显性出血量不符，当病情进展，可短时间内出现失血性休克，危及产妇生命。

6. 子宫血管异常

子宫动静脉瘘（uterine arteriovenous fistula，UAVF）是指子宫动静脉之间的异常血管交通，典型的临床表现为无明显诱因及先兆的、起止突然的"开关式"阴道出血，出血量大、出血迅速，严重者短时间内可导致失血性休克。假性动脉瘤（uterine artery pseudoaneurysm，UAP）：是指子宫动脉破裂出血，渗透至周围组织而形成的血肿，如持续出血，血肿进行性增大将导致血肿破裂，从而引起大出血。UAVM 和 UAP 均属于子宫局部血管异常，通常累及子宫动脉及其分支，多与子宫血管损伤或感染有关。

7. 其他

子宫、宫颈良 / 恶性肿瘤，如子宫肌瘤、子宫腺肌瘤等良性占位，导致子宫肌纤维收缩异常等，进而导致晚期产后出血。子宫恶性肿瘤、妊娠滋养细胞肿瘤、血液系统的疾病、凝血功能障碍、抗凝药物使用不当等均可导致晚期产后出血。

三、临床诊断与出血评估

晚期产后出血的诊断通常基于产妇的症状和体征，以及医生对产妇的体格检查和实验室检查结果。由于晚期产后出血常发生于院外，因此对于出血量的估计无法把控，需要详细询问病史及查体，检查子宫轮廓及局部触痛情况，同时结合患者生命体征计算休克指数等。

体格检查时应结合患者分娩方式，阴道分娩者需要重点检查软产道状况，特别关注会阴切口及阴道、宫颈裂伤的愈合情况，以及阴道内是否存在血肿，并确定血肿的部位及范围，后穹隆裂伤因暴露不充分而容易被忽略。剖宫产分娩者检查子宫切口的愈合情况，切口周围有无压痛，宫体周围有无异常包块，包块的位置、大小，包块周围有无压痛、反跳痛、腹部移动性浊音等。考虑子宫肿瘤或妊娠滋养细胞疾病者，应行局部内检、肺部听诊等。

辅助检查如下。

（1）生化检查：血常规、超敏 C 反应蛋白、降钙素原，了解感染指标及血红蛋白水平；β -HCG 水平：鉴别妊娠滋养细胞疾病。

（2）微生物检查：取宫腔分泌物送一般细菌培养及药敏试验，有助于抗生素的调整。

（3）病理检查：刮宫术后将刮出组织送病理检查进一步明确宫腔内容物性质。

（4）超声及多普勒检查：了解子宫形态、子宫切口愈合情况，明确宫腔及盆腹腔有无占位灶，及其位置、大小、血流信号等。UAVF彩色多普勒超声的声像具有典型特点，常表现为子宫肌层不均回声，其内血流信号丰富、高速低阻，呈"五彩镶嵌样"。

（5）计算机断层扫描（CT）和磁共振成像（MRI）：明确病灶与子宫肌层的关系，浸润/植入程度，宫旁情况。当考虑妊娠滋养细胞肿瘤时，CT检查有助于诊断胸部及脑部病灶。

四、治疗

晚期产后出血的治疗策略的选择主要取决于产妇的一般情况、出血量、出血原因、有无感染等。

1. 妊娠组织残留

占位灶无血流信号、阴道出血少、无感染征象者，可使用缩宫素等药物促宫缩治疗，并密切观察，必要时行清宫术。对于占位灶大、血供丰富者，可在超声监测下行清宫术。合并感染者，需要在抗感染同时清除宫腔内较大占位，避免过度清宫造成感染扩散，术后继续抗感染治疗，必要时二次清宫，清除组织送病理检查。

2. 胎盘植入

植入面积不大时，完善备血后由高年资医生进行清宫，必要时可使用超声引导下高强度聚焦超声消融术治疗。如预估出血不可控、胎盘植入面积大、植入深度深，甚至穿透植入时，则行子宫切除术。

3. 生殖道血肿

血肿稳定且范围局限者，首选保守治疗，包括局部冰敷、止血、预防性使用抗生素等。血肿范围较大、伴有活动性出血或病情不平稳者，应及时行手术探查，清除血肿，彻底止血后缝合，手术由经验丰富的医师主持。如腹膜后血肿面积广泛，应请妇科医师台上会诊，有条件者可考虑行髂内动脉栓塞术预处理后再开腹手术。

4. 剖宫产术后切口愈合不良

完善相关检查后，病情平稳、出血量不多者，可先予促宫缩、止血、抗感染等保守治疗。出血量大、病情不平稳者，应尽快完善决策，行手术治疗。术中探查视情况，如子宫切口周围无明显坏死、血供良好，应清除坏死组织，彻底止血后缝合；如切口周围组织广泛坏死、感染严重，则应行子宫切除术。

5. 子宫血管异常者

怀疑子宫血管异常所致晚期产后出血者，严禁行刮宫术。生命体征平稳者，采用药物保守治疗。常用的药物包括：复方口服避孕药（口服屈螺酮炔雌醇 2 次/天，1 片/次促进子宫内膜修复）、雌孕激素、氨甲环酸等。出血量大、出血迅速并发生严重贫血者，需要及时输血，纠正贫血，必要时采取紧急宫腔球囊压迫止血，再根据患者的情况，拟定相应的治疗方法，如子宫动脉栓塞术或子宫切除术等。

6. 子宫良/恶性肿瘤

对于子宫良性肿瘤所致的出血，以促宫缩、止血等保守治疗为主，若病情不平稳或治疗效果不佳，应及时手术。可疑恶性子宫肿瘤者，按对应的诊疗原则处理。

五、预防

晚期产后出血的预防主要包括以下几点：阴道分娩者，检查胎盘、胎膜的完整性，确保胎盘、胎膜完全排出，产后应仔细检查并处理软产道裂伤，彻底缝合止血，及时发现血肿并处理。对于进行剖宫产的产妇，术前应当严格掌握剖宫产手术指征，尽可能降低剖宫产率，从而减少子宫动静脉瘘的发生。术前合理预防性使用抗生素，术中子宫切口位置选择恰当，取胎时避免切口延裂。术中彻底清除胎盘、胎膜组织，避免残留。缝合切口时的缝线松紧适宜，避免过松导致止血不彻底，同时避免过紧导致切口愈合不良或者感染风险增加。术后加强监测，孕妇异常情况及时反应及处置。加强医护人员围术期无菌技术培训，降低宫内感染。产后保持良好的卫生习惯，避免产褥感染。

六、总结

晚期产后出血是一种严重的分娩后并发症，需要及时识别和处理。产妇和医生都应了解晚期产后出血的原因、症状和治疗方法，以便在出现症状时能够及时采取行动。通过良好的预防和及时的治疗，我们可以最大程度地减少晚期产后出血的发生和影响。

（郑雯）

第三节　产褥期抑郁

一、临床表现

产褥期抑郁是指发生于产褥期、因产妇体内激素水平急剧改变及社会角色转变的不适应而致的一类精神障碍性疾病，常发生于产后 1~2 周，常常表现为持续的情绪低落、对事物的兴趣缺失，出现忧思、低落、烦躁、不安、悲伤等一系列异常情绪，表现出易激惹、失眠、应对能力差等异常行为，严重者甚至出现自虐或虐婴行为，荟萃分析显示总体患病率为 13%~20%，是一个值得家庭及社会重视的心理障碍性疾病。

二、诊断依据

产褥期抑郁的诊断至今没有统一标准，我们仅能以临床表现作为主要依据，前提需排除器质性精神障碍性疾病或精神活性药物所致。诊断常规分两步进行，先对产褥人群进行普筛，了解其有无产褥期抑郁的相关表现，接着针对疑似产褥期抑郁者进行评估及诊断，可以产后抑郁预测量表、产后抑郁筛查量表、爱丁堡产后抑郁量表作为筛查工具。

目前为止，国际上主要沿用两个诊断标准：① 2010 年，WHO 制定和发布 ICD-10 抑郁发作诊断标准。② 2013 年，美国精神医学会在 DSM-5 中提出的重性抑郁障碍诊断标准。

2001 年，中华医学会精神病学分会发布的中国精神障碍分类与诊断标准第 3 版（CCMD-3），提出了我国抑郁发作诊断标准，具体如下。

（1）在产后 2 周内出现下列 5 条或 5 条以上的症状，必须具备前两条。①情绪抑郁。②对全部或多数活动明显缺乏兴趣或愉悦感。③体重显著下降或增加。④失眠或睡眠过度。⑤精神运动性兴奋或阻滞。⑥疲劳或乏力。⑦遇事皆感毫无意义或有自罪感。⑧思维能力减退或注意力不集中。⑨反复出现想死亡的想法。

（2）产后 4 周内发病。

三、预防措施

目前临床研究认为，产褥期抑郁是由于生理、心理、家庭及社会因素等多方面因素共同作用下所致，故而产褥期抑郁以心理疏导为最主要及最有效措施。加强妊娠期保健，在妊娠期及产前对孕妇进行充分的妊娠期保健、分娩相关知识及产后常规产妇、新生儿护理相关健康教育，使孕产妇能接收相关专业知识、能提前适应新的角色，进而减轻对妊娠及分娩的紧张、恐惧或焦虑情绪，进而自我产褥期情绪调节及保健。医疗机构及社区单位加强产后延续性护理随访，对产妇进行心理咨询，对其存疑的产褥期护理或新生儿护理相关知识及时解答。家庭生活中，应动员家属配合主动分担照顾新生儿及产妇的任务、改善家庭生活环境、尊重产妇坐月子习俗，给予产妇充分时间休息，减轻产妇的劳累及负担，保持产妇身心愉悦。社会层面应加大力度普及产褥期抑郁相关科普，对产褥期女性开展普查，对具有抑郁高危因素的孕产妇进行管理，及早发现产后抑郁症的患者，必要时采取如心理疏导等措施预防产褥期抑郁症的发生。

四、临床治疗

产褥期抑郁症治疗的目的在于消除临床症状，治疗方案应个体化制订。目前产褥期抑郁症的治疗以心理治疗为主，根据其症状的不同类型及严重程度而采取不同的治疗方法。目前常用治疗方法主要包括心理治疗、药物治疗、激素治疗、中医治疗及其他治疗。大多轻度抑郁患者经心理治疗后可自然缓解，中重度无缓解患者可予以药物治疗。目前临床上最常用的药物为选择性 5-HT 再摄取抑制剂，如帕罗西汀、氟西汀、舍曲林，其药物微量通过乳汁，低剂量服用对婴儿的影响极小，耐受性较好。

五、总结

产褥期抑郁症不仅影响母儿身心健康，也影响到婚姻、家庭及社会。因此产褥期抑郁症应被医护人员、家庭成员及社会重视，尽早发现、尽早开导、尽早治疗，以避免造成严重不良后果。

（田燕霞）

参考文献

［1］　孔北华，马丁，段涛.妇产科学［M］.10 版.北京：人民卫生出版社，2024.
［2］　徐丛剑，华克勤.实用妇产科学［M］.4 版.北京：人民卫生出版社，2018.
［3］　Newton ER，Prihoda TJ，Gibbs RS. A clinical and microbiologic analysis of risk factors for puerperal endometritis［J］. Obstet Gynecol，1990，75（3 Pt 1）：402-406.

［4］ Eschenbach DA. Treating spontaneous and induced septic abortions［J］. Obstet Gynecol，2015，125（5）：1042-1048.

［5］ 余常春，范瑞平.产褥感染156例病因分析及预防措施［J］.中国实用医药，2010，5（27）：43-44.

［6］ 乐杰.妇产科学［M］.6版.北京：人民卫生出版社，2003.

［7］ Wu X，Wang C，Li Y，et al. Cervical dilation balloon combined with intravenous drip of oxytocin for induction of term labor：a multicenter clinical trial［J］. Arch Gynecol Obstet，2018，297（1）：77-83.

［8］ 杨雪华.产科感染因素分析与预防［J］.中国现代药物应用，2010，4（2）：72-73.

［9］ 刘荣，武迎宏，沈志江.产妇医院感染调查分析［J］.中华医院感染学杂志，2000，10（4）：273.

［10］ Mascarello KC，Horta BL，Silveira MF. Maternal complications and cesarean section without indication：systematic review and meta-analysis［J］. Rev Saude Publica，2017，51：105.

［11］ 曾桢，孙笑.晚期产后出血的诊疗现状［J］.中华围产医学杂志，2017，20（2）：143-145.

［12］ 中华医学会围产医学分会.晚期产后出血诊治专家共识［J］.中国实用妇科与产科杂志，2019，35（9）：1008-1013.

［13］ 殷亚东，刘岚.子宫动静脉瘘引起晚期产后出血的诊疗进展［J］.国际妇产科学杂志，2021，48（1）：84-88.

［14］ 周明磊.介入子宫动脉栓塞术治疗晚期产后出血患者的效果［J］.中国民康医学，2021，33（5）：53-54.

［15］ 梁秋峰，曹云桂，邓远琼，等.阴道分娩后子宫动静脉瘘致晚期产后出血一例［J］.上海医学，2023，46（9）：601-604.

［16］ 张晓洁，刘小利，黄引平.晚期产后出血预防新策略［J］.实用妇产科杂志，2012，28（11）：907-910.

［17］ 陶丽杰，贺琰.剖宫产术后晚期产后出血病因调查和干预对策分析［J］.中国妇幼保健，2021，36（19）：4536-4539.

［18］ Gelaye B，Rondon MB，Araya R，et al. Epidemiology of maternal depression，risk factors，and child outcomes in low-income and middle-income countries［J］. Lancet Psychiatry，2016，3（10）：973-982.

［19］ 李佳钊，乔宠.孕产期抑郁症的诊断及鉴别诊断［J］.实用妇产科杂志，2019，35（4）：246-248.

［20］ 许一霞.产褥期实施产后访视护理干预对母婴健康的影响［J］.黑龙江中医药，2021，50（5）：410-411.

［21］ 沈凯峰.以家庭为中心的产科护理干预对产褥期产妇预防产后抑郁的影响［J］.中国医药指南，2021，19（23）：85-86，89.

［22］　程相红，王雪芬，郭宁.社会支持对产褥期初产妇产后抑郁与生存质量的影响研究［J］.护理实践与研究，2019，16（8）：132-133.

［23］　Hawkins SS. Screening and the new treatment for postpartum depression［J］. J Obstet Gynecol Neonatal Nurs，2023，52（6）：429-441.

第七章　晚期妊娠促宫颈成熟和引产

一、定义

引产（induction of labour，IOL）是自发性临产之前的医疗干预，广义的引产包括促宫颈成熟以及宫颈成熟后的引产。

二、目的

无论引产过程用多长时间，其目的是成功实现阴道分娩。

三、指征

（1）≥ 40 岁的高龄孕妇，妊娠 39 周时。

（2）妊娠期糖尿病。A1 型 GDM 孕妇经饮食和运动管理后，血糖控制良好者，推荐在妊娠 40~41 周终止妊娠；A2 型 GDM 需要胰岛素治疗且血糖控制良好者，推荐在妊娠 39~39^{+6} 周终止妊娠；PGDM 血糖控制满意且无其他母儿合并症者，推荐在妊娠 39~39^{+6} 周终止妊娠；PGDM 伴血管病变、血糖控制不佳或有不良产史者，终止妊娠时机应个体化处理。

（3）胎儿生长受限。胎儿仅有轻度小于胎龄（EFW 或 AC 在第 39 百分位数，且多普勒检查结果正常，羊水正常），应考虑在妊娠 39 周进行分娩；无并发症的晚发型 FGR（EFW 或 AC 低于第 3 百分位数，多普勒检查正常，羊水正常）时，应考虑妊娠 37 周进行分娩；当出现下列任何一种情况时，建议晚发型 FGR 的产妇在妊娠 37 周前分娩：脐动脉多普勒检查异常（UA-PI＞第 95 百分位数，CPR＜第 5 百分位数）、BPP/mBPP 异常、羊水过少或诊断为子痫前期。

（4）妊娠期肝内胆汁淤积。轻度 ICP 孕妇于妊娠 38~40 周告知孕妇继续妊娠或终止妊娠的风险，孕妇权衡利弊后尽可能于妊娠 39 周后终止妊娠。建议重度 ICP 孕妇于妊娠 36~38 周终止妊娠；建议极重度 ICP 孕妇于妊娠 36 周终止妊娠。当存在以下情况时，可考虑妊娠 35~36 周终止妊娠：①剧烈瘙痒且药物治疗无效。②肝功能持续恶化。③既往有 ICP 导致妊娠 36 周前死胎史。④妊娠 37 周前终止妊娠者，应给予促进胎肺成熟治疗。

（5）41~41^{+6} 周的晚期足月妊娠。

（6）足月或近足月的胎膜早破。

（7）无合并症的妊娠 38 周的双绒双羊或无合并症的妊娠 37 周的单绒双羊。

（8）病情平稳≥ 38 周的妊娠高血压。

（9）胎死宫内。

（10）既往有胎死宫内的不良孕产史。建议对于既往原因不明死胎史的孕妇，不常规推荐在 39 周之前终止妊娠；如果孕妇过于焦虑，也可考虑 37~38^{+6} 周终止妊娠。2020 年 ACOG 死胎管理专家共识：≥ 32 周死胎史的患者，本次妊娠从 32 周或从发生死胎的妊娠前 1~2 周开始，每周进行 1~2 次产前监测；对于＜ 32 周死胎史的患者，个体化制订产前监测方案。

（11）羊水过少。中国专家共识推荐羊水最大深度≤ 2 cm 定义羊水过少，单纯性羊水过少，可在 36~37^{+6} 周终止妊娠。

四、禁忌证

（1）异常的胎儿体位或胎先露（横位或双足先露的臀位）。

（2）生殖器疱疹感染活动期。

（3）浸润性宫颈癌。

（4）未签署孕妇知情同意书之前。

（5）骨盆畸形。

（6）前置胎盘、前置血管、穿透性胎盘植入或脐带先露。

（7）古典型或倒"T"形剖宫产手术史。

（8）子宫破裂史。

（9）既往重大子宫手术史（包括穿透子宫全层的子宫肌瘤挖除史）。

五、引产前评估

所有孕妇妊娠 8~12 周进行超声检查从而明确孕周；引产前，通过腹部查体或超声检查明确胎先露和胎姿势。

六、促宫颈成熟

（一）定义

针对宫颈 Bishop 评分 < 7 分，在引产之前，采用药物或机械的方法软化宫颈、扩张宫颈，从而增加阴道分娩的成功率。

（二）方法

机械方法（宫颈球囊）、药物方法（米索前列醇、地诺前列酮栓）。不建议行人工破膜引产或直接使用缩宫素引产。

1. 宫颈球囊

安置宫颈球囊前需确认胎头是否入盆，对于瘢痕子宫引产，宫颈球囊促宫颈成熟引起子宫破裂的风险更小；胎膜早破禁用宫颈球囊。

2. 米索前列醇

经济以及多种给药途径；需重复多次给药；足月孕妇，对于有子宫手术史的孕妇，由于其增加子宫破裂风险，不建议使用米索前列醇促宫颈成熟。

3. 地诺前列酮栓

副作用：包括发热、寒战、呕吐和腹泻，甚至极少数情况下发生用药后立马出现的心血管事件；地诺前列酮栓不用于有子宫手术史的孕妇的促宫颈成熟。

4. 联合运用

如促宫颈成熟和（或）引产失败，在最终决定剖宫产之前，应考虑尝试其他或联合运用其他的促宫颈成熟或引产方法。

七、引产

Bishop 评分 ≥ 7 分的情况下，最佳引产方案是口服米索前列醇或缩宫素期间尽早进行人工破膜。两种方式均可以联用球囊，但是对于有剖宫产史的孕妇只考虑使用缩宫素。

宫颈 Bishop 评分 ≥ 7 分时，可以使用前列腺素 E2 凝胶或栓剂引产；开始使用缩宫素的时间不应早于：前列腺素 E2 阴道栓剂取出后 30 min，前列腺素 E2 阴道凝胶上药后 6 h，口服前列腺素 E1 后 2 h，以及阴道前列腺素 E1 放置后 4 h。

八、注意

无论 Bishop 评分如何，口服米索前列醇或缩宫素均可用于足月胎膜早破的引产

条件允许时，应将球囊作为促宫颈成熟一线方法，因为无论是在门诊，还是剖宫产后阴道试产的孕妇，球囊都安全且有效。

对于有潜在缺氧的胎儿，慎用任何前列腺素制剂。

（李群、张惠林）

参考文献

［1］ Kingdom J，Ashwal E，Lausman A，et al. Guideline No. 442：fetal growth restriction：screening，diagnosis，and management in singleton pregnancies ［J］. J Obstet Gynaecol Can，2023，45（10）：102154.

［2］ 杨丽菊，时春艳 . 促宫颈成熟和引产：2023 年加拿大妇产科医师协会指南解读 ［J］. 中华围产医学杂志，2023，26（10）：803-810.

［3］ 中华医学会妇产科学分会产科学组，中华医学会围产医学分会 . 妊娠期肝内胆汁淤积症临床诊治和管理指南（2024 版）［J］. 中华妇产科杂志，2024，59（2）：97-107.